编 著

张义生　　张南方

编 委

张义生　　张南方　　周国运　　韩顺意　　石新华

杨焰民　　梁惟俊　　徐俊俭　　刘新平　　杨　柳

袁明洋　　王　薇　　孙晓静　　李　力　　李　婷

解小霞　　田永强　　詹琤琤　　杨宗余　　林哲人

梅　凌　　张　锋　　徐惠芳　　刘英博　　周利阳

谢婉婷　　余　俏

彭银亭

中药炮制经验录

国家级非物质文化遗产

华中科技大学出版社
http://press.hust.edu.cn
中国·武汉

内 容 简 介

本书分总论和各论两部分。总论介绍了武汉中药的发展历史、彭银亭的生平及学术特色、彭银亭中药炮制特色技术等。各论分十二章，介绍了数百种中药的来源、炮制、成品性状等。

本书适合中医药、中西医结合工作者及中医药院校学生阅读使用。

图书在版编目 (CIP) 数据

彭银亭中药炮制经验录 / 张义生 , 张南方编著 . 一武汉：华中科技大学出版社 , 2024.3
ISBN 978-7-5772-0418-5

Ⅰ. ①彭⋯　Ⅱ. ①张⋯　②张⋯　Ⅲ. ①中药炮制学　Ⅳ. ① R283

中国国家版本馆CIP数据核字(2024)第063817号

彭银亭中药炮制经验录　　　　　　　　　　　　　　　　张义生　张南方　编著
Peng Yinting Zhongyao Paozhi Jingyanlu

策划编辑：黄晓宇　周　琳
责任编辑：郭逸贤　毛晶晶
封面设计：廖亚萍
责任校对：王亚钦
责任监印·周治超
出版发行：华中科技大学出版社 (中国・武汉)　　　电话：(027)81321913
　　　　　武汉市东湖新技术开发区华工科技园　　　邮编：430223
录　　排：华中科技大学惠友文印中心
印　　刷：湖北恒泰印务有限公司
开　　本：889mm×1194mm　1/16
印　　张：37.5
字　　数：1025 千字
版　　次：2024 年 3 月第 1 版第 1 次印刷
定　　价：219.00 元

序 一

中药炮制是中医药学的特色，是根据中医治疗的不同要求对药材进行各种特殊制作，将中药材加工为中药饮片的一门独特的制药技术，是中医基本理论指导下的多年临床实践，是历代中医中药从业者宝贵实践经验的结晶。炮制的中药饮片质量对临床疗效有至关重要的影响。虽然研究学者们开始采用现代科学技术和实验方法研究中药炮制工艺的机理，并且取得了一些进展，但都没有获得理想的成果。采用现代科学技术和实验方法研究中药炮制工艺并不是唯一的方法，运用中医药理论进行研究也是一种创新的方法。目前的形势是繁杂的古法炮制工艺渐被简单的现代炮制工艺所代替，在现代炮制工艺主导的今天，古法炮制工艺有濒临失传的危险，主要表现为忽略古籍文献研究、过度简化炮制工艺、任意舍弃炮制工序、忽视民间炮制工艺。随着老一辈中药炮制药工、药师的相继离世，以及中药炮制学科队伍中真正传承丰富操作经验的第二代老技工、老教授、老专家逐渐淡出炮制生产教学第一线，传统中药炮制操作的质量控制受到了极大影响，对于古法炮制工艺的保护和继承已到了刻不容缓的地步，我们需要破除研究思维习惯上的局限性。

《彭银亭中药炮制经验录》就是在这样的背景下整理出版的。作为湖北省非物质文化遗产，汉派彭银亭中药炮制技艺无处不体现出精准、细腻和艺术性。我们欣喜地看到，作为传承人，彭银亭主任药师的弟子张义生是武汉市中药炮制领域"大城工匠"当选人，弟子张南方曾经获得国家级的中药炮制技术竞赛一等奖，他们不仅在教学、科研上承担着繁杂的工作，还身体力行从事遵古炮制具体工作，为彭银亭古法炮制技术的传承倾注了大量精力。本书就是他们收集、整理的关于彭银亭炮制经验的集大成者。

遵古炮制讲究工艺性。与许多古法炮制技艺不同的是，彭银亭炮制经验总结和传承了武汉文帮（汉派）传统药物炮制加工技艺，留下了许多宝贵资料，其技艺不仅可复制而且具有可操作性，因为基于传统中医药理论的彭银亭古法炮制，应用现代科学技术大多能得到合理的解释。从降低毒性、制约偏性、提高药效和精制饮片等，我们都能得到有效的启迪。炮制技术讲求"平和"，即"勿使气味失和"。雷敩在《雷公炮炙论》里提到："凡药制造，贵在适中，不及则功效难求，太过则气味反失"，这里的"贵在适中"就是中药炮制的全部意义之所在，是中医中药傲视群雄的主要特色。彭银亭炮制经验里处处体现着该特色，恐怕也是这种工艺或者说这门艺术能够发扬光大的精髓所在。

彭银亭中药炮制工艺如果得到及时的传承和发展，对中医中药立足自身、走向世界都是大有裨益的。我们热切盼望着"江山代有才人出"，一大批炮制新星展露才华，这是我们对彭银亭主任药师倾毕生心血取得的不朽成就的最好纪念。

在《彭银亭中药炮制经验录》即将付梓之际，作为一辈子从事中医中药工作的从业者，我们愿意为之鼓与呼，期冀这种精美绝伦的工艺得以延续传承、发扬光大，继续完成不断创新、造福桑梓的神圣使命，为博大精深的中华文明增光添彩。是为序。

熊千锋

中华中医药学会中药炮制分会副主任委员

国家规划教材《中药炮制学》主编

序 二

　　彭银亭先生（1914—2009），武汉蔡甸人，十三岁进武昌刘有余药铺当学徒，师从徐仲琛等老先生学习中药传统加工炮制技艺，由于其为人厚道、勤奋、虚心好学，深得老师真传。出师后他游学于各帮铺，汲取各家之长，药材鉴别技能、炮制技能更加娴熟，且善于钻研，创造了很多药材加工炮制的新方法，积累了丰富的实践经验。

　　武汉因水陆交通便利，港口贸易运输业极为发达，中药材市场繁荣。明代起，武昌、汉口就是赫赫有名的药材集散地，有"药料香过岭"的美誉。清代中叶，经营药材的行业分为运销、药油贩运、药材行、茯苓行、山货药油行、拆药、药店、饮片和参燕等。根据经营规模的大小又分为号、行、店、铺等，甚是繁荣。

　　彭银亭先生在遵古炮制及中药剂型的制作工艺上精益求精，提出"是药不丢，非药不用"的净制法则；"少泡多润，吸湿回润"的润药原则；"以薄为主，薄厚适中，厚而得当，片性相仿，清爽整洁"的饮片切制原则；"逢子必炒，药香溢街"等炮制法则。切制刀法细腻，有"百刀槟榔、蜂翼清夏、蝉翼白芍"之誉。饮片盘晒讲究"七分切工，三分盘晒"。注重炮制各环节的质量控制，从药材采买、修剪、水制、饮片切制、饮片盘晒、炮炙，每道工序都严格把关。他始终以"修合无人见，存心有天知"作为做人做药的原则，发明了旋转滚动法，即用于球形或类球形果实种子类药材除去梗柄、杂质的炮制方法。润药讲究"洗药四季水，四季各相宜"。

　　晚年，他仍刻苦钻研中药炮制和传统制药技能，总结实践经验并将其上升到理论研究高度，亲自备课，讲授和手把手带教，培养了一大批优秀的中药专业技术人才，其独特的炮制加工技艺深得同行称赞，更得以传承。

　　彭银亭先生一生孜孜不倦地追求中药事业的精神值得后辈学习。

　　作为彭先生的徒弟，张义生、张南方除了跟师学习有所领悟之外，还精心整理了老师经验，值得一读。该书介绍了老师的学术经验和技艺，有传承价值，将流芳百世。余才疏学浅，斗胆为序，以启后人。

中华中医药学会中药炮制分会主任委员

\ 序 三 \

　　湖北是楚文化发源地,又是炎帝神农氏、医圣李时珍故里。名医李时珍常至武汉洪山、九峰山采药。汉口开埠后,揽各方道地药材,兴药材集散中心,汇南北炮制方法,融三镇炮制特色。帮派不同,炮制有别,各有师承,遵古创新,传承发展,形成了特有的中药炮制技术,也培育了一大批全国知名的老药工,彭银亭先生即是其中的杰出代表之一。彭银亭先生为国家中医药管理局确定的第三批全国老中医药专家学术经验继承工作指导老师,长期从事中药炮制、鉴别和传统制剂加工工作,实践经验非常丰富。

　　本书将彭银亭中药炮制技术与方法上升到理论高度,整理归纳出"精制饮片,形色味全;是药不丢,非药不用;一方一法,临方炮制;减毒增效,突出特色;诚信制药,服务临床"等学术思想,为指导炮制生产、培养炮制人才、丰富炮制学科做出了有益的探索。书中介绍的炮制经验来源于彭银亭先生80余年的工作实践,原创性极高。本书内容在中药的生产、研究、流通、使用、管理等领域中都具有重要的作用,为安全、有效使用中药提供了有力的保证。

　　中药炮制技术是国家级非物质文化遗产之一,是老一辈传承下来的"瑰宝",本书是原创性极高的应用技术著作,有较高的学术价值和实用价值,代表了国内乃至国际炮制技术的先进水平。《彭银亭中药炮制经验录》是一本具有极高出版价值的著作!

余南才　主任药师

第五批全国老中医药专家学术经验继承工作指导老师

武汉市中西医结合医院二级教授

前 言

武汉是我国历史文化名城，九省通衢之地，汉口镇曾为全国商业重镇。各路货物，包括中药材均以汉口为集散地。崇祯年间，汉口两江四岸分布着数百家药栈（行号），全国各帮派炮制人才（如河南怀帮，江西帮（樟帮、建昌帮），京帮，祁州帮，宁波帮，浙宁帮，川帮，广帮等）汇聚汉口开堂设号，使武汉成为名副其实的药都。

独特的山川湖泊孕育出湖北特产道地药材，神农架天然中药宝库中的麝香、北柴胡、白及，荆州龟板、鳖甲，潜江半夏，武陵山恩施紫油厚朴，大别山茯苓、苍术、蕲艾，应城纤维石膏等，都通过水路运至汉口，经炮制加工成特色饮片和药膏、丹、丸、散及药酒，方便储存保管，再转运至全国各地。

明嘉靖三十一年(1552年)，名医李时珍常至武昌洪山、九峰山采药，兼为市民治病。衍于后世，名医辈出，药业兴隆，以初开堂、金同仁、刘有余、刘天保等药店为主流，汉口帮雏形初现。汉口帮与其他各帮派互通有无，融合各帮派优势，形成地域特色鲜明、炮制方法独特的汉口帮（文帮）炮制技艺流派，彭银亭即是其中的突出代表。

2002年，国家中医药管理局聘彭银亭为第三批全国老中医药专家学术经验继承工作指导老师，确定张义生、张南方为传承弟子。在多年的跟师学习过程中，我们通过彭师的言传身教和实践技能指导，追索武汉汉派（文帮）炮制历史，总结其炮制技艺学术特色和技术特点，并将其经验归纳和总结，编印成书出版，希望在今后的历史演变中不至于丢失，并得到传承和发展。

2011年6月，彭银亭中药炮制技艺被列入湖北省省级非物质文化遗产代表性项目名录；中药炮制技艺（汉派彭银亭中药炮制技艺）入选2021年第五批国家级非物质文化遗产代表性项目名录。

汉派彭银亭中药炮制技艺是汉口帮独特的特色饮片及增效减毒制药技艺，通过历代传承人的不断传承创新，该遗产项目保护单位武汉市中医医院被国家中医药管理局设立为中药炮制技术传承基地，促进了该遗产项目人才梯队建设，增进了与全国各地炮制流派的交流。

全书分总论和各论两部分：总论介绍了武汉中药的发展历史、彭银亭的生平及学术特色、彭银亭中药炮制特色技术等；各论分十二章，共介绍了数百种中药的来源、炮制、成品性状等。本书适合中医药、中西医结合工作者及中医药院校学生阅读使用。

编 者

\ 目 录 \

第一篇

总　论

第一章 武汉中药的发展历史

武汉位居长江中游，水陆交通便利，各路货物均以汉口为集散地。商店林立，市场繁荣，中药材业占有一定地位。早在明代，武昌、汉口就是赫赫有名的药材集散地。武昌走马岭、察院坡一带的药市生意兴盛，汉口也有"药帮巷"专业街市。各地药商群集，有"药料香过岭"的美誉，有名的河南怀庆帮协盛即于清初在该巷开业，当时药材市场主要集中在大水巷以下、流通巷以上一带。随着业务的扩展，清代汉口的药材行业分工更加明细。经营药材的行业在清代中叶分为运销、药油贩运、药材行、茯苓行、山货药油行、拆药、药店、饮片和参燕等。根据经营规模大小又分为号、行、店、铺。

号：药材号，也称字号。包括药栈和信托行栈，一般规模较大，资金雄厚，经营品种集中，多为大宗商品，可出去采购道地药材，南货北运、北货南调，具有沟通渠道、调节市场的作用。武汉的药材号就是从产地运汉，大批量成交。经营者多为产地大户，帮口界限严格。清代中叶，有河南（怀庆）帮、广东（潮州）帮、广（东）帮、河北祁（安国）帮等，其中怀庆帮在清初已囊括北方山药、生地黄、怀菊等货源，建有怀庆会馆药王庙。各帮药材号虽多设在僻巷，但深宅广屋，可供各路客商寄居存货，兼营信托业务，其经营概以大宗商品为主，也不乏其他土特产业务。

行：药材行，规模仅次于药材号，它的性质是代卖药材，从中收取行佣，一般无自有资金，属居间经纪业，其中个别的行自购自销，代客垫款，员工没有固定工资，靠行佣提成收入维持生活。初在沿河一带撮合交易，赚取回佣，逐步成为行栈。有的行，只代客卖货，称山货药材行。中药材行，以"荣昌""正昌"信誉较佳，取得买卖双方的信任。它们散布于沈家庙河街里巷和三皇殿一带。太平天国时，南京药商流寓汉口开设药行大盛，资力雄厚的药材行有十余户，分汉口、南京、江西等帮，并已挤入八大行之列。

清代末年，专营鄂豫皖等地茯苓的行栈已单独成为茯苓行业，也是中药材行中的巨擘。这些行户实际上与药材号并无太大区别，同时也兼营土特产业务，其中山货药油行更以经营木油、皮油等加工油脂为主，所不同的是居间经纪业务比重较大而已。

店：药店，专门经营生药材的批发店，出货拆零，整理区别等级后销售。资金多少不一，独资多，合资少。属中间环节的批发药材商户，存货数量不大而品种齐全，专门为市上药铺和四乡药铺批发配药。这种药店武昌帮称为拆药业，汉阳帮称为药店业，两帮拆药铺在汉口不下50家。如武昌帮的"张万顺""余公兴""永泰祥"等，汉阳帮的"黄永兴""程永兴"等。

铺：药铺，直接为居民供药的商户，多集中在人烟稠密的闹市，武昌除官办的官药局外，药铺多集中在走马岭、察院坡、显正街、西大街、瓜堤街、杨家河、武圣街、泉隆巷，后向新兴闹市区汉正街、集家嘴、黄陂街、江汉路等发展，这些药铺出售的药材都要经过加工炮制才能入药，又称饮片业。后因滋补营养药需求量大，从中又分出参燕药号，但多数相互经营，各有侧重。药铺直接与人身疾病关联，各店炮制方法各有特色，一经取得病家信任即可经久不衰。武汉中药店老字号包括叶开泰、刘天宝、吴寿康、金同仁、达仁堂、九千年、陈太乙、刘有余堂、初开堂、葆和堂、万鹤龄、同仁堂、鸿仁堂等。柜台上发药的人，业务娴熟，对处方发药，百问不烦，态度和蔼，认真负责，每样药用仿单分包，说明药效，为病人提供方便，解释疑难；刻苦钻研中医药理和成方配方，自制招牌药，扩大作坊，发展生产。

武昌药材老店有刘有余堂。刘有余堂地处武昌解放路中段闹市，该店于1919年开业。

刘有余堂创始人刘文钦、刘季五，以经营棉纺厂起家，后又办打包厂。刘家经营有方，财源也随之滚滚而来，一时有武昌首富之称。

早在刘有余堂开设之前，武昌解放路中段原有一著名中药店，名为杨寿丰药店。店主杨文川，是一位精通医术的名中医。由于医道好，治愈率高，每天慕名前来就诊者络绎不绝，因此杨寿丰药店的生意特别兴隆。刘家住宅在杨寿丰药店附近，并与该店订了医疗合同，刘家人生病，在杨寿丰药店取药，按期结账。有一次刘家老太太患病，佣人取药时，因杨寿丰药店业务正忙，柜台前顾客很多，伙计照应不过来。刘家佣人为了求快，在柜外一连催促几次，发药的人回了一句："要快，你们刘家就自己开家药铺嘛！"佣人取药回家后，即将此话转告刘家老太太。刘家老太太听后很不高兴，气愤地说："开就开一家嘛！"刘家原本殷实大户，当时着眼于兴办纱厂等大型企业，大出大进，干净利落，对开办零售商业，实无经营兴趣。这次为购药，被杨家怠慢，气愤之余作出了开设药店的决定。刘家实力强大，财力、人力均不匮乏，一经决定，便出资六万大洋（银元俗称大洋），由刘鸽臣的三弟刘文钦主事，立即招聘各类专业人员80余人，经过周密筹备，不久，刘有余堂在武昌芝麻岭择吉日开业。因刘有余堂开业，是针对杨寿丰药店而来，故择吉日开张后，商战便开始了。为了吸引顾客，达到垄断中药零售市场的目的，刘有余堂以低于成本的价格销售各类药品。这时，武昌其他中药店为了撑持门面，也陪同降价，一时商业竞争之激烈，招揽生意花样之繁多，已达不择手段之境地，成为当时武汉市场上一大新闻。按惯例，新店开业可减价三天，刘有余堂却不按同业规定，竟以减价两周为号召。减价幅度又破先例：出售饮片、成药照原价打对折；参燕细货打七五折；健脾药糕、八仙药糕等只收成本价的一半，不但价格低廉，而且质量上乘，因而顾客蜂拥而至。从开张之日起，顾客盈门，生意兴隆。这场商战，轰动武汉三镇。时日一久，力薄的药店，即告不支。小店面临灭顶之灾，大、中型店门可罗雀。经月余鏖战，刘有余堂已稳占上风，其他各店最后只好请同业公会出面言和，经刘有余堂宽容，商战才告一段落。

刘有余堂与杨寿丰药店都开设在武昌解放路中段，两店近在咫尺。这次商战，刘、杨两家是直接对手。由于实力悬殊，杨寿丰药店终于败下阵来，从此门市一蹶不振，后几经残喘，最后闭门停业。当时，刘有余堂斜对面还开着一家梅道和药店，该店老板自知不是刘有余堂的对手，于是托人和刘有余堂协商，由刘有余堂赠款400元作为搬迁费，迁至府街口继续营业。

刘有余堂以雄厚的资金战胜所有的对手，取得了广大消费者的信赖。商战平息后，业务稳步上升，所得盈利为同业之冠。刘有余堂开业时，总投资额为6万元（银元），商战后，很快即扭亏为盈，年终资本已超过14万元，净增8万元。刘有余堂之所以能在竞争中取胜杨寿丰药店，除依靠雄厚的资本外还有一个重要因素，就是重视人才的使用和提高药品的质量。刘有余堂店主刘季五精于理财，善于经营，尤懂用人之道。他重视人才的选择使用。故刘有余堂药店在开业之前，不惜以重金聘请经验丰富的中药界专门人才并委以重任。当时应聘的经理、生产和业务人员，如经理陈必藩、姚达夫、易瑞庭等人，都是武汉中药界的著名行家里手。还有制作饮片的文玉卿，切药人员姚保臣、程海珊，制作丸散的钱显卿等都是在炮制饮片、丸散、膏丹以及切片等方面各具专长的老药师、老药工。前柜业务人员有罗松樵、叶汉卿、陈松山、王松山等人，他们都精通中药材业务，是技术尖子。刘有余堂开业之初，确实高手如林，阵容整齐，全店80余人，都能为商店出谋献策，招揽大小生意，加之药品质量均属上乘，所以开业后生意越做越好，越做越旺。

刘有余堂除开店办厂外，还兴办善事，开有一家救济孤寡贫民的敦善堂。敦善堂免费为贫民送诊施药。

刘有余堂在行业竞争中了解到，各店在饮片的制作上都是力求美观，故他们尽力做到更胜一筹。店里购进的药材均为上等品，经过加工筛选后的饮片余料，则全部拨给敦善堂，作施药之用。由于碎片余料有了出路，所以刘有余堂售出的饮片，得以长期保持质量优良、外形美观，赢得了广大购买者的信赖。其他如膏、丹、丸、散等的制造加工，更是精益求精。为了遵古炮制，提高药品疗效，不惜以重金添置生产设备，如为激制"紫雪丹"这种成药，按其激制规定，须用纯银锅，刘有余堂即订做纯银锅一口，重约一百两。这种重视药品激制质量的做法，在当时同业中是少见的。刘有余堂除生产传统的中药品种外，还根据市场需求，独家创制了儿童喜食并有健脾功能的"燕窝糕"和居家、旅行常备的良药"长春丹"等新品种。这些新品种上市后，很受欢迎，销售量颇大。武昌药业记载，当时刘有余堂每月营业额占武昌同业的40%。刘有余堂的规模很快超过了金同仁和陈太乙，成为武昌最大的药店。当时，长街（现解放路）上段美国人建的"圣三一堂"、印度人开的"印度眼科"和下段"三义百货"之间都是刘有余堂的店铺或加工间。

刘有余堂在管理制度上也比较健全。店内业务部门和生产部门均较宽敞。业务部门设有饮片柜、成药柜、参燕柜和西药柜；生产部门设有切药房、饮片房、药房、丸散房和磨房；管理科室有经理室和财会室。各部门职工均有明确分工，使业务、生产有条不紊进行。

1937年，抗日战争全面爆发，刘有余堂的经营业务由高峰急剧下降，经营困难。1938年武汉沦陷，刘有余堂缩小规模，只留少数几人守店营业，同时在汉口胜利街开设了一家规模较小的分店。不久，刘有余堂分店由胜利街迁往汉正街继续营业，规模较前略大，业务也较好。

在武汉尚未沦陷前，刘家看到战火即将逼近武汉，乃将大部分财产迁往重庆。除陆续开办工厂企业外，在重庆也开设了一家刘有余堂。当时，湖北、武汉去重庆的人不少，刘有余堂在湖北籍人士中，是颇有声誉的，加之重庆为战时陪都，人口密集，工商业较繁荣，故重庆刘有余堂开业以后，生意特别兴隆。由于业务繁忙，专门人员缺乏，刘家特地派人来汉招聘熟练职工，许多原在武昌刘有余堂做过的职工纷纷应聘，冒着日寇关卡拦截的风险，由武汉赶往重庆。重庆刘有余堂的管理和经营方式，均照武昌刘有余堂的特色经营，因此深得当地群众赞许。1945年抗日战争胜利，刘家全部迁回武汉。返汉前，将重庆刘有余堂全部生财器具转让，原该店湖北籍职工，也大部分返回武汉。

抗日战争胜利后，国民党政府横征暴敛，民不聊生，市场一片萧条。武昌刘有余堂值此动荡时期，业务日渐清淡，加之国民党政府滥发纸币，物价一日几波，广大群众生病也无钱就医买药，因此经营艰难，职工生活无法维持。

1949年，武汉解放，刘有余堂得到党和人民政府的关怀和扶持，人民群众对中医中药的信赖日益加深，武昌地区许多工矿企业和大专院校与刘有余堂签订了公费医疗特约合同，门市业务也开始好转。

1956年，中药全行业实行公私合营，刘有余堂在武汉市药材公司的领导下，胜利地进入社会主义轨道，遂更名为"武昌中药店"。

第二章 彭银亭及汉派炮制技术体系形成概况

第一节 彭银亭生平简介

彭银亭(1914—2009),男,湖北省武汉市蔡甸人,1928年2月进武昌刘有余堂学习中药传统加工技艺,师从武汉地区著名的老药工徐仲琛、钱显卿。彭银亭为人厚道,做事勤奋,重活脏活抢着干,并且做事善于用脑,深得师傅器重,悉得师傅真传。三年学徒生涯结束后,1931—1938年,他先后到武汉市汉正街九芝堂药铺(文帮)、武昌天保元药铺、汉口中和愈药铺(广帮)、汉口祥和堂药铺(武帮)、万鹤龄药铺(文帮)工作。在各大药铺工作期间善于创新,操作技术越来越娴熟,实践经验越来越丰富,加工出很多新特饮片,受到药铺管事先生的青睐,很快成了药铺的顶梁柱。

抗日战争爆发后,他又被刘有余堂聘为主事,负责整个药铺药材的采购和销售,在此期间他南下北上跑遍全国,进一步深入了解各地产的药材情况,药物的鉴别技能有了很大的长进,同时在药物的炮制和传统制剂方面得到了师傅的真传,技艺也得到了进一步提高。

中华人民共和国成立后,中医药得到了重视和空前的发展,彭银亭与黄云樵、章连珩等人共同成立大众中医联合诊所,并将寿而康药铺并入大众中医联合诊所,成为武汉市最早的一家中医联合诊所,诊所中中医有李幼安、曾禹山、鲁维周等40余人,药剂人员有彭银亭、钱树堂等20余人。1959年十条街的联合诊所分开,彭银亭到前进卫生院工作,担任药房主任,并于1975年退休。凭着对中医药事业的热爱,他组建了武汉市医学会胜利街专家门诊,担负着专家门诊中药饮片的购进和炮制加工的工作,还被汉口国药中药饮片厂聘为业务顾问,之后在武汉市卫生局中医处的大力支持下,组建武汉市名老专家门诊部,负责整个门诊的管理工作,担负着专家门诊中药饮片的购进质量和炮制加工的指导工作。

1979年初,武汉市中医医院恢复重建后,已64岁高龄的彭银亭作为确有专长老中药工到武汉市中医医院任药剂科副主任,负责整个医院的中药采购、鉴别和炮制工作,组建了武汉市中医医院炮制室,刻苦钻研中药炮制和传统制药技能,并将其上升到理论研究高度,培养了一大批中药专业技术人员。其炮制加工的饮片得到了卫生部门领导的称赞,退休后被破格晋升为主任中药师。

2002年彭银亭被国家中医药管理局确定为第三批全国老中医药专家学术经验继承工作指导老师。在工作之余,他坚持每天看一些书报,特别是中国中医药报,对于有关中药的新闻他进行摘录和总结。在参加各种学术活动的时候,他总是将心得和实践经验传授给同行。晚年后,在身体越来越差的情况下,他还坚持带完两名弟子,亲自备课,认真讲授,带着弟子北上亳州中药材种植基地、交易中心和饮片厂现场传授技艺,在生病住院期间还向弟子传授中药技能,他带出的弟子现在均在武汉市各大医院重要岗位上从事中药工作,很多为单位骨干,在湖北省、武汉市中医药学会担任重要职务,在全国、湖北省和武汉市组织的中药知识和技能比赛中均获得过前三名的成绩。

2009 年 1 月 26 日（农历正月初一），彭银亭因病与世长辞。药王驾鹤仙去，炮制大法永垂！

第二节　收集整理的传统炮制加工器具目录

（1）手工切药刀（大片刀、小片刀）、刀架、刀枕（底座）、案板、坐凳、拦药方、接药的药斗、螃蟹钳、虎头钳（老虎钳）、竹把子、鬃刷、油帚子、水帚子。

（2）枳壳叉、枳壳钳。

（3）地臼（破碎延胡索、半夏、瓜蒌子）。

（4）冲筒。

（5）碾槽。

（6）乳钵。

（7）木耙子。

（8）筲箕、簸箕、篓子、箩筐、篮子、笤帚、筐箩、笊篱、竹迨、竹筐、缸、瓮、坛、罐、瓶、桶、盆、瓢、提子。

（9）筛子（麻筛、罗筛、米筛、半米筛、筷子头、攘筛）。

（10）风车。

（11）手工炒药锅、平底锅、圆底锅、扁形锅。

（12）刨刀、石磨、斧头、锯、铁锤、钳子、起子、叉子、铁锥子、榨汁凳、烘箱、熏箱。

（13）炉：炼丹炉、普通炉、简易炉。灶：方形灶、圆形灶。甑子、蒸桶、蒸笼、笼屉、鹿茸壶。

（14）砧板：长方形或圆形厚重粗大的木墩。

第三节　彭银亭学术特色

1. 药材道地，修合有度

彭银亭炮制中药饮片，对药材原产地十分重视，药材都是师傅亲自带着徒弟到药材行挑拣采买，非道地药材、非主产区药材不采买，如河南产"四怀"，浙江产"浙八味"，吉林产人参、辽五味、辽细辛，云南产云苓、三七，越南产伽楠沉香，内蒙古产库伦黄芪等。饮片炮制时，运用修制、水制、火制、水火共制、其他制法等各种炮制方法，十分注重炮制法度，如净制药材要求除净杂质和非药用部位，分离不同药用部位，对药材进行粗加工等，提出"是药不丢，非药不用"的净制法则。水制浸泡时，提出"少泡多润，吸湿回润"的润药原则，饮片干燥时提出因药材质地和饮片规格采用晾干、晒干、烘干等方法。饮片切制的原则为"以薄为主，厚薄适中，厚而得当，片性相仿，清爽整洁"。果实种子类药材炮制有"逢子必炒，药香溢街"等炮制法则。砂炒酥脆，发泡。炙药辅料均匀拌入药材内部。煅至透心而不灰化，等等。

2. 分类整理，各相其宜

彭银亭非常注重药物炮制的前处理，为了做出精致的饮片，炮制加工来源相同、入药部位不同的药材时，要分离不同入药部位，以免影响药效，如麻黄草和地下根，莲子和莲心，连翘和连翘心等。对辅料的处理如麦麸加蜂蜜拌炒，砂用油炙炒，米在炒药前用水浸泡 10 min，同样也是为了增加饮片的外观色泽。药材浸泡切片和炒炙加工前，对其进行大小分档，使药材浸泡均匀，切出和炒制的饮片精美、色泽一致、损耗少，无生片僵片。同时在加工炮制药材前，对色泽好的药材切制成饮片配方，色泽差的药材切制后进行炒炙入药，如干姜片和炮姜。

3. 刀法细腻，精雕细琢

切制饮片最能体现药工制药技术水平。彭银亭冬练三九，夏练三伏，造就了一身切药的绝活，他切制饮片以薄为主，如浙元胡、四川中江白芍、四制香附、清半夏等饮片的切制，厚度常在 0.5 mm 以下，其切制的饮片绝活有"百刀槟榔、蜂翼清夏、蝉翼白芍"。饮片的盘晒也十分讲究，"七分切工，三分盘晒"是他的口头禅，切制再好的饮片，盘晒不好，特别是薄片，极易出现翘片、碎片，盘晒方法不对可能使色白的饮片变黄（如桔梗），色黄的饮片变黄白色（如黄芪），因此饮片盘晒除了及时外，阴干、晒干、烘干等要正确运用，及时翻动（多抖动），晚上用物压盖等都是保证饮片精美、色泽一致的重要因素。

4. 形质性味，各取所需

彭银亭对中药的炮制方法遵循"或制其形，或制其质，或制其性，或制其味"的原则，具体运用则是根据中医临床的需要，或配方制剂加工的需求，对多数植物药材、部分动物药采用切制饮片的方法改变其形状；对矿物药通过研、碎以改变外形，用于配方；对质地坚硬的药物通过炒、煅使其质地酥脆，有效成分易于煎出，以提高药效。部分中药加辅料炮制，可改变或缓和药性，减少副作用，增强疗效。炮制可矫正部分中药五味的偏盛偏衰及消除不良气味，减少副作用，增强疗效，如焦山楂、熟地黄、制首乌等。

5. 法依经典，推陈出新

"遵古炮制"是彭银亭炮制中药的座右铭，他认真学习各帮各派好的炮制方法，在实践中践行，但是彭银亭在遵从传统炮制方法的同时不拘泥于先师传下来的方法，在保证临床疗效的基础上，对炮制辅料、很多药物的炮制工艺进行改进和创新，如蜜麸、白术饮片趁湿拌土炒焦，甘草水泡，油砂炒五谷虫，四制香附，爆薏苡仁，焯杏仁去皮工艺，炒蔓荆子去皮工艺，谷壳炒乳香工艺，芒硝结晶工艺等，从而减少劳动力，节约成本，简化工艺，提高收率。

6. 环节控制，注重实效

彭银亭炮制中药十分注重环节质量，从药材采买、修制、水制，到饮片切制、盘晒、炮炙等，每道工序都不马虎。"修合虽无人见，存心自有天知"，这是他做人做事的原则，他认为虽然炮制是个脏活累活，但不能粗心，要把握好制药的每一环节，一丝不苟，这样做出来的饮片才精美、色味俱佳，临床疗效才能凸显，顾客才能满意。

第四节　文帮炮制特色

1. 工具独特，各逞其妙

文帮切制饮片用刀为张同兴的切药刀（煅制药刀时，刀板两面走锤，形成以"走得稳，夹钢紧，贴得平，刀口均匀，青钢白铁分明"为特征的技术操作方法），其刀小巧、钢火纯正、刃口锋利，可将一个直径为 2 cm 的槟榔切成 108 片。工具包括蒸制熟地黄的特制蒸锅，去枳壳瓤的专用枳壳叉、枳壳钳，熬制胶类的瓮子、圆木甑、蒸罐、蒸笼、笤帚、各种筛子等。

2. 辅料考究，兼收并蓄

常用炮制辅料有酒、醋、姜汁、食盐水、麦麸、大米、土、砂等。特色炮制辅料包括酒制时选择高粱酿制的白酒，土为阳面红土，麸为蜜麸，炮制乳香时用谷壳拌炒，珍珠用豆浆煮制，等等。

3. 工艺精湛，选材道地

杭麦冬加工成船形，四制香附、炒扁豆、九制熟地黄、乌附片、清宁丸等。

4. 时令季节，贵在适中

如冬术开刀，丹皮封刀；制胆南星（农历三月）；寒食面（清明节前一天）；益母草膏（农历四月二十七日）；六神曲（农历六月六）；芒硝（冬季室温在 5 ℃ 以下时炮制）；阿胶（冬至熬制），等等。

5. 形色气味，量效齐价

遵循"是药不丢，非药不用"的净制法则。精制饮片如"陈皮一条线，川芎蝴蝶片，麻黄鱼子样，桂枝不见边，半夏如蝉翼，槟榔一百片，枳壳剪口状，白芍飞上天。"

第五节　彭银亭中药炮制特色技术

1. 除杂技术

彭银亭在多年的炮制过程中，提出利用旋转滚动法除去花椒、吴茱萸、蔓荆子等球形或类球形果实种子中的梗柄、杂质，这种方法除杂彻底，省工省时，降低了劳动强度，提高了效率。具体方法为取花椒、吴茱萸等过筛，除去部分杂质，后倒适量药材于簸盘内，先将其抖入一边，抖动簸盘，再使药材滚入另一边，将净药物簸出，重复操作，簸去梗柄及残叶，这种方法是利用吴茱萸、花椒和梗柄的流动性不同来分离除去梗柄。还可利用簸减法分离莱菔子、杏仁、扁豆的种仁和种皮，利用臼舂法除去蔓荆子宿萼等。

2. 辅料选择与制备技术

彭银亭炮制中药使用的辅料达30余种，按其性状分为固体辅料和液体辅料。固体辅料有麦麸、大米、谷壳、土、白矾、豆腐、蛤粉、滑石粉、河沙、陈皮砂仁末等；液体辅料有酒、醋、蜂蜜、食盐水、生姜汁、米泔水、麻油、麻黄紫苏汁、桑叶青蒿汁等。

彭银亭在工作实践中对辅料的选择除遵从师傅及文帮的方法外，还有所发挥，特色辅料如下。

（1）蜜麸：购买时选择黄褐色的麦麸，放入盆中与定量生蜂蜜拌匀，置热锅中，用文火加热，炒干，取出，晾凉，用麻眼筛筛过，并将结坨者搓碎，放缸中密闭储存，炒药时取用，制蜜麸按10 kg麦麸加2 kg蜂蜜，兑1 kg水。

（2）谷壳：稻谷加工过程中外面的一层壳，为彭银亭独特的制药辅料，炮制时用于炒制或煨制含油质较多的药材及煅制矿物药材。如谷壳炒乳香、没药；煨葛根、肉豆蔻；煅牡蛎、石决明等。

（3）土：土为黄红土、灶心土或陈壁土，选晴天晒干，研粉过80目筛使用，大多在饮片切片后趁湿加入拌匀，这样饮片易挂土，且挂土均匀。

（4）豆浆：炮制珍珠时用豆浆煮，操作简便，成品除油效果好。但供做六神丸的珍珠粉一定要用豆腐煮，用豆浆煮制的珍珠粉在储存时易粘成细颗粒，使六神丸在制作过程中不易上粉。

（5）油砂：选择中等粗细的河沙。备料时，先用细筛筛去泥土、细砂，再用粗筛筛去粗粒，放清水中洗净，晒干，置热锅中，炒热后加适量麻油拌炒至发亮，取出，放凉，使用过的砂在炒药时视情况加少许麻油炒过后再炒药，一般新砂炒药前加2%～3%的麻油炒砂。

（6）酒：酒选择白酒（粮食酿制）。过去制药用白酒分汾酒和南酒，汾酒为高粱酿制，南酒为大麦酿制，白酒的酒精度≥50度，一般汾酒使用较多，可用2/8或3/7（水：酒）的方法检验（常用2/8的方法），具体为取两个碗，按比例勾兑酒水后，相互倾倒，看酒碗中起的酒泡花，若酒泡花为满碗，用口吹酒泡花不变，为好酒，若酒泡花吹破，说明酒的度数不够。炮制白酒的用量为药物饮片的10%～20%，炒药前与药物拌匀，密闭闷润待吸尽后再炮制。

（7）蜂蜜：为黏稠的透明或半透明胶状液体，水白色到浅琥珀色。蜂蜜的比重为1.401～1.443。气清香，微甜。过去炮制使用较多的是洋槐蜜、油菜蜜、紫云英蜜等花蜜。蜜炙时先将蜂蜜置锅中，中火加热，至沸腾改为文火，过滤，除去杂质，加入饮片拌炒至表面金黄色，疏松不粘手时，出锅，凉透，密闭储藏，蜂蜜的用量为30%～50%。彭银亭认为蜂蜜加热沸腾后，加入饮片，蜂蜜容易渗入饮片里面，炮制饮片表面的颜色为金黄色、深黄色，炮制时不需要加水，制出的饮片色香味俱全。

（8）米泔水：米泔水为淘米时第二次滤出的灰白色混浊液体，多在临用时制备。以前用米泔水炮制的中药较多，主要用于除去药材中的油质和毒性。如苍术、白术、商陆、甘遂等。

（9）米汤：米汤是把米放在锅里加足量冷水煮，煮开后滤出来的汤，主要利用其所含淀粉除油，增强和中补脾和增加涩性。

（10）甘草汁：甘草汁为甘草的煎煮液，很多含毒性的药材和动物虫类均可使用甘草汁炮制。

3. 润药技术

干燥的药材切成饮片必须经水处理，目的是使药材吸收一定量的水分，质地由硬变软，以便于切制，此过程即为润药。凡以水处理的药材，须先经过净制程序和水处理以洗净泥沙，再根据药材的质地、种类和季节等情况，灵活选用，并要严格控制水量、温度和时间，采取适当的方法使其软化适中。

彭银亭润药的方法可归纳如下：洗药四季水，四季各相宜。夏秋须快洗，春冬不着急。药硬洗宜久，药软莫迟疑。遇到芳香药，随洗随捞起。质硬的药材水洗浸泡时间应长，并可兼达软化目的；松软的药材水洗时间宜短，荆芥、薄荷等芳香药物应随洗随捞，称为"抢水洗"，杭菊采用喷润法，细辛、当归不见水。

彭银亭润药的水分为清水和药汁（如甘草汁、生姜汁、蒸制药物后锅中残留液等），炮制中洗药润药用水量的多少，往往根据具体制法的需要而定。药物与水的比例，可分数倍水量、相等水量和少量水等几种。水制法中的淘法、洗法（抢水洗）、水火共制法中燀法多选择数倍水量；水制法中的浸法、漂法和水火共制法中煮法多选择相等水量。淘和洗必须将药物放在数倍于药的水中，才能在水中进行翻动和擦洗药物的操作，使其洗涤充分，达到清洁或软化药物的目的。浸、漂、煮的过程中，缸内或锅内的水，一般以能淹没药物为宜，以利于药物吸入水分或液体辅料，均匀地受热或溶出毒性物质或杂质，达到柔软药物、便于切制、减低毒性、增强药效的目的。少量水为水制法中的喷润和润药的用水量。在药物上面喷洒少量清水拌匀，或将药物放在少量液体辅料中，经常翻动，使水分或液体辅料全部被吸收。

润药标准为水分缓缓渗原药，内外均匀都一致。条坚药材微弯曲，块状药材掐入止。粗大药材无白心，贵重药材掐掐湿。太软难匀片子差，太硬伤刀又费力。

具体润药方法有以下几种。抢水洗法：将全草类药材放清水中洗净，捞起，置蒲包中，沥干水分，稍润，拣净杂质，除去根，切段，如蒲公英、白花蛇舌草、地丁等。水浸法：如将山药、浙贝母等粉性足药材放清水中浸泡至透心，捞起，沥干水分，切厚片。喷淋法：如薄荷、荆芥、藿香、陈皮等。闷润法：将药材水洗或浸泡至一定程度时，捞起，置缸中，上盖布，盖上盖，闷润透，根据气温和季节情况经常检查，一般夏、秋二季早晚各检查一次，将药材上下进行捞动。烘切法：如红参、阿胶等。漂法：适用于毒性药材、含盐分的药材，漂时注意经常换水。

4. 磨刀技术

切药时刀磨得好坏，直接影响到切出饮片的质量。磨刀的动作虽简单，但技巧性较强。新刀"开口"是关键。开刀的程序为首先用粗石打磨铡刀的正面，时间不限，以刀面光滑、口面钢质出现为度。新刀先磨陡口2分宽，后磨滚刀口4分宽，再磨平口5分宽，刀开成滚刀口时就应试刀，使刀口与刀墙的内空中间达到一线宽，切极薄纸易断，前后上口为度。新刀的正反面只能用粗砂石磨，不能抢、挫，更不能见火，以免影响铡刀的钢质与平滑。具体方法：一手拇指、无名指和小指握刀柄，食指和中指压刀面，另一手大拇指压刀背，其余四指分开压刀面，前推后拉，锋出磨刀石前端，其动作为前3后4带中间，以减少磨刀时用力不均而使刀面变形或厚薄不匀，锋线不流畅。平磨逐渐上锋，刀口磨成5分宽，不要伤锋伤背，也不得磨出偏锋，保证对口看锋在一条直线上。刀口形成弯月形，从后锋沿刀面向前锋看为"V"

形。刀口弯月形切制省力，推切时刀锋进入药材分割药材组织，后锋下切时片张后端不变形使片形完整。"V"形刀口锋利耐用，切片平整无卷片。刀口不能磨得太宽过薄，以免缺口或翻口。磨刀时应注意以下几点：磨刀姿势斜向站；铡刀只磨右面铁；贴石磨板斜磨口；片刀平板背落空；远近左右力不同；出口剔角用力功；粗石薄口釉起锋；起锋后去翻口铁。这样磨出的刀切制饮片，既可省力省时，又可提高饮片质量，增加其疗效。

除了磨刀以外，护刀工序也很重要。护刀，即保护刀具。切制时，若刀锋已落砧板，则不应再用推刀，应用手腕压力下切，否则会伤锋。已切出的药片应用鬃刷，刷出砧板，而不应用刀锋刮离砧板。开口后的刀应在青石上磨锋。刀具暂不使用时应以食用植物油涂抹，防止生锈，并放于刀架上。

在饮片的切制过程中，常常出现铡刀和刀墙不上口等情况，应及时处理。刀墙不上口的解决方法：将拦药方放在刀墙上面，将墙面向外打；刀墙面向下垂的解决方法：将刀墙内打扁；刀墙后不上口的解决方法：用钢挫挫平；刀墙前不上口的解决方法：敲打刀墙里面的前端；刀太紧的解决方法：适当调松刀脑，使松紧合适。

5. 切药技术

彭银亭通过跟师学习和在不同帮派风格药铺主事时吸收其他帮派制药长处，在不断总结完善的过程中，创造了一套自己独特的传统加工体系（文帮炮制技术）和炮制工具。简介如下。

切药刀（铡刀）主要由刀片、刀床（刀墙）、装药斗、控药棍（药拐）、老虎钳、螃蟹钳或竹压板（竹把子）、墙板（拦药方）、接药的药斗、擦刀的油帚子、水帚子等部件组成。操作时，思想要集中，坐姿要端正，必须侧身坐，鼻尖对准刀柄，刀柄对准衣扣，保持三点一线，脚踏紧坐凳，才不至于拉斜刀口切出败片。左手握住药材向刀口推送，同时右手握住刀柄向下按压，即可切出合适的饮片，在切制饮片过程中要经常用水帚子或油帚子擦刀口，切斜片、薄片、横片、直片，药应放在刀后切，粗把药应放在刀前切。

切药刀的规格：彭银亭及文帮传统切制饮片的刀具有铡刀和片刀，均为武汉市有名的张同兴药刀（文帮）制造，和其他帮派如建昌帮、樟帮不同，以钢火纯正、无夹灰卷口而闻名。其钢质好，硬度适中，煅制的药刀既刚又柔，刀刃锋利，不易崩口或卷口。新刀的选择，以敲之声音清脆、刀面平滑、钢质较硬者质佳。在操作上，刀板两面走锤，形成以"走得稳，夹钢紧，贴得平，刀口均匀，青钢白铁分明"为特征的技术操作方法。铡刀又有小片刀和大片刀之分，小片刀用于切制细贵或突出饮片特征的薄片，主要为头刀师傅所用，大刀片用于切制一般药材饮片。手工切制时，刀的松紧可根据切制饮片的厚薄而调整，切薄片时，刀应与刀墙靠紧，切厚片时可稍靠松。一般情况下，应配备两把铡刀，切"把子活"或"个子药"，宜用大片刀切；切薄片药时，用平面口刀（小片刀）切。

切药原则：一般切根、根茎，润好后用老虎钳夹着切；切果实、种子、较小的圆形根类，润好后用槟榔钳夹着切；切细小圆柱形的根、根茎、全草、皮、叶，润好后切把子活，其中短的、长短不齐的根类，润好后将短的包在中间，长的包在外面用竹压板压着切，长条形的用手直接压着切；切制个子药的用油帚子擦刀口，把子活的用水帚子擦刀口。

片刀式样与菜刀相似，刀片薄，刃口为两面，呈弧形，具切、削、片、劈多种作用。多用于切厚片、直片、斜片等，如浙贝母、白术、熟地黄、肉苁蓉等。饮片依照药性及临床需要，旧时分为圆片、骨牌片、斜片、直片、肚片、丝条片、段筒、劈片、刨片、捣碎、粉末等。各种片形各有特色，贵在适中。其目的是易煎出药效，便于炮制，称量准确，气味相得。

过去切药刀用具的具体规格如下：切药凳长 1.7 尺，刀板长 2 尺，宽 1.1 尺，厚 2.5 寸；药斗长 1.8 尺，宽 5 寸，高 5 寸；油、水帚子各长 4 寸；药拐长 5.5 寸；拦药方长 6 寸，宽 3.5 寸，厚 1.5 寸；刀柄长 3.3 寸，围径 3.3 寸，刀枕酌情（1 尺 ≈ 33.333 cm，1 寸 ≈ 3.333 cm）。

上刀要求：刀脑外面留 3 指宽，刀墙后面留 4 指宽，前刀眼长 2.5 寸，宽 1.5 寸，后刀眼长 1.5 寸，宽 1.5 寸。

除此以外，彭银亭切药技术还讲究力饱，即力稳力足。主要是切制时坐势要稳。坐凳高矮以便于伸脚为宜，左脚在前放刀凳下，右脚在后放座凳下横档上，腰杆挺直坐稳。同时要将药捉稳，左臂下沉腕关节靠紧砧板或压在药上，左手拇指伸直抵住药材，其余四指稍屈按住药材，食指或中指远端第一关节抵刀板。右手握刀，上臂紧靠肋部防止晃动，肘、腕、刀在一直线上。其次是刀要握稳。持刀要讲究把位，根据所切药物片形，选择恰当的摆放药材方法，俗称"捉相"。选择一个最佳捉相下刀，使片形整齐划一，长短宽窄相宜，大小一致。捉药要找到一个合适稳固的力点，推切时，运力向前通过前方的支力点，此时药材的转动力矩很小，药材才易捉稳而不滚动。力的方向要在刀平面的直角内，向外倾斜易出半边片，向内倾斜则药片厚薄不匀。推力由大到小，下切力由小到大的转换是连续的，完成切片即应收力，片形不同，运力与刀法各异。总之，手工切制要做到"四到"，即眼到、心到、力到、手到。所谓眼到，即不仅要看到手里的药材，还要用余光看到下一个或下一把要切的药材，使切制行如流水，又快又好。心到，即何药切何形要胸有成竹。特别对于不规则块状药材应迅速确定捉相，做到目无全牛。手到，即手脚到位，大头起刀小头收刀，起刀不要超过抵刀的关节，刀起刀落一气呵成。

6. 干燥技术

彭银亭将所有饮片分为八类，分别是黏性、芳香、粉质、油质、色泽、根须、根皮、草叶类药材。

第一类，黏性类药材，例如天冬，其潮片极易粘连，文火干不透，原汁仍外渗，所以用暴晒、武火干燥最适中。

第二类，芳香类药材，例如薄荷，如遇高温，其香气会四散开，有效成分容易流失，因此此类药材阴干最适宜，并且勤翻动防霉防变黑，味道香浓，药汁出汁率高。

第三类，粉质类药材，例如山药，其湿片易霉馊，因此该类药材可随切随薄摊晒勤翻动，如果是烘焙则用文火，以防止其气味和色泽的改变。

第四类，油质类药材，例如当归，若用旺火则其油脂易溢出，色黄显焦干，因此在天气晴好之时将其晒干，如果是阴雨天气，则宜用文火烘干。

第五类，色泽类药材，分黄白两色，例如黄芪与桔梗，桔梗日晒白上白，黄芪烘味香色金黄，即白色药材宜晒干，黄色药材宜烘干。

第六类，根须类药材，例如白薇，片短水足易成团，空气不通防霉变，随切随摊勤翻晒，阴雨旺火防燃烧。

第七类，根皮类药材，例如黄柏，潮片宜摊多翻晒，不易霉变忌麻痹，多摊多晾可烘晒，夏令谨防颜色变。

第八类，草叶类药材，例如泽兰，润后水多易黏结，薄摊晾晒要勤翻，阴雨薄烘用文火，草叶易燃人莫离。

为了制作精制饮片，在饮片干燥时还应根据具体药物要求，分门别类地进行干燥，如姜半夏、桔梗、郁金、延胡索、枳壳切成极薄片后，将切好的饮片轻轻撒在洗净的簸箕内摊平，翻动时，先折在一起，再轻轻簸开，不能用手翻动，以免破碎，寸通风处晾干或晒干。如山药切斜片后，放入洁净的折子上摊平，置烘箱中烘八成干，置撞筛中撞光，再放烘箱中烘干，饮片光滑好看。川芎切成蝴蝶形薄片后，摊在簸箕内摊平，晒干，若不摊平，易成翘片；白芍切薄横片后，置簸箕内晾干，不能暴晒，以免变色，晾干时间稍长，要经常簸动，晾干品饮片平整，无翘片，若暴晒，饮片易出现翘片。黄芩切薄片后，迅速干燥（注意避免暴晒）。

7.炒药技术

彭银亭在长期实践中，注重"三个结合"，即技术、工艺结合；技术、工艺与药性结合；技术、工艺与临床应用结合。在药性和用药归经上，应用"三个"不同，即用不同辅料和方法、不同的炮制程度，达到不同临床应用的要求。其特点颇多。

（1）逢子必炒：彭银亭饮片炮制，有"逢子必炒，药香溢街"之说。逢子必炒，得其香气，炒至裂口，易于煎出有效成分，缓和药性，提高药效。

（2）炒黄的药黄而不焦：彭银亭炒药技术有炒黄的药黄而不焦而香气回溢的特点。关键在于掌握"火候"及药物特性。炒黄火力为小火或中火，不断翻动，火候以药物呈黄色或比原色加深或发泡鼓起为度。

（3）炒炮的药松泡酥脆：掌握火候对于炒炮技术十分重要，否则不及或不达，太过焦而无性。彭银亭经验，炒炮之药，外焦起泡，内黄空松，功效俱到。

8.煅药技术

彭银亭对中药的炮制方法遵循"或制其形，或制其质，或制其性，或制其味"，具体的运用是根据中医临床的需要或配方制剂加工的需求，研、碎多数矿物药以改变外形，用于配方。他提出"煅药存性，避免不及和太过（灰化）"，对质地坚硬的药物，通过炒、煅使其质地酥脆，有效成分易于煎出，提高药效。他在实践中发明了砖围木炭和药物分层码放煅药法，明矾翻面煅制枯矾法，牡蛎左壳和右壳分别煅制法。

9.蒸煮燀技术

蒸煮燀技术在中药炮制中应用广泛，彭银亭继承各帮派好的制药技术，实践中十分注重蒸煮燀技术的应用，注重炮制品质量、外观对中医临床疗效、配方销售的影响，对蒸煮中药的器具进行改进，以增加蒸汽流通和药物接触面，避免药中成分的损失；继承和发扬传统蒸制熟地黄、首乌、黄精等的炮制工艺；或改进工艺，缩短工序时间；或将煮法改进为蒸法，提高药效，便于炮制切片；或改进炮制火候，增强成品外观。

10. 发酵技术

发酵是指经净制或处理后的药材或药材拌加药材提取物或辅料，在一定的温度和湿度条件下，通过微生物和酶的催化分解作用，使药物发泡、生衣的方法，是传统的中药炮制方法之一。

根据药材品种的不同，采用不同的方式进行加工处理后，再置适宜温度和湿度的环境中进行发酵加工。常用的发酵方式有两种：一种是直接用药材进行发酵，另一种是用药材与面粉混合发酵。前者的产品有淡豆豉、百药煎、大豆黄卷等，后者的产品有建曲、半夏曲等。

彭银亭通过几十年的炮制，总结了一套较为系统和完整的六神曲、百药煎的发酵炮制工艺。彭氏炮制神曲法将在下一章节做详细介绍。

11. 复制技术

复制是指将净选后的药物加入一种或多种辅料，按规定操作程序，反复炮制的方法。复制目的如下。

（1）降低或消除药物的毒性。如半夏、天南星、白附子用辅料制后，毒性均可降低。

（2）改变药性。如天南星，用胆汁制后，其性味由辛温变为苦凉，其作用亦发生了变化。

（3）增强疗效。如白附子，用鲜姜、白矾制后，增强了祛风逐痰的功效。

（4）矫臭解腥。操作方法：将净选后的药物置一定容器内，加入一种或数种辅料，按工艺程序，或浸、泡、漂，或蒸、煮，或数法共用，反复炮制至规定的质量要求为度。

12. 提净技术

彭银亭在实践中所采用的炮制芒硝的方法也是沿用传统炮制法，与萝卜同煮，但在辅料萝卜加入的时间、煮制程度、煮后滤液中是否加入引子、炮制季节选择上有些独到之处。

彭银亭炮制芒硝选在冬季，室温在5℃以下，择冬日晴天炮制，将芒硝加热溶解去杂过滤后，放在露天处（温度在0℃左右），易于结晶，这与现代研究结果相吻合，证明其在冬季炮制是科学的。加萝卜炮制芒硝的顺序是芒硝、水和切好的萝卜一起入锅，利用萝卜的煮熟程度来判断芒硝是否煮好，炮制火候判断直观易掌握，并且还可以起到纯净药材、协同药物的功效。在煮好过滤的滤液中加粟草或稻草可使冷后析出的结晶大些，容易结晶，产量较高。

第二篇

各 论

第三章　根及根茎类

1. 党参

【来源】　本品为桔梗科植物党参 *Codonopsis pilosula*（Franch.）Nannf.、素花党参 *Codonopsis pilosula* Nannf. var. *modesta*（Nannf.）L.T.Shen 或川党参 *Codonopsis tangshen* Oliv. 的干燥根。秋季采挖，除去地上部分，洗净泥土，晒至半干，用手或木板搓揉，使皮部与木质部贴紧，饱满柔软，然后再晒再搓，反复3～4次，最后晒干即成。主产于陕西、山西、四川、湖北、甘肃、贵州及东北等地。商品分以下几种。西党：主产于甘肃及川北、陕西汉中一带栽培或野生品，以及山西北部山区野生品，表面较粗松，上部横纹多，油润，糖分多，质量上乘，有防党、纹党、野党、山西五台党。潞党：党参栽培品种，主产于山西、陕西、甘肃，有山西潞党、甘肃白条党。条党：主产于四川、湖北、湖南、贵州等地，有单枝党、八仙党、板桥党。东党：主产于东三省。药材以条粗壮、质柔润、味甜者为佳。

【商品规格】　过去，党参商品规格等级众多。现行标准如下。

西党：一等，干货，呈圆锥形，头大尾小，上端多横纹。外皮粗松。表面米黄色或灰褐色，断面黄白色，有放射状纹理，糖质多，味甜。芦下直径 1.5 cm 以上。无油条、杂质、虫蛀、霉变。二等，干货，芦下直径 1 cm 以上。余同一等。无油条、杂质、虫蛀、霉变。三等，干货，芦下直径 0.6 cm 以上。余同一等。油条不超过 15%。无杂质、虫蛀、霉变。

潞党：一等，干货，呈圆锥形，芦头较小，表面黄褐色或灰黄色，体结实而柔，断面棕黄或黄白色，糖质多，味甜。芦下直径 1 cm 以上。无油条、杂质、虫蛀、霉变。二等，芦下直径 0.8 cm 以上。余同一等。三等，芦下直径 0.4 cm 以上。油条不超过 10%。余同一等。

条党：一等，干货，呈圆锥形，头上茎痕较少而小，条较长，上端有横纹或无，下端有纵皱纹，表面糙米色。断面白色或黄白色，有放射状纹理，有糖质，味甜。芦下直径 1.2 cm 以上，无油条、杂质、虫蛀、霉变。二等，芦下直径 0.8 cm 以上。余同一等。无油条、杂质、虫蛀、霉变。三等，芦下直径 0.5 cm 以上，油条不超过 10%，无参秧、杂质、虫蛀、霉变。余同一等。

东党：一等，干货，呈圆锥形，芦头较大，芦下有横纹，体较松，质硬，表面土黄色或灰黄色，粗糙，断面黄白色，中心淡黄色，显裂隙，味甜。长 20 cm 以上，芦下直径 1 cm 以上。无毛须、杂质、虫蛀、霉变。二等，长 20 cm 以下，芦下直径 0.5 cm 以上。余同一等。

白党：一等，干货，呈圆锥形，具芦头，表面黄褐色或灰褐色，体较硬，断面黄白色，糖质少，味微甜。芦下直径 1 cm 以上。无杂质、虫蛀、霉变。二等，芦下直径 0.5 cm 以上。间有油条、短节。余同一等。

主产地甘肃对纹党、野党、防党的出口标准如下。

纹党：一等，身干，条子均匀，外皮黄褐色，有横纹，尾有黑点，内碴黄白色，味甜，身软，条粗壮，无空心、油条，无虫蛀、霉变。身长 15 cm 以上，接近头部 2 cm 处围径 5.5 cm 以上。二等，接近头部 2 cm 处围径 4.5 ～ 5.4 cm，余同一等。三等，接近头部 2 cm 处围径 3.6 ～ 4.4 cm，余同一等。四等，接近头部 2 cm 处围径 2.7 ～ 3.5 cm，余同一等。五等，接近头部 2 cm 处围径 2 ～ 2.6 cm，余同一等。

小纹党：一等，身干，条子均匀，外皮黄褐色，有横纹，尾有黑点，内碴黄白色，味甜，身软，条粗壮，接近头部 2 cm 处围径 1.5 ～ 1.9 cm，小纹党节长度 5 ～ 13 cm。无空心、油条，无虫蛀、霉变。二等，小纹党节长度 5 ～ 13 cm，余同一等。三等，纹党节长度 5 ～ 13 cm，余同一等。四等，小纹党节长度 5 ～ 13 cm，余同一等。

野党：特级，身干，外皮黄褐色，有横纹，身部带有黑点，内碴黄白色，身软，芦头大，条粗壮，无直纹、细尾，接近头部围径 4.5 ～ 5.5 cm。甲级，接近头部围径 3.6 ～ 4.4 cm，余同特级。乙级，接近头部围径 3 ～ 3.5 cm，余同特级。

长 7 cm 以上的野党，按甲级或乙级粗细要求，可装入甲级或乙级内。长度在 3 cm 以上，围径在 1.3 cm 以上的无芦头野党，可加工装入甲级或乙级内。

防党为野党加工的把防党，外皮黄褐色，有横纹，尾部有黑点，内浅黄褐色，有糖性，条粗壮，按其长度分别扎把，规格要求如下。

头面货：长度 22 cm 以上，扎 5 道草箍。二面货：长度 17 ～ 21 cm，扎 5 道草箍。三面货：长度 14 ～ 16 cm，扎 4 道草箍。四面货：长度 11 ～ 13 cm，扎 3 道草箍。

每把防党的围径为 25 cm 左右，每道草箍的间距为 3 ～ 4 cm。按头面货至四面货比例均匀配套。

潞党出口规格：分潞党和白条党两种，具体要求如下。

潞党：老条，芦下直径 1 cm 以上。大条，芦下直径 0.7 ～ 1 cm。中条，芦下直径 0.5 ～ 0.7 cm。

白条党：一等，芦下直径 1 cm 以上。二等，芦下直径 0.8 cm 以上。

潞党、白条党各规格均要求条长 20 cm 以上，无陈条，无虫蛀。

【炮制】　党参：取原药材，除去杂质及芦头，抢水洗净，捞起，沥干水分，晒八成干后，闷润透，切厚片或段，干燥，过筛。

米党参：

（1）将用水浸湿的米均匀撒入锅中使其平铺在锅内，用文火加热，待冒烟时，投入分档党参片，轻轻翻炒至显黄色，米呈老黄色时，取出，放凉，筛净米粒即得。

（2）将分档党参和米同时置热锅中，用文火加热，不断翻炒至党参颜色加深，米呈焦黄色时，出锅，放凉，筛去米粒即得。

每党参片 10 kg，用米 2 kg。

蜜党参：取过滤的蜂蜜置热锅中，用文火加热，沸腾后加入分档党参片拌炒，至党参呈黄棕色，不粘手时取出放凉。

每党参片 10 kg，用蜂蜜 2.5 kg。

【成品性状】　党参片为椭圆形或类圆形厚片，有时可见根头部有多数疣状凸起的茎痕和芽，表面黄白色、灰黄色或浅棕黄色，有明显纵皱纹，可见环纹及横生皮孔，切面皮部白色，有裂隙，木部淡黄色，有菊花心，形成层明显。有特殊香气，味微甜。

党参段为圆柱形或圆锥形段，长 1.5 ～ 2 cm，直径 0.5 ～ 1.5 cm，余同党参片。

米党参形如党参片或党参段，表面老黄色，具焦香气，味甜。

蜜党参形如党参片或党参段，表面金黄色或黄棕色，显光泽，稍黏，气芳香，味甜。

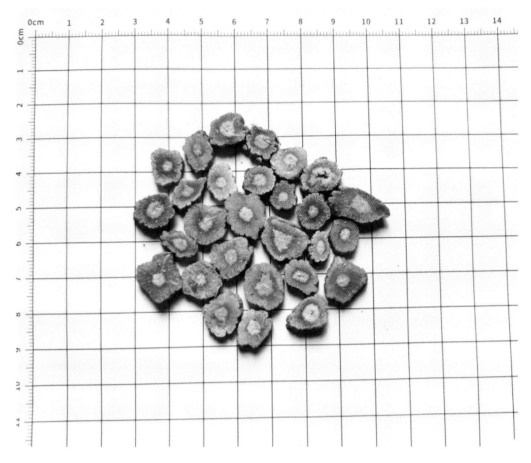

【性味与归经】 甘,平。归脾、肺经。

【功能与主治】 补中益气,健脾益肺。用于脾肺虚弱,气短心悸,食少便溏,虚喘咳嗽,内热消渴。米党参用于补气健脾。蜜党参用于润肺止咳。

2. 半夏

【来源】 本品为天南星科植物半夏 *Pinellia ternata*(Thunb.)Breit. 的干燥块茎。夏、秋二季采挖,洗净,除去外皮及须根,晒干。主产于四川宜宾,湖北潜江、荆门、仙桃,安徽大通,河南息县、江西修水,江苏等地。以四川产量大,湖北潜江产个大、颜色嫩、色白、质量好。药材以个大、皮净、色白、质坚实、粉性足者为佳。

【商品规格】 过去,半夏规格分为天鹅蛋(每 500 g 百粒以内之特大粒)、贡夏(每 500 g 200 ～300 粒)、拣夏(每 500 g 400 ～ 800 粒)及统夏等。现行标准如下。

一等,干货:呈圆球形、半圆球形或偏斜不等,去净外皮。表面白色或浅白黄色,上端圆平,中心凹陷(基痕),周围有棕色点状根痕。下面钝圆,较平滑。质坚实。断面洁白或白色,粉质细腻。气微,味辛、麻舌而刺喉。每 500 g 800 粒以内。无包壳、杂质、虫蛀、霉变。

二等,干货:每 500 g 1200 粒以内。无包壳、杂质、虫蛀、霉变。其他同上。

三等,干货:每 500 g 3000 粒以内。无包壳、杂质、虫蛀、霉变。其他同上。

【炮制】　生半夏：取原药材，除去杂质，洗净，晒干。

姜半夏：取原药材，拣尽杂质，大小分档，分别置下有排水口的缸中加清水中浸泡，每天换水一次，按春3天、夏1天、秋5天、冬7天浸泡至个大者内无白心，取出置锅中加宽水煮两次，每次煮3 h，捞起后将锅中水弃去，另按10 kg半夏加生姜2.5 kg，取生姜洗净，切片，捣汁兑适量水加热煮沸，将煮过的半夏倒入生姜汁中煮制，取个大的切开看是否透心，未透心时继续煮，至药透水尽，取出，晾干。取制姜半夏置缸中，用10%明矾水浸泡，盖住闷润，经常上下翻动，润透后取出切薄片，摊簸箕中上盖纸压平，阴干。

每半夏10 kg，用生姜2.5 kg、明矾1.5 kg。

清半夏：取原药材，大小分档，洗净泥沙，分别置下有排水口的缸中加清水浸泡，浸泡时间为3（夏、秋二季）～7（春、冬二季）天，每天换水一次，取出，用白矾水浸泡，春、夏二季浸泡5天，秋、冬二季浸泡7天，每天翻动，不换水，捞起，洗净，放铜锅内，加清水中煮2 h，取出，另取鲜生姜片和平面水煮沸后，投入煮后的半夏煮2 h，取出，拣去生姜片，放蒸笼中置锅内隔水蒸2 h，至个大者切开透心为度，取出，摊在簸箕内，放通风处吹至六成干，装缸中闷润1～2天，取出晾至八成干，再放在缸中闷润至内外一致时，取出，切极薄片，将其轻轻撒在洗净的簸箕内摊平，晾干。

每半夏10 kg加白矾1 kg，生姜2.5 kg。

注：润半夏时，要经常检查，上下簸动，防止生霉，切片时，要经常磨刀，保持刀口锋利。经常用油刷擦刀口，切好的饮片要轻轻撒在洗净的簸箕内摊平，翻动时，先折在一起，再轻轻簸开，不能用手翻动，以免破碎。

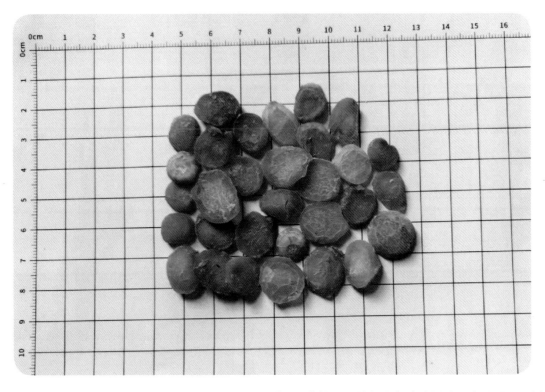

法半夏：取原药材，除去杂质，大小分档，分别置下有排水口的缸中加清水浸泡至内无干心，浸泡时间为春3天、夏1天、秋5天、冬7天，捞起沥干水分，取石灰加适量水溶化，待水温降到一定程度（冬

季70℃，春季50～60℃），将泡好的半夏倒入石灰水中，浸泡3～5天，每天搅拌1～2次，捞起洗净。另取甘草加水煎煮2次，合并两次煎液，将石灰泡过的半夏倒入甘草水中浸泡3～5天，每天搅动1～2次，待半夏内变黄色时，取出，干燥。用时打碎。

每10 kg半夏，用石灰2.5 kg，甘草1.5 kg。

京半夏：将水栀子、甘草置锅中，加水煎煮两次，合并煎液，取法半夏倒入煎液中浸泡3～5天，经常搅动，取出晾干。

每法半夏10 kg，用水栀子1 kg，甘草0.5 kg。

半夏曲：①取生半夏、法半夏各半，研成粉末。每500 g用生姜8两洗净捣碎绞汁，同面粉4两，加温开水调成稀糊，倒入半夏粉内揉搓成团，置簸箕内（先撒适量面粉在簸箕上），上盖干净编织袋，踩压实，纵横用刀划成2 cm×2 cm的方块，上覆盖稻草，堆码，四周盖麻袋，5～7天待表面生黄色霉衣，有香气时，取出晒干，将小块掰开。②取漂好的半夏，研粉。每500 g用面粉4两，置簸箕内（先撒适量面粉在簸箕上），上盖干净编织袋，踩压实，纵横用刀划成2 cm×2 cm的方块，上覆盖稻草，堆码，四周盖麻袋，5～7天待表面生黄色霉衣，有香气时，取出晒干，将小块掰开。

炒半夏曲：先将蜜麸撒入热锅中，用中火加热，待冒浓烟时投入半夏曲，快速翻炒至表面显金黄色或深黄色，出锅，摊凉，筛去麸皮。

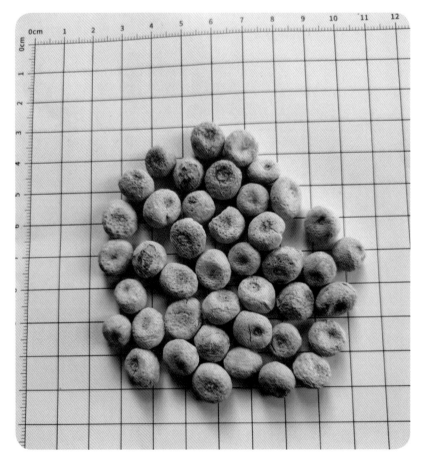

法制半夏曲：法半夏800 g，川贝母25 g，化橘红15 g，沉香7.52 g，肉桂15 g，山柰15 g，甘草15 g，藕粉1200 g。以上七味，化橘红、甘草加水煎煮两次，每次1 h，合并煎液，过滤，滤液浓缩至适

量，加入冰糖 240 g 使其溶解；其余法半夏等五味粉碎成细粉，加入浓缩液，并加入藕粉 1200 g，混匀，制成坨，切成小方块，低温干燥，即得。

【成品性状】半夏呈类球形，有的稍偏斜，直径 1 ～ 1.5 cm。表面白色或浅黄色，顶端有凹陷的茎痕，周围密布麻点状根痕；下面钝圆，较光滑。质坚实，断面洁白，富粉性。无臭，味辛辣、麻舌而刺喉。

清半夏为类圆形或椭圆形薄片，"薄如蜂翼"，也称"蜂翼清夏"。直径 6 ～ 18 mm，表面灰色至灰白色，可见灰白色点状或短线状维管束迹，角质状，周边黄棕色，气微弱，味微辣、涩。

姜半夏为圆形薄片，直径 6 ～ 18 mm。表面淡黄色，有光泽，透明。质脆，微有辣味。

法半夏为扁圆球形、类球形、类圆形，表面呈黄色、淡黄色或淡黄白色，粉性足，质松泡。味淡。

半夏曲为立方小块，表面浅黄色，质疏松，有细蜂窝眼。

麸炒半夏曲：形如半夏曲，表面金黄色，有焦香气。

【性味与归经】辛，温；有毒。归脾、胃、肺经。

【功能与主治】燥湿化痰，降逆止呕，消痞散结。用于湿痰冷饮，呕吐，反胃，咳喘痰多，胸膈胀满，痰厥头痛，头晕不眠，生用外治痈肿痰核。姜半夏多用于降逆止呕；法半夏多用于燥湿化痰。半夏曲化痰止咳，消食积。仙半夏祛痰开郁。

1949 年以前武昌产半夏多，但潜江产半夏个大、粉性足，切片多选用潜江产，切出的饮片圆薄、漂亮。鲜半夏去皮的方法如下：将鲜半夏堆放室内 3 ～ 4 寸厚，经常翻动，使之"发汗"，筛去泥土。分大中小三档，用麻袋或编织袋盛装，每袋装三分之二，扎紧袋口，放在缸内，加清水淹没至药袋的一半，双脚穿上高筒胶靴，进入缸内踩踏 30 min，踩的过程中要翻面，至袋内半夏全部脱皮，然后将已脱皮的鲜半夏倒入下有进水口的缸内，从缸底进水，用木棒轻轻搅动，使脱皮漂浮在水面，用笪箕捞去脱皮，清水洗净鲜半夏，捞起，沥干水分，晒干或烘干。

法半夏用上述方法炮制（规定的石灰用量、投药浸泡的温度、甘草的用量、浸泡的时间），成品色黄，轻泡，质量好。

3. 人参

【来源】　本品为五加科植物人参 *Panax ginseng* C.A.Mey. 的干燥根。一般应采生长 5 年以上的，于秋季采挖，洗净，晒干、烘干或蒸后晒干、烘干。主产于吉林、黑龙江、辽宁。依加工方法分为生晒参（生晒参、全须生晒参、白干参）、糖参和红参（红参、边条参）。商品均以身长、支大、芦（根茎）长者为佳。

【商品规格】　野山参：一等，干货。纯野山参的根部，主根粗短呈横灵体，支根呈八字形分开（俗称武形），五形全美（芦、芋、纹、体、须相衬），有圆芦，芋中间丰满，形似枣核，皮紧细，主根上部横纹紧密而深，须根清疏而长，质坚韧（俗称皮条须），有明显的珍珠疙瘩，表面牙白色或黄白色，断面白色，味甜微苦。每支 100 g（2 两）以上，芋帽不超过主根重量的 25%。无疤痕、杂质、虫蛀、霉变。二等，干货。每支 75 g（1.5 两）以上，芋帽不超过主根重量的 25%。余同一等，无疤痕、杂质、虫蛀、霉变。三等，干货。每支 32.5 g（0.65 两）以上，芋帽不超过主根重量的 25%。余同一等，无疤痕、杂质、虫蛀、霉变。四等，干货。每支 20 g（0.4 两）以上，芋帽不超过主根重量的 25%。余同一等，无疤痕、杂质、虫蛀、霉变。五等，干货。纯野生的根部，呈灵体或顺体（俗称文形），五形全美（芦、芋、纹、体、须相衬），有圆芦，芋中间丰满，形似枣核，皮紧细，主根上部横纹紧密而深，须根清疏而长，质坚韧（俗称皮条须），有明显的珍珠疙瘩，表面牙白色或黄白色，断面白色，味甜微苦。每支12.5 g（0.25两）以上，芋帽不超过主根重量的40%。无疤痕、杂质、虫蛀、霉变。六等，干货。纯野生的根部，呈灵体、顺体或畸形体（俗称笨形），有圆芦，有芋或无芋，形似枣核，皮紧细，主根上部横纹紧密而深，须根清疏而长，质坚韧（俗称皮条须），有明显的珍珠疙瘩，表面牙白色或黄白色，断面白色，味甜微苦。每支6.5 g（0.13两）以上，芋帽不大，无杂质、虫蛀、霉变。七等，干货。纯野生的根部，呈灵体、顺体（俗称笨形），有圆芦，芋中间丰满，形似枣核，皮紧细，主根上部横纹紧密而深，须根清疏而长，有明显的珍珠疙瘩，表面牙白色或黄白色，断面白色，味甜微苦。每支4 g（0.08两）以上，芋帽不大，无杂质、虫蛀、霉变。八等，纯野生的根部，呈灵体、顺体（俗称笨形），有圆芦，芋中间丰满，形似枣核，皮紧细，主根上部横纹紧密而深，须根清疏而长，有明显的珍珠疙瘩，表面牙白色或黄白色，断面白色，味甜微苦。每支2 g（0.04两）以上，间有芦须等残次品。芋帽不大，无杂质、虫蛀、霉变。

16支边条红参：一等，干货。根呈长圆柱形，芦长、身长、体长18.3 cm（5.5寸）以上，有分支2～3个，表面棕红色或淡棕色，有光泽，上部较淡，有皮有肉，质坚实，断面角质样，气香，味苦。每500 g（一斤）16支以内，每支31.3 g以上。无中尾、黄皮、破疤、虫蛀、霉变、杂质。二等，干货。稍有黄皮、抽沟、干疤。断面角质样，每500 g（一斤）16支以内，每支31.3 g以上。无中尾、破疤、虫蛀、霉变、杂质。三等，干货。色泽较差，有黄皮、抽沟、破疤、腿红，断面角质样。每500 g（一斤）16支以内，每支31.3 g以上。无中尾、虫蛀、霉变、杂质。

25支边条红参：一等，干货。根呈长圆形，芦长、身长、腿长，体长16.7 cm（5寸）以上，有分支2～3个，表面棕红色或淡棕色，有光泽，上部色较淡，有皮有肉，质坚实，断面角质样，气香，味苦。每500 g（一斤）25支以内，每支20 g以上。无中尾、虫蛀、霉变、杂质。二等，干货。稍有黄皮、抽沟、干疤。每500 g（一斤）25支以内，每支20 g以上。余同一等，无中尾、虫蛀、霉变、杂质。三等，干货。色泽较差。有黄皮、抽沟、破疤、腿红。每500 g（一斤）25支以内，每支20 g以上。余同一等。无中尾、虫蛀、霉变、杂质。

35支边条红参：一等，干货。根呈长圆形，芦长、身长、腿长，体长15 cm（4.5寸）以上，有分支2～3个，表面棕红色或淡棕色，有光泽，上部色较淡，有皮有肉，质坚实，断面角质样，气香，味苦。每500 g（一斤）35支以内，每支14.3 g以上。无中尾、黄皮、虫蛀、霉变、杂质。二等，干货。稍有黄皮、抽沟、干疤。断面角质样。每500 g（一斤）35支以内，每支14.3 g以上。余同一等。无中尾、虫蛀、霉变、杂质。三等，干货。色泽较差。有黄皮、抽沟、干疤。每500 g（一斤）35支以内，每支14.3 g以上。余同一等。无中尾、虫蛀、霉变、杂质。

45支边条红参：一等，干货。根呈长圆形，芦长、身长、腿长，体长13.3 cm（4寸）以上，有分支2～3个，表面棕红色或淡棕色，有光泽，上部色较淡，有皮有肉，质坚实，断面角质样，气香，味苦。每500 g（一斤）45支以内，支头均匀。无中尾、黄皮、虫蛀、霉变、杂质。二等，干货。稍有黄皮、抽沟、干疤。每500 g（一斤）45支以内，支头均匀。余同一等。无中尾、虫蛀、霉变、杂质。三等，干货。色泽较差。有黄皮、抽沟、破疤、腿红。每500 g（一斤）45支以内，支头均匀，余同一等。无中尾、虫蛀、霉变、杂质。

55支边条红参：一等，干货。根呈长圆形，芦长、身长、腿长，体长11.7 cm（3.5寸）以上，有分支2～3个，表面棕红色或淡棕色，有光泽，上部色较淡，有皮有肉，质坚实，断面角质样，气香，味苦。每500 g（一斤）55支以内，支头均匀。无中尾、黄皮、破疤、虫蛀、霉变、杂质。二等，干货。稍有黄皮、抽沟、干疤。每500 g（一斤）55支以内，支头均匀，余同一等。无中尾、虫蛀、霉变、杂质。三等，干货。色泽较差。有黄皮、抽沟、破疤、腿红，余同一等。每500 g（一斤）55支以内，支头均匀，无中尾、虫蛀、霉变、杂质。

80支边条红参：一等，干货。根呈长圆形，芦长、身长、腿长，体长11.7 cm（3.5寸）以上，表面棕红色或淡棕色，有光泽，上部色较淡，有皮有肉，质坚实，断面角质样，气香，味苦。每500 g（一斤）80支以内，支头均匀。无中尾、黄皮、虫蛀、霉变、杂质。二等，干货。稍有黄皮、抽沟、干疤。每500 g（一斤）80支以内，支头均匀，余同一等。无中尾、黄皮、虫蛀、霉变、杂质。三等，干货。色泽较差。有黄皮、抽沟、破疤、腿红。每500 g（一斤）80支以内，支头均匀，余同一等。无中尾、虫蛀、霉变、杂质。

小货边条红参：一等，干货。根呈长圆柱形，表面棕红色或淡棕色，有光泽，上部色较淡，有皮有肉，断面角质样，气香、味苦，支头均匀，无中尾、黄皮、破疤、虫蛀、霉变、杂质。二等，干货。根呈长圆柱形，表面棕红色或淡棕色，有光泽，黄皮不超过身长二分之一。稍有抽沟、干疤，断面角质样，支头均匀，无中尾、虫蛀、霉变、杂质。三等，干货。根呈长圆柱形，色泽较差。有黄皮、抽沟、破疤、腿红。支头均匀。无中尾、虫蛀、霉变、杂质。

20支普通红参：一等，干货，根呈圆柱形，表面棕红色或淡棕色，有光泽，质坚实，无细腿、破疤、黄皮、虫蛀，断面角质样，气香、味苦。每500 g（一斤）20支以上，每支25 g以上。二等，干货，稍有干疤、黄皮、抽沟。无细腿、虫蛀。余同一等。三等，干货，色泽较差。有黄皮、干疤、抽沟、腿红。无虫蛀。

32支普通红参：一等，干货。根呈圆柱形，表面棕红色或淡棕色，有光泽，质坚实，无细腿、破疤、黄皮、虫蛀，断面角质样，气香、味苦。每500 g（一斤）32支以内，每支15.6 g以上。二等，干货。稍有干疤、黄皮、抽沟。无细腿、虫蛀。余同一等。三等，干货。色泽较差。有黄皮、干疤、抽沟、腿红。无虫蛀。余同一等。

48支普通红参：一等，干货。根呈圆柱形，表面棕红色或淡棕色，有光泽，质坚实，无细腿、破疤、黄皮、虫蛀，断面角质样，气香、味苦。每500 g（一斤）48支以内，支头均匀。二等，干货。稍有干疤、黄皮、抽沟，无细腿、虫蛀。余同一等。三等，干货。色泽较差。有黄皮、干疤、抽沟、腿红。无虫蛀。余同一等。

64支普通红参：一等，干货。根呈圆柱形，表面棕红色或淡棕色，有光泽，质坚实，无细腿、破疤、黄皮、虫蛀，断面角质样，气香、味苦。每500 g（一斤）64支以内，支头均匀。二等，干货。稍有干疤、黄皮、抽沟。无细腿、虫蛀。余同一等。三等，干货。色泽较差。有黄皮、干疤、抽沟、腿红。无虫蛀。断面角质样。余同一等。

80支普通红参：一等，干货。根呈圆柱形，表面棕红色或淡棕色，有光泽，质坚实，无细腿、破疤、黄皮、虫蛀，断面角质样，气香、味苦。每500 g（一斤）80支以内，支头均匀。二等，干货。稍有干疤、黄皮、抽沟。无细腿、虫蛀。余同一等。三等，干货。色泽较差。有黄皮、干疤、抽沟、腿红。无虫蛀。余同一等。

小货普通红参：一等，干货。根呈圆柱形，表面棕红色或淡棕色，有光泽，质坚实，无细腿、破疤、黄皮、虫蛀。断面角质样，气香、味苦。支头均匀。二等，干货。稍有干疤、黄皮、抽沟。无细腿、虫蛀。余同一等。三等，干货。色泽较差。有黄皮、干疤、抽沟、腿红。无虫蛀。余同一等。

　　红混须：混货，干货。根须呈工条形或弯曲状，棕红色或橙红色，有光泽，半透明，断面角质，气香、味苦。须条长短不分，其中直须50％以上。无碎末、杂质、虫蛀、霉变。

　　红直须：一等，干货。根须呈长条形，粗壮均匀，棕红色或橙红色，有光泽，呈半透明状，断面角质，气香、味苦。长13.3 cm（4寸）以上。无干浆、毛须，无杂质、虫蛀、霉变。二等，干货。长13.3 cm（4寸）以下。最短不低于8.3 cm（2.5寸）。余同一等。

　　红弯须：混货，干货。根须呈条形弯曲状，粗细不均，橙红色或棕黄色，有光泽，呈半透明状，不碎，气香、味苦。无碎末、杂质、虫蛀、霉变。

　　【炮制】　红参：先将白铁盘或搪瓷盘置热炉上，取红参放入盘中，微火烘软，去芦头，边烘边取出切直片、横薄片、指甲片、摊凉。或放于盘中，置烘箱中低温烘软，取出趁热切薄片。

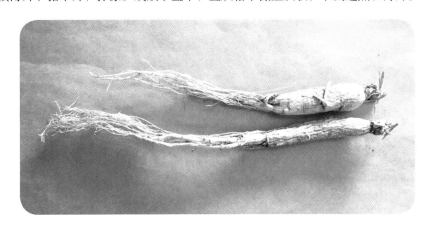

　　生晒参：将净生晒参洗净，用纱布包好，放蒸锅中，隔水加热，蒸至上圆汽，停火闷15 min，取出，趁热切薄片，晒干。

　　红参须：将捆扎的线剪断除去，放盘中烘软，扎把，切段，摊凉。

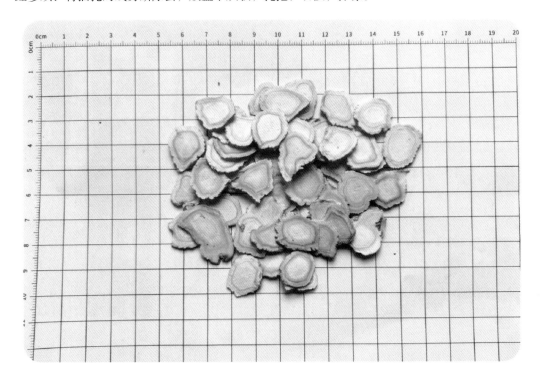

【成品性状】　红参直片为长方形或类长方形薄片，表面红棕色或黄棕色，光滑，油润，半透明，周边黄棕色，偶有纵皱纹，气微香而特异，味甘、微苦。红参横片为类方形或类圆形薄片，表面红棕色或黄棕色，中央有浅色圆心，角质，光滑，有光泽，气微香而特异，味甘、微苦。红参指甲片为类方形、指甲形薄片，表面红棕色或黄棕色，角质，中央有浅色圆心，有光泽，气微香而特异，味甘、微苦。

生晒参为圆形薄片，表面淡黄白色，显粉性，形成层环纹棕黄色（菊花纹），皮部有黄棕色的点状树脂道及放射状裂隙。周边灰黄色或蛋黄白色，体轻质脆，香气特异，味微苦、甘。

红参须为圆柱形段或条形段，表面棕红色，断面红棕色或黄棕色，角质，味甘、微苦。

【性味与归经】　甘、微苦，温（平）。归脾、肺、心经。

【功能与主治】　大补元气，复脉固脱，益气摄血。用于体虚欲脱，肢冷脉微，气不摄血，崩漏下血，心力衰竭，心源性休克。

4. 西洋参

【来源】　本品为五加科植物西洋参 *Panax quinquefolium* L. 的干燥根。秋季采挖生长 3～6 年的根，洗净，晒干或低温干燥。主产于美国威斯康星州、加拿大多伦多和温哥华。我国北京怀柔和吉林、黑龙江、辽宁有产。美国参主要是硬枝参，与加拿大多伦多参品质相近，皆好；加拿大多伦多参与温哥华参大多为软枝参，多伦多参质量要好于温哥华参。多伦多参表面明亮，质紧实，罗纹细腻，口味重，留口时间长，切片平整光滑。温哥华参表面有暗黑斑，质松，纵纹粗犷，口味淡，留口时间短，切片不紧实，色发白，粉质化，久嚼有棉絮感。以条匀、质硬、表面横纹紧密、气清香、味浓者为佳。

【炮制】　（1）将净西洋参洗净，用纱布包好，放蒸锅中，隔水加热，蒸至上圆汽，停火闷 15 min，取出，趁热切横片或斜薄片，晒干。

（2）取原药材，清水洗净，放盆中加定量清水，上盖盖，经常簸动，待润透后，取出，切横或斜薄片，晒干。

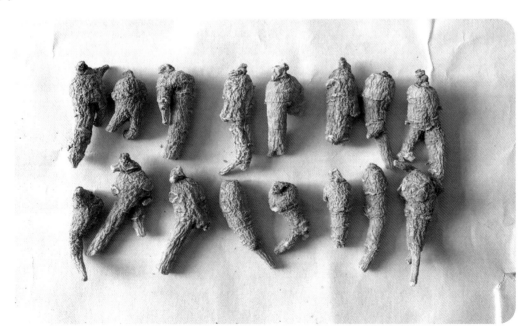

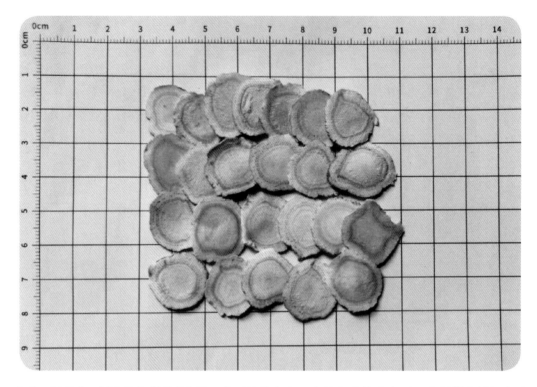

【成品性状】 为圆形或类圆形薄片，表面淡黄白色，有棕色或棕黄色环，皮部散有橙红色或红棕色小点，有放射状裂隙，平整光滑。周边灰黄色、棕黄色或土黄色，有皱纹，气微香，味先甜后苦。

【功能与主治】 甘、微苦，凉。归肺、心、肾、脾经。

【功能与主治】 补气养阴，清热生津。用于热病或大汗、大泻、大失血，耗伤元气及阴津所致神疲乏力，气短息促，心烦口渴，尿短赤涩，大便干结，舌燥，脉细数无力等。

5. 高丽参

【来源】 本品为五加科植物人参 *Panax ginseng* C. A. Mey. 带根茎的根，经加工蒸制而成。主产于朝鲜等地。过去，商品分官别参（朝鲜）和新别参（日本）。官别参按其粗细外形、光泽好坏等分成天、地、人三个等级和等外品（尾参）。天、地、人每一等级中又分为许多片级，例如天字十片、天字八十片等，其中天字十片是最好的。官别参：参体较粗壮，上生双芦（马鞍芦）与肩并，单芦名"独碗芦"，芦碗下参体黄棕色，俗称"黄马褂"，其黄马褂长，横纹密、多。新别参：芦碗小、浅，黄马褂短，横纹粗、稀。以表面黄棕色，有"蟋蟀纹"，质硬，断面具镜面光泽，对光透视半透明，气香浓，甘苦味浓者为佳。

【炮制】 先将白铁盘或搪瓷盘置热炉上，取高丽参放入盘中，微火烘软，去芦头，边烘边取出切直片、横薄片、指甲片，摊凉。或放于盘中，置烘箱中低温烘软，取出趁热切薄片。

【成品性状】 直片为长方形或类长方形薄片，表面红棕色或黄棕色，光滑，油润，半透明，周边黄棕色，偶有纵皱纹，有特异香气，味先甜而后微苦。

横片为类方形或类圆形薄片，表面红棕色或黄棕色，角质，光滑，有光泽，有特异香气，味先甜而后微苦。

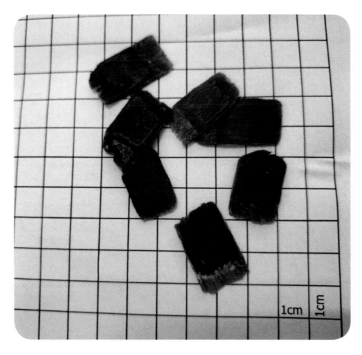

指甲片为类方形、指甲形薄片，表面红棕色或黄棕色，角质，光滑有菊花纹，有光泽，有特异香气，味先甜而后微苦。

【性味与归经】　甘、微苦，微温。归脾，肺经。

【功能与主治】　大补元气，补脾益肺，生津止渴，安神增智。用于元气虚脱，脾胃虚弱，食少便溏，倦怠无力，呕吐泄泻，舌淡脉缓；肺气不足，咳喘乏力，动则益甚，自汗脉虚，易感风寒；津伤口渴，消渴；内热消渴，烦渴不止，脉数无力，属内热而气阴不足者。也可用于气血不足引起的心神不安，失眠健忘。

6. 川贝母

【来源】　本品为百合科植物川贝母 *Fritillaria cirrhosa* D. Don、暗紫贝母 *Fritillaria unibracteata* Hsiao et K.C.Hsia、甘肃贝母 *Fritillaria przewalskii* Maxim.、梭砂贝母 *Fritillaria delavayi* Franch.、太白贝母 *Fritillaria taipaiensis* P.Y.Li 或瓦布贝母 *Fritillaria unibracteata* Hsiao et K. C. Hsia var.*wabuensis*（S. Y. Tang et S. C. Yue）Z. D. Liu，S.Wang et S. C. Chen 的干燥鳞茎。种子播种栽培的第 3 个生长季，鳞茎繁殖栽培的次年，都可采挖。6—7 月茎叶枯萎后，选晴天采挖，清除泥土，注意避免损伤，不能淘洗，及时将采回的鲜贝母摊放在竹席上晒干，以 1 天能晒至半天，次日能晒干为好。干燥时不能堆沤，否则发黄变质。如遇雨天，可以烘干，温度以 40～50℃为宜。松贝主产于四川松潘地区，俗称"怀抱子"，药材以质坚实、颗粒均匀整齐、顶端不开裂、色洁白、粉性足者为佳，为川贝母中之最优品。青贝主产于四川及云南、青海，俗称"观音合掌"，药材以粒小均匀、色洁白、粉性足者为佳，品质亦优。炉贝主产于四川、云南，药材以质坚实、色白者为佳。

【商品规格】　过去，川贝母规格等级繁多。一般是按不同产地分档，如松贝有正松贝、冲松贝、尖贝、灌县子、雅贝、岷贝等之分；青贝有北路青庄与南路青庄之分。还有以颗粒大小命名者，如武粒、头面京川、二面京川、三面京川、小三面京川、统货京川、川贝片之分，被称为京字的都是"正路"，也称为道地川贝母。青贝为川贝母常用品种，因产自青藏高原而得名，产地分为南、北两路，北路为青藏高原的甘孜藏族自治州，青海玉树地区以及德钦、中甸、维西、丽江、大理等地，称为"北路青庄"，多质重闭口；高原南部产的称"南路青庄"，体轻粒大为次。炉贝多生在山坡溪谷间，产品亦分南、北两路。北路产在玉树、甘孜藏族自治州等地，多色白质实粒匀，形似马齿，又称"白炉贝"；南路产于昌都及滇西金沙江上游的丽江、中甸等地，多色黄，粒大体松，圆形，称"黄炉贝"或"虎皮炉贝"。过去集散于打箭炉。

正松贝：产于大渡河上游以东，以马尔康地区的刷经寺为中心，南至理县，北至毛儿盖松潘雪山草原地带。产品质量为优，质坚体重，颗粒圆整而均匀，色白有光泽，粒粒含苞，俗称"观音座"，放在桌上，不拘大小粒，都能摆平，端正直立，为川贝母中珍品。

灌县子：产于松潘以南，茂县、汶川县、金川县、小金县等地区，雪山山脉，品质颇佳，但不如松贝整齐，故又称灌贝。

尖贝：也称陇岗子或浅山子，品种特性与青贝相似，闭口，也多为观音座，质较松贝稍轻，色白，色泽稍次于松贝，其颗粒轻，尖长可区别于松贝，常与松贝混淆出售，但也为较优品种。

雅贝：产于四川西南大凉山地区西昌附近的冕宁、越西等地，质优颗粒较小。

岷贝：产于甘肃、临潭等地，质较松，多粉质，色灰白，质量上乘。

青贝：产于甘孜藏族自治州、青海玉树地区及云南的德钦、中甸、丽江、大理等地，高原北部产的称"北路青庄"。

现在松贝的规格标准如下。

一等：干货。呈类圆锥形或近球形，鳞瓣2，大瓣紧抱小瓣，未抱部分呈新月形，顶端闭口，基部底平。表面白色，体结实，质细腻。断面粉白色。味甘、微苦。每50 g 240粒以上，无黄贝、油贝、碎贝、破贝、杂质、虫蛀、霉变。

二等：干货。呈类圆锥形或近球形，鳞瓣2，大瓣紧抱小瓣，未抱部分呈新月形，顶端闭口或开口，基部平底或近似平底。表面白色。体结实、质细腻。断面粉白色。味甘、微苦，每50 g 240粒以内。间有黄贝、油贝、碎贝、破贝。无杂质、虫蛀、霉变。

现在青贝的规格标准如下。

一等：干货。呈扁球形或类圆形，两鳞片大小相似。顶端闭口或开口。基部较平或圆形，表面白色，细腻、体结实。断面粉白色。味淡微苦。每50 g 190粒以上。对开瓣不超过20%。无黄贝、油贝、碎贝、杂质、虫蛀、霉变。

二等：干货。呈扁球形或类圆形，两鳞片大小相似。顶端闭口或开口，基部较平或圆形。表面白色、细腻、体结实。断面粉白色。味淡微苦。每50 g 130粒以上。对开瓣不超过25%。间有花油贝、花黄贝，不超过5%。无全黄贝、油贝、碎贝、杂质、虫蛀、霉变。

三等：干货。呈扁球形或类圆形，两鳞片大小相似。顶端闭口或开口。基部较平或圆形。表面白色、细腻、体结实。断面粉白色。味淡微苦。每50 g 100粒以上。对开瓣不超过30%。间有油贝、碎贝、黄贝，不超过5%。无杂质、虫蛀、霉变。

四等：干货。呈扁球形或类球形，两鳞片大小相似。顶端闭口或开口较多，基部较平或圆形，表面牙白色或黄白色，断面粉白色。味淡微苦。大小粒不分。间有油粒、碎贝、黄贝。无杂质、虫蛀、霉变。

现在炉贝的规格标准如下。

一等：干货。呈长锥形，贝瓣略似马牙。表面白色，体结实，断面粉白色，味苦。大小粒不分，间有油贝及白色破瓣。无杂质、虫蛀、霉变。

二等：干货。呈长锥形，贝瓣略似马牙。表面黄白色或淡黄棕色，有的具有棕色斑点，断面粉白色，味苦。大小粒不分，间有油贝及破瓣。无杂质、虫蛀、霉变。

【炮制】　取川贝母，用清水透洗两次，放入盆中，加1%的食盐拌后，反复揉搓，再用清水漂洗2次，润透，掰开，剥去心，晒干。

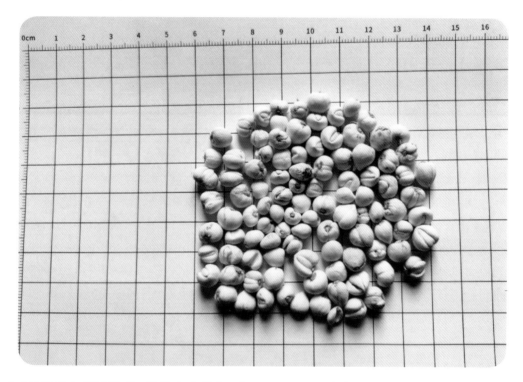

【成品性状】　呈圆锥形，顶端尖或微尖，高3～15 mm，直径4～20 mm，表面白色或淡黄色，有的具棕色斑点，鳞叶较厚，呈心脏形，质硬而脆，富粉性，断面白色，呈颗粒状。气微弱，味微苦。

【性味与归经】　苦、甘，微寒。归肺、心经。

【功能与主治】　润肺散结，止咳化痰。用于虚劳咳嗽，肺热燥咳，吐痰咯血，干咳少痰。

注：川贝母配方时要碾成细粉，过细绢筛，取细粉冲服。

7. 浙贝母

【来源】　本品为百合科植物浙贝母 *Fritillaria thunbergii* Miq. 的干燥鳞茎。主产于浙江、安徽、江苏、湖南等地。多为人工栽培。5—6月采挖，洗净泥土，大小分开，大者摘去心芽，分作2片，呈元宝状，称"元宝贝"，小者称"珠贝"。分别置擦笼内，擦去外皮，加石灰拌匀，经过一夜，使石灰渗入，晒干或烘干。以鳞茎肥壮、质坚实、干燥、断面色白、粉性足者为佳。元宝贝较珠贝为优。商品分为以下几种。象贝母：浙贝母中产于浙江象山者。元宝贝：象贝母中鳞瓣一面凹入形如元宝者，品质最优。小浙贝母：浙贝母的第二层，1949年以前多用作配料。珠贝母：象贝母中鳞茎完整呈扁圆球形者，珠芽细小，微苦，有的充松贝。苏贝母：浙贝母的野生种，其鳞茎较栽培者小。

【商品规格】　过去，浙贝母有特菱肉、顶菱肉、中菱肉、普通贝、小平丁等。传统规格标准如下。

（1）元宝贝又称菱肉贝，按大小分特菱肉、顶菱肉、中菱肉、小菱肉。过去销往全国及供出口。

（2）珠贝扁圆如算盘珠，2～3瓣合抱，中间有心芽，色多灰白。过去销往西南及华北等地。

现行规格标准如下。

（1）元宝贝：一等呈半圆形，形体完整。表面白色或黄白色。质坚实。断面粉白，均匀，富粉性，味甘、微苦，无僵个、杂质、虫蛀、霉变。二等呈半圆形，形体大多完整。含有少量破碎。表面白色或黄白色。质坚实。断面粉白，均匀，富粉性，味甘、微苦，含少量僵个，无杂质、虫蛀、霉变。

（2）珠贝：一等呈扁圆形，形体完整，对开瓣不超过5%，表面白色或黄白色。质坚实。断面粉白，均匀，富粉性，味甘、微苦，无僵个、杂质、虫蛀、霉变。二等呈扁圆形，形体大多完整，对开瓣不超过10%，表面白色或黄白色。质坚实。断面粉白，均匀，富粉性，味甘、微苦，含少量僵个、碎贝、贝芯，无杂质、虫蛀、霉变。

【炮制】　取原药材，除去杂质，筛尽灰屑，拣去虫伤油黑者，洗净，清水浸泡2～4 h，捞起，沥干水分，置缸中闷润透，取出，用片刀片成厚片，晒干，置撞袋中来回撞，倒出过筛。

【成品性状】　为肾形厚片，宽1.0～1.5 cm，高1～2 cm，厚2.5 mm。切面白色或淡棕色，光滑，富粉性，质脆，易折断，断面富粉性。气微，味苦。

【性味与归经】　苦，寒。归肺、心经。

【功能与主治】　清热化痰，开郁散结。用于风热，燥热，痰火咳嗽，肺痈，乳痈，瘰疬，疮毒。

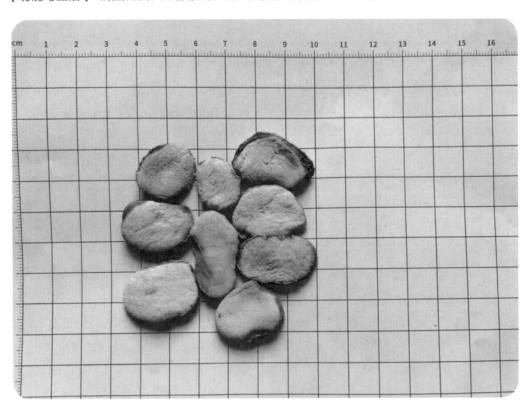

8. 天麻

【来源】　本品为兰科植物天麻 *Gastrodia elata* Bl. 的干燥块茎。主产于四川、贵州、湖北、陕西、云南昭通等地。商品分为以下几种。冬至以后采挖者称"冬天麻"，皱纹细而少，品质较好；立夏以前采挖者称"春天麻"，在植株出芽时采挖，皱纹粗而多，品质较次。明天麻：质地坚实，润泽明亮，呈半透明状者，品质最佳。过去，武汉地区习销四川宜宾产明天麻。药材以体大、肥厚、色黄白、质坚实、断面明亮无空心者为佳。

【商品规格】　天麻的历史规格如下。

（1）川天麻：云南昭通地区和四川宜宾、乐山、凉山、雅安地区所产，多系冬天麻，以个大、肉厚、外皮去净、质硬、切片明亮者为上品。根据个头大小，分特麻、麻王、贡麻（提）、杆麻（拣）、脚麻（统）五档。

（2）贵天麻：贵州各地所产，有名气的数大方天麻。个大、肉厚，冬天麻、春天麻均有，皮粗糙，加工逊于川天麻。

（3）什路天麻：湖北恩施、重庆万州、四川达州地区所产。皮粗、肉薄，质较次。多数为春天麻。

（4）西天麻：又称汉中天麻、山天麻，为陕西、河南所产。体松、肉薄、皮粗，内心多空泡、色灰褐，质更次。基本都是春天麻。

（5）雪天麻：云南昭通野生天麻加工而成。色白质坚、短肥体重，带有红芽苞（鹦哥嘴或红小辫）。过去认为是天麻中珍品，供出口之需。

天麻的现代规格如下。

特等，天麻：干货，外观色泽黄白色，块茎形状呈扁平椭圆形，坚实不易折断，断面平坦呈角质半透明状。味甘、微辛，平均单体重 55 g 以上，每千克 18 个以内，无空心、霉变、虫蛀等现象。

一等，天麻：干货，外观色泽黄白色，块茎呈扁平椭圆形，体结实，断面半透明呈角质状，黄白色，味甘、微辛。平均单体重 50 g 以上，每千克 20～22 个，无空心、虫蛀、霉变以及炕枯等现象。

二等，天麻：干货，单体均重 40 g 以上，每千克 22～26 个，余同一等。无霉变、虫蛀。

三等，天麻：干货，块茎呈长椭圆形，扁缩、多皱、弯曲，单体平均重 30 g 左右，每千克 26～32 个。

四等，天麻：每千克 32 个以上。空心、不完整的碎块、灰末等色次的天麻为等外品，但无霉变。

【炮制】　（1）取原药材，除去杂质，大小分档，置清水中洗去灰尘，浸泡 2～4 h 捞出置筲箕中，沥干水分，倒入缸中盖严闷润 3～4 天，每天上下翻动检查一次，过硬者喷淋少许清水，再闷润，至全部润透，取出切横或斜薄片，置簸箕中，于通风处晾干，不能暴晒，避免干燥太快出现翘片，在晾干过程中，要经常翻动，如出现翘片，晚上折于簸箕中，上盖布，压米，第 2 天再摊开，晾干。

（2）取原药材，除去杂质，大小分档，置清水中洗去灰尘，浸泡 2～4 h 捞出置筲箕中，沥干水分，置蒸笼或木甑内于锅中隔水蒸，蒸至上圆汽时停火，闷 1 h，取出趁热切薄片，同上法晾干。

【成品性状】　为长椭圆形或扁圆形的薄片，周边呈波浪形，表面黄白色至淡黄棕色，角质样，半透明，平整，有光泽，有的中间具裂隙。质坚硬。气微，味淡，久嚼微有黏性。

【性味与归经】　甘、平。归肝经。

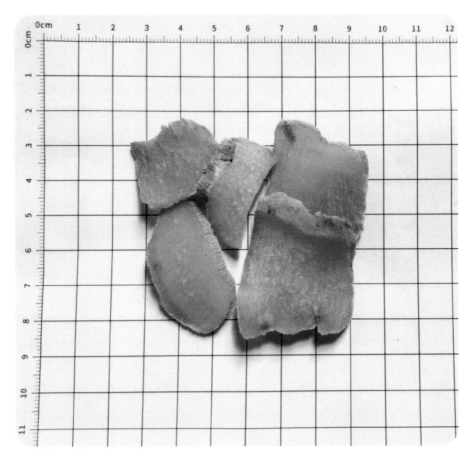

【功能与主治】　平肝息风止痉。用于头痛眩晕，肢体麻木，小儿惊风，癫痫抽搐，破伤风。

注：天麻水浸泡润软切片法具时间长、粘刀等缺点，切制时要经常磨刀，保持刀口锋利，并用有水刷刷刀，使切出的片形光滑，不粘刀；改用"浸泡蒸法"结果比较理想，此法生产周期短，趁热切片无粘刀或粘连现象，片面光滑，损耗率仅为 3% 以下。

9. 附子

【来源】　本品为毛茛科植物乌头 *Aconitum carmichaelii* Debx. 的侧根加工品。主产于四川江油。商品分以下几种。盐附子：由较大的泥附子洗净后用食用胆巴水溶液加工而成。黑顺片（两块瓜）：由中等大的泥附子洗净后用食用胆巴水溶液及调色剂加工而成。白附片（片色白、薄）：由较小的泥附子洗净后用食用胆巴水溶液加工而成。

【炮制】　1949 年以前是用天雄的盐腌渍品炮制乌附片。方法为取原药材，用清水漂洗后，置有下排水口的缸中加水浸泡，每天换水，浸泡时间为春 3 天、夏 1 天、秋 5 天、冬 7 天，捞起置筲箕中沥干倒入缸中，加 5% 甘草水泡 3 天，每天搅动，捞起，用清水洗净后，用瓷片或玻璃等刮去外皮，迅速放入清水缸中（刮皮天雄在空气中放置易变色），洗净捞起，横切 2～3 分厚片；另取生姜洗净，切 2 分厚片，置蒸笼内，按一层附片一层生姜片，每一蒸笼隔摆 3～4 层，放沸水锅中，隔水蒸制，武火加热蒸透，取出，摊开，晾凉（在晾干过程中，用冷风吹冷迅速降温使表面蒸出的黏液凝固，呈现光泽明亮），铺在铁折子上，置烘箱中用木炭火（先将木炭烧燃后，用炭灰盖压）文火烘干，烘的过程中，要注意上下将折子换动，使附片均匀干燥。

每天雄 100 kg，用生姜 25 kg。

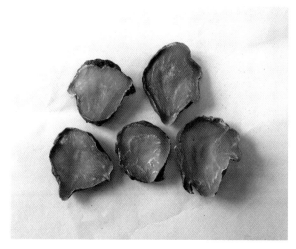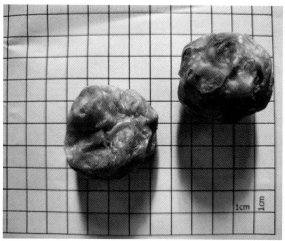

【成品性状】 为圆形或不规则圆形厚片，黄色，油润有光泽，半透明状，断面可见多角形环纹或花纹，质坚硬，气微，味淡。

【性味与归经】 辛、甘，大热；有毒。归心、肾、脾经。

【功能与主治】 回阳救逆，补火助阳，散寒止痛。用于亡阳虚脱，肢冷脉微，阳痿宫冷，脘腹冷痛，虚寒吐泻，阴寒水肿，阳虚外感，寒湿痹痛。

附子的炮制方法还有用甘草、黑豆、豆腐煮或蒸制。其炮制目的主要是降低毒性，另外炮制的饮片更好看。

10. 天南星

【来源】 本品为天南星科植物天南星 *Arisaema erubescens*（Wall.）Schott、异叶天南星 *Arisaema heterophyllum* Bl. 或东北天南星 *Arisaema amurense* Maxim. 的干燥块茎。秋、冬二季茎叶枯萎时采挖，除去须根及外皮，干燥。商品分以下几种。禹南星，又称会南星、禹州天南星，为产于河南、集散于禹州者，品质最优，销往全国，并供出口。天南星为各地天南星的统称。药材以个大、匀整、无外皮、色白、粉性足者为佳。

【炮制】 天南星：取原药材，除去杂质，洗净，晒干。

制天南星：取净天南星，大小分档，分别置于有下排水口的缸中加水浸泡，每天换水 2～3 次，温度高如起白沫时，换水后加2%白矾浸泡，经常搅动，泡1天后，再换水，至切开口尝微有麻舌感时取出。置锅中加宽水煮 3 h，捞起将锅中水弃去，另将生姜片、白矾置锅内加适量水煮沸后，倒入天南星共煮至无干心时取出，除去姜片，晾至六成干，置缸中闷润透取出切薄片，干燥。

每天南星 100 kg，用生姜、白矾各 12.5 kg。

胆南星：（1）取原药材，除去杂质，洗净晒干研粉，过 100 目筛，置瓦盆中，加入新鲜胆汁，搅匀（加入新鲜胆汁前按 100 kg 天南星兑 0.5 kg 川贝母粉），置露天日晒夜露，经常搅动，时间约为 1 年，晒的过程中，遇下雨天要用盖子将瓦盆盖住，中途要注意添加胆汁，搅匀，晒好后取出放蒸笼中于锅中隔水蒸制，武火加热蒸透，取出，放冷，搓条，切块，文火烘干。

每天南星粉 10 kg，用新鲜胆汁 25 kg。

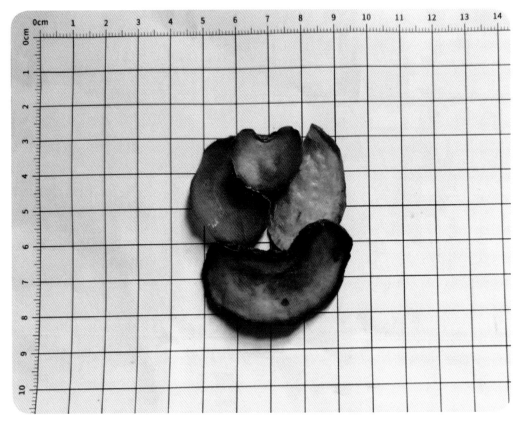

（2）取净生天南星 10 kg，加川贝母 0.3 kg 干燥后一起碾碎，过 100 目筛，置瓦钵或缸内，加入鲜牛胆汁 15 kg，用木棒搅匀，露天日晒夜露，经常搅拌，天阴下雨时须将瓦钵或缸用雨布盖严，以防生水渗入。第二年开钵或缸后加鲜牛胆汁 10 kg，搅匀，日晒夜露，经常搅拌。第三年再加鲜牛胆汁 5 kg，搅匀，日晒夜露至立秋后，取出，装入器皿中，放入木甑或蒸笼内隔水武火加热蒸上大汽，取出，搓成条状，切三分长，再做成圆形纽扣状，烘干。

每天南星粉 10 kg，用新鲜胆汁 30 kg。

注：制胆南星，农历三月取生天南星细粉，兑牛胆汁，放入缸内于日光下直晒，经常搅拌，九月底封缸，次年三月打开，兑胆汁，再晒。投料时应防止异物渗入，发酵过程中切忌生水和灰尘、蚊蝇侵入。日晒夜露时要盖好纱罩，若遇生水会发臭变质。第一次发酵必须发起，否则会影响质量。发酵露晒时间需三年，才能达到黑润无腥臭气质量上乘的要求。搓捏条块时，可涂抹少许食油，以防粘手。

【成品性状】天南星呈扁球形，直径 15～60 mm，厚 10～20 mm，外表乳白色或淡棕色，上面凹陷，周围散布多数麻点。质坚硬，断面白色粉质。气微辛，味辣而麻。

制天南星为类圆形薄片，表面淡棕色，有麻点，切面淡黄褐色，半透明，光滑平整，角质状，质坚脆。微臭，味辛。

胆南星呈小方块或纽扣状，表面棕黄色、灰棕色或棕黑色，断面色较浅，质硬。气微腥，味苦。

【性味与归经】　苦、辛，温；有毒。归肺、肝、脾经。

【功能与主治】　燥湿化痰，祛风止痉，散结消肿。用于顽痰咳嗽，风痰眩晕，中风痰壅、口眼歪斜，半身不遂，癫痫，惊风，破伤风；生用外治痈肿，蛇虫咬伤。

11. 香附

【来源】　本品为莎草科植物莎草 *Cyperus rotundus* L. 的干燥块茎。主产于山东、浙江、湖北、湖南、河南等地。秋季采挖，洗净，晒干，燎去须根，或以沸水略煮或蒸透后晒干。不经火燎直接晒干者称"毛香附"，撞燎去毛须者称"光香附"，碾去外皮者称"香附米"。其中山东产者称"东香附"，浙江产者称"南香附"，品质较佳。现在以海南、广东、广西产量较大，海南货个头浑圆，湛江货个头饱满，广西货个头扁瘦。药材以个大、质坚实、色棕褐、气香浓者为佳。

【炮制】香附：取原药材，除去杂质，洗净，淘去砂石，捞起置篾篓中，沥干水分，晒干，置热锅中，武火加热炒至表面焦黑色、毛易脱落时，出锅，放凉，放筲箕中撞去毛或放石臼中擂去毛，取出，筛簸其毛，放清水中洗净，取出，晒干。

醋香附：取去毛的净香附，置锅中加入定量米醋和平面水，用中火加热，经常翻动，共煮至药透液汁尽，取出，晒八成干后，置缸中闷润透，取出切薄片，晒干，筛去碎屑。

每香附 100 kg，用米醋 20 kg。

酒香附：取净香附片，加入定量白酒拌匀，稍闷润，待酒吸尽后，置热锅中，用文火加热，炒干，取出晾凉，筛去碎屑，或直接晒干。

每香附 100 kg，用白酒 10 kg。

四制香附：（1）取原药材，除去杂质，洗净，淘去砂石，晒干，置锅中，武火加热至表面焦黑色、毛易脱落时，出锅，放凉，放筲箕中撞去毛或放石臼中擂去毛，取出，筛簸其毛，拣尽杂质，用清水洗净，置锅中，加米醋和平面水煮 1 h 后加入糖和秋石盐煮 0.5 h，再加白酒煮透，中间要注意翻动和添加水，煮至药透水尽时，取出，晒干。或晒至六成干时，置缸中闷润透，取出切马蹄片，晒干，和石莲子一起置撞袋中撞光。

（2）取去毛的净香附，置锅中，加米醋和平面水，用中火加热，经常翻动，煮至水干为度，取出，晒八成干。另取秋石盐化水，拌入醋香附中，放入锅中，加平面水同煮，经常翻动至水干为度，取出，晒八成干。再倒入锅中，用白酒拌匀，加平面水同煮，不断翻动，至水干为度，取出，晒八成干。再倒入锅中，加红糖水拌匀，加平面水同煮，不断翻动，煮至水干为度，取出，晒八成干，置缸中闷润透，取出切马蹄片，晒干，与石莲子一起置撞袋中撞光。

每香附 100 kg，用米醋 20 kg，红糖 5 kg，秋石盐 2.5 kg，白酒 10 kg。

七制香附（文帮）：取原药材，除去杂质，洗净，淘去砂石，晒干，置锅中，武火加热至表面焦黑色、毛易脱落时，出锅，放凉，放筲箕中撞去毛或放石臼中擂去毛，取出，筛簸其毛，拣尽杂质，用清水洗净，置锅中，加米醋、童便和平面水煮 1 h 后加入糖、姜汁和秋石盐煮 0.5 h，再加白酒、乳汁煮透，中间要注意翻动和添加水，煮至药透水尽时，取出，晒干。或晒至六成干时，置缸中闷润透，取出切马蹄片，晒干，和石莲子一起置撞袋中撞光。

每香附 100 kg，用米醋 20 kg，红糖 5 kg，秋石盐 2.5 kg，白酒 10 kg，童便 10 kg，生姜 10 kg，乳汁 6 kg。

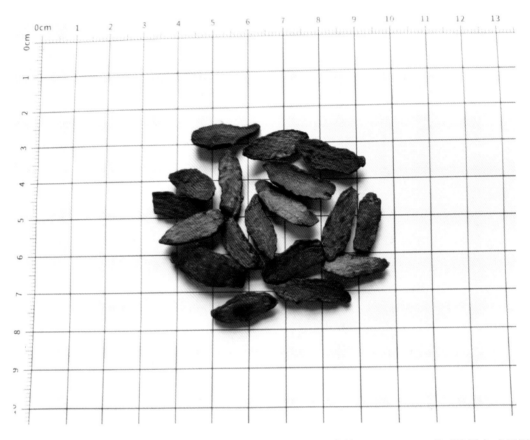

【成品性状】 香附呈纺锤形，有的略弯曲，长 2 ～ 3.5 cm，直径 0.5 ～ 1 cm。表面棕褐色或黑褐色，有纵皱纹，并有 6 ～ 10 个略隆起的环节，较光滑，环节不明显。质硬，气香，味微苦。

醋香附为类圆形、马蹄形薄片，表面棕褐色或黑褐色，片面黄棕色或红棕色，内皮层环纹明显，角质样。质硬。气香，味微苦，略有醋气。

酒香附形如醋香附片，表面棕褐色或黑褐色，切面黄白色，略具酒气。

四制香附为马蹄片，表面棕黑色，光滑，切面黄棕色或红棕色，角质，具有清香气。

七制香附形如四制香附，表面棕黑色，光滑，切面黄棕色或红棕色，角质，具有香气。

【性味与归经】 辛、微苦、微甘，平。归肝、脾、三焦经。

【功能与主治】 疏肝解郁，调经止痛。用于肝郁气滞，胸胁胀痛，消化不良，脘腹痞闷，疝气疼痛，乳房胀痛。醋香附消积聚，用于脘腹胀痛。四制香附消积聚，行经络，化痰饮，用于胸胁脘腹胀痛，痰饮痞满，月经不调。酒香附行经络，用于胸胁胀痛。

12. 甘遂

【来源】 本品为大戟科植物甘遂 *Euphorbia kansui* T. N. Liou ex T. P. Wang 的干燥根。春季开花前或秋末茎叶枯萎后采挖，撞去外皮，晒干。主产于陕西、山西、河南等地。药材以块根肥大、质坚、粉性足、色白、连珠形、纤维少者为佳。

【炮制】　甘遂：取原药材，除去杂质、根须，洗净，晒干，大小分档。

米炒甘遂：先将米用水浸湿，均匀撒入热锅中，用文火加热至米冒浓烟时，投入分档甘遂熏炒至黄色，米呈焦褐色时，出锅，筛去米，晾凉。

每甘遂 100 kg，用米 10 kg。

麸炒甘遂：取蜜麸撒入热锅中，中火加热，待冒浓烟时，投入分档甘遂，不断翻炒至表面金黄色或深黄色时出锅，筛去麸皮，晾凉。

醋甘遂：（1）取净甘遂，加醋拌匀，润透，待醋吸尽后，置热锅内，文火加热，不断翻炒至表面黄色，取出，放凉。

（2）将甘遂与醋拌匀，置锅内，加平面清水同煮，煮至药透（中央无白心）汁尽为度，取出，干燥。

每甘遂 100 kg，用醋 30 kg。

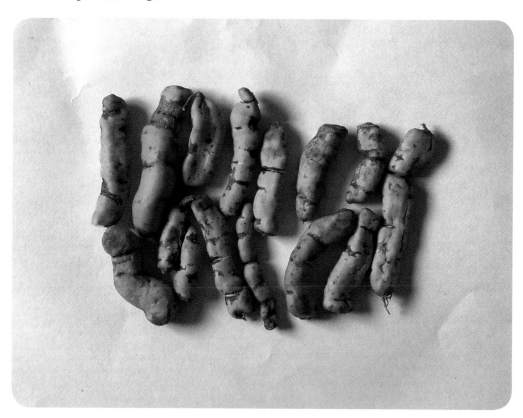

【成品性状】　甘遂呈长纺锤形、椭圆形或长圆柱形，表面黄白色，有棕色斑纹，缢缩处成不规则凹凸。质脆。断面粉性，类白色，微显放射状纹理。气微，味微甘而辣。

米炒甘遂形如甘遂，表面金黄色、棕黄色或浅棕黄色，偶有焦斑，有焦香气。

麸炒甘遂形如甘遂，表面金黄色、棕黄色，偶有焦斑，有焦香气。

醋甘遂形如甘遂，表面棕黄色，略有醋酸气。

【性味与归经】　苦，甘，寒；有毒。归肺、肾、大肠经。

【功能与主治】　泻水逐饮，消肿散结。用于水肿胀满，痰饮积聚，结胸，癫痫，噎膈，癥瘕积聚，二便不利。

13. 狗脊

【来源】 本品为蚌壳蕨科植物金毛狗脊 *Cibotium barometz*（L.）J.Sm. 的干燥根茎。秋、冬二季采挖，除去泥沙，干燥；或去硬根、叶柄及金黄色绒毛，切厚片，干燥，为"生狗脊片"；蒸后，晒至六七成干，切厚片，干燥，为"熟狗脊片"。主产于四川、浙江、福建、江西、广东、广西等地。药材以根茎肥大、质坚实、无空心、色金黄、干燥者为佳。狗脊片以厚薄均匀、坚实、无毛、无空心者为佳。

【炮制】 狗脊：取原药材，除去杂质，放入清水中泡透，取出，置筲箕中沥干水分，切成薄片，干燥。将油砂置热锅中，用武火加热，加入净狗脊片，拌炒至焦褐色毛易除去时，取出，筛去砂子，放凉后置撞筛中撞去毛，过筛，毛未去尽者用小刀挖尽。

酒狗脊：将油砂置热锅中，用武火加热，不断翻炒，加入净狗脊片，拌炒至焦褐色毛易除去时，取出，筛去砂子，放凉后置撞筛中撞去毛。过筛，毛未去尽者用小刀挖尽。将去毛的狗脊片加 10% 的白酒拌匀，闷透，置木甑中，于锅中隔水蒸 4 h 至呈黑褐色时，停火闷 6～8 h，取出晒干，将蒸锅中残留的液汁与狗脊拌匀，闷润吸尽后，晒干。

每狗脊 100 kg，用白酒 10 kg。

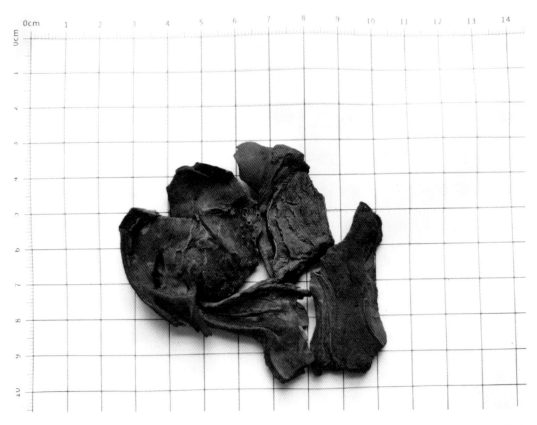

【成品性状】 炒狗脊为不规则的长条形或类圆形厚片，表面深棕色，边缘不整齐，切面棕色，近边缘有一条明显隆起的棕色环纹，有的具突起。质酥脆，无臭，味淡微涩。

酒狗脊形如狗脊片，表面黑色，切面棕褐色，油润，微有酒香气。

【性味与归经】 苦、甘，温。归肝、肾经。

【功能与主治】 补肝肾，祛风湿，强腰膝。用于腰膝酸软，腰痛，风湿痹痛，尿频，遗精，带下，出血。蒸狗脊用于补肝肾，强腰膝。酒狗脊用于补肝肾，祛风湿。

14. 肉苁蓉

【来源】　本品为列当科植物肉苁蓉 *Cistanche deserticola* Y.C.Ma 或管花肉苁蓉 *Cistanche tubulosa*（Schenk）Wight 的干燥带鳞叶的肉质茎。主产于内蒙古、甘肃、新疆等地。商品分以下几种。淡大芸：春季采挖后，半埋于沙土中，待过盛夏后再晒干者。咸大芸：秋季采挖后，因水分过多不易晒干，为防止霉烂，便于保存，先投放于盐池内浸渍 1～3 年，取出晒至六七成干者。药材均以肉质、条粗长、肥厚、密披鳞片、色棕褐、质柔润者为佳。

【炮制】　肉苁蓉：取原药材，除去杂质，大小分档，洗净置下口带有排水口的缸中加清水浸漂 3～5 天（咸大芸），每天换水，取出，晒干。

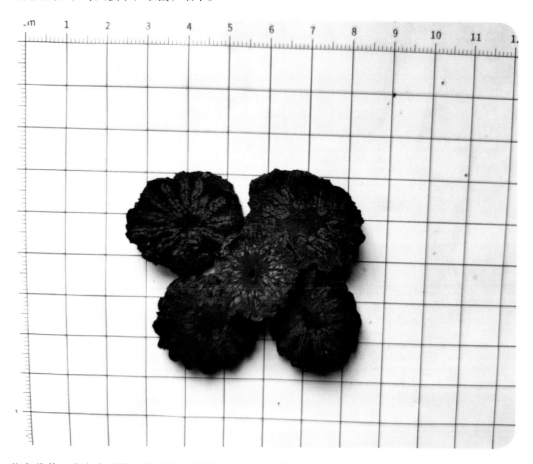

蒸肉苁蓉：取净肉苁蓉，置木甑中放锅中，武火加热，隔水蒸 4 h 至呈黑褐色时，停火闷 12 h，取出，晒七八成干时，放缸中闷润透，取出，切或用片刀片成厚片，干燥。

酒苁蓉：取净肉苁蓉，加酒拌匀，稍闷润透，待酒吸尽后，置木蒸或蒸笼内于锅中隔水蒸 4 h，呈棕黑色，取出，晒八成干后，将锅中余液与之拌匀吸尽后再晒八成干，放缸中闷润透，取出，切或用片刀片成厚片，晒干。

每肉苁蓉 100 kg，用白酒 30 kg。

【成品性状】　蒸肉苁蓉为不规则类圆形厚片，表面灰黑色鳞片状，切面黑色或棕黑色，平整，有波状环纹，质柔润，有光泽，气微，味微甜。

酒苁蓉形如肉苁蓉，切面黑色或棕黑色，平整，有波状环纹，质柔润，有光泽，味微甜，微有酒香气。

【性味与归经】　甘、咸，温。归肾、大肠经。

【功能与主治】　补肾阳，益精血，润肠通便。用于阳痿，不孕，腰膝酸软，筋骨无力，肠燥便秘。

15. 丹参

【来源】　本品为唇形科植物丹参 *Salvia miltiorrhiza* Bge. 的干燥根及根茎。主产于河南、湖北、四川、山东、河北等地。商品分以下几种。会丹参：产于河南、湖北，根细长圆柱形，多具细根，外表棕黄色、红色或紫色，质轻，断面紫黑色，有黄白色或紫色点状花纹，微苦，野生。川丹参：产于四川、鄂西，根肥粗壮，外表紫红色或紫褐色，质柔，断面紫黑色，也有黄白色筋纹，味甜、微苦。以根肥粗壮、外紫红色质柔、断面紫黑色者为佳。

【商品规格】

（1）丹参（野生）：统货，干货。呈圆柱形，条短粗，有分支，多扭曲。表面红棕色或深浅不一的红黄色，皮粗糙，多鳞片状，易剥落。体轻而脆。断面红黄色或棕色，疏松有裂隙，显筋脉白点。气微，味甘、微苦。无芦头、毛须、杂质、霉变。

（2）丹参（家种）规格标准如下。

特级：干货。呈圆柱形或长条状，顺直。表面紫红色或黄棕色。有纵皱纹。质坚实，外皮紧贴不易剥落。断面灰黄色或黄棕色，菊花心明显。气弱，味甜微苦涩。多为整枝，头尾齐全，长 10 cm，主根上中部直径在 1.2 cm 以上。无芦茎、碎节、须根、杂质、虫蛀、霉变。

一等，干货。呈圆柱形或长条状，偶有分支。表面紫红色或黄棕色。有纵皱纹。质坚实，外皮紧贴不易剥落。断面灰黄色或黄棕色，菊花心明显。气弱，味甜微苦。多为整支，头尾齐全，主根上中部直径在 1 cm 以上。无芦茎、碎节、须根、杂质、虫蛀、霉变。

二等，干货。呈圆柱形或长条形，偶有分支。表面紫红色或黄红色，有纵皱纹。质坚实，外皮紧贴不易剥落。断面灰黄色或黄棕色，菊花心明显。气弱、味甜、微苦。主根上中部直径 1 cm 以内，但不得小于 0.4 cm。有单支及撞断的碎节。无芦茎、须根、杂质、虫蛀、霉变。

三等，干货。呈圆柱形或长条形，偶有分支。表面紫红色或黄红色，有纵皱纹。质坚实，外皮紧贴不易剥落。断面灰黄色或黄棕色，菊花心明显。气弱，味甜、微苦。主根上中部直径在 0.4 cm 以内。有单支及撞断的碎节。无芦茎、须根、杂质、虫蛀、霉变。

【炮制】　丹参：取原药材，拣净杂质，用清水洗净泥土，捞起，沥干水分，装筐中，上盖麻袋，润透，去芦头，切 2 cm 段，再切直片，晒干。

野生品：取原药材，除去杂质，放清水中洗净泥土，捞起，沥干水分，装筐中，上盖麻袋，润透，去芦头，切横片，晒干，过筛。

酒丹参：取丹参片置盆中，喷淋白酒，拌匀，盖盖，待酒吸尽后，置热锅中，炒至颜色加深，有酒香气，出锅，晾凉。

每丹参 10 kg，用白酒 1 kg。

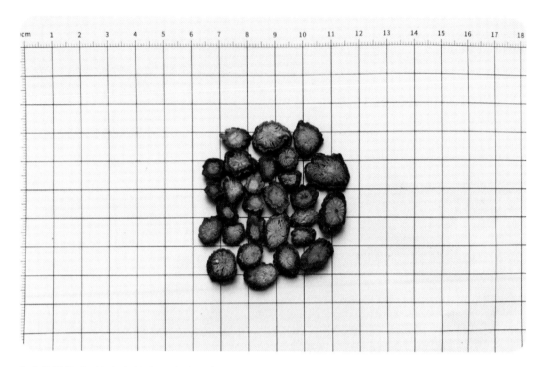

【成品性状】　丹参为长方形直片，表面棕红色或黄棕色，具纵皱纹，切面红黄色或紫黑色，有条纹，质脆，气微，味微苦。

野生品为类圆形薄片，外表面棕红色或暗红棕色，具纵皱纹，切面皮部红色或棕红色，或紫黑色，可见黄色点状维管束，显菊花纹，质脆，气微，味微苦。

酒丹参形似丹参，颜色加深，有酒香气。

【性味与归经】　苦，微寒。归心、肝经。

【功能与主治】　祛瘀止痛，活血通经，清心除烦。用于月经不调，经闭痛经，癥瘕积聚，胸腹刺痛，热痹疼痛，疮痈肿毒。酒丹参，祛瘀止痛。

注：过去，武汉浙宁帮（下江帮）配方使用的丹参为会丹参，文帮用川丹参切直片配方使用。

16. 玄参

【来源】　本品为玄参科植物玄参 *Scrophularia ningpoensis* Hemsl. 的干燥根。主产于浙江、四川、湖北、湖南等地，商品以浙江温州产支条肥壮、无茎芦、皮细、质坚、断面乌黑色者为佳。

【商品规格】　过去，玄参按大小及每 500 g 支头情况有多种分等方法，主产区曾分为王、天、地、元、亨、利、贞七等，现行标准如下。

一等：干货。呈类纺锤形或长条形。表面灰褐色，有纵沟纹及抽沟。质坚韧。断面黑褐色或黄褐色。味甘、微苦咸。每 1000 g 36 支以内，支头均匀。无芦头、空泡、杂质、虫蛀、霉变。

二等：干货。每 1000 g 72 支以内，支头均匀。无芦头、空泡、杂质、虫蛀、霉变。余同一等。

三等：干货。每 1000 g 72 支以外，个体最小的在 5 g 以上。间有破块。无芦头、杂质、虫蛀、霉变。余同一等。

【炮制】　取原药材，除去杂质，大小分档，洗净，捞起，沥干水分，置筐中，润透，去芦头，切2 mm斜片，干燥。

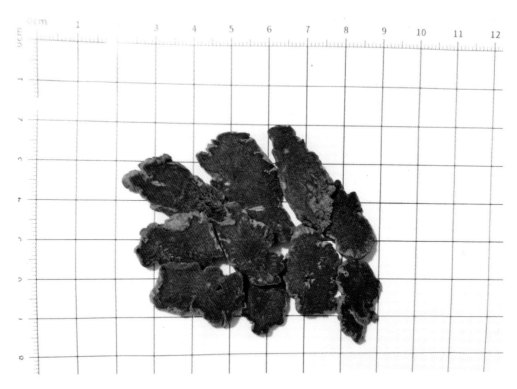

【成品性状】　为类圆形斜片，表面灰褐色，有纵沟纹，边缘不整齐，切面黑褐色，油润柔软，有的有花纹，气特殊，味微甘。

【性味与归经】　甘、苦、咸，微寒。归肺、胃、肾经。

【功能与主治】　凉血滋阴，泻火解毒。用于热病伤阴，舌绛烦渴，温毒发斑，津伤便秘，骨蒸劳嗽，目赤，咽痛，瘰疬。

17. 苦参

【来源】　本品为豆科植物苦参 *Sophora flavescens* Ait. 的干燥根，全国大部分地区有产，商品以条匀、断面色黄白者为佳。

【炮制】　取原药材，除去杂质，洗净泥土，捞起置筐中，上盖麻袋，伏润透，润的过程中要注意簸动淋水，至苦参透心，取出，除去芦头，切厚片，晒干，过筛。

【成品性状】　为圆形或类圆形厚片，表面灰棕色或棕黄色，切面黄白色，具放射状纹理及裂隙，有的可见同心环纹，气微，味极苦。

【性味与归经】　苦，寒。归心、肝、胃、大肠、膀胱经。

【功能与主治】　清热，燥湿，杀虫，利尿。用于热毒血痢，肠风下血，黄疸，赤白带下，疳积，痔漏、脱肛，皮肤瘙痒，疥癣麻风，阴疮湿痒，瘰疬，烫伤。

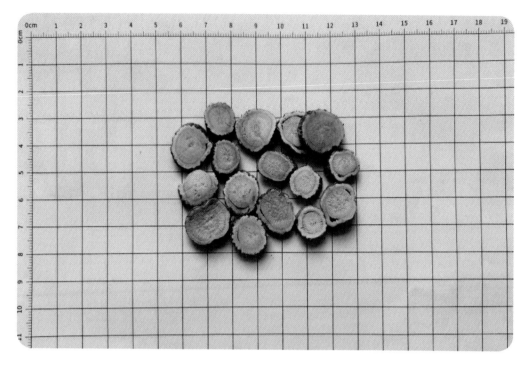

注：苦参药材来源有干燥根和鲜根切片晒干之苦参片。苦参片的商品规格如下。一等：不规则圆形厚片，中心直径在 2.0 cm 以上，碎渣不超过 5%。二等：中心直径在 1.0 cm 以上，碎渣不超过 5%。统货中心直径在 1.0 cm 以下。

18. 北沙参

【来源】 本品为伞形科植物珊瑚菜 *Glehnia littoralis* Fr.Schmidt ex Miq. 的干燥根。主产于山东莱阳、烟台等地，商品分四个规格。全面：药材大小长短一致，无包心，质量最好。小把：2.5 两重，芦头去净，药材表面光洁。中把：5 两重，药材短粗，有芦头。大把：10 两重，药材粗短，有芦头。药材均以条匀、细银白嫩、质坚实光洁者为佳。

【商品规格】 过去，莱阳沙参规格有小把、大把、秃面之别。小把分上、中、下三种规格，装入木箱（依次俗称"特面""头面""二面"），上、中、下三种规格俱全的称"小把"（小子），箱上层的参条，直径不超过 0.3 cm，形似卫生香（俗称香条），表面光滑，用红线扎成直径 2 cm 的捆；箱中层的参条表面较光滑，有刀刮痕迹，参条粗细不匀，用白线扎成直径 5 cm 的捆；箱下层只要是参条即可，用白线扎成直径 8 ~ 10 cm 的捆，这样的箱俗称"小把"，价高，每箱 25 kg。仅有中下规格的俗称"大把"，每箱 35 kg，价低；另有一种规格为"秃面"，每箱仅 5 kg 左右，均束以细线。

现行北沙参商品标准如下。

一等： 干货，呈细长条圆柱形，去净栓皮。表面黄白色。质坚而脆。断面皮部淡黄白色，有黄色木质心。微有香气，味微甘。条长 34 cm 以上，上中部直径 0.3 ~ 0.6 cm。无芦头、细尾须、油条、虫蛀、霉变。

二等： 干货，条长 23 cm 以上，上中部直径 0.3 ~ 0.6 cm。无芦头、细尾须、油条、杂质、虫蛀、霉变。余同一等。

三等：干货，条长 22 cm 以下，粗细不分，间有破碎。无芦头、细尾须、杂质、虫蛀、霉变。余同一等。

【炮制】　北沙参：取原药材，除去杂质，用清水抢洗净，捞于筛内，用布盖好，润透，去芦头，切 3 cm 段，晒干。

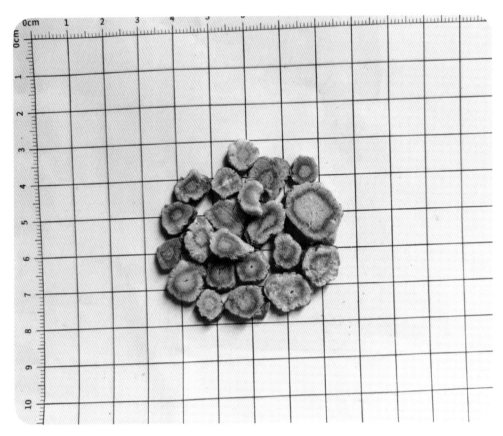

米炒北沙参：将米置热锅中，用文火加热，炒至冒烟时投入北沙参，不断翻炒至颜色加深，米呈焦黄色时，出锅，筛去米，晾凉。

每北沙参 10 kg，用米 2 kg。

【成品性状】　北沙参为圆形小段，表面淡黄白色，粗糙，有纵皱纹及棕黄色点状支根痕，切面皮部黄白色，木部黄色，角质，气特异，味微甘。米炒北沙参形同北沙参，颜色加深，有香气。

【性味与归经】　甘、微苦，微寒。归肺、胃经。

【功能与主治】　养阴清肺，益胃生津。用于肺热燥咳，劳嗽痰血，热病津伤，咽干口渴。

过去，武汉习用山东北沙参，还有川条参入药，系湖北板党细瘦者，挑选出来，去皮，搓成条，晒干。药材条弯不直，表面粗米色，有筋纹，气腥似党参。

19. 南沙参

【来源】　本品为桔梗科植物轮叶沙参 *Adenophora tetraphylla* （Thunb.）Fisch. 或沙参 *Adenophora stricta* Miq. 的干燥根。药材主产于河南、湖北、江西九江、安徽安庆、贵州、江苏南京、浙江等地。商品以足干、饱满、圆锥状，上部有深的横纹，根条粗壮、均匀、色白、味甜、微苦者为佳。

【炮制】取原药材，拣净杂质，抢水洗去泥沙，立即捞入筐内，沥干水分，摊在簸箕内，晒八成干后，置缸内闷润透，取出，去芦头，切横片或斜片，晒干，过筛。

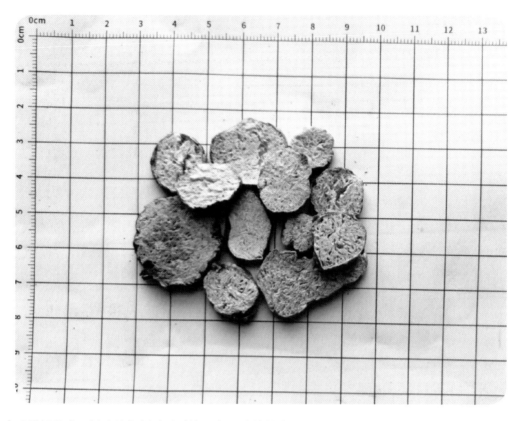

【成品性状】为圆形或类圆形厚片，表面淡棕黄色，皱缩，切面黄白色，有多数不规则裂隙，呈花纹状，质松泡，气微，味微甘。

【性味与归经】甘，寒。归肺、胃经。

【功能与主治】养阴清肺，化痰，益气。用于肺热咳嗽，咳痰黄稠，阴虚劳嗽，气阴不足，烦热口干。

20. 三七

【来源】本品为五加科植物三七 *Panax notoginseng*（Burk.）F.H.Chen 的干燥根和根茎。主产于广西、云南、广东等地，商品分以下几种。春三七：又名春七，为栽培 3 年以上植株，在 8 月上旬立秋前后 10 天结籽前采挖者，根饱满、品质优。冬三七：又名冬七，为栽培 3 年以上植株，在冬季 11 月种子成熟后采挖者，形瘦皱瘪，品质较次。筋条三七：又名筋条七，为加工时剪下的粗支根。剪口三七：又名剪口七，为加工时剪下的根茎。绒根三七：又名绒根七，为加工时剪下的细小支根及须根。广三七：开始产于广东，称铁皮三七，质量好，粉性足，光泽好，沉。产于广西者，其外皮灰黄，俗称铜皮三七，粉性差，光泽差，轻泡。云三七：产于云南者，色泽淡。药材以个大，质坚，体重皮细，外灰褐色、断面灰白色、灰绿色或黄绿色，无裂隙，俗称"铜皮铁骨"者为佳。

【商品规格】三七块根呈圆锥形或者类圆柱形，有明显的横纹和细微的纵皱纹，其大小、轻重随三七年龄的增加而增大、增重，三七头数是三七等级划分的一个重要依据，划分三七的单位主要是"头"，所谓的三七头数就是每斤三七的个数,事实上,一棵三七的最大根茎,就叫头,头越大,单位重量头数越少,三七的单体越大、质量越好,说明其种植生长周期长,质量(三七皂苷含量、药效价值)也比头数多的三七更好,三七头数一般有下列划分标准。

(1)根据足头与不足头划分:所谓的三七足头和不足头是根据单位重量(1斤或500 g)所含的个数划分的,足头通常是整十数,如10头、20头、30头、40头、60头、80头、120头、160头、200头等,不足头如23～27头。

(2)根据戴帽与滑头划分:带帽三七和滑头三七的主要区别是是否含有剪口,带帽三七就是带有剪口的三七,而滑头三七就是去掉剪口的三七。

(3)根据采收季节和生长年限划分:根据采收季节不同可以把三七分为春三七和冬三七,收挖时间分为秋冬两季;春三七头是指在9—12月收挖的三七,外观比较饱满,表面皱纹细密而短或不明显,断面常呈灰绿色,木质部菊花心明显,无空穴;冬三七是指12月至次年2月收挖的三七,正常情况下如留种养籽,在红籽采摘后收挖的品质稍微差一些,通常被称为“冬三七”。外形显得不饱满,表面皱纹多而且深长或呈现明显的沟槽状,断面常呈黄绿色,木质部菊花心明显,多有空穴。根据三七的生长年限不同可把三头分为三年三七头和四年三七头。生长年限越长说明药效成分越多和三七头越大,10～30头的三七种植周期为四年,而三年种植的40头以上的三七居多。

(4)根据是否打蜡和外观形状划分:打蜡三七头和本色三七头的划分主要是根据是否使用过色素(蜡、石灰)、光亮剂、润滑剂等加工,本色三七头则没有通过加工,属于产品原生态的原色。根据外观还可划分为圆头三七和萝卜状三七头,圆头三七就是三七的形状呈圆形或者类似于椭圆形,萝卜状三七是因为三七形状呈现长条状或类似于萝卜形状。三七头的外观和形状并不影响三七的药效与作用。目前三七分2个规格13个等级。

春三七规格标准如下。

一等:(20头)干货。呈圆锥形或类圆柱形。表面灰黄色或黄褐色。质坚实、体重。断面灰褐色或灰绿色。味苦微甜。每500 g 20头以内。长不超过6 cm。无杂质、虫蛀、霉变。二等:(30头)干货。每500 g 30头以内。余同一等。二等.(40头)干货。每500 g 40头以内。长不超过5 cm。余同一等。四等:(60头)干货。每500 g 60头以内。长不超过4 cm。余同一等。五等:(80头)干货。每500 g 80头以内。长不超过3 cm。余同一等。六等:(120头)干货。每500 g 120头以内。长不超过2.5 cm。余同一等。七等:(160头)干货。每500 g 160头以内。长不超过2 cm。余同一等。八等:(200头)干货。每500 g 200头以内。余同一等。九等:(大二外)干货。长不超过1.5 cm。每500 g 250头以内。余同一等。十等:(小二外)干货。长不超过1.5 cm。每500 g 300头以内。余同一等。十一等:(无数头):干货。长不超过1.5 cm。每500 g 450头以内。余同一等。十二等:(筋条)干货。呈圆锥形或类圆柱形。间有从主根上剪下的细支根(筋条)。表面灰黄色或黄褐色。质坚实、体重。断面灰褐色或灰绿色。味苦微甜。不分春、冬三七每500 g在450～600头以内。支根上端直径不低于0.8 cm,下端直径不低于0.5 cm。无杂质、虫蛀、霉变。十三等:(剪口)干货。不分春、冬三七,主要是三七的芦头(羊肠头)及糊七(未烤焦的),均为剪口。无杂质、虫蛀、霉变。

冬三七规格标准如下。

各等头数与春三七相同。冬三七的表面灰黄色有皱纹或抽沟(拉槽)不饱满,体稍轻,断面黄绿色,无杂质、虫蛀、霉变。

【炮制】 三七：取原药材，除去杂质，用布袋撞去灰沙，加石莲子和少许白蜡撞至表面发亮，取出。
三七粉：取三七，除去杂质，洗净，晒干，碾成细粉，过 100 目筛。

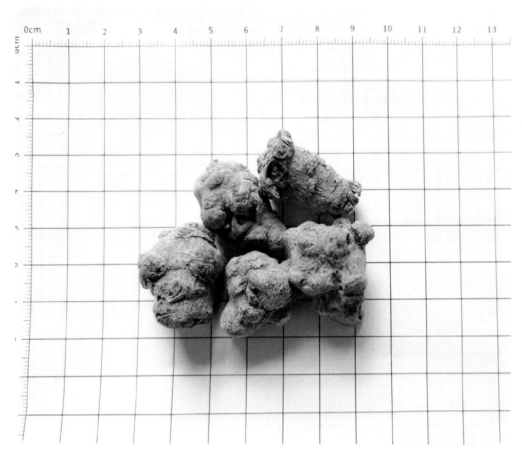

【成品性状】 三七呈圆锥形或纺锤形，长 10～60 mm，直径 10～40 mm，表面灰褐色，周围有瘤状突起，有光泽，质坚实，断面灰白色、灰绿色或黄绿色，中间有菊花心，气微，味苦、微甜。

三七粉为灰白色或黄绿色细粉末，气微，味苦、微甜。

【性味与归经】 甘、微苦，温。归肝、胃经。

【功能与主治】 散瘀止血，消肿止痛。用于吐血，衄血，便血，崩漏，外伤出血，胸腹刺痛，跌扑损伤。

21. 玉竹

【来源】 本品为百合科植物玉竹 *Polygonatum odoratum*（Mill.）Druce 的干燥根茎。主产于辽宁、河北、江苏、湖南、湖北、河南、浙江等地。商品分以下几种。湘玉竹：主产于湖南邵东、邵阳、耒阳等地的栽培品；其特点为条较粗壮；表面淡黄色，味甜糖质重。海门玉竹：主产于江苏海门南通等地的栽培品，质量近似于湘玉竹，其条干亦挺直整齐肥壮，呈扁平形，色嫩黄。西玉竹：主产于广东等地；商品在加工时分为主根茎和支根茎，前者称"连州竹头"，后者称"西竹"或"统西竹"（连州竹头较粗，直径为 1～1.5 cm，环节较少；西竹则环纹较密，条较细，直径在 1 cm 以下），其商品颜色均较深，呈红棕色、黄棕色至金黄色，糖分不及湘玉竹及海门玉竹，味甜略淡。关玉竹（野生）：多系东北及内蒙古河北一带野生品，常较细长，淡黄色，表面纵纹明显，体轻质硬，味甜淡。商品以条长、肉厚、黄白色、光泽柔润者为佳。

【炮制】　取原药材，拣净杂质，清水洗净，捞起，沥干水分，摊在簸箕内，晒至八成干后，放缸中闷 12 h 至内外一致时，取出，切横厚片或直片，干燥。

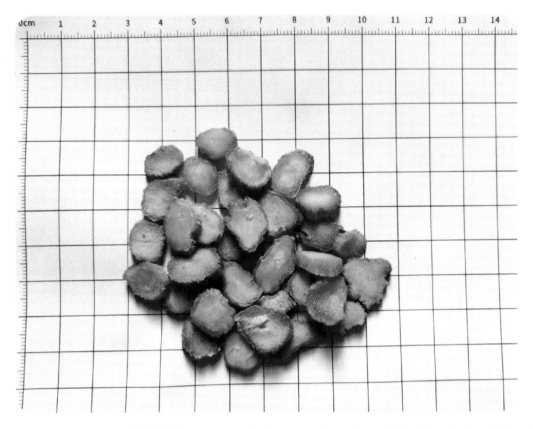

【成品性状】　为不规则的横厚片或直片，表面淡黄色或淡黄棕色，可见皱纹及隆起的环节，断面黄白色或棕黄色，显颗粒性或角质性，质硬而脆或稍软，气微，味略甜，嚼之发黏。

【性味与归经】　甘，微寒。归肺、胃经。

【功能与主治】　养阴，润燥，生津，止渴。用于热病阴伤，咳嗽烦渴，虚劳发热，消谷善饥。

22. 黄精

【来源】　本品为百合科植物滇黄精 *Polygonatum kingianum* Coll.et Hemsl.、黄精 *Polygonatum sibiricum* Red. 或多花黄精 *Polygonatum cyrtonema* Hua 的干燥根茎。药材主产于贵州、湖南、湖北、安徽、浙江等地。商品以块大、肥润、色黄、断面透明者为佳。

【炮制】　蒸黄精：取原药材，拣净杂质，洗净泥土，捞起，沥干水分，装入木甑或蒸笼中，放锅中隔水用文火蒸 8 h 至黑色滋润时，取出，摊在簸箕内，晒八成干后，将锅内蒸后的液汁拌入黄精中吸尽，闷 12 h，再照上法蒸 8 h，取出，晒八成干后，装缸中闷透，取出，切横片，晒干。

酒黄精：取原药材，除去杂质，洗净，捞起，沥干水分，加白酒拌匀，放缸中闷润待酒吸尽后，装入木甑中隔水蒸至酒吸尽，待色泽黑润后取出，放簸箕中晒八成干后，将锅内蒸后的液汁拌入黄精中吸尽，闷 12 h，再照上法蒸 8 h，取出，晒八成干后，装缸中闷透，取出，切横片，晒干。

每黄精 10 kg，用白酒 2 kg。

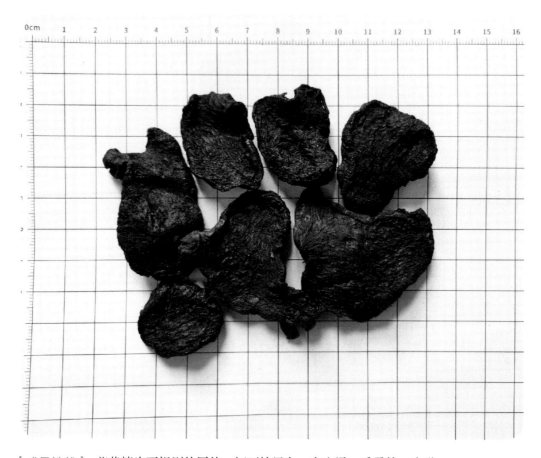

【成品性状】 蒸黄精为不规则的厚片，切面棕黑色，有光泽，质柔软，味甜。

酒黄精形如蒸黄精片，表面黑色，有光泽，味甜，微有酒香气。

【性味与归经】 甘、平。归脾、肺、肾经。

【功能与主治】 补气养阴，健脾，润肺，益肾。用于阴虚肺燥，干咳无痰，腰膝酸软，头晕眼花，脾虚食少，精血不足，内热消渴，病后虚羸。

23. 何首乌

【来源】 本品为蓼科植物何首乌 *Polygonum multiflorum* Thunb. 的干燥块根。药材主产于广东、广西、湖南、湖北等地。商品以体重、质坚、粉性足者为佳。

【炮制】 何首乌：拣净杂质，洗去泥沙，用清水浸泡，春、冬二季 12 h，夏、秋二季 8 h，捞入筐内，沥干水分，装缸内润 2～3 天，待全部润透后，取出，切横片，晒干。

制何首乌：（1）取原药材，拣净杂质，清水浸泡 8～12 h，捞起，放缸中润透后，切 1.5 cm 的丁块，晒干，放入锅内，加黑豆拌匀，加适量清水同煮，煮时经常翻动使上下均匀，待煮至药透水尽时，取出，晒半干，装入木甑或蒸笼内，放入锅内隔水蒸 8 h，至表面黑色时，取出，晒干，筛去黑豆，将蒸时锅中所剩液汁拌入饮片使之吸尽，晒干。

（2）将黑豆和首乌丁块拌匀用水淋湿，装入木甑或蒸笼内，放入锅中隔水蒸，武火加热，至上圆汽 4 h，停火，闷 12 h，晒干，将锅中剩余液汁拌匀，待吸尽后，同上法再蒸两次，晒干，筛去黑豆。

每何首乌丁块 100 kg，用黑豆 10 kg。

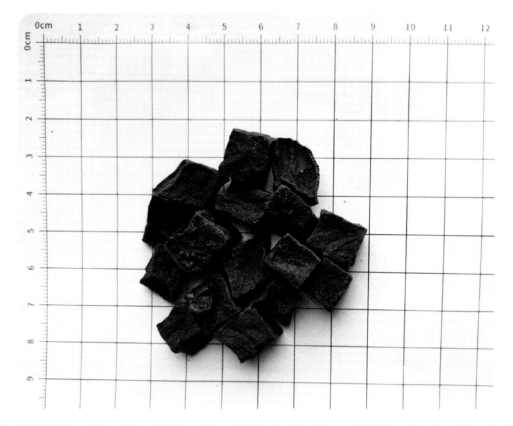

【成品性状】　何首乌为钝五角星状横片，表面褐色或红棕色，有纵皱纹，切面红棕色，中央为较大木心，周边散有多个云锦状花纹，体重质坚，气微，味微苦而涩。

制何首乌为方形丁块，表面黑褐色或棕黑色，微粗糙，凹凸不平，切面棕褐色，可见花纹，有光泽，气微，味淡而微甜。

【性味与归经】　苦、甘、涩，温。归肝、心、肾经。

【功能与主治】　补肝肾，益精血，乌须黑发，解毒，润肠通便。用于血虚萎黄，眩晕耳鸣，须发早白，腰膝酸软，瘰疬疮痈，风疹瘙痒，肠燥便秘。

注：过去，为了炮制品好看，在第一次蒸后、晒八成干时，会用米汤泡一会，再放锅中隔水蒸 8 h，晒八成干后，拌入蒸锅中剩余的液汁，吸尽后晒干，这样制出的饮片黑亮。

24. 紫菀

【来源】　本品为菊科植物紫菀 *Aster tataricus* L.f. 的根及根茎。主产于河北、安徽等地。商品分以下几种。亳紫菀：产于安徽亳州者，质软，紫褐色，以头大、须根粗、柔软、气香、嚼之味甘者为佳，质量最好。祁紫菀：产于河北安国（旧时祁州）者，以须根粗无砂土者为佳。辫紫菀：将地下根茎挖出后，洗净泥土，除去芦头残茎，然后将须根辫顺晒干者。紫菀头：紫菀的干燥根茎；因呈圆形疙瘩头状，故称紫菀头。商品以根茎粗壮、干燥、色紫、质柔软、去净泥土及茎叶者为佳。

【炮制】 紫菀：取原药材，拣去杂质，除去残茎，放清水中稍浸泡 0.5 h，用手揉去泥沙，捞起，用清水洗净，捞起置筐中沥干水分，晒八成干后，放缸中闷润透，取出，切厚片，晒干，筛去碎屑。

蜜紫菀：取蜂蜜过滤，置热锅中，用文火加热至沸，投入紫菀片拌炒，至棕褐色不粘手为度，取出放凉。

每紫菀 10 kg，用蜂蜜 3 kg。

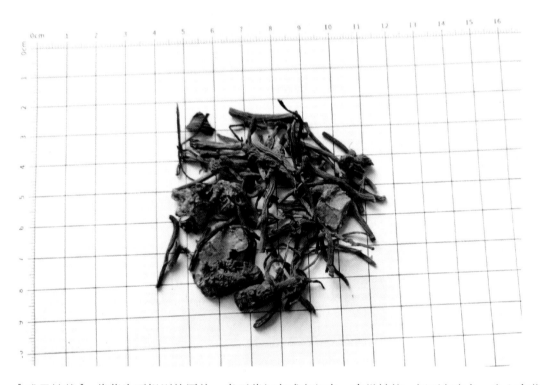

【成品性状】 紫菀为不规则的厚片，表面紫红色或灰红色，有纵皱纹。切面灰白色，中心有黄白色的筋脉，有紫边。质柔韧，微有香气，味甜微苦。

蜜紫菀形如紫菀片，表面棕褐色或紫棕色，味甜。

【性味与归经】 苦，温。归肺经。

【功能与主治】 温肺，下气，消痰，止嗽。用于风寒咳嗽气喘，虚劳咳吐脓血，喉痹，小便不利。

25. 升麻

【来源】 本品为毛茛科植物大三叶升麻 *Cimicifuga heracleifolia* Kom.、兴安升麻 *Cimicifuga dahurica*（Turcz.）Maxim. 或升麻 *Cimicifuga foetida* L. 的干燥根茎。商品分以下几种。西升麻：植物升麻的干燥根茎。主产于陕西、四川、青海、云南。北升麻：植物兴安升麻的干燥根茎。主产于辽宁、黑龙江、河北、山西。关升麻：植物大三叶升麻的干燥根茎。主产于吉林、黑龙江、辽宁。鸡骨升麻：西升麻的一种。因其体形细瘦，故名鸡骨升麻。主产于青海。亳升麻：产于安徽亳州者。药材均以根茎肥大、质坚、干燥、外皮黑褐色、断面黄绿色、无须根及泥土者为佳。

【炮制】　升麻：取原药材，拣去杂质，清水略泡 0.5 h，洗净泥沙，捞出，沥干水分，润透，切斜片，晒干。

蜜升麻：取蜂蜜过滤，置热锅中，用文火加热至沸腾，加入升麻片，拌炒至深黄色，不粘手时，取出放凉。

每升麻 10 kg，用蜂蜜 2.5 kg。

升麻炭：取升麻片置热锅内，用武火加热，不断翻动，炒至表面焦黑色，内部棕褐色，喷淋清水少许，灭尽火星，取出晒干。

注：升麻润时要经常检查，防止发霉。

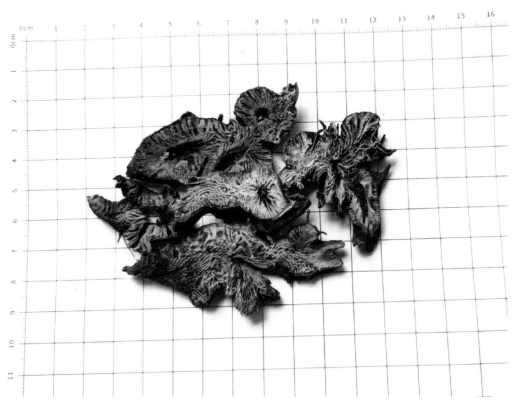

【成品性状】　升麻为不规则的斜片，表面灰褐色至棕褐色，粗糙不平，有未除净的细根和根痕，质坚刺手。切面黄绿色或黄白色，不平坦，有裂隙，纤维性，皮部很薄，中心有放射状网状纹理，髓部有空洞。体轻，质坚硬。气微，味微苦而涩。

蜜升麻形如升麻片，表面黄棕色或棕褐色，味甜。

升麻炭形如升麻片，表面黑色，折断面黑褐色。

【性味与归经】　辛、微甘，寒。归肺、脾、胃、大肠经。

【功能与主治】　发表透疹，清热解毒，升举阳气。用于风热头痛，齿痛，口疮，咽喉肿痛，麻疹不透，阳毒发斑，脱肛，子宫脱垂。

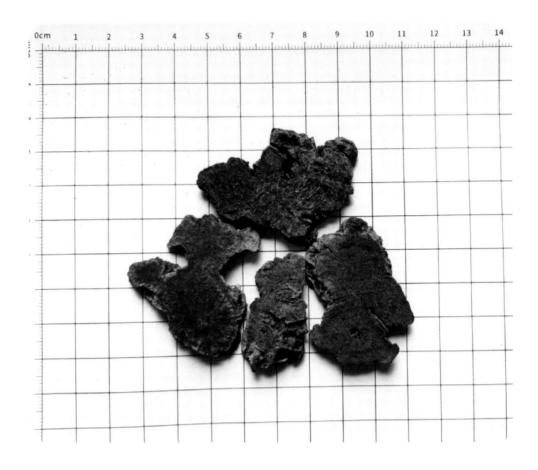

30. 白术

【来源】 本品为菊科植物白术 *Atractylodes macrocephala* Koidz. 的干燥根茎。主产于浙江、湖南、湖北、安徽、江西等地，以前商品规格分以下几种。杭白术：产于杭州余杭一带，品质特佳，性状多似如意，体重质坚实，皮红肉白。於术：又名於白术，为产于浙江於潜地区者，野生，品质最优，为道地药材，商品为下部膨大呈"如意头"状，俗称"云头"，向上端渐细如鸡腿，俗称"白术腿"，断面中央有裂隙，纹粗，味浓。坪术：产于湖南平江者，俗称软胎，过去集散于汉口，由浙宁帮药商加工，精装主销香港。徽术：产于安徽歙县（旧时徽州）者，品质亦佳，以家种为主，又称"种术"，过去汉口也称其为"於术"，将其晒片分为小片（称扣术）、大片（称於术）、特大片（称天生术）。商品以个大、完整、体重、质实、表面灰棕色或黄褐色、断面黄白色、有裂隙、香气浓郁、甜味浓、辣味少者为佳。

【炮制】 过去，浙白术为白术的主流商品，其规格又分为南峰、峰王、峰贡、顶贡、净贡、净京，后又增加太峰面、太峰王（该两档主销出口），以峰贡为最佳（每 500 g 12 ~ 16 支），20 世纪 50 年代改为七个等级，每 500 g 一等 12 支，二等 16 支，三等 22 支，四等 30 支，五等 44 支，六等 56 支，七等 56 支以下。现在将白术划分为以下四个等级。

一等干货。呈不规则团块状，体形完整。表面灰棕色或黄褐色。断面黄白色或灰白色。味甘、微辛苦。每 1000 g 40 支以内（最小个体不低于 25 g）。无焦枯、油个、炕泡、杂质、虫蛀、霉变。

二等干货。呈不规则团块状，体形完整。表面灰棕色或黄褐色。断面黄白色或灰白色。味甘、微辛苦。

每 1000 g 100 支以内（最小个体不低于 10 g）。无焦枯、油个、炕泡、杂质、虫蛀、霉变。

三等干货。呈不规则团块状或长条状，体形完整。表面灰棕色或黄褐色。断面黄白色。味甘、微辛苦。每 1000 g 200 支以内（最小个体不低于 5 g）。无焦枯、油个、炕泡、杂质、虫蛀、霉变。

四等干货。体形不计，但需全体是肉（包括武子、花子）。每 1000 g 200 支以上（最小个体不低于 2 g）。间有程度不严重的碎块、油个、焦枯、炕泡，无杂质、霉变。

【炮制】　白术：取净白术，拣净杂质，洗去泥沙，大小分档，分别置缸中用米泔水浸泡 4（夏、秋二季）～ 8（春、冬二季）h，捞起，置筲箕或篾篓中沥干水分，伏润透，依形切 1 分厚直片，晒干或趁湿饮片拌灶心土粉，晒干，过筛。

天生术：摘取个大白术，清水洗净泥沙，置缸中用米泔水浸泡 4（夏、秋二季）～ 8（春、冬二季）h，捞起，置筲箕或篾篓中沥干水分，伏润透，依形切 1 分厚扇形直片，另先在簸箕中铺一层草纸，在草纸上再铺一层白纸，将切好的白术片整齐摆放在白纸上，再在饮片上铺一层白纸和草纸，上压一薄层米，放太阳下晒干，除去覆盖物。此法切制的天生术饮片呈扇形，片面平整，黄白色，有浅黄色朱砂点。

土炒白术：取灶心土细粉，置热锅中，中火加热，炒至土呈灵活状态时，投入白术片拌炒至焦黄色，挂土，取出，筛去土粉，晾凉。

每白术片 100 kg，用灶心土（陈壁土）25 kg。

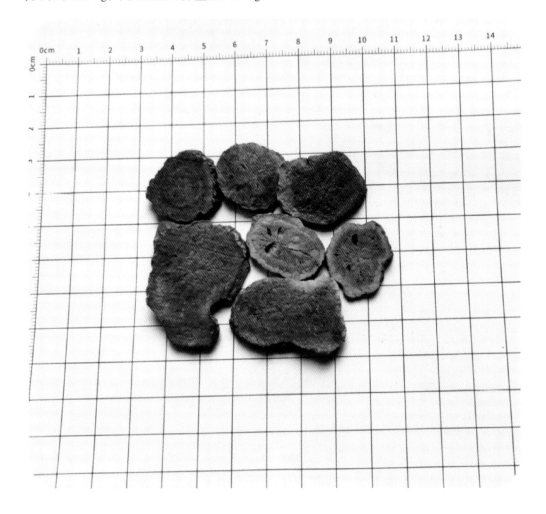

麸炒白术：取蜜麸，撒入热锅中，用中火加热，待冒浓烟时，倒入白术片，不断翻动至表面金黄色、黄褐色，有焦香气逸出时，取出，筛去麸皮，晾凉，用刷子刷亮。

每白术片 100 kg，用麸皮 12 kg，蜂蜜 300 g。

焦白术：取土拌白术片，置热锅中，用中火加热，不断翻动至表面焦黄色，取出，晾凉。

蒸白术：取润好的白术，置蒸笼内或木甑中，放锅内隔水蒸上汽 4 h，取出，晒八成干，再如上法蒸 4 h，至白术深黄褐色，取出，切 1 分厚直片，晒干。

【成品性状】　白术片为不规则厚直片，形似"如意"，切面黄白色至淡黄棕色，粗糙不平，中间色较深，有放射状纹理及棕色小点，周边土黄色或灰褐色，有多数瘤状突起及纵皱纹，质坚实，易折断，断面不平坦，角质或带粉性，气清香特异，味甜微辛，嚼之略有黏性。

天生术为扇形厚片，平整，切面黄白色，有浅黄色朱砂点。周边土黄色或灰褐色，质坚实，易折断，断面不平坦，角质或带粉性，气清香特异，味甜微辛，嚼之略有黏性。

土炒白术形如白术片，切面土黄色、土黄褐色或黄棕色，有散在的焦斑，附有土粉，质硬脆，气香特异。

麸炒白术形如白术片，切面黄棕色至棕褐色，偶粘带麸末，有散在的焦斑，质坚硬，略脆，易折断，有麸皮的焦香气。

焦白术形如白术片，切面焦黄色或焦黑色，断面棕褐色，质松脆，微有焦香气，表面挂土粉，味焦苦。

蒸白术形如白术片，切面棕褐色，油润，气香味甜。

【性味与归经】　苦、甘，温。归脾、胃经。

【功能与主治】　健脾益气，燥湿利水，止汗，安胎。用于脾虚食少，腹胀泄泻，痰饮眩悸，水肿，自汗，胎动不安。

31. 百合

【来源】　本品为百合科植物卷丹 *Lilium lancifolium* Thunb.、百合 *Lilium brownii* F.E.Brown var. *viridulum* Baker 或细叶百合 *Lilium pumilum* DC. 的干燥肉质鳞茎，全国大部分地区有产，主产于湖南、湖北等地。商品以肉厚、质硬、色白者为佳。

【炮制】　百合：取原药材，拣净杂质，抢水洗去泥沙，晒干。

蜜炙百合：取过滤的生蜂蜜置于锅中，加热至沸腾后，投入净百合，文火加热，不断翻动，拌炒至表面微黄色，待疏松不粘手时，取出晾凉。

每百合 10 kg，用蜂蜜 6 kg。

注：蜜炙百合前将锅用磨石擦洗干净，另备一块新抹布，若炙百合时锅中出现锅欠迅速用抹布揩干净，蜜炙百合时蜂蜜用量少。

【成品性状】百合呈椭圆形肉质片状，长 2～5 cm，宽 1～2 cm，中部厚 1.3～4 mm，表面类白色、淡棕黄色或微带紫色，有数条纵直平行的白色维管束，顶端稍尖，基部稍宽，边缘薄，微波状，略向内卷曲，质硬而脆，断面较平坦，角质样，气微，味微苦。

蜜炙百合形如百合片，表面金黄色、棕黄色，偶有黄焦斑，略带黏性，味甜。

【性味与归经】 甘，寒。归心、肺经。

【功能与主治】 养阴润肺，清心安神。用于阴虚久咳，痰中带血，虚烦惊悸，失眠多梦，精神恍惚。

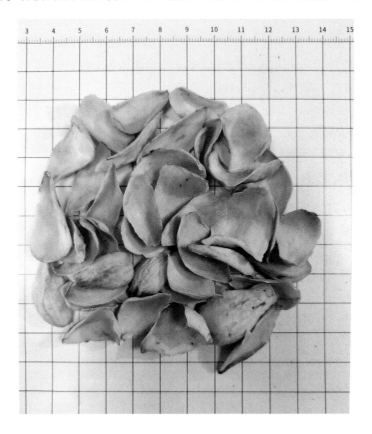

32. 天冬

【来源】 本品为百合科植物天冬 *Asparagus cochinchinensis*（Lour.）Merr. 的干燥块根。主产于湖北、四川、贵州、湖南、广西等地。商品分为以下几种。川天冬：产于云南、贵州而集散于重庆、宜宾者，品质最优。湖天冬：产于湖南、湖北者，品质亦优。温天冬：产于浙江温州者，品质较差。药材以肥满、致密、黄白色、半透明者为佳。

【商品规格】 天冬商品规格标准如下。

一等干货。呈长纺锤形，去净外皮。表面黄白色或淡棕黄色，半透明，条肥大，有糖质。断面黄色或白色，角质状，中央有白色中柱（白心）。气微，味甜、微苦。中部直径 1.2 cm 以上，无硬皮、杂质、虫蛀、霉变。

二等干货。中部直径 0.8～1.2 cm。间有未剥净硬皮，但不得超过 5%。无杂质、虫蛀、霉变。

三等干货。呈长纺锤形，去外皮。表面红棕色或红褐色，角质状，中央有白色中柱（白心），气微，味甜、微苦。中部直径 0.5～0.8 cm。稍有未去净硬皮，但不得超过 15%。无杂质、虫蛀、霉变。

【炮制】 取原药材，除去杂质及泛油色黑者，洗净，晒干，将炭巴烧燃后上压盖热炭灰，把铁盘放在炭炉上，将天冬放在盘中烘软，趁热用刀劈 3 刀（先直划一刀，掰开，再在两边斜直各划一刀）后，翻转成船形，晒干。药材中小者，洗净后晒八成干，闷润透，切薄片，晒干。

【成品性状】　天冬为船形片或类圆形薄片，表面淡黄色至肉红色，半透明，质硬，易折断，断面角质，黄白色或淡棕色，薄片切面黄白色或淡棕色，角质状，半透明，微具黏性，中间有黄白色心，味甘、微苦。

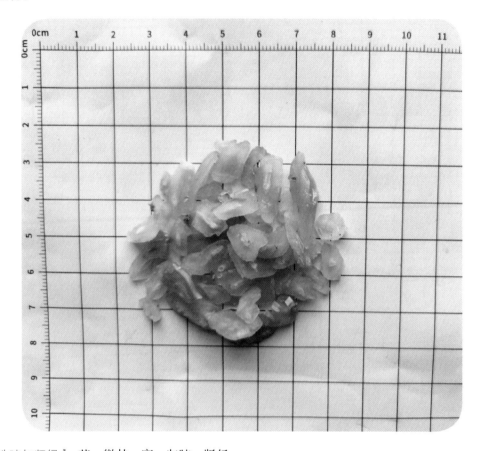

【性味与归经】　苦、微甘，寒。归肺、肾经。

【功能与主治】　养阴生津，清心润肺。用于肺燥干咳，虚劳咳嗽，津伤口渴，心烦失眠，内热消渴，肠燥便秘。

33. 防己

【来源】　本品为防己科植物粉防己 *Stephania tetrandra* S. Moore 的干燥根。主产于浙江、安徽、江西、湖北等地。因药材集散于汉口而得名，品质优良，药材以质坚实、粉性足者为佳。

【炮制】　取原药材，拣净杂质，洗净后，置缸中用清水浸 2（春、夏二季）～ 4（秋、冬二季）h，捞起，沥干水分，放缸中润透后，取出切半分厚的横片，晒干。

【成品性状】　防己为类圆形厚片，表面灰黄色，切面黄白色，皮部薄，可见棕色稀疏的放射状纹理（车轮纹），粉性，气微，味苦。

【性味与归经】　苦，寒。归膀胱、肺经。

【功能与主治】　利水消肿，祛风止痛。用于水肿脚气，小便不利，手足挛痛，湿疹疮毒，癣疥疮肿。

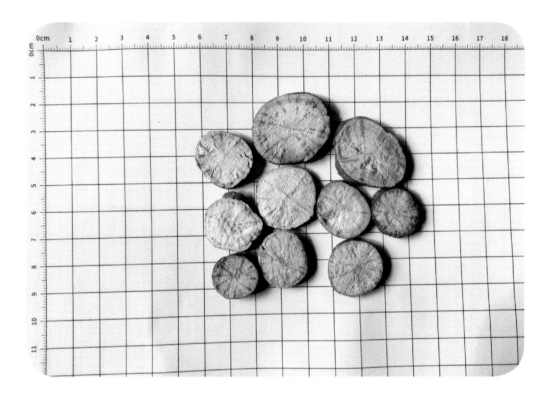

34. 广防己

【来源】　本品为马兜铃科植物广防己 *Aristolochia fangchi* Y.C.Wu ex L.D.Chow et S.M.Hwang 的干燥根。主产于广东、广西等地。

【炮制】　取原药材，拣净杂质，洗净后，置缸中用清水浸 2（春、夏二季）～4（秋、冬二季）h，捞起，沥干水分，放缸中润透后，取出切半分厚的直片，晒干。

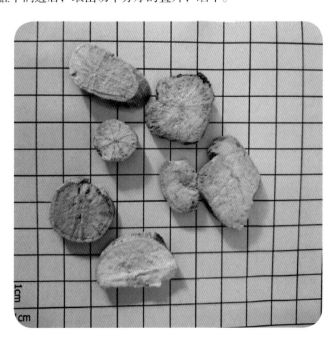

【成品性状】　为方形或不规则形厚直片，表面灰黄色，切面灰白色或淡棕色，可见浅棕色的纵向、横向或弯曲的线纹，粉性，气微，味苦。

【性味与归经】　苦，寒。归膀胱、肺经。

【功能与主治】　利水消肿，祛风止痛。用于水肿脚气，小便不利，手足挛痛，湿疹疮毒，癣疥疮肿。

注：过去，武汉习用广防己。

35. 干姜

【来源】　本品为姜科植物姜 *Zingiber officinale* Rosc. 的干燥根茎。主产于四川宜宾、贵州、河南等地，以四川产干姜质量最好，粉性足。冬季冬至前采挖，去净茎叶、须根、泥沙，晒干或微火烘干。商品分以下几种。川干姜：产于四川犍为者，块大、肥壮、皮细、肉白多粉，现视为佳品。均姜：产于湖南均州者，旧时奉为道地药材，品质佳，河南片干姜粉性差。药材以质坚实、断面色黄白、粉性足、气味浓者为佳。

【炮制】　干姜：取原药材，除去杂质，洗净，浸泡 2～3 h，捞起，沥干水分，装缸中润透后，取出，切厚直片，晒干。

炮姜：拣出色泽差、有油的润透的干姜，切成 2 cm 的丁块，晒干，另取油砂子置锅中，用武火加热，炒至砂滑利易翻动时加入干姜丁块，不断翻动，炒至鼓起、表面黑褐色、内焦黄色，取出，筛去砂子，晾凉。

姜炭：取干姜丁块，置锅中，用武火加热，炒至表面焦黑色，内部棕褐色，喷淋清水少许，灭尽火星，取出凉透。

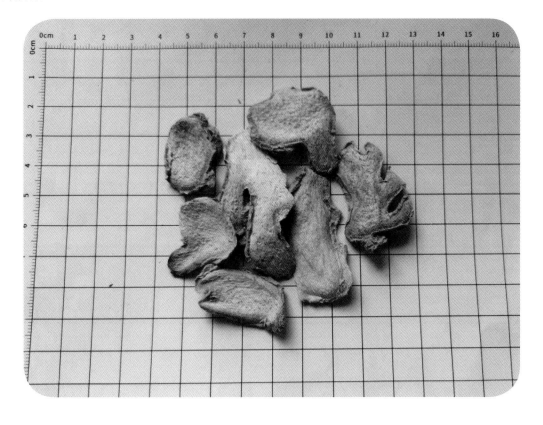

注：过去，商品干姜均购买干姜，选择颜色好的润好切片，作干姜片配方，颜色差的切丁炒炮姜。炒姜炭和炮姜时一定要掌握火候，即以外黑褐色内黄褐色为度，同时炒时产生大量刺激性浓烟，应注意通风排烟、戴口罩。炒姜炭后，喷淋清水少许灭尽火星，出锅后及时散热，防止复燃。

【成品性状】　干姜为不规则形的厚片，表面灰棕色或淡黄棕色，粗糙，切面黄白色或灰白色，有明显的淡黄色筋脉小点，质坚脆，香气特异，味辛辣。

炮姜为圆形丁块，鼓起，表面黑褐色，内部棕褐色，质地疏松，气香，味辛辣稍咸。

姜炭形如炮姜，表面焦黑色，内部棕褐色，体轻，质松脆，微苦，微辣。

【性味与归经】　辛，热。归脾、胃、肾、心、肺经。

【功能与主治】　温中散寒，回阳通脉，燥湿消痰。用于脘腹冷痛，呕吐泄泻，肢冷脉微，痰饮喘咳等。炮姜温中散寒，用于脾胃虚寒，腹痛泄泻。姜炭温经止血，用于吐衄崩漏，阳虚失血。

36. 生姜

【来源】　本品为姜科植物姜 *Zingiber officinale* Rosc. 的新鲜根茎。主产于四川宜宾、贵州、河南等地。商品以块大、粗壮、气味浓者为佳，饮片配方多临方炮制入药。

【炮制】　生姜：取鲜姜，除去杂质，洗净，用时切片。

生姜皮：取原药材，除去杂质，清水淘洗干净，捞起，沥干水分，晒干。

煨姜：取净生姜厚片，用水湿过的草纸包裹3层，置炉台上或热火灰中，煨至纸变焦黄色、姜半熟为度，取出，除去纸。

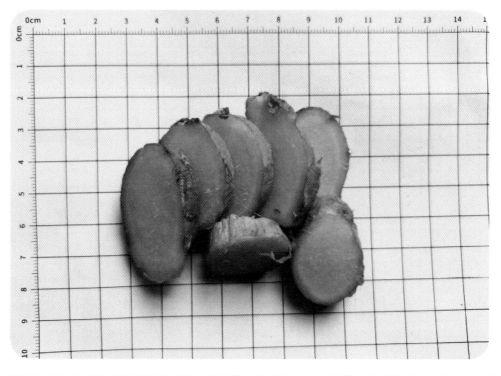

【成品性状】　生姜为不规则形的厚片，表面黄白色或灰白色，质脆，断面浅黄色，内皮层环纹明显，维管束散在，气香特异，味辛辣。

生姜皮为不规则卷曲的薄皮，黄褐色或灰棕色，辛辣气味稍减，味苦。

煨姜为不规则形的厚片，表面偶见焦斑，切面油黄色。

【性味与归经】　辛，微温。归肺、脾、胃经。

【功能与主治】　发汗解表，温肺止咳，温中止呕。多用于风寒感冒，胃寒呕吐，寒痰咳嗽等。

37. 郁金

【来源】　本品为姜科植物温郁金 *Curcuma wenyujin* Y. H. Chen et C. Ling、姜黄 *Curcuma longa* L.、广西莪术 *Curcuma kwangsiensis* S.G.Lee et C. F. Liang 或蓬莪术 *Curcuma phaeocaulis* Val. 的干燥块根。主产于四川、广东、广西、浙江等地。郁金为姜科植物温郁金、蓬莪术、姜黄和广西莪术的干燥块根。药材依次称为温郁金、黄丝郁金、桂郁金、绿丝郁金。商品分以下几种。黄郁金：植物姜黄的干燥块根，药材表面棕灰色或灰黄色，皮细，断面角质状，有光泽，外层黄色，内心金黄色，质佳。主产于四川。温郁金：又称黑郁金，为植物温郁金的干燥块根，药材表面灰褐色或灰棕色，断面灰棕色，角质样，断面发亮，中部有一浅色环纹。白丝郁金：植物蓬莪术的干燥块根。外形较黄郁金瘦长，断面内心呈浅黄棕色或灰白色。主产于四川。绿丝郁金：植物蓬莪术的干燥块根。呈长椭圆形，较粗糙。主产于四川、广西、广东。桂郁金：植物广西莪术的干燥块根。多呈长圆锥形或长圆形，表面具疏浅纵皱纹或较粗糙网状皱纹。主产于广西、云南。药材以质坚实、外皮皱纹细、断面色黄者为佳。

【商品规格】　过去，川郁金分为四等（按每 500 g 粒数分）：一等 150～200 粒；二等 220～320 粒；三等 400～500 粒；四等 600 粒以下。现行郁金国家标准如下。

（1）川郁金：郁金规格标准如下。一等：干货。呈类卵圆形。表面灰黄色或灰棕色，皮细，略现细皱纹。质坚实，断面角质状，有光泽，外层黄色，内心金黄色有姜气，味辛香。每 500 g 300 粒以内，剪净残蒂。无刀口、破瓣，无杂质、虫蛀、霉变。二等：干货。每 500 g 超过 300 粒，直径不小于 0.5 cm。间有刀口、破瓣，无杂质、虫蛀、霉变。余同一等。

（2）桂郁金：规格标准如下。一等：干货。呈纺锤形、卵圆形或长椭圆形。表面灰黄色或灰白色，有较细的皱纹。质坚实而稍松脆。断面角质状，淡黄白色。微有姜气，味辛苦。每 500 g 300 粒以内，剪净残蒂。无刀口、破瓣，无杂质、虫蛀、霉变。二等：干货。每 500 g 超过 300 粒，直径不小于 0.5 cm。间有刀口、破瓣，无杂质、虫蛀、霉变。

桂郁金统货：干货。呈纺锤形或不规则的弯曲形，体坚实。表面灰白色，断面淡白色或黄白色，角质发亮，略有姜气，味辛苦。大小不分，但直径不得小于 0.6 cm。无杂质、虫蛀、霉变。

（3）温郁金：规格标准如下。一等：干货。呈纺锤形，稍扁，多弯曲，不肥满。表面灰褐色，具纵直或杂乱的皱纹。质坚实，断面角质状，多为灰黑色。略有姜气，味辛苦。每 500 g 140 粒以内。无须根、杂质、虫蛀、霉变。二等：干货。每 500 g 超过 140 粒，但直径不小于 0.5 cm。间有刀口、破碎，无须根、杂质、虫蛀、霉变。余同一等。

【炮制】　郁金：取原药材，除去杂质，大小分档，洗净泥沙，分别用清水浸泡 2～3 h，捞起，沥干水分，放入缸中闷润 2～3 天，检查软硬情况，如硬未透心，喷淋清水再闷润，至全部透后，取出，切斜薄片，摊入簸箕内晾干，夜晚簸箕上面盖一层布，布上放些米，防止郁金变形。

文帮米汤、白矾和醋煮：取原药材，除去杂质，洗净灰尘，放缸内，用米汤浸泡 1（夏、秋二季）～

3（冬、春二季）天，取出洗净，再放锅内，加醋、米汤和适量清水，高出药面 2 cm，同煮，至半干，加入白矾粉，经常翻动，至无白心为度，取出晒至半干，装入缸内密闭闷润至内外一致时取出，切斜薄片，摊入簸箕内晾干，夜晚将簸箕中的饮片轻轻抖在一起，上面盖一层布，布上放些米，防止郁金变形。每郁金 10 kg，用米醋 625 g，白矾 60 g，米汤适量。

文帮改进矾、醋制：取原药材，除去杂质，洗净，清水浸泡 2～3 h，捞取，沥干水分，置锅中加醋、白矾粉和清水至高出药面 2 cm，搅匀，武火加热，经常翻动，水快干时改文火加热，煮制内无白心时取出，晒六成干时，装入坛中密闭闷润 12 h，至内外一致时取出，切斜薄片，摊入簸箕内晾干，夜晚将簸箕中的饮片轻轻抖在一起，上面盖一层布，布上放些米，防止郁金变形。每郁金 10 kg，用米醋 625 g，白矾 60 g，水适量。

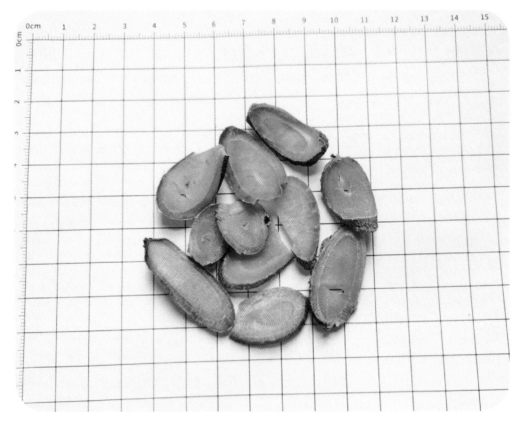

【成品形状】 郁金为类圆形或椭圆形薄片，表面灰黄棕色至灰褐色，具皱纹，切面浅灰黄色或灰褐色，角质样，光滑，中部有颜色较浅的内皮层环纹，质坚实，易折断，气微，味淡。

矾、醋郁金形如郁金片，色泽加深，有醋酸气。

【性味与归经】 辛、苦，寒。归心、肺、肝经。

【功能与主治】 行气解郁，清心祛瘀，利胆退黄。用于胸腹胁肋诸痛，失心癫狂，热病神昏，吐血，衄血，尿血，血淋，经闭痛经，黄疸。

注：切制郁金加米汤浸泡、煮，加少许白矾拌，因米汤中含有大量淀粉，白矾性涩，能够增强郁金的涩性，又因郁金切片易碎，加米汤和白矾制后，切出的饮片完整、美观。

郁金切片，过去都是头刀师傅切，一般专用小刀，刀口锋利，切制时经常磨刀，并用油刷经常揩拭刀面，使切出的饮片平整美观,切出的饮片不能晒,要置通风处凉干,暴晒易变形、易破碎,加矾制饮片不易破碎、好看。

38. 姜黄类(姜黄与片姜黄)

【来源】　姜黄为姜科植物姜黄 *Curcuma longa* L. 的根茎,片姜黄为姜科植物温郁金 *Curcuma wenyujin* Y.H.Chen et C.Ling 的干燥根茎。姜黄主产于四川、福建等地,片姜黄主产于浙江。商品分以下几种。姜黄:又名色姜黄、广姜黄,植物姜黄的根茎。主产于四川、福建。蝉肚姜黄:植物姜黄的主根茎,呈卵圆形或长圆形,表面鲜黄色,多皱缩,有环节,形状如蝉,故名蝉肚姜黄。长条姜黄:植物姜黄的侧生根,呈圆柱形或略扁,稍有弯曲,呈长条形,故名长条姜黄。片姜黄:又名片子姜黄,为植物温郁金的干燥根茎,主产于浙江。药材以体形长圆、质坚实、断面橙黄色者为佳。

【炮制】　姜黄:取原药材,拣去杂质,大小分档,用水浸泡2～4 h,捞起,沥干水分,放缸中闷润透后,取出,切斜薄片,晾干。

片姜黄:拣去杂质及残留须根,抢水洗去泥沙,晒干。

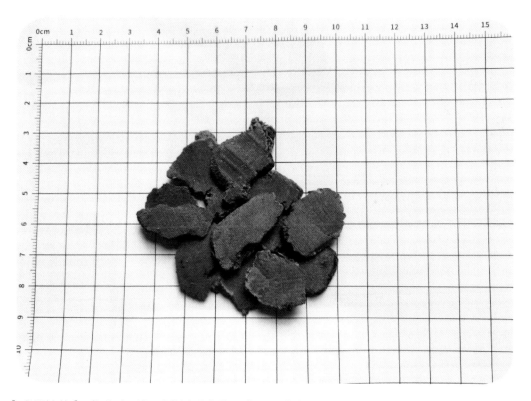

【成品性状】　姜黄为不规则类圆形薄片,表面灰黄色或深黄色,粗糙,有纵皱纹,切面棕黄色或金黄色,角质状,有蜡样光泽,有环纹和小点状维管束。质坚实,气香特异,味苦、辛。

片姜黄呈长圆形或不规则的片状,大小不一,长3～6 cm,宽1.5～3 cm,厚3 mm左右。外皮灰黄色,粗糙皱缩,有时可见环节及须根痕,切面黄白色或灰黄色,有一圈环纹及多数筋脉小点散在。质坚实,粉质,有筋脉。有姜香气,味苦而辛温。

【性味与归经】　辛、苦,温。归脾、肝经。

【功能与主治】　破血，行气，通经，止痛。用于心腹痞满胀痛，臂痛，癥瘕，妇女血瘀经闭，产后瘀停腹痛，跌扑损伤，痈肿。

注：武汉地区用姜黄的习惯为内服处方开姜黄调配片姜黄，外用处方配串姜黄。

39. 山柰

【来源】　本品为姜科植物山柰 *Kaempferia galanga* L. 的干燥根茎。主产于广东、广西等地。潮州产缩皮凸肉，色白，质坚而脆，气味芳香浓郁者为道地药材。药材以色白、粉性足、气香浓、味辛辣者为佳。

【炮制】　取原药材，筛去灰土。

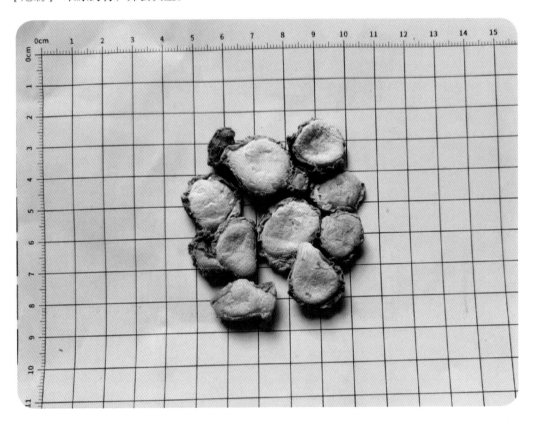

【成品性状】　山柰多为圆形或近圆形的横切片，直径 1 ～ 2 cm，厚 0.3 ～ 0.5 cm。外皮浅褐色或黄褐色，皱缩，切面类白色，粉性，常鼓凸。质脆，易折断。气香特异，味辛辣。

【性味与归经】　辛，温。归胃经。

【功能与主治】　行气温中，消食，止痛。用于胸膈胀满，脘腹冷痛，饮食不消。

40. 骨碎补

【来源】　本品为水龙骨科植物槲蕨 *Drynaria fortunei*（Kunze）J.Sm. 的干燥根茎。主产于广东、浙江、四川、江西、湖北等地。商品以条粗长、色棕红者为佳。

【炮制】 鲜骨碎补：临用时取原药材，用刀刮净表面上的毛，洗净，切厚片，配方。

骨碎补：取原药材，拣净杂质，洗净，润透，切厚片，晒干。

制骨碎补：取油砂子置锅中，用中火加热，炒至滑利易翻动时，投入骨碎补片，不断翻动，炒至焦褐色、毛易除去时取出，筛去砂，放凉，放撞簸中撞去毛，过筛。

注：骨碎补在1949年以前用鲜药，用湿黄砂埋藏，使用前取出，用刀刮净表面上的毛，洗净，切片，配方。

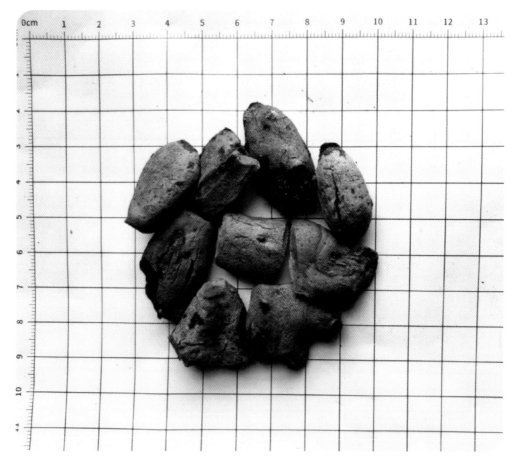

【成品性状】 骨碎补为不规则形的厚片，表面棕褐色或深棕色，切面红棕色或淡红棕色，有小黄点呈圆圈状排列，无臭，味淡，微涩。

制骨碎补为扁圆状，鼓起，质轻脆，表面棕褐色或焦黄色，切面淡棕褐色或淡棕色，无臭，味淡，微苦涩。

【性味与归经】 苦，温。归肝、肾经。

【功能与主治】 补肾强骨，续伤止痛，活血止血。用于肾虚腰痛，风湿痹痛，齿痛，耳鸣，跌打闪挫，骨伤，阑尾炎；外用于斑秃，鸡眼。

41. 地黄

【来源】 本品为玄参科植物地黄 *Rehmannia glutinosa* Libosch. 的新鲜或干燥块根。主产于河南、陕西、浙江等地。过去，武汉习用河南怀庆产地黄。产于河南温县、博爱、孟州、沁阳、武陟一带者，品质最优，产量最大，其块根个圆、肥壮、质软皮细、菊花心。以每 500 g 8～12 支行销较多，称大生地，30 支以下称小生地。药材以个圆、肥壮、体重、质软、断面乌黑色、有菊花心者为佳。

【商品规格】 过去，地黄（河南所产）以每 500 g 支数大小分等级，售价以 16 支为标准，上加下退，分为 4、6、8、10、12、16、20、24、30、40、50、60、80 支等规格。现在由于加工方法不同分为鲜地黄、生地黄（生地）、熟地黄等规格。生地黄常分 1～5 等，其他多为统货。

现行地黄标准如下。一等干货：呈纺锤形或条形圆根，体重，质柔润，表面灰白色或灰褐色，断面灰褐色或黄褐色，具有油性。味微甜。每千克 16 支以内。无芦头、老母、生心、焦枯、杂质、虫蛀、霉变。二等干货：每千克 32 支以内。余同一等干货。三等干货：每千克 60 支以内。余同一等干货。四等干货：每千克 100 支以内。余同一等干货。五等干货：同一等干货，但油性少，支根瘦小。每千克 100 支以上，最小货直径 1 cm 以上。无芦头、老母、生心、焦枯、杂质、虫蛀、霉变。

【炮制】 鲜地黄：取原药材，洗净泥土，除去须根，配方时切片。

生地黄：取原药材，用清水浸泡 1 h，洗净泥土，捞起，置筐内，沥干水分，晒八成干，装入缸中闷润透后，取出，用枳壳钳压扁，用片刀片成厚片，放案板上用刀压平，摆在簸箕内，吹干。

熟地黄：取干生地黄，洗净泥土，沥干水分，装入木甑或蒸笼内放锅中隔水蒸制，加清水至甑脚 20 cm 高，武火加热蒸 12 h，蒸时注意随时补充水分，保持水面高度，取出，晒干，将蒸后锅中的药汁浓缩后与熟地黄拌匀闷 12 h，再装木甑中如上法蒸 12 h，取出，晒干，放缸中储藏，用时用片刀片成厚片，配方。

酒熟地黄：取干生地黄，洗净泥土，晒干，加酒拌匀闷 12 h 至酒吸尽后，开始放瓦钵中，每钵 2～3 kg，置木甑或蒸笼内放锅中隔水蒸，加清水至甑脚 20 cm 高，武火加热蒸 12 h，取出晒干，将蒸后的药汁浓缩后与熟地黄拌匀闷 12 h，置木甑中如上法蒸 12 h，取出晒干。后来改进为，做一个与木甑底大小一致的白铁盘，中间挖 6 cm 左右孔洞，做把，蒸制熟地黄时，先将白铁盘放入木甑中，在盘把上插入周围有小孔的竹筒，将拌酒的生地黄放入木甑中，如前法蒸制后，取出晒干。放缸中储藏，用时用片刀片成厚片，配方。

每生地黄 10 kg，用白酒 3 kg。

砂仁陈皮制熟地黄：取干生地黄，如酒熟地黄，置木甑或蒸笼内放锅中隔水蒸 12 h，取出晒干，将蒸后的药汁浓缩后与熟地黄拌匀，并加入砂仁末、陈皮搅拌均匀，置木甑中如上法蒸 12 h，取出晒干，放缸中储藏，用时用片刀片成厚片，配方。

每生地黄 10 kg，用白酒 3 kg，砂仁末 0.1 kg，陈皮 0.6 kg。

九制地黄：取干生地黄，洗净泥土，晒干，加适量白酒拌匀放缸中密闭闷 12 h 至酒吸尽，蒸制熟地黄时，先将白铁盘放入木甑中，插入竹筒把柄，将拌酒的生地黄放入木甑内放锅中隔水蒸，加清水至甑脚 20 cm 高，武火加热蒸 12 h，闷 8 小时，取出晒干，加酒拌匀吸尽后如上法再蒸 12 h，反复蒸晒 8 次至熟地黄光黑如漆、味甘如饴、中间发空为度。第二次蒸前拌入砂仁末、陈皮，酒分次加入拌蒸。放缸中储藏，用时取出用片刀片成厚片，配方。

每生地黄 10 kg，用砂仁末 0.1 kg，陈皮 0.6 kg，白酒 3 kg。

生地黄炭：取生地黄片置热锅中，用武火加热，不断翻动炒至发泡鼓起，表面焦黑色，内部老褐色，喷淋清水少许灭尽火星，取出，晾干凉透。

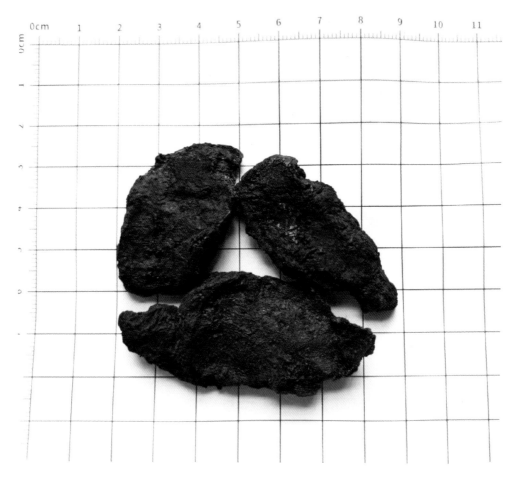

熟地黄炭：取熟地黄片置热锅中，用武火加热，不断翻动炒至发泡鼓起，表面焦黑色，内部黑褐色，喷淋清水少许灭尽火星，取出，晾干凉透。

【成品性状】　鲜生地黄呈纺锤形或条状，长 90～150 mm，直径 10～60 mm。外皮薄，表面浅红黄色，具弯曲的皱纹，横长皮孔，肉质，切面淡黄白色，可见橘红色油点，中部具放射状纹理。气微，味微甜。

生地黄为不规则类圆形厚片，切面棕黑色或乌黑色，平滑有光泽，油润富黏性，中间隐现菊花心纹理，周边灰黑色或棕灰色，皱缩，质柔软，气特异，味微甜。

熟地黄形如生地黄片，切面乌黑发亮，质滋润而柔软，易粘连，味甜，或微有酒香气，或有陈皮香气。

九制地黄呈类长圆形，内外均呈漆黑色，外表皱缩不平。质柔软，断面滋润，中心部往往可看到光亮的油脂状块，有空洞，黏性甚大。味甜，有浓郁的酒香气。

生地黄炭形如生地黄片，表面焦黑色，质轻松鼓胀，外皮焦脆，中心部呈棕黑色并有蜂窝状裂隙，有焦苦味。

熟地黄炭形如生地黄炭，色泽加深而光亮。

【性味与归经】　鲜地黄甘、苦，寒；归心、肝、肾经。生地黄甘，寒；归心、肝、肾经。熟地黄甘，微温；归肝、肾经。

【功能与主治】　鲜地黄清热生津，凉血止血；用于热病伤津口渴，发斑发疹，吐血，衄血，咽喉肿痛。生地黄清热凉血，养阴生津；用于热病舌绛烦渴，阴虚内热，骨蒸劳热，内热消渴，吐血衄血，发斑发疹。熟地黄滋阴补血，益精填髓；用于肝肾阴虚，腰膝酸软，骨蒸劳热，盗汗遗精，内热消渴，血虚萎黄，心悸怔忡，月经不调，眩晕耳鸣。地黄炭凉血，止血；用于咯血，衄血，便血，尿血，崩漏。

42. 山药

【来源】　本品为薯蓣科植物薯蓣 *Dioscorea opposita* Thunb. 的干燥根茎。主产于河南、山西、河北、广西、湖南等地。商品分以下几种。怀山药：又名淮山药，产于河南温县、博爱、孟州、沁阳、武陟一带者，品质最优，为道地药材。毛山药：又名毛条山药，为采挖后洗净泥土，刮去外皮，晒干或烘干之药材。光山药：又名光条山药，将山药浸入清水中，至无干心时取出，再用木板搓成圆柱形，晒干，打光即成。河南产山药肉质肥厚，山西太谷产略泡。药材以条粗长、质坚实、粉性足、色白者为佳。

【商品规格】　1949 年以前山药规格等级较为复杂，主要商品怀山药有正超、副超、大超、小超、魁山、拣山、鸡骨山（笔山）、大寸山、小寸山、料山等多种规格；西山药则有西超、西正超、西副超、大断山、山药片等多种规格。

现行标准不分产地，主要分为光山药及毛山药。

光山药：一等，干货。呈圆柱形，条匀挺直，光滑圆润，两头平齐。内、外均为白色。质坚实，粉性足。味淡。长 15 cm 以上，直径 2.3 cm 以上。无裂痕、空心、炸头、杂质、虫蛀、霉变。二等，长 13 cm 以上，直径 1.7 cm 以上。其他同上。三等，长 10 cm 以上，直径 1 cm 以上。其他同上。四等，长短不分，直径 0.8 cm 以上，间有碎块。其他同上。

毛山药：一等，干货。呈长条形，弯曲稍扁，有顺皱纹或抽沟，去净外皮，内、外均为白色或黄白色，有粉性。味淡。长 15 cm 以上，中部围粗 10 cm 以上。无破裂、空心、黄筋、杂质、虫蛀、霉变。二等，长 10 cm 以上，中部围粗 6 cm 以上。其他同上。三等，长 7 cm 以上，中部围粗 3 cm 以上，间有碎块。其他同上。

【炮制】　山药：（1）取原药材，除去杂质，大小分档，用清水浸泡至透心手捏软者，捞起，沥干水分，晾干表面水分，切斜片，放入洁净的簸箕内摊平置烘箱中烘八成干，置撞筛中撞光，再放烘箱中烘干。

（2）熏润法：取原药材，除去杂质，大小分开，浸泡至水分浸入内部 1/2 左右，捞出，放置片刻，置于熏柜内密封，点燃硫黄熏润 12 h 后药材干湿适度、润透至心，取出切横厚片或斜厚片，放在铁折子上，置烘箱中烘八成干后，置撞筛中撞光，烘干。每 10 kg 山药，用硫黄 0.05 kg。

注意：山药炮制时要掌握水浸泡时间和季节气温，要润透，若有硬心，放在水中继续浸泡，山药在夏季气温高时，润的时间不能太长，太长易变红、发黏、生霉，并且切片后要及时干燥，防止变色，干燥方法有晒干和烘干，干燥过程中要经常翻动，以保持山药的色泽，晒干品不起粉，烘干品起粉，烘八成干后置撞簸中撞去边角后，饮片光滑好看。

米炒山药：将浸湿的大米均匀撒入锅中，用中火加热，另将大小分档的山药片摆在麻袋皮上，待米冒浓烟时，将麻袋皮放在米上熏成黄色，轻轻抖动麻袋皮，待山药色变均匀黄色时，出锅，晾凉。

每山药 10 kg，用米 1.2 kg。

土炒山药：取灶心土细粉置热锅中，用中火加热，不断翻动至土呈灵活状态时，加入分档山药片，拌炒至表面土黄色，挂土粉时，取出，筛去土，晾凉。

每山药 10 kg，用灶心土 3 kg。

麸炒山药：取蜜麸撒入热锅中，用中火加热，待冒浓烟时，投入分档的山药片，拌炒至金黄色，取出，筛去焦麸，晾凉。

每山药片 10 kg，用麦麸 1 kg，蜂蜜 0.03 kg。

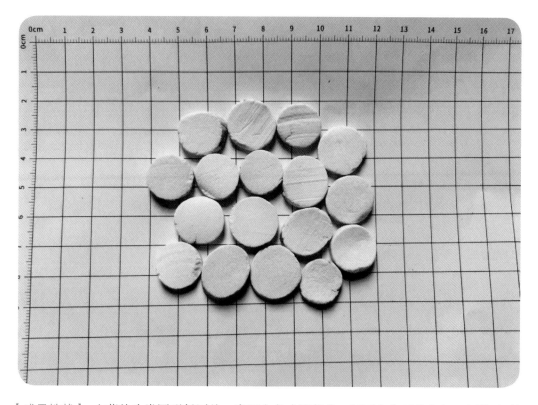

【成品性状】　山药片为类圆形斜厚片，表面白色或淡黄色，切面白色至黄白色，光滑而平坦，质地坚脆，粉性，气微，味甜、微酸。

米炒山药形如山药片，表面淡黄色，略有焦香气。

土炒山药形如山药片，表面土黄色，粘有土粉，略有焦香气。

麸炒山药形如山药片，表面金黄色，偶有焦斑，略有焦香气。

【性味与归经】　甘，平。归肺、脾、肾经。

【功能与主治】　健脾养胃，生津益肺，补肾涩精。用于脾虚泄泻，久痢，肺虚喘咳，消渴，遗精，带下，小便频数。

43. 川芎

【来源】　本品为伞形科植物川芎 *Ligusticum chuanxiong* Hort. 的干燥根茎。主产于四川、江西等地。商品分以下几种。抚芎：为产于江西者，药材油润，断面黄白色。川芎：产于四川，其个大肉多、油足气香者，为道地药材，分为贡芎、芎王、刁芎、等外川芎、小川芎，品质最佳。茶芎：产于鄂南者，药材以个大、外表暗褐色、内面黄白色、质坚实、香气浓、油性大者为佳。

【商品规格】 过去，川芎依产地、采收和加工分为贡芎、芎王、刁芎、等外川芎、小川芎五个等级。现在分为两个规格，标准如下。

川芎：一等，干货。呈绳结状，质坚实。表面黄褐色。断面灰白色或黄白色。有特异香气，味苦辛，麻舌。每千克44个以内，单个的重量不低于20 g。无山川芎、空心、焦枯、杂质、虫蛀、霉变。二等，干货。每千克70个以内。余同一等。三等，干货。呈绳结状，体枯瘦欠坚实。表面褐色。断面灰白色。有特异香气，味苦辛、麻舌。每千克70个以上，个大空心的属此等。无山川芎、苓珠、苓盘、焦枯、杂质、虫蛀、霉变。

山川芎：统货，干货。呈绳结状，体枯瘦欠坚实。表面褐色。断面灰白色。有特异香气，味苦辛、麻舌。大小不分。无苓珠、苓盘、焦枯、杂质、虫蛀、霉变。

【炮制】 川芎：取原药材，拣去杂质，倒入缸中，加清水刚好超出川芎面，用竹扫帚擦洗表面至无泥沙为止，或穿草鞋在缸中踩去表面的皮和小疙瘩，捞出，洗净，清水浸泡（夏、秋二季1 h，春、冬二季2 h），捞起，沥干水分，放缸中闷润透后，取出，论边看花切成蝴蝶形薄片后，晒干。

注：要将擦洗川芎表面泥沙的竹扫帚先端细小部分剪去，使其呈秃头状，易于擦洗，切川芎饮片时，依其形状论边看花切成蝴蝶形薄片，摊在簸箕内摊平，晒干，若不摊平，易成翘片，炮制时要特别引起注意。

酒川芎：取川芎，放盆中，喷淋白酒，拌匀，闷润至酒吸尽后，放热锅中炒干，出锅，晾凉。

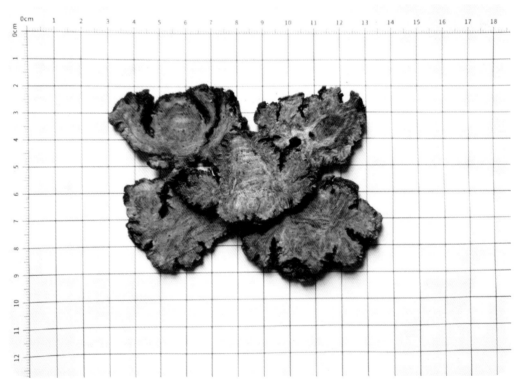

【成品性状】 川芎片为不规则形的薄片，形似蝴蝶，外表黄褐色，粗壮不整齐，切面灰白色或黄白色，可见波状环纹或不规则纹理，并散有多数黄棕色小油点，光滑，质坚硬具特异香气，味苦辛，稍有麻舌感，微回甜。

酒川芎形如川芎，表面颜色稍深，略有酒香气。

【性味与归经】 辛，温。归肝、胆、心包经。

【功能与主治】　活血行气，祛风止痛。用于头痛，眩晕，胁痛腹疼，寒痹筋挛，经闭，难产，产后瘀阻块痛，痈疽疮疡。

44. 黄芪

【来源】　本品为豆科植物蒙古黄芪 *Astragalus membranaceus*（Fisch.）Bge.var.*mongholicus*（Bge.）Hsiao 或膜荚黄芪 *Astragalus membranaceus*（Fisch.）Bge. 的干燥根。主产于内蒙古、甘肃、山西、黑龙江、陕西等地。商品分以下几种。北黄芪：大部分为植物膜荚黄芪的根，小部分为植物蒙古黄芪的根，主产于黑龙江、内蒙古等地，质优，因产地不同又分为宁古塔芪、红蓝芪、黑石滩芪、正口芪等。北口芪：植物蒙古黄芪的根，属北黄芪。旧时多经独石口进关集散，故得此名。绵黄芪：产于山西绵山等地者，大部分为蒙古黄芪的根，小部分为膜荚黄芪的根，质佳。因其根长，形似箭杆，故有箭芪和箭黄芪之称。西黄芪：产于山西浑源、山阴等地者，质佳，为通用正品。库黄芪：产于内蒙古库伦旗一带者，属北黄芪。红芪：豆科植物多序岩黄芪 *Hedysarum polybotrys* Hand.–Mazz. 的干燥根，主产于甘肃，多为野生，为黄芪副品，按加工方法又可分为冲正芪、正炮台芪、副炮台芪等。药材以条粗长、质硬而绵、断面色白黄、粉性足、味甜者为佳。

【商品规格】　过去，黄芪规格较复杂，关芪有正芪、箱庄散正芪、正小皮芪、副小皮芪等区别，红蓝芪有散支红蓝芪和小把红蓝芪两种。现行黄芪规格标准如下。

黄芪：特等，干货。呈圆柱形的单条，斩去疙瘩头或喇叭头，顶端间有空心。表面灰白色或淡褐色。质硬而韧。断面外层白色，中部淡黄色或黄色，有粉性。味甘，有生豆气。长 70 cm 以上，上中部直径 2 cm 以上，末端直径不小于 0.6 cm。无根须、老皮、虫蛀、霉变。一等，干货。长 50 cm 以上，上中部直径 1.5 cm 以上，末端直径不小于 0.5 cm。余同特等。二等，干货。长 40 cm 以上，上中部直径 1 cm 以上，末端直径不小于 0.4 cm。间有老皮，余同一等。三等，干货。不分长短，上中部直径 0.7 cm，末端直径不小于 0.3 cm，间有破短节子，无根须、虫蛀、霉变。

红芪：一等，干货。呈圆柱形的单条，斩去疙瘩头或喇叭头，表面红褐色。断面外层白色，中间黄白色。质坚，粉足，味甜。上中部直径 1.3 cm 以上，长 33 cm 以上。无须根、虫蛀、霉变。二等，干货。上中部直径 1 cm 以上，长 23 cm 以上。余同一等。三等，干货。上中部直径 0.7 cm 以上。长短不分，间有破短节子。余同一等。出口规格要求如下。

原生芪品质要求：上黄色，细皮，质坚粉足，粗壮顺直，内色浅黄色，斩去芪头，无断条碎条，无毛须疙瘩及节子。

一等，头部斩口对下 3.5 cm 处直径 2 cm 以上，长度 18 cm 以上。二等，头部斩口对下 3.5 cm 处直径 1.5 ～ 2 cm，长度 18 cm 以上。三等，头部斩口对下 3.5 cm 处直径 1 ～ 1.5 cm，长度 18 cm 以上。允许有直径 0.5 ～ 1 cm 的不超过 10 %。

正牌黑皮芪（即原冲正芪）品质要求：外皮染黑色，无枝杈，顺直粉足，口面平正（不得有马蹄形），内色新鲜，黄白色或淡黄色，无虫蛀及破伤。

一等，直径 1.5 cm 或以上，长度 18 ～ 70 cm。二等，直径 1.2 ～ 1.4 cm，长度 18 ～ 70 cm。三等，直径 1 cm 以上（不包括 1 cm），长度 18 ～ 70 cm。四等，直径 1 cm，长度 18 ～ 70 cm。以上四个等级每箱允许有同直径的长度 10 ～ 18 cm 芪节 1 ～ 2 kg。

正炮台芪品质要求：皮细，黄白色，内色淡黄色，质坚粉足，顺直，无枝杈，口面平正（不得有马蹄形），色新，无霉蛀及破伤。包装为木箱，头层 12.5 kg，直径 1.2 cm 以上，长度 20 ～ 86 cm。二层 17.5 kg，直径 1 ～ 1.2 cm，长度 18 ～ 86 cm。三层 20 kg，直径 0.8 ～ 1 cm，长度 18 ～ 86 cm。各层装箱时要分清，每箱允许直径 1.2 cm 以上，长度 9 cm 以上的芪节 1.5 ～ 2.5 kg。

副炮台芪品质要求：同正炮台芪。散枝，木箱装，每箱净重 40 kg。头层 10 kg，直径 1.2 ～ 1.5 cm，长度 18 ～ 60 cm。二层 12.5 kg，直径 0.9 ～ 1.2 cm，长度 18 ～ 60 cm。三层 17.5 kg，直径 0.6 ～ 0.9 cm，长度 18 ～ 60 cm。每箱允许有 7 cm 以上的芪节 2 ～ 2.5 kg。

【炮制】 取原药材，抢水洗去泥沙，沥干水分，晒八成干后，置缸中润 12 h，上盖麻袋，取出，吹干，切斜片，吹干，用剪刀将两端修圆。或抢水洗净，沥干水分，晒八成干后，截成 3 ～ 4 cm 的段，直切，晒干。

蜜黄芪：将过滤的蜂蜜倒入洗净的锅中，用文火加热，至蜂蜜沸腾时加入黄芪片，不断翻动，炒至金黄色，疏松不粘手时，取出放凉，密闭储藏。每黄芪 10 kg，用蜂蜜 5 kg。

注：蜂蜜炼至刚沸腾时加入黄芪片，利用热胀冷缩使蜂蜜全部渗入黄芪内部，蜂蜜炼得太老，不易渗入药材里面，炙好黄芪的标准为用手抓可捏成团，掷之可散开，不能粘在一起，蜂蜜渗入药材里面。

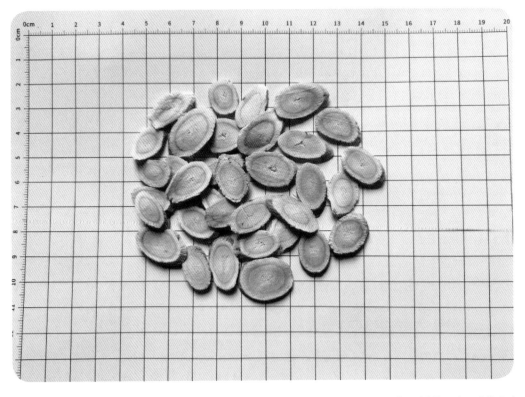

【成品性状】 黄芪片为类圆形斜片或直片，表面灰黄色或浅棕褐色，有纵皱纹，切面黄白色，内层有棕色环纹及放射状纹理，外层有曲折裂隙，中心黄色。质硬而韧。气微，味微甜，嚼之微有豆腥味。

蜜黄芪形如黄芪片，表面金黄色或深黄色，有光泽，略带黏性，味甜，有蜜香气。

【性味与归经】 甘，微温。归脾、肺经。

【功能与主治】 补气升阳，益卫固表，利水消肿，托疮生肌。用于气虚乏力，食少便溏，中气下陷，久泻脱肛，便血崩漏，表虚自汗，气虚浮肿，痈疽难溃，久溃不敛，血虚萎黄，内热消渴。

45. 大黄

【来源】　本品为蓼科植物掌叶大黄 *Rheum palmatum* L.、唐古特大黄 *Rheum tanguticum* Maxim. ex Balf. 或药用大黄 *Rheum officinale* Baill. 的干燥根及根茎。主产于甘肃、青海、四川等地。商品分以下几种。西大黄分箱吉（竖片形）、蛋吉（卵圆形）、中吉（马蹄形）、京吉、苏吉（圆柱形、腰鼓形）等，药材以质坚实、断面锦纹明显、红棕色、有油性、气清香、味苦而微涩、嚼之发黏者为佳。

【商品规格】　大黄按传统规格，分为西大黄、雅黄、南大黄三类。前一类的原植物为掌叶大黄及唐古特大黄。后两类的原植物均为药用大黄。

1）西大黄

（1）蛋吉：①一等：干货。去净粗皮，纵切成瓣。表面黄棕色，体重质坚，断面淡红棕色或黄棕色，具放射状纹理及明显环纹，红肉白筋。髓部有星点环列或散在颗粒，气清香，味苦微涩。每千克8个以内，糠心不超过15%。无杂质、虫蛀、霉变。②二等：干货。每千克12个以内，余同一等。③三等：干货。每千克18个以内，余同一等。

（2）苏吉：①一等：干货。去净粗皮，横切成段，呈不规则圆柱形，表面黄棕色，体重质坚，断面黄色或棕褐色，具放射状纹理及明显环纹，红肉白筋。髓部有星点环列或散在颗粒。气清香，味苦微涩。每千克20个以内，糠心不超过15%，无杂质、虫蛀、霉变。②二等：干货。每千克30个以内，余同一等。③三等：干货。每千克40个以内，余同一等。

（3）水根：统货，干货。为掌叶大黄或唐古特大黄的主根尾部及支根的加工品，呈长条状，表面棕色或黄褐色，间有未去净的栓皮。体重质坚，断面淡红色或黄褐色，具放射状纹理。气清香，味苦微涩，长短不限，间有闷茬，小头直径不小于1.3 cm，无杂质、虫蛀、霉变。

（4）原大黄：统货，干货。去粗皮，纵切或横向联合切成瓣段，块片大小不分。表面黄褐色，断面具放射状纹理及明显环纹。髓部有星点或散在颗粒。气清香，味苦微涩，中部直径在2 cm以上，糠心不超过15%。无杂质、虫蛀、霉变。

2）雅黄　①一等：干货。切成不规则块状，似马蹄形，去净粗皮，表面黄色或棕褐色，体重质坚，断面黄色或棕褐色。气微香，味苦，每个150～250 g，无枯糖、焦糊、水根、杂质、虫蛀、霉变。②二等：干货。体较轻泡，质松，每个100～200 g。余同一等。③三等：干货。切成不规则块状似马蹄形，未去粗皮，表面黄褐色，体质轻泡。质松，断面黄褐色，气微香，味较淡，大小不分。间有直径3.5 cm以上的根黄。无枯糖、焦糊、杂质、虫蛀、霉变。

3）南大黄　①一等：干货。横切成段，去净粗皮，表面黄褐色，体结实，断面黄色或绿色，气微香，味涩而苦，长7 cm以上，直径5 cm以上。无枯糖、糊黑、水根、杂质、虫蛀、霉变。②二等：干货。体质轻松。大小不分，间有水根，最小头直径不小于1.2 cm，余同一等。

【炮制】　大黄：取原药材，洗净泥土，置缸中加适量白酒拌匀，经常翻动，润透后取出切横片，晾干，或低温烘干。

每大黄10 kg，用白酒2.5 kg。

注：大黄切片后，不能暴晒，暴晒后色泽差，易变色。

熟大黄：取原药材，洗净泥土，置缸中加适量白酒拌匀，经常翻动，润透后取出切1.5 cm丁块，置蒸笼或木甑中，放锅中隔水蒸，锅中水面要高出甑脚6～9 cm，武火加热，蒸12 h，停火闷12 h，取出晒八成干，将锅中蒸煮后的水液浓缩并拌匀，再按上法蒸12 h，闷12 h，至大黄表面棕黑色，取出晒干，将蒸锅中水液浓缩后拌入大黄丁中，闷润，水液吸尽后晒干。

每大黄 10 kg，用白酒 4 kg。

大黄炭：取大黄片置热锅中，用武火加热，不断翻动，炒至表面焦黑色，内部棕褐色，喷淋清水少许灭尽火星，取出放凉。

清宁丸：取熟大黄，干燥，粉碎过 100 目筛，水泛为丸，烘干。另取炼蜜置锅中加热熔化后，将烘干的丸药置叠簸中，边加炼蜜边转动叠簸，至炼蜜加完，加少许麻油，泛至表面发亮，晾凉。

每熟大黄 10 kg，用炼蜜 4 kg。

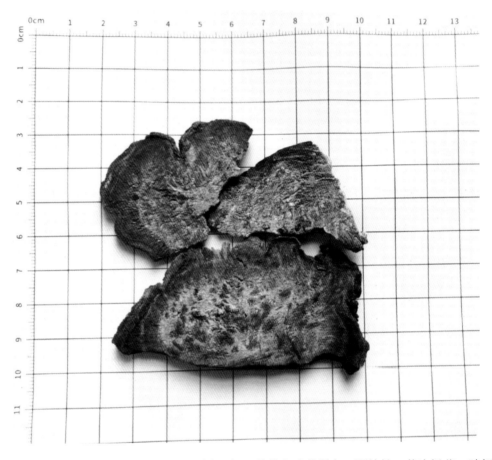

【成品性状】　大黄为类圆形或不规则厚片，切面黄棕色或黄褐色，颗粒性。若为根茎，髓部较大，其中有星点环列或散在，放射状维管束不明显；若为根，木质部发达，具明显的放射状纹理，射线红色，无髓无星点，周边黄棕色至红棕色，可见类白色网状纹理，质轻脆，易折断，气清香，略有酒香气，味苦、涩，嚼之粘牙，有沙粒感。

熟大黄为方形丁块，表面黑褐色，味微苦，有特异香气并有酒香气。

大黄炭形似大黄片，表面焦黑色，断面焦褐色，质轻脆，无臭，味微苦。

清宁丸为圆形颗粒，表面乌黑色，发亮，有香气。

【性味与归经】　苦、寒。归脾、胃、大肠、肝、心包经。

【功能与主治】　泻热通便，凉血解毒，逐瘀通经。用于实热便秘，积滞腹痛，泻痢不爽，实热黄疸，血热吐衄，目赤肿痛，肠痈腹痛，瘀血经闭，跌打损伤。大黄善清上焦血分热毒，多用于目赤肿痛，齿龈肿痛。熟大黄泻下力缓，泻火解毒，用于火毒疮疡。大黄炭凉血，化瘀止血，多用于血热有瘀出血症。清宁丸，泻热通便，多用于饮食停滞，口干舌燥，大便秘结。

46. 甘草

【来源】　本品为豆科植物甘草 *Glycyrrhiza uralensis* Fisch.、胀果甘草 *Glycyrrhiza inflata* Bat.、或光果甘草 *Glycyrrhiza glabra* L. 的干燥根及根茎。主产于内蒙古、新疆、陕西、甘肃、青海、山西等地。药材皮草以外皮细紧、色红棕、质坚实、粉性足、断面黄白色者为佳；粉草以外表平坦、淡黄色、断面菊花纹、质坚而重者为佳。习惯认为梁外草及王爷地草品质最优，为道地药材，为武汉地区习用品。

【商品规格】　传统商品分为内蒙草、西北草和东北草。内蒙草以内蒙古西部河套地区周围为主产地，分为5种。①梁外草：产于河套以南鄂尔多斯杭锦旗一带者，为甘草中最优质的品质，质结实（但稍有枝杈），外皮枣红色，内色鹅黄，粉质特厚。②王爷地草：产于宁夏巴盟的阿拉善左旗延至磴口一带者，亦为甘草中上品，单枝独干，条粗均匀，两端大小相仿，大头一端中心凹陷，外色枣红，比梁外草稍深，粉质亦厚。③西镇草：产于鄂尔多斯中心地区的鄂托克旗，以及宁夏的陶乐、平罗等地，条干粗匀，质较松，皮色红褐，较梁外草稍逊。④上河川草：产于鄂尔多斯达拉特旗，皮色红褐、棕红或黑褐不等，内色老黄，质较松，骨气差，粉性小，口面显裂纹，习惯认为较梁外草质次，但优于下河川草。⑤下河川草：产于包头附近以及包头以东的平地泉区萨拉齐、托克托、和林格尔等地，其条干粗细不均，质较松，外皮灰褐，粉质很差，为内蒙草之次级品。西北草产于甘肃民勤、庆阳、张掖、玉门等地，产于陕北靖边、定边等地的也称边草，特点、质量与西镇草、上河川草相似。东北草：产于呼伦贝尔科尔沁前中旗和突泉、洮南、扎鲁特旗、开鲁、赤峰及辽宁建昌等地，集散于赤峰、锦州两地，其质松泡，外皮红黑带芦头，但味很甜（俗称关草、抽草）。依加工分为皮草和粉草。皮草：采收加工后择其条匀皮色红润者，规格分为特枝（长7寸以上，直径8分）、甲枝（长7寸，直径5分）、乙枝（长7寸左右，直径3.5分）、丙枝（直径2分）、丁枝（直径1.3分）。粉草在产地择其粗皮黑皮甘草，用刀刮去外皮呈淡黄色之条，再按大小分为特枝、甲枝、乙枝、丙枝。

现在甘草分为西草和东草。

（1）西草。

大草：统货，干货。呈圆柱形。表面红棕色、棕黄色或灰棕色，皮细紧，有纵纹，斩去头尾，切口整齐。质坚实、体重。断面黄白色，粉性足。味甜。长25～50 cm，顶端直径2.5～4 cm，黑心草不超过总重量的5%。无须根、杂质、虫蛀、霉变。

条草：一等，干货。呈圆柱形，单枝顺直。表面红棕色、棕黄色或灰棕色，皮细紧，有纵纹，斩去头尾，切口整齐。质坚实、体重。断面黄白色，粉性足。味甜。长25～50 cm，顶端直径1.5 cm以上。间有黑心。无须根、杂质、虫蛀、霉变。二等，长25～50 cm，顶端直径1 cm以上，余同一等。三等，干货。长25～50 cm，顶端直径0.7 cm以上。余同一等。

毛草：统货，干货。呈圆柱形弯曲的小草，去净残茎，不分长短。表面红棕色、棕黄色或灰棕色。断面黄白色，味甜。顶端直径0.5 cm以上。无杂质、虫蛀、霉变。

草节：一等，干货。呈圆柱形，单枝条。表面红棕色、棕黄色或灰棕色，皮细，有纵纹。质坚实、体重。

断面黄白色，粉性足。味甜。长 6 cm 以上，顶端直径 1.5 cm 以上。无须根、疙瘩头、杂质、虫蛀、霉变。二等，干货。长 6 cm 以上，顶端直径 0.7 cm 以上。无须根、疙瘩头、杂质、虫蛀、霉变。

疙瘩头：统货，干货。加工条草时砍下的根头，呈疙瘩头状。去净残茎及须根。表面黄白色。味甜。大小长短不分，间有黑心。无杂质、虫蛀、霉变。

（2）东草。

条草：一等，干货。呈圆柱形，上粗下细。表面紫红色或灰褐色，皮粗糙，不斩头尾，质松体轻，断面黄白色，有粉性，味甜。长 60 cm 以上，芦下 3 cm 处直径 1.5 cm 以上，间有 5% 20 cm 以上的草头。无杂质、虫蛀、霉变。二等，干货。长 50 cm 以上，芦下 3 cm 处直径 1 cm 以上，余同一等。三等，干货。长 40 cm 以上，芦下 3 cm 处直径 0.5 cm 以上。余同一等。

毛草：统货。干货。呈圆柱形弯曲的小草，去净残茎，间有疙瘩头，表面紫红色或灰褐色，质松体轻，断面黄白色，味甜，不分长短，芦下直径 0.5 cm 以上，无杂质、虫蛀、霉变。

【炮制】 甘草：取原药材，拣净杂质，抢水洗去泥沙，放入缸中上盖麻袋，润透后，取出，切横片或斜片，晒干或烘干。

注：①甘草：炮制时不宜用水浸泡，要闷润透，以免成分流失，切制的饮片要立即干燥，以免发汗、生霉；同时不能暴晒，以免色泽发生变化。②蜜甘草：将过滤的蜂蜜置热锅中，用文火加热，至蜂蜜沸腾后加入甘草片拌炒，至表面金黄色、不粘手时，取出放凉。③炙甘草：锅、锅铲要洗干净，火力用文火，炙的时间要长一些，至表面金黄色。

每甘草片 10 kg，用蜂蜜 3.8 kg。

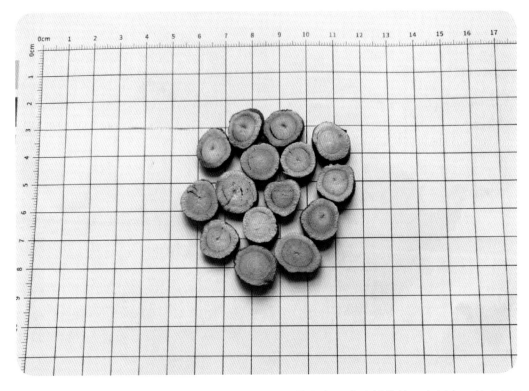

【成品性状】 甘草片为类圆形或椭圆形厚片，切面黄白色，略显纤维性，中间有一较明显的环及放射状纹理，有裂隙，表面外皮松紧不一，粗糙，具细皱纹，棕红色、红色或灰棕色。质坚，有粉性，

气微，味甜而特异。

　　蜜甘草形如甘草片，表面棕黄色或金黄色，有光泽，略有黏性。

　　【性味与归经】　甘、平。归心、肺、脾、胃经。

　　【功能与主治】　补脾益气，清热解毒，祛痰止咳，缓急止痛，调和诸药。用于脾胃虚弱，倦怠乏力，心悸气短，咳嗽痰多，脘腹四肢挛急疼痛，痈肿疮疡，缓和药物毒性、烈性。蜜甘草用于补气复脉。

47. 川乌

　　【来源】　本品为毛茛科植物乌头 *Aconitum carmichaelii* Debx. 的干燥母根。主产于四川、陕西等地。药材以个匀、肥满、质坚、无空心、断面色白者为佳。

　　【炮制】　制川乌：取原药材，除去杂质，洗净泥土，放缸内加清水浸漂，冬、春二季 7 天，夏、秋二季 5 天，每天换水一次，捞起置锅中加水用武火加热煮 2 h，捞取，另取黑豆、甘草、生姜放入锅中加水与川乌同煮 2 h，至个大者煮透心，若未透心继续加水煮至透心，取出，摊入簸箕内放凉，拣去辅料，晒八成干后，放缸内闷润透后取出，切横厚片，晒干。

　　每川乌 10 kg，用黑豆 0.5 kg、甘草 0.5 kg、生姜 0.5 kg。

　　注：川乌炮制浸漂至内无干心，加辅料煮至透心，口尝无麻辣或微有麻舌感，闷润时要经常检查，防发黏、生霉。

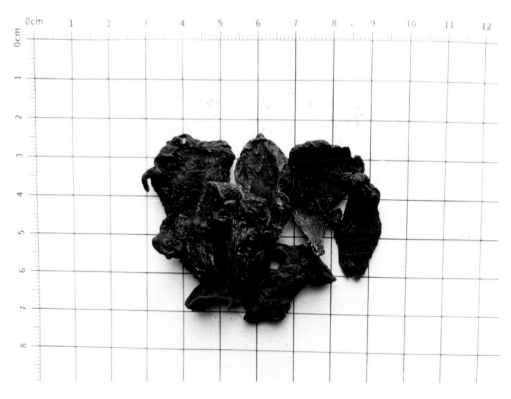

　　【成品性状】　制川乌为不规则的厚片，表面黑褐色或暗黄色，有光泽，可见灰棕色多角形形成层环纹，中间有空隙，质轻脆，无臭，微有麻舌感。

　　【性味与归经】　辛、苦，热；有大毒。归心、肝、肾、脾经。

【功能与主治】 祛风除湿，温经止痛。用于风寒湿痹，关节疼痛，半身不遂，心腹冷痛，寒疝作痛，头痛，牙痛，阴疽肿毒，疥癣。

48. 草乌

【来源】 本品为毛茛科植物北乌头 *Aconitum kusnezoffii* Reichb. 的干燥块根。主产于辽宁、河北、山东、山西、湖北、安徽、湖南、陕西、四川、贵州、云南等地。药材以个匀、肥壮、质坚实、断面色灰白者为佳。

【炮制】 制草乌：取原药材，除去杂质，洗净泥土，放缸内加清水浸漂，冬春 7 天，夏秋 5 天，每天换水一次，捞起置锅中加水用武火加热煮 2 h，捞取，另取黑豆、甘草、生姜放入锅中加水与草乌同煮 2 h，至个大者煮透心，若未透心继续加水煮至透心，取出，摊入簸箕内放凉，拣去辅料，晒八成干后，放缸内闷润 3 ~ 4 天至透心后取出，切横厚片，晾干。

每草乌 10 kg，用黑豆 0.5 kg、甘草 0.5 kg、生姜 0.5 kg。

注：草乌炮制浸漂至内无干心，加辅料煮至透心，口尝无麻辣或微有麻舌感，闷润时要经常检查，防发黏、生霉，切片后不能暴晒，以免饮片变形。

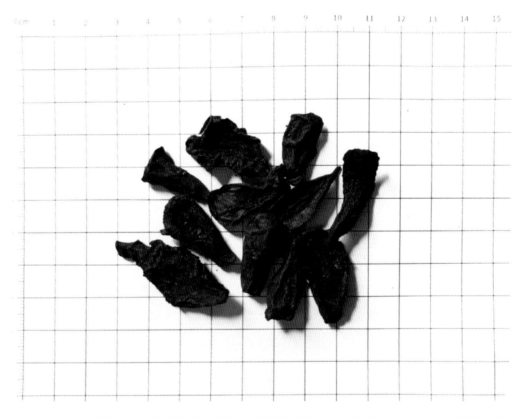

【成品性状】 制草乌为不规则类圆形或近三角形的厚片，表面黑褐色或暗黄色，微显光泽，中心部色较浅呈灰色，外层有灰白色的小筋脉点，并有空隙，周边褐色，有深皱纹或弯曲的深缺刻。质坚脆，味较弱。

【性味与归经】 辛、苦，热；有大毒。归心、肝、肾、脾经。

【功能与主治】 祛风除湿，温经止痛。用于风寒湿痹，关节疼痛，半身不遂，心腹冷痛，寒疝作痛，头痛，牙痛，阴疽肿毒，疥癣。

49. 白附子

【来源】 本品为天南星科植物独角莲 *Typhonium giganteum* Engl. 的干燥块茎。主产于河南禹州、四川、陕西、湖北等地。河南禹州所产者形似蚕蛹，肥大、坚实、色白、粉性大，也称牛奶头，质量好，为道地药材。药材以个大、肥壮、色白、粉性足者为佳。

【炮制】 制白附子：取原药材，除去杂质，洗净泥土，放缸内加清水浸漂，冬、春二季 7 天，夏、秋二季 5 天，每天换水一次，再加明矾浸泡 5～7 天，不换水，每天翻动一次，捞起置铜锅中，加水，用武火加热煮 2 h，捞起，另取生姜放入锅中，加水，与白附子同煮 2 h，取出，放蒸笼内蒸 2 h，至个大者切开透心，取出，摊入簸箕内放凉，拣去辅料，晒八成干后，放缸内闷润 3～4 天至透心后，取出，切横厚片，晾干。

每白附子 10 kg，用明矾 1 kg、生姜 1 kg。

注：白附子炮制浸漂至内无干心，加辅料煮蒸至透心，第二次煮时要待水沸腾后加入，闷润时要经常检查，防发黏、生霉。

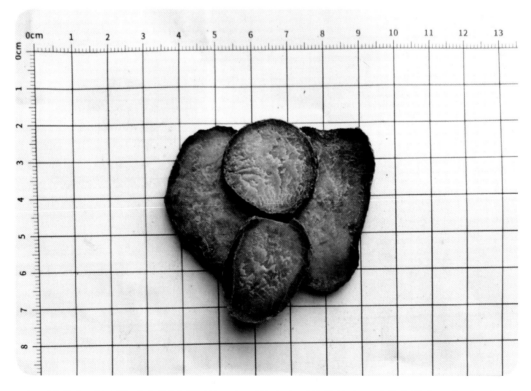

【成品性状】 制白附子为类圆形厚片，切面黄白色至淡黄棕色，边缘灰棕色，角质，半透明，周边灰棕色，粗糙，偶有点状须根痕，无臭，味淡、微涩。

【性味与归经】 辛，温；有毒。归胃、肝经。

【功能与主治】 祛风痰，定惊搐，解毒散结，止痛。用于中风痰壅，口眼㖞斜，语言謇涩，痰厥头痛，偏正头痛，喉痹咽痛，破伤风。外用于瘰疬痰核，毒蛇咬伤。

50. 千年健

【来源】 本品为天南星科植物千年健 *Homalomena occulta*（Lour.）Schott 的干燥根茎。主产于广东、广西、云南等地。药材以条大、红棕色、体坚实、香气浓烈者为佳。

【炮制】 取原药材，洗去灰尘，换水浸泡 2～4 h，捞起，沥干水分，置缸中润透后取出，切斜片，晒干，过筛。

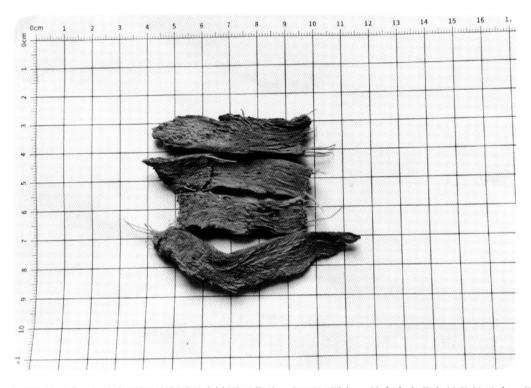

【成品性状】 本品为不规则的圆形或椭圆形薄片，切面红褐色，具有众多黄色针状针晶束，俗称"一包针"，周边红棕色，气香，味辛、微苦。

【性味与归经】 苦、辛，温。归肝、肾经。

【功能与主治】 舒筋活络，散风祛湿，壮筋骨。用于风湿痹痛，腰膝冷痛，下肢拘挛麻木。

51. 石菖蒲

【来源】 本品为天南星科植物石菖蒲 *Acorus tatarinowii* Schott 的干燥根茎。主产于长江流域。药材以条粗、断面类白色、香气浓烈者为佳。

【炮制】 取原药材，洗去泥土，捞起，沥干水分，润透，切横片，晒干。

【成品性状】 本品为类圆形或椭圆形薄片，表面棕褐色或灰棕色，粗糙，有须根或圆点状根痕，切面类白色或微红色，可见环状的内皮层环纹及棕色的油点，质硬而脆。气芳香，味苦、微辛。

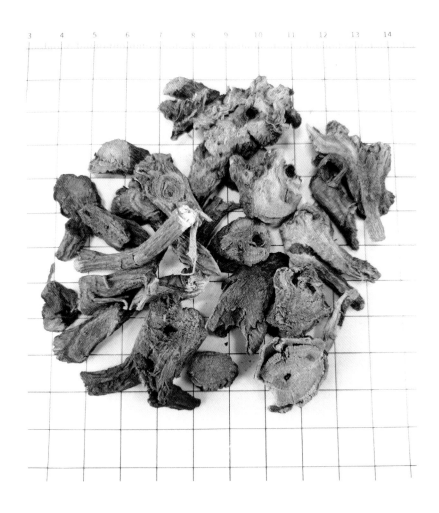

57. 白芍

【来源】　本品为毛茛科植物芍药 *Paeonia lactiflora* Pall. 的干燥根。主产于浙江、安徽、四川等地。药材均以根粗长、匀直、质坚实、粉性足、表面洁净者为佳。

【商品规格】　过去，商品按产地、大小、颜色、质地分杭白芍（表面白色带棕红或粉红，内白而洁）、川白芍（根略细，外色光白或粉红，内色白而光洁）、亳白芍（内、外色白而有粉，断面均有车轮纹，气微香，味酸涩）。现在商品分为白芍、杭白芍、亳白芍和湖南白芍等，其规格标准如下。

（1）白芍：①一等：圆柱形，直或稍弯，去净栓皮，两端整齐。表面类白色或淡红棕色。质坚实体重，断面类白色。长 8 cm 以上，中部直径 1.7 cm 以上，无芦头、花麻点、破皮、裂口、夹生。②二等：长 6 cm 以上，中部直径 1.3 cm 以上，间有花麻点，余同一等。③三等：长 4 cm 以上，中部直径 0.8 cm 以上，间有花麻点，余同一等。④四等：长短粗细不分，兼有夹生、破皮、花麻点、头尾、碎节或未去净栓皮，余同一等。

（2）杭白芍：①一等：圆柱形，条直，两端切平。表面棕红色或微黄色。质坚体重，断面米黄色。无枯芍、芦头、栓皮、空心。长 8 cm 以上，中部直径 2.2 cm 以上。②二等：长 8 cm 以上，中部直径 1.8 cm 以上，余同一等。③三等：长 8 cm 以上，中部直径 1.2 cm 以上，余同一等。④四等：长 7 cm 以上，中部直径 1.2 cm 以上，余同一等。⑤五等：长 7 cm 以上，中部直径 9 mm 以上，余同一等。⑥六等：长短不分，中部直径 8 mm 以上，余同一等。⑦七等：长短不分，中部直径 5 mm 以上，间有夹生、伤疤，余同一等。

（3）亳白芍：呈圆柱形或弯曲。长 10 ～ 17 cm，直径 0.7 ～ 1.8 cm。外表类白色或略带红棕色，较粗糙，不太光洁。质坚，较杭白芍轻，断面灰白色或类白色，细腻，粉性大。其余特征与杭白芍相同。

（4）川白芍：呈圆柱形，或略呈圆锥形，多弯曲。长 10 ～ 17 cm，直径 0.7 ～ 1.8 cm。表面粉红色，光洁无沟纹，有棕色下陷的细根痕。质坚体重，断面粉红色，细腻。其余特征与杭白芍相同，但味稍浓。

（5）湖南白芍：根条不顺直，稍弯曲，大小与川白芍相近，两端渐细，中部稍粗，表面浅棕色，有粗糙的纵皱纹及须根痕。质坚硬，断面类白色，菊花心明显。气微，味微苦、酸。

（6）出口品按亳白芍规格。条直，长 5.5 ～ 13 cm，粗细均匀，两端切口整齐，内外色泽洁白、光亮。体重，无空心、断裂痕。按直径分等。

【炮制】 白芍：取原药材，除去杂质，大小分档，洗净，清水浸漂 2 ～ 4 h（春、冬二季 4 天，夏、秋二季 2 天），捞起，沥干水分，放入缸中，闷润软，取出，切横薄片，置簸箕内晾干。

注：白芍切片后要及时晾干，不能暴晒，以免变色，晾干时间稍长，要经常簸动，晾干品饮片平整，无翘片，若晒干，饮片易出现翘片。以前白芍生用时用四川中江白芍切片，中江白芍嫩，粉性足，饮片好看；炒品用杭白芍或亳白芍切片。

麸炒白芍：取蜜麸撒入热锅中，待冒浓烟时，投入白芍片，用笤帚拌炒至表面金黄色，扫入筲箕中，抖入簸箕内晾凉，筛去焦麸。

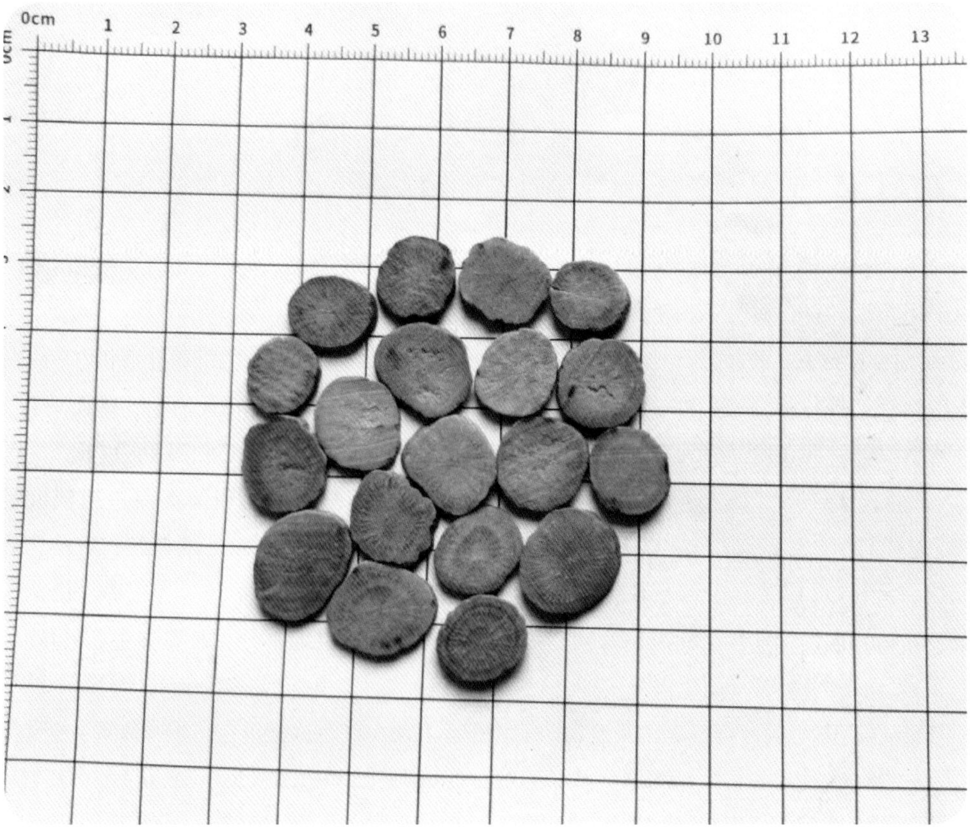

每白芍片 10 kg，用麦麸 1 kg，蜂蜜 0.02 kg。

酒白芍：取白芍片，喷淋白酒拌匀，稍闷后，置锅内，文火加热，用筶帚拌炒至表面微黄色，取出，晾凉。

每白芍片 10 kg，用白酒 1 kg。

土炒白芍：取细灶心土置锅内，用中火加热，至土呈灵活状态时，投入白芍片，不断翻动，炒至表面挂土色，微显焦黄色，取出，筛去土粉，晾凉。

每白芍片 10 kg，用细灶心土 2.5 kg。

焦白芍：取净白芍片，投入热锅中，中火加热，用筶帚拌炒至表面焦黄色，出锅，摊凉。

【成品性状】　白芍为类圆形或椭圆形薄片，厚 0.2～0.3 mm，薄如蝉翼，轻似雪花（俗称"白芍飞上天"），表面类白色或淡红色，切面平滑角质状，横环纹明显，环外淡棕红色或粉白色，中央类白色，有菊花样花纹。质坚脆。气微，味微苦、酸。

麸炒白芍形如白芍片，表面金黄色，有麸香气。

酒白芍形如白芍片，颜色加深，微有酒香气。

土炒白芍形如白芍片，土黄色，微有焦土气。

焦白芍形如白芍片，表面焦黄色，有焦香气。

【性味与归经】　苦、酸；微寒。归肝经。

【功能与主治】　平肝止痛，养血调经，敛阴止汗。用于头痛眩晕，胁痛，腹痛，四肢挛痛，血虚萎黄，月经不调，自汗，盗汗。

58. 赤芍

【来源】　本品为毛茛科植物芍药 *Paeonia lactiflora* Pall. 或川赤芍 *Paeonia veitchii* Lynch 的干燥根。主产于内蒙古、辽宁、河北等地。武汉习用多伦赤芍，条扭曲，外皮有抽沟及腐皮，内白则为佳，其称破皮赤芍。湖北西部、四川、陕西产赤芍为狗头赤芍，表面黑色或褐黑色，质坚不易折断，断面灰白色或淡紫色，亦有车轮纹。药材以条粗长、断面粉白色、粉性大者为佳。

【商品规格】　过去，赤芍以内蒙古多伦产的质量最好，川赤芍中以四川马尔康地区产的质量最佳。按条粗细长短分为赤芍王、大赤芍、中赤芍、断赤、赤节等级别。现划分为以下两个等级。

一等：干货。呈圆柱形，稍弯曲，外表有纵沟或皱纹，皮较粗糙。表面暗棕色或紫褐色。体轻质脆。断面粉白色或粉红色，中部有放射状纹理，粉性足。气特异，味微苦、酸。长 16 cm 以上，两端粗细较匀，中部直径 1.2 cm 以上。无疙瘩头、空心、须根、杂质、虫蛀、霉变。二等：长 15.9 cm 以下，中部直径 0.5 cm 以上。无疙瘩头、空心、须根、杂质、虫蛀、霉变，余同一等。

川赤芍则均为统货。

【炮制】　取原药材，除去杂质，大小分档，抢水洗去泥沙，捞起，沥干水分，置缸中闷润 12 h，取个大者检查，若未润透，则喷水再闷润，至润透后取出切薄片，摊在簸箕内晾干。

注：赤芍闷润过程中要经常翻动，检查是否润透，切片后不宜暴晒，以免变色。

【成品性状】　赤芍为圆形或椭圆形薄片，表面灰褐色，有沟纹，切面粉白色或粉红色，中心有放射状纹理，皮部窄，质硬而脆，气微香，味微苦。

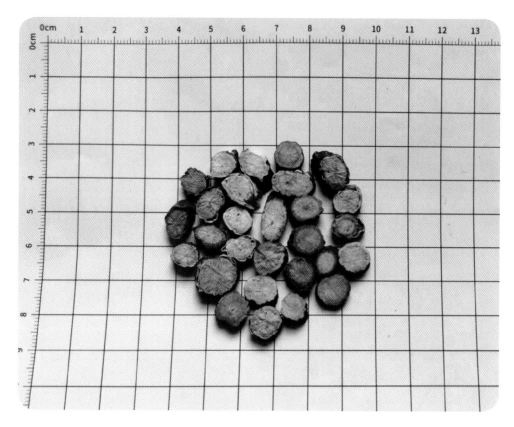

【性味与归经】　苦，微寒。归肝经。

【功能与主治】　清热凉血，祛瘀止痛。用于温毒发斑，吐血衄血，目赤肿痛，肝郁胁痛，经闭，腹痛，跌扑损伤。

59. 川牛膝

【来源】　本品为苋科植物川牛膝 *Cyathula officinalis* Kuan 的干燥根。主产于四川天全、云南、贵州、湖北西部等地。药材以条粗长、质柔软、断面棕黄色者为佳。

【商品规格】　过去，商品按大小有头拐、二拐等规格。现在分为以下几种。

一等：干货。呈曲直不一的长圆柱形，表面灰黄色或灰褐色，质柔，断面棕色或黄白色，有筋脉点，味甘、微苦，上中部直径 1.8 cm 以上。无芦头、须毛、杂质、虫蛀、霉变。二等：上中部直径 1 cm 以上，无芦头、须毛、杂质、虫蛀、霉变。三等：上中部直径 1 cm 以下，但不小于 0.4 cm，长短不限。无芦头、毛须、杂质、虫蛀、霉变。

【炮制】　川牛膝：取原药材，抢水洗去泥沙，沥干水分，晒八成干后，装入缸中润透后，取出去芦，切马蹄斜片，或开对长筒，切直片，晒干。

酒川牛膝：取川牛膝片，加白酒拌匀，闷润至透，置锅内用文火炒干，取出，放凉。

每川牛膝片 10 kg，用白酒 1 kg。

盐川牛膝：取川牛膝片，加盐水拌匀，闷润至透，置锅内用文火炒干，取出，放凉。

每川牛膝 10 kg，用盐 0.2 kg。

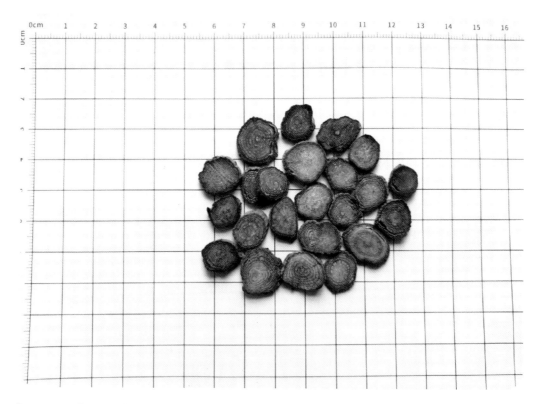

【成品性状】 川牛膝为长圆形马蹄片，表面土黄色至灰褐色，有细皱纹及点状须根痕，切面黄棕色，散有浅黄色小点，排列成数列同心环，质柔软，气微，味甜。

酒川牛膝形如川牛膝片，表面暗褐色，微有酒香气。

盐川牛膝形如川牛膝片，表面暗褐色，味咸。

【性味与归经】 甘、微苦，平。归肝、肾经。

【功能与主治】 逐瘀通经，通利关节，利尿通淋。用于经闭癥瘕，胞衣不下，关节痹通，足痿筋挛，尿血血淋，跌扑损伤。酒川牛膝用于血瘀腹通，癥瘕，风寒湿痹。

60. 牛膝

【来源】 本品为苋科植物牛膝 Achyranthes bidentata Bl. 的干燥根。主产于河南、河北等地。药材以身长、肉肥、皮细、色灰黄者为佳。

【商品规格】 以前商品按大小分特肥（最粗，十支一把。长条圆柱形，内、外黄白色或淡棕色，味淡微甜，中部直径 2 分半（1 分 ≈ 0.33 cm），长 1 尺 5 寸以上，根条均匀）、头肥（十支一把。长条圆柱形，内、外黄白色或淡棕色，味淡微甜，中部直径 2 分，长 1 尺 5 寸，根条均匀）、二肥（十支一把，中部直径 1.2 分，长 1 尺以上）、平条（韭菜把子，最细，中部直径 0.6 ～ 1.2 分，长短不分）。现在商品等级如下。

一等（头肥）：干货。呈长圆柱形，内外黄白色或浅棕色。味淡微甜。中部直径 0.6 cm 以上，长 50 cm 以上，根条均匀，无冻条、油条、破条、杂质、虫蛀、霉变。每 3.3 cm 并排 4 ～ 6 根。二等（二肥）：中部直径 0.4 cm 以上，长 35 cm 以上，余同一等。三等：平条。中部直径 0.4 cm 以下，但不小于 0.2 cm，

以色白、粉性足、质坚细腻无筋者为佳。

【商品规格】 过去，天花粉按大小分为花粉王、提花粉、统花粉。现在分成以下等级。

一等：干货。呈类圆柱形、纺锤形或纵切两瓣。长 15 cm 以上，中部直径 3.5 cm 以上。刮去外皮，条均匀。表面白色或黄白色，光洁。质坚实，体重。断面白色，粉性足。味淡、微苦。无黄筋、粗皮、抽沟，无糠心、杂质、虫蛀、霉变。二等：干货。长 15 cm 以上，中部直径 2.5 cm 以上。余同一等。三等：干货。扭曲不直。中部直径不小于 1 cm。余同一等。

【炮制】 取原药材，除去杂质，大小分档，洗净，浸泡至用手捏软者，取出，沥干水分，切直厚片，晒干。或浸泡透心后，取出，晾干表面水分，切直厚片，烘干，置撞篮中撞光。

注：天花粉含大量淀粉，炮制时要一次浸泡透心，切片后饮片均匀，无白心，切片后要及时干燥，防止发黏、变色。晒干或烘干。烘干品容易起粉，易撞光，饮片好看，多采用烘干法干燥。

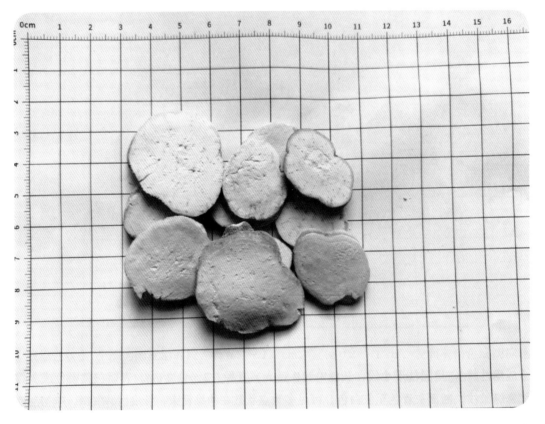

【成品性状】 呈不规则直厚片，表面淡黄色或淡棕色，可见黄色脉纹及略凹陷的横长皮孔痕，切面白色或淡黄色，富粉性，可见黄色筋脉纹，质坚，细腻，气微，味苦。

【性味与归经】 甘、微苦，微寒。归肺、胃经。

【功能与主治】 清热生津，消肿排脓。用于热病烦渴，肺热咳嗽，内热消渴，疮疡肿毒。

63. 白头翁

【来源】 本品为毛茛科植物白头翁 *Pulsatilla chinensis* (Bge.) Regel 的干燥根。主产于内蒙古、辽宁、河北、江苏、陕西等地。药材以条粗长、整齐、外表灰黄色、根头有白色茸毛者为佳。

【炮制】　取原药材，除去杂质，洗净，浸泡 1 ～ 2 h，捞起润透，切薄片，干燥。

【成品性状】　为类圆形或不规则薄片，表面黑褐色，有皱纹，切面较平坦，木心淡黄色，皮部黄白色或淡黄棕色。质硬而脆。气微，味微苦涩。

【性味与归经】　苦，寒。归胃、大肠经。

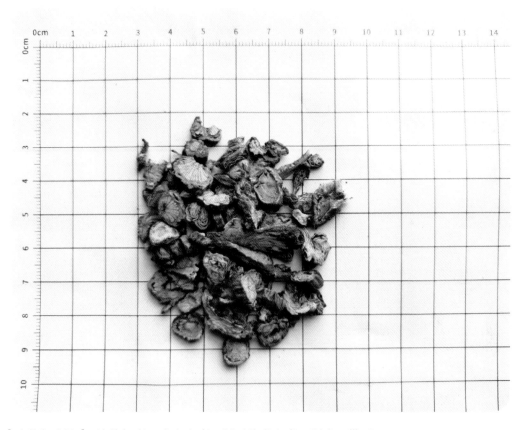

【功能与主治】　清热解毒，凉血止痢。用于热毒血痢，阴痒，带下。

注：武汉地区习用的白头翁为蔷薇科植物委陵菜的全草。

64. 天葵子

【来源】　本品为毛茛科植物天葵 *Semiaquilegia adoxoides*（DC.）Makino 的干燥块根。主产于江苏、湖北西部、湖南、四川等地。药材以个大、外黑、断面皮部色白者为佳。

【炮制】　取原药材，除去杂质，洗净泥土，晒干。

【成品性状】　呈不规则纺锤形或块状，略弯曲。长 6 ～ 30 mm，直径 3 ～ 10 mm，表面暗褐色，粗糙，有不规则纵槽纹，质脆，断面黄白色。气微，味甘、微苦辛。

【性味与归经】　甘、苦，寒。归肝、胃经。

【功能与主治】　清热解毒，消肿散结。用于痈肿疔疮，乳痈，瘰疬，毒蛇咬伤。

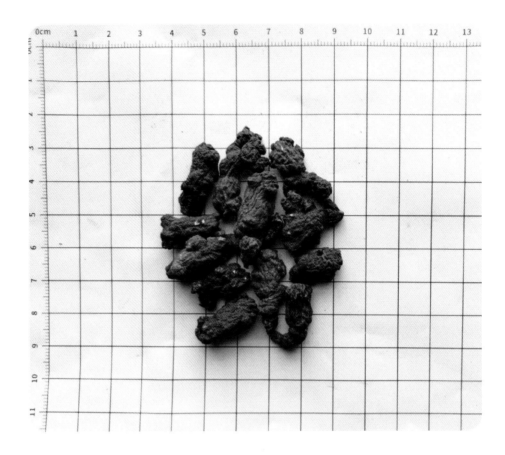

65. 远志

【来源】 本品为远志科植物远志 *Polygala tenuifolia* Willd. 或卵叶远志 *Polygala sibirica* L. 的干燥根。主产于山西、陕西、内蒙古、河南、河北等地。商品分远志肉和远志棍，以远志肉质量为佳。药材以皮细肉厚、条粗、色浅黄者为佳。

【商品规格】 过去，将远志由粗（如笔杆粗细）到细（如细香般粗细）划分为鹅管志筒、特别志筒、志筒王、二志筒、志肉、志梗等等级。现行标准如下。

志筒：一等，干货。呈筒状，中空。表面浅棕色或灰黄色，全体有较深的横皱纹，皮细肉厚。质脆易断。断面黄白色。气特殊，味苦、微辛。长 7 cm，中部直径 0.5 cm 以上；无木心、杂质、虫蛀、霉变。二等，长 5 cm，中部直径 0.3 cm 以上。余同一等。

志肉：统货，干货。多为破裂断碎的肉质根皮。表面棕黄色或灰黄色，全体有横皱纹，皮粗细厚薄不等。质脆易断。断面黄白色。气特殊，味苦、微辛。无芦茎、木心、须根、杂质、虫蛀、霉变。

【炮制】 远志：取原药材，除去杂质，洗净，润透，未去心者，用棒锤锤破，去心，切段，晒干，过筛。

制远志：取适量甘草加水煎煮两次，合并煎液，浓缩至适量，加入净远志泡 30 min，至汤液吸尽，取出，晒干。

每远志 10 kg，用甘草 0.6 kg。

蜜远志：取蜂蜜过滤，置热锅中，用文火加热，沸腾后加入远志段拌炒，不断翻动至金黄色、疏松不粘手时，取出，晾凉。

每远志 10 kg，用蜂蜜 0.18 kg。

朱远志：取制远志加少许清水湿润后，过 120 目筛的朱砂细粉，拌匀，晾干。

每远志 10 kg，用朱砂细粉 0.2 kg。

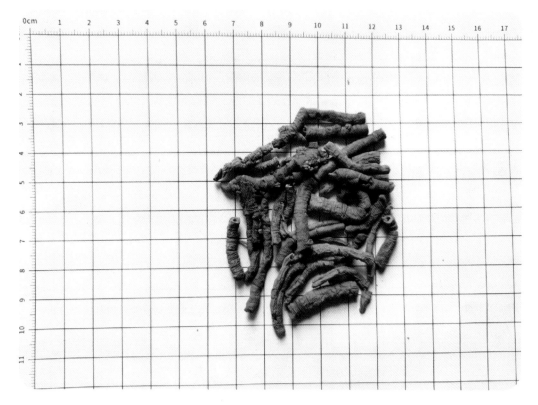

【成品性状】　远志为小圆筒形结节状小段，长约 1.5 cm，外皮灰黄色，有横皱纹。质脆，易折断，切面黄白色，气微，味苦、微辛。嚼之有刺喉感。

制远志形如远志段，味微甜。

蜜远志形如远志段，表面金黄色，味甜，略有黏性。

朱远志形如远志段，外被朱砂细粉。

【性味与归经】　苦、辛，温。归心、肾、肺经。

【功能与主治】　宁心安神，祛痰消肿。用于心肾不交，失眠多梦，健忘惊悸，神志恍惚，咳痰不爽，疮痈肿毒。

66. 知母

【来源】　本品为百合科植物知母 *Anemarrhena asphodeloides* Bge. 的干燥根茎。主产于河北、山西、安徽、内蒙古等地。商品分毛知母和知母肉。以河北易县所产者品质最佳，称西陵知母。药材以条粗长、质硬、断面黄白色者为佳。

【商品规格】　过去，知母按长短大小分为盖王知母（大知母长 4 寸以上，直径 5 分以上）、顶王知母（中知母长 3 ～ 4 寸，直径 4 分以上），王中王（小知母长 2 ～ 3 寸）及知母肉等。现行商品标准如下。

毛知母：统货，干货。呈扁圆条形，略弯曲，偶有分枝，体表上有一凹沟，具环状节，节上密生黄棕色或棕色毛，下面有须根痕，一端有浅黄色叶痕（俗称金包头），质坚实而柔润，断面黄白色，略显颗粒状，气特异，味微甘、略苦。长 6 cm 以上，扁宽 0.6 cm 以上。无杂质、虫蛀、霉变。

知母肉：统货，干货。呈扁圆条形，去净外皮，表面黄白色或棕黄色，质坚，断面淡黄白色，颗粒状，气特异，味微甘、略苦，长短不分，扁宽 0.5 cm 以上。无烂头、杂质、虫蛀、霉变。

【炮制】　知母：取原药材，置太阳下晒干，放撞簸中撞去毛（撞筛中加些碎玻璃），抢水洗去灰毛，捞起，沥干水分，放入缸中，闷润透，取出，切直片，晒干。

知母肉：取原药材，除去杂质，置烘箱或热炉台上，烘软后趁热切直片（过去知母肉切片是先将炉子里炭巴烧燃，然后在炉子上盖盖，把知母肉放在白铁盘里，放在盖上烘软，边烘边切）。

盐知母：取净知母片，投入热锅中，不断翻动，炒热后均匀喷洒盐水，炒干后出锅，晾凉。

每知母片 10 kg，用食盐 0.3 kg，化水 1200 g。

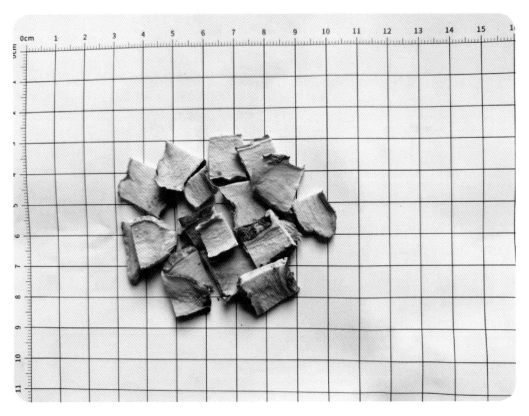

【成品性状】　知母片为方形或不规则形厚直片，表面黄棕色至棕色，有扭曲的沟纹，切面黄白色。气微，味微甘、略苦，嚼之带黏性。

知母肉形如知母片，表面黄白色，光滑无毛。

盐知母形如知母片，色泽加深，味微咸。

【性味与归经】　苦、甘，寒。归肺、胃、肾经。

【功能与主治】　清热泻火，生津润燥。用于外感热病，高热烦渴，肺热燥咳，骨蒸潮热，内热消渴，肠燥便秘。盐知母偏于入肾经清虚热。

67. 续断

【来源】　本品为川续断科植物川续断 *Dipsacus asper* Wall. ex Henry 的干燥根。主产于重庆巫山、湖北鹤峰、五峰，湖南石门，贵州等地。湖北鹤峰、五峰所产者，冠名"五鹤续断"，根条粗，无头尾，质柔软，墨绿色（乌梅色）、菊花心，气微，味微苦和微甜带涩，为道地药材。药材以条粗、质软、断面带墨绿色者为佳。

【商品规格】　以前续断商品分正旦王、正旦、面旦、正提、副提等规格，现行道地产区湖北标准划分为 1～4 等。

一等，干货，呈圆柱形，表面灰黄色或灰褐色，断面蓝色或灰绿色，有菊花心纹理，质柔软，味苦、微甜而涩，长 6 cm 以上，周径 4.2 cm 以上，剪去芦头及幼尾，两端齐平，枝条均匀，无木质及虫蛀。二等，周径 3 cm 以上，余同一等。三等，周径 1.8 cm 以上，长均与一等同，余同一等。四等，长短不分，但要求无头尾碎屑。

【炮制】　续断：取原药材，除去杂质，洗净，捞起，沥干水分，晒七成干，置缸中闷润 12 h，取出，切斜薄片，晒干。

酒续断：取续断片，加入定量白酒拌匀，稍闷润，待酒吸尽后，置热锅中，用文火加热，炒至微带黑色时，取出晾凉。

每续断片 10 kg，用白酒 1 kg。

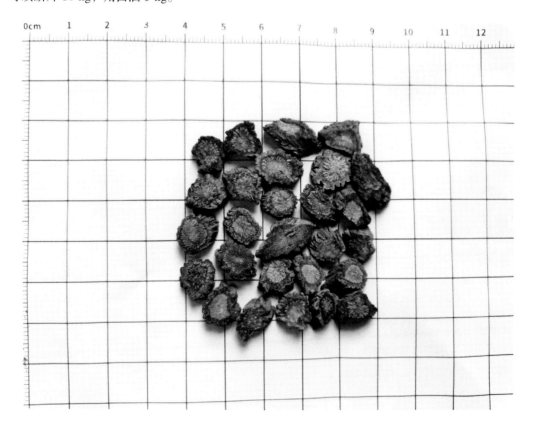

盐续断：取续断片，用盐水拌匀，稍闷润，待盐水吸尽后，置热锅中，用文火加热，炒干，取出晾凉。

每续断片 10 kg，用食盐 0.2 kg。

【成品性状】 续断为类圆形或椭圆形斜薄片，表面黄褐色或灰褐色，有皱纹及沟纹，切面微带墨绿色或棕色，有黄色花纹（维管束）。气微，味苦、微甜而涩。

酒续断形如续断片，表面微黑色或灰褐色，略有酒香气。

盐续断形如续断片，表面黑褐色，味微咸。

【性味与归经】 苦、辛，微温。归肝、肾经。

【功能与主治】 补肝肾，强筋骨，续折伤，止崩漏，安胎。用于腰膝酸软，风湿痹痛，崩漏经多，胎漏下血，跌扑损伤。酒续断多用于风湿痹痛，跌扑损伤。盐续断多用于腰膝酸软。

68. 防风

【来源】 本品为伞形科植物防风 *Saposhnikovia divaricata*（Turcz.）Schischk. 的干燥根。主产于黑龙江、吉林、内蒙古、河北等地。

【商品规格】 历史上习以产地、形态及销售集散地为依据，通常分为东防风、西防风和水防风三种。关防风（东防风）：主产于黑龙江安达，吉林洮安、镇赉，辽宁铁岭等地，以黑龙江产量最大，品质佳。西防风：主产于内蒙古化德，河北张家口、承德及山西安泽、沁源等地，品质稍次于关防风，但两者均以根肥大、平直、皮细、质柔面糯，断面黄白色，中心色黄显菊花心者为佳。水防风（汜水防风）：主产于河南郑州等地，过去集散地在武汉，枝条略短而细，不带芦头，体柔，表面白黄色，断面淡黄色有菊花心者为佳。现在规格标准如下。

一等，干货。根呈圆柱形，表面有皱纹，顶端带有毛须，外皮黄褐色或灰黄色，质松较柔软，断面棕黄色，中间淡黄色，味微甘，根长 15 cm 以上，芦下直径 0.6 cm 以上，无杂质、虫蛀、霉变。二等，干货。偶有分枝，芦下直径 0.4 cm 以上，余同一等。

【炮制】 防风：取原药材，除去杂质，去除芦头粗毛，抢水洗净，捞起，晒八成干后，置缸中闷润 12 h，取出，切厚片，晒干或烘干。

炒防风：取防风片，置热锅中，用文火加热，不断翻炒至表面颜色加深，有香气逸出，出锅晾凉，过筛。

防风炭：取防风片，置热锅中，用武火加热，不断翻炒至表面颜色焦黑色，喷淋清水熄灭火星，出锅晾凉，密闭储藏。

【成品性状】 防风为圆形或长圆形的厚片，表面为灰黄色或灰棕色，粗糙，有纵皱纹。切面黄白色或浅黄色，木部圆形，有的可见髓部，形成层环色较深，皮部棕色，有众多放射状裂隙及众多细小油点。质松软。气芳香特异，味微甘。

炒防风形同防风片，颜色加深，略有焦斑。

防风炭形同防风片，表面焦黑色，内部褐色。

【性味与归经】 辛、甘，温。归膀胱、肝、脾经。

【功能与主治】 解表祛风，祛湿止痒，止痉。用于感冒头痛，风湿痹痛，风疹瘙痒，破伤风。

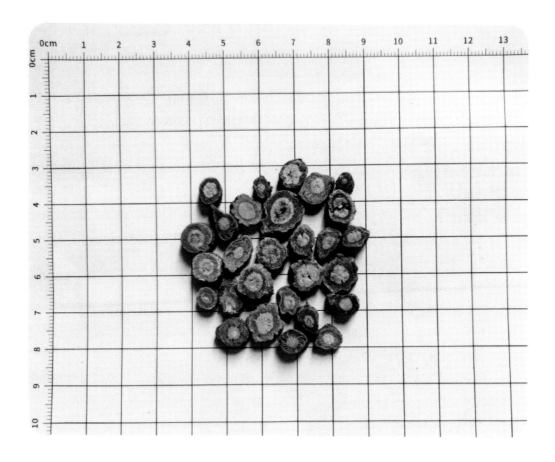

69. 黄连

【来源】 本品为毛茛科植物黄连 *Coptis chinensis* Franch.、三角叶黄连 *Coptis deltoidea* C. Y. Cheng et Hsiao 或云连 *Coptis teeta* Wall. 的干燥根茎。主产于四川、湖北、云南、贵州等地。药材云连以条细节多、须根少、色黄绿者为佳。其余均以条粗肥壮、连珠形、质坚体重、断面红黄色者为佳。

【来源】 过去，商品依产地、性状和聚散地分为以下几种。味连：植物黄连的干燥根茎，多分枝，常 3～6 枝成束，形如鸡爪或鹰爪，故有鸡爪黄连和鹰爪黄连之称。主产于四川、湖北、陕西等地。雅连：植物三角叶黄连的根茎。主产于四川峨嵋、洪雅等地。云连：植物云连的干燥根茎。主产于云南。野连：植物峨嵋野连的干燥根茎。过去为武汉习用。主产于四川。均为野生，根茎多单枝或有两分枝，略弯曲呈蚕状，细者体似鱼钩，外表呈黑褐色，结节紧密成连珠状，无"过江枝"；残留的鳞片较多。断面木部鲜黄色，品质最优。南岸连：味连的一种，产于四川涪陵及湖北恩施等地，生长快，产量大，分枝多，须根多，枝细，但质较次。北岸连：味连的一种，产于重庆万州、巫山及湖北房县、巴东、秭归等地，生长缓慢，产量小，粗壮似鸡爪，须根多，但品质优。古勇连：产于云南古勇山。现在商品分为 3 个品别 6 个等级。

味连：一等，干货。多聚成簇，分枝多弯曲，形如鸡爪或单枝，肥壮坚实，间有过桥，长不超过 2 cm。表面黄褐色，簇面无毛须。断面金黄色或黄色。味极苦。无不到 1.5 cm 的碎节、残茎、焦枯、杂质、霉变。二等，干货。条较一等瘦小，有过桥，间有碎节、碎渣、焦枯，无残茎、霉变，余同一等。

雅连：一等，干货。单枝，呈圆柱形，略弯曲，条肥壮，过桥少，长不超过 2.5 cm，质坚硬，表面黄褐色，断面金黄色，味极苦，无碎节、毛须、焦枯、杂质、霉变。二等，干货。条较一等瘦小，过桥较多，间有碎节、毛须、焦枯，无杂质、霉变，余同一等。

云连：一等，干货。单枝，呈圆柱形，略弯曲，顶端微有褐绿色鳞片，叶残留，条粗壮，质坚实，直径 0.3 cm 以上，表面黄棕色，断面金黄色，味极苦，无毛须、过桥、杂质、霉变。二等，干货。条较瘦小，间有过桥，无毛须、杂质、霉变，余同一等。

【炮制】黄连：取原药材，除去杂质，抢水洗净泥沙，捞起沥干水分，润透，切斜片或横薄片，阴干，筛去碎屑。

酒黄连：取黄连片，加入定量白酒拌匀，稍闷润，待酒吸尽后，取出晾凉，筛去碎屑。或取原药材，除去杂质，抢水洗去泥沙，捞起，沥干水分，用定量白酒拌匀，经常翻动，使酒全部吸尽，润透，取出，切斜片或横薄片，阴干。

每黄连片 10 kg，用白酒 2.5 kg。

姜黄连：取生姜洗净，切片，压榨取汁，另取黄连片，用姜汁拌匀，稍闷润，待姜汁吸尽后，置锅内，用文火加热，炒干，取出晾凉，筛去碎屑。

每黄连片 10 kg，用生姜 1.87 kg 或干姜 0.62 kg，榨汁或煎汁。

萸黄连：取吴茱萸加适量水煎煮，取汁去渣，煎液与黄连片拌匀，稍闷润，待药液吸尽后，置锅内，用文火加热，炒干，取出晾凉，筛去碎屑。

每黄连片 10 kg，用吴茱萸 0.6 kg。

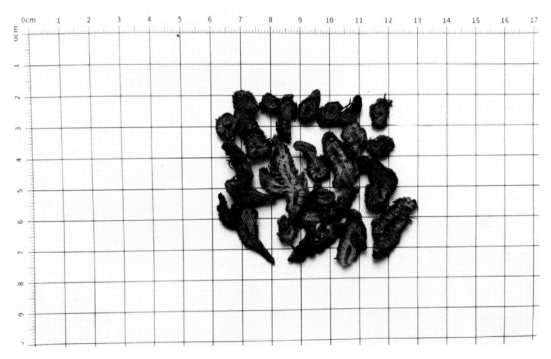

【成品性状】黄连为不规则的薄片或斜片，直径 0.2～1 cm，表面黄褐色或棕黄色，粗糙，附有残存细小须根，切面皮部暗棕色至黄棕色，木部金黄色。具放射状纹理，髓心棕红色，有的中空。质坚硬，气微，味极苦。

酒黄连形如黄连片，色泽加深，味苦，略带酒气。

姜黄连形如黄连片，表面棕黄色，味苦，略带姜的辛辣味。

萸黄连形如黄连片，色泽暗黄色，味苦，略带吴茱萸的辛辣味。

【性味与归经】　苦，寒。归心、脾、胃、肝、胆、大肠经。

【功能与主治】　清热燥湿，泻火解毒。用于湿热痞满，呕吐，泻痢，黄疸，高热神昏，心火亢盛，心烦不寐，血热吐衄，牙痛等。酒黄连，善清头目之火。用于目赤肿痛，口舌生疮。姜黄连清胃，和胃止呕，以治胃热呕吐为主。萸黄连以清气分湿热，散肝胆郁火为主。用于肝胆湿热，嘈杂吞酸，积滞内阻，生湿蕴热，胸脘痞满，泄泻或下痢。

70. 白芷

【来源】　本品为伞形科植物白芷 *Angelica dahurica*（Fisch.ex Hoffm.）Benth. et Hook. f. 或杭白芷 *Angelica dahurica*（Fisch. ex Hoffm.）Benth. et Hook. f. var. *formosana*（Boiss.）Shan et Yuan 的干燥根。主产于浙江、四川、河南、河北等地。商品分以下几种。杭白芷：产于浙江，根长圆锥形，上部近方形，表面灰棕色，有多数较大的皮孔样横向突起，略排列成数纵行，质硬较重，断面白色，粉性大。川白芷：又名库页白芷，产于四川，断面白，粉性足，油圈不甚明显，质佳。祁白芷：又名兴安白芷，产于河北安国、定州。禹白芷：又名会白芷，产于河南禹州、长葛，根圆锥形，上部近圆形，表面灰黄色至黄棕色，皮孔样的横向突起散生，断面灰白色，粉性略差，油性较大。药材以干燥、根条粗壮肥大、皮细、体坚实、粉性足、香气浓郁者为佳。

【商品规格】　过去，浙白芷（杭白芷）分为全面芷、贡芷、芷王、拆庄、老头、魁芷、提芷等；川白芷则分为贡芷、全面芷两种。禹白芷、祁白芷不分等级。现行商品标准中白芷与杭白芷不分，划分为三个等级。

一等，干货。呈圆锥形，表面灰白色或黄白色，体坚，断面白色或黄白色，具粉性，有香气，味辛、微苦。每千克36支以内。无空心、黑心、芦头、油条、杂质、虫蛀、霉变。二等，干货。每千克60支以内。余同一等。三等，干货。每千克60支以外。顶端直径不得小于0.7 cm。间有白芷尾、黑心、异状油条，但总数不得超过20％，余同一等。

出口商品以个头长短和粗细分为两等。一等，长14 cm以上，头围粗约10 cm。二等，长10 cm以上，头围粗约8 cm。

【炮制】　取原药材，除去杂质，大小分档，清水洗净泥沙，换水浸泡1～2 h（夏、秋二季1 h，冬、春二季2 h），捞起，沥干水分，略晒至外皮无滑腻感时，置缸中闷润透，取出，切横厚片，晒干。

【成品性状】　白芷为圆形或类圆形厚片，表面土黄色，具纵皱沟纹。切面类白色，粉性，光滑，皮部宽，具众多棕色油点，环纹棕色，圆形，气芳香，味微辛、苦。

【性味与归经】　辛，温。归胃、大肠、肺经。

【功能与主治】　散风祛湿，通窍止痛，消肿排脓。用于感冒头痛，眉棱骨痛，鼻塞，鼻渊，牙痛，带下，疮痈肿毒。

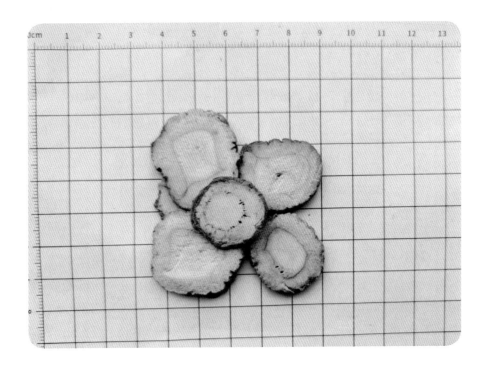

71. 仙茅

【来源】 本品为石蒜科植物仙茅 *Curculigo orchioides* Gaertn. 的干燥根茎。主产于四川、云南、贵州、广东、广西、陕西等地。广东产表面黑色，四川产表面棕红色。药材以根茎粗壮、质坚、外表黑褐色、无须根者为佳。

【炮制】 仙茅：取原药材，除去杂质，抢水洗去泥沙，晒干。或洗净，润透，切段，晒干。

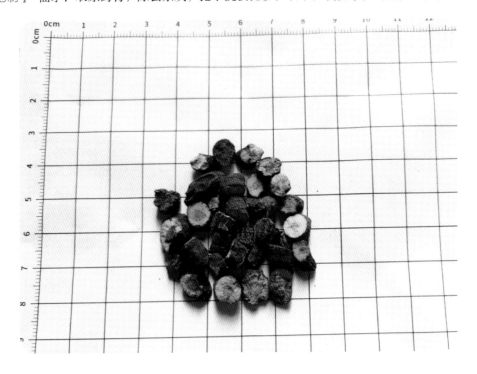

酒仙茅：取净仙茅段，用白酒拌匀，稍闷后待酒吸尽，置锅内，用文火加热，微炒至干，取出，晾干即得。

每仙茅 10 kg，用白酒 1 kg。

【成品性状】 仙茅呈圆柱形小段，表面棕褐色或黑褐色，粗糙。断面不平坦，呈角质状，淡褐色或棕褐色，近中心处色较深，质硬而脆，气微香，味微苦、辛。

酒仙茅形如仙茅段，色泽加深，微有酒香气。

【性味与归经】 辛，热；有毒。归肾、肝、脾经。

【功能与主治】 补肾阳，强筋骨，祛寒湿。用于阳痿精冷，筋骨痿软，腰膝冷痹，阳虚冷泻。

72. 藜芦

【来源】 本品为百合科植物黑藜芦 *Veratrum nigrum* L. 的干燥根及根茎。主产于四川、河北、山西、陕西、江苏镇江、湖北黄冈等地。药材以根茎肥壮、坚实、断面粉性、干燥无杂质者为佳。

【炮制】 取原药材，除去杂质，喷洒清水，稍闷，切段，干燥。或除去杂质，切 5 分段，筛去碎屑。

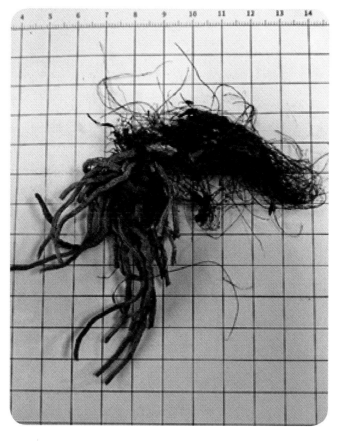

【成品性状】 呈圆柱形小段，外表黄褐色或灰褐色，有较密的横皱纹，切面类白色，粉性，中心有淡黄色的中柱，易与皮部分离。质轻而脆。无臭，味苦、辛。

【性味与归经】 辛、苦，寒；有毒。归肺、胃、肝经。

【功能与主治】 吐风痰，杀虫毒。用于中风痰壅，喉痹，疟疾，疥癣。

73. 漏芦类

【来源】 本品为菊科植物祁州漏芦 *Rhaponticum uniflorum*（L.）DC. 或菊科植物蓝刺头 *Echinops latifolius* Tausch. 或华东蓝刺头 *Echinops grijsii* Hance 的干燥根。主产于河南、河北、安徽、湖北等地。药材以根粗大、质坚、外表灰黄色为佳。

【炮制】 取原药材，除去杂质，洗净，捞起，沥干水分，置缸中润透，取出，切厚片，晒干。

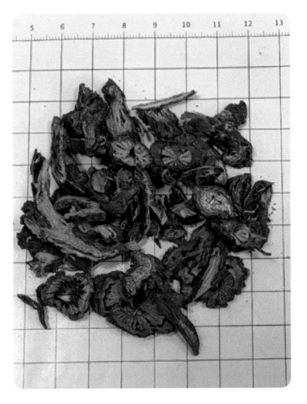

【成品性状】 祁州漏芦为不规则类圆形厚片，表面灰褐色或暗棕色，粗糙。切面灰黄色，有裂隙，中心灰黑色或棕黑色。气特异，味微苦。

禹州漏芦为不规则类圆形厚片。表面灰褐色或灰黄色，有菱状裂隙，切面皮部褐色，木部呈黄黑相间的放射状纹理，质硬。气微，味微涩。

【性味与归经】 苦、寒。归胃经。

【功能与主治】 清热解毒，消肿排脓，下乳，舒筋通脉。用于乳痈肿痛，痈疽发背，瘰疬疮毒，乳汁不通，湿痹拘挛。

74. 独活

【来源】 本品为伞形科植物重齿毛当归 *Angelica pubescens* Maxim. f. *biserrata* Shan et Yuan 的干燥根。主产于湖北、四川等地。药材以根粗壮、干燥、油润、香气浓烈者为佳。

【炮制】 取原药材，除去杂质及泛油变黑者，抢水洗净，捞起，置缸中润透，取出，切薄片，晒干或低温干燥。

78. 粉葛

【来源】　本品为豆科植物甘葛藤 *Pueraria thomsonii* Benth. 的干燥根。主产于四川、河南、广东、广西、湖南、湖北等地。商品分以下几种。川葛根：呈鞋板状，粉性足，味甘；广葛根：呈两瓣状，味咸。药材以块大、色白、质坚、粉性足、纤维少者为佳。

【商品规格】　一等：鲜时刮去皮、切去两端后，纵剖两瓣，全体呈粉白色，断面显环纹，粉性足，纤维很少，气微，味甘。剖瓣长13～17 cm，中部宽5 cm以上。无杂质、虫蛀、霉变。二等：鲜时刮去外皮，不剖瓣，表皮黄白色。断面色白，有环纹，纤维多，有粉性，气微，味甘。中部直径1.5 cm以上。间有断根、破碎、小块。

野葛方：统货，鲜时纵横切成1 cm的方块。切面粉白色或淡黄色，有粉性，质坚实。气微，味甘，性平。

野葛片：统货，类圆柱形，鲜时横切成0.6～0.8 cm的厚片。表皮多黄白色，切面粉白色或黄白色，具粉性，有较少纤维和环状纹理，质坚实。间有破碎、小片。

【炮制】　粉葛：取原药材，除去杂质，用刷子刷去灰尘，放缸中浸1 h，洗净，装入缸中润透，取出，用刀切成3 cm宽条，切直厚片，或切横片，晒干。

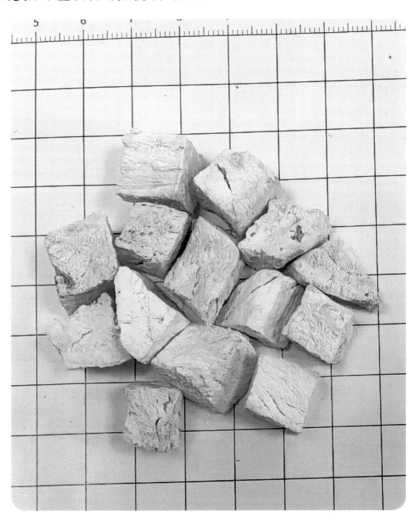

煨粉葛：①取麦麸撒在热锅中，用文火加热，待冒浓烟时，投入甘葛片，适当翻动，至甘葛片呈焦黄色，取出筛去焦麸，放凉。②少量煨甘葛时，用湿纸数层或湿面皮包裹甘葛，放热火灰中，煨至纸或面皮变焦黄色，取出，剥去纸或面皮，晾凉。

每粉葛片 10 kg，用麦麸 3 kg。

【成品性状】 粉葛为不规则的厚片，表面灰白色、淡棕色或灰棕色，粗糙，切面类白色或淡棕色，粗糙，纤维性，富粉性，体重质硬。无臭，味微甜。

煨甘葛形如甘葛片，表面微黄色，米黄色或深黄色。

【性味与归经】 甘、辛，凉。归脾、胃经。

【功能与主治】 解肌退热，生津止渴，透疹，升阳止泻。用于外感发热，头痛，项背强痛，消渴，麻疹不透，热痢，泄泻。煨甘葛，鼓胃气，止泻痢。武汉地区过去开葛根处方时习用甘葛。

79. 葛根

【来源】 本品为豆科植物野葛 *Pueraria lobata*（willd.）Ohwi 的干燥根。主产于河南、安徽、江苏、湖南、湖北、辽宁、山东等地。

【炮制】 葛根：取原药材，除去杂质，放缸中浸泡 2 h，捞起，装入缸中或筐中，伏润透（润时注意淋水和上下翻动），依药材性状开条（4 分厚柱形条或 1 寸宽条），切丁或直厚片，晒干，过筛。

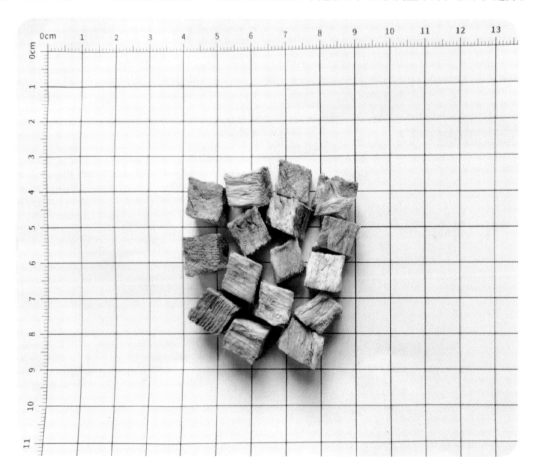

煨葛根：①取麦麸撒在热锅中，用文火加热，待冒浓烟时，投入葛根片，适当翻动，至葛根片呈黄褐色，取出筛去焦麸，晾凉。②少量煨葛根时，用湿纸数层或湿面皮包裹葛根，放热火灰中，煨至纸或面皮变焦黄色，取出，剥去纸或面皮，晾凉。

每葛根片 10 kg，用麦麸 3 kg。

【成品性状】　葛根呈纵切的长方形厚片或小方块，外皮淡棕色，有纵皱纹，粗糙。切面黄白色，纹理不明显。质韧，纤维性强。无臭，味微甜。

煨葛根形如葛根片，表面黄褐色或黄棕色。

【性味与归经】　甘、辛，凉。归脾、胃经。

【功能与主治】　解肌退热，生津止渴，透疹，升阳止泻。用于外感发热，头痛，项背强痛，消渴，麻疹不透，热痢，泄泻。煨葛根，鼓胃气，止泻痢。

80. 三棱

【来源】　本品为黑三棱科植物黑三棱 *Sparganium stoloniferum* Buch. –Ham. 的干燥块茎。主产于河南禹州、四川、山东、河北祁州、湖北、广西、江苏、安徽、江西等地。药材以体重、质坚实、干燥、去净外皮、色黄白者为佳。

【炮制】　三棱：取原药材，除去杂质，大小分档，洗净，浸泡 4（夏、秋二季）～ 6（春、冬二季）h，捞起，沥干水分，置缸中闷润透，取出，切横薄片，晾干。

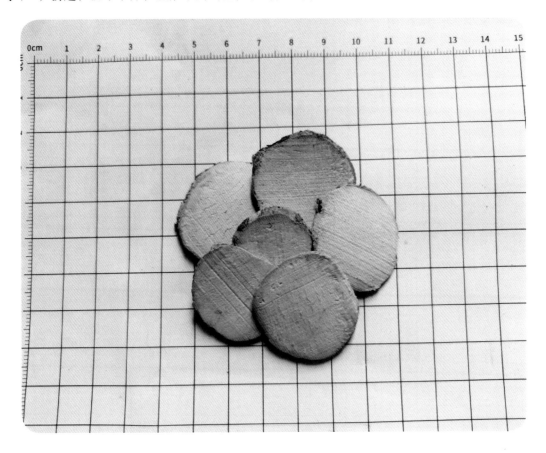

醋三棱：取原药材，除去杂质，大小分档，洗净，浸泡 4（夏、秋二季）～6（春、冬二季）h，捞起，沥干水分，置锅中加醋和平面水，盖上盖，武火加热至沸，改用中火加热，煮制时要经常用锅铲翻动至个大透心，未透心加水继续煮制透心，取出，晒八成干时，放缸中闷润 12 h，切横薄片，晾干。

每三棱片 10 kg，用醋 2.5 kg。

【成品性状】 三棱为类圆形薄片，表面灰棕色，有残留须根或疣状凸起的须根痕，切面灰白色或黄白色，粗糙，有多数明显的细筋脉点。质坚。无臭，味淡。嚼之微有麻辣感。

醋三棱形如三棱片，表面灰黄色，偶见焦黄斑，微有醋香气。

【性味与归经】 辛、苦，平。归肝、脾经。

【功能与主治】 破血行气，消积止痛。用于癥瘕痞块，瘀血经闭，食积胀痛。

81. 太子参

【来源】 本品为石竹科植物孩儿参 *Pseudostellaria heterophylla*（Miq.）Pax ex Pax et Hoffm. 的干燥块根。主产于山东、江苏镇江、安徽、福建等地。1949 年以前主产于江苏镇江，为道地药材，质量最优；现在以贵州产质量好。药材以条粗、肥润、色黄白、无须根者为佳。

【商品规格】 太子参依大小、颜色、尾节去除情况分为大选、中选、小选、大统、小统五个规格。

大选：干货。呈长纺锤形或长条形，稍弯曲。顶端有茎痕，表面黄白色，较光滑，微有纵皱纹，凹陷处有须根痕。质硬而脆，断面平坦，淡黄白色，角质样（烫过）；或类白色，粉性（生晒品）。气微，味微甘。50 g 不超过 160 个，全去尾。

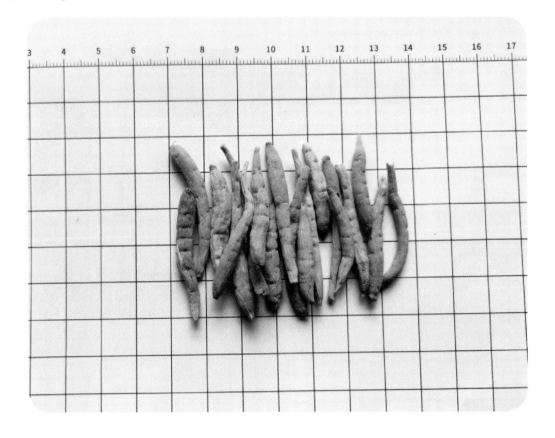

产于河南、陕西、山西、河北、浙江东阳等地。药材以个大、红棕色、质坚实、有亮光、半透明者为佳。

【炮制】　取原药材，除去杂质，洗净，干燥，用时打碎，或取原药材，清水浸泡 2 ～ 4 h，捞起，放缸中闷润透，取出，切薄片，晒干。

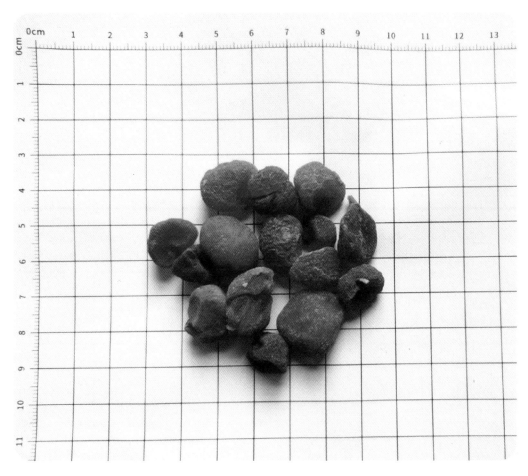

【成品性状】　本品为不规则的块状，大小不等，表面淡红棕色或暗棕色，凹凸不平，质坚硬，不易折断，断面角质样，光亮而平滑，气微，味微苦。饮片为类圆形薄片，切面红棕色，角质样，光亮。

【性味与归经】　苦，微寒。归肺、脾经。

【功能与主治】　散结，消肿，解毒。用于乳痈，瘰疬，痰核，疮疡，肿毒及蛇、虫毒。

86. 薤白

【来源】　本品为百合科植物小根蒜 *Allium macrostemon* Bge. 或薤 *Allium chinense* G. Don 的干燥鳞茎。药材主产于东北、河北、江苏、湖北等地。商品分以下几种。南薤白：产于江、浙一带，习以为佳。薤白：或称薤白头，为各种薤白的统称。药材以鳞茎个大、饱满、质坚、半透明、色黄白、干燥、无杂质者为佳。

【炮制】　取原药材，除去杂质及须根、僵黑粒，簸筛去皮膜。

【成品性状】小根蒜呈不规则的卵圆形，大小不一，高 1 ～ 1.5 cm，直径 0.8 ～ 1.8 cm，上部有茎痕；

表面黄白色或淡黄棕色，半透明，有纵沟与皱纹，有类白色薄膜包被。质坚硬，角质，不易破碎，断面黄白色。有蒜臭，味微辣。

薤呈略扁的长卵形，高 1 ～ 3 cm，直径 0.3 ～ 1.2 cm。表面淡黄棕色或棕褐色，具浅纵皱纹。质较软，断面可见鳞叶 2 ～ 3 层，嚼之粘牙。

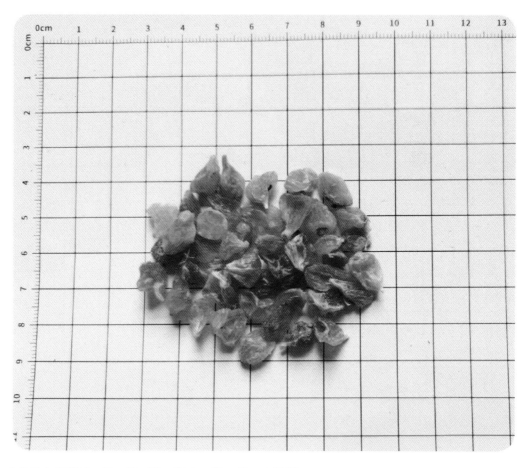

【性味与归经】　辛、苦，温。归心、肺、胃、大肠经。

【功能与主治】　通阳散结，行气导滞。用于胸痹心痛，脘腹痞满胀痛，泻痢后重。

87. 山慈菇

【来源】　本品为兰科植物杜鹃兰 *Cremastra appendiculata*（D. Don）Makino、独蒜兰 *Pleione bulbocodioides*（Franch.）Rolfe 或云南独蒜兰 *Pleione yunnanensis* Rolfe 的干燥假鳞茎。主产于四川、贵州、云南等地。商品分以下几种。毛慈姑：兰科植物杜鹃兰的假鳞茎。冰球子：兰科植物独蒜兰的假鳞茎，品质好。药材以个大、有明显横纹、坚实、半透明、干燥、无杂质者为佳。

【炮制】　取原药材，除尽须根，洗净，晒干，大小分档，分别置缸中用清水浸泡 2 ～ 4 h，捞起，沥干水分，放缸中闷润透，取出切薄片，晒干。

【成品性状】　毛慈菇呈不规则扁球形或圆锥形，顶端渐凸起，基部有须根痕。长 1.8 ～ 3 cm，膨大部直径 1 ～ 2 cm。表面黄棕色或棕褐色，有纵皱纹或纵沟，中部有 2 ～ 3 条微凸起的环节，质坚硬，难折断，断面灰白色或黄白色，略呈角质。气微，味淡，带黏性。

　　冰球子呈圆锥形，瓶颈状或不规则团块状，直径 1 ～ 2 cm，高 1.5 ～ 2.5 cm。顶端渐尖，尖端断头处呈盘状，基部膨大且圆平，中央凹入，有 1 ～ 2 条环节，多偏向一侧。光滑，有不规则皱纹。断面浅黄色，角质半透明。

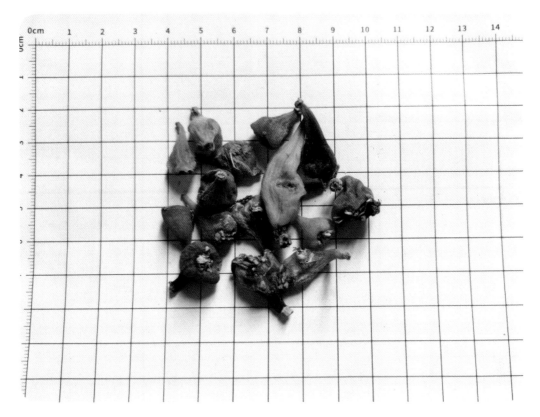

　　饮片为不规则类圆形、圆锥形薄片，表面白色或黄白色，光滑或有皱纹，有的可见凸起的棕色横环纹，切面黄白色，半透明，质坚硬，角质。无臭，味淡。

　　【性味与归经】　甘、微辛，凉。归肝、脾经。

　　【功能与主治】　消肿，散结，化痰，解毒。用于痈疽疔肿，瘰疬，喉痹肿痛，蛇、虫、狂犬伤。

88. 光慈姑

　　【来源】　本品为百合科植物老鸦瓣 *Tulipa edulis*（Miq.）Baker 的干燥鳞茎。主产于陕西、甘肃、江苏、安徽、山东、河南、山西（称山蛋）、云南、贵州等地。药材以质硬、色白、粉性足、饱满者为佳。

　　【炮制】　取原药材，除去杂质，洗净，用时捣碎。

　　【成品性状】　呈卵状圆锥形，顶端渐尖，基部圆平，中央凹入。高 1 ～ 2 cm，直径 0.5 ～ 1 cm。表面粉白色、黄白色，光滑，一侧有纵沟，自基部伸向顶端。质硬而脆，断面白色，粉质，内有一圆锥形心芽。（经加工蒸煮的表面呈浅黄色或浅棕色，断面呈角质样。）气微弱，味淡。

　　【性味与归经】　甘，寒；有毒。归肺、肝经。

　　【功能与主治】　解毒散结，行血化瘀。用于咽喉肿痛，瘰疬，痈疽，疮肿，产后瘀滞。

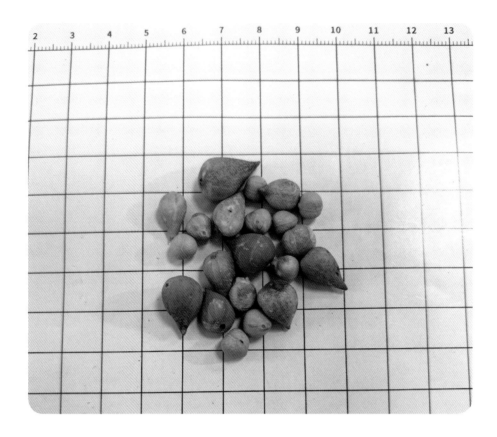

89. 木香

【来源】 本品为菊科植物木香 *Aucklandia lappa* Decne. 的干燥根。药材原产于英国、印度、巴基斯坦等地,我国云南、四川、西藏、广东、广西亦产,为栽培品,以云南丽江和迪庆藏族自治州产量较大。商品分进口木香和国产木香两类,进口木香又分为老木香、新木香。老木香产于英国,以形如破断的枯骨、表面灰棕色,断面油性足,香气浓厚,味苦辛,无虫蛀、黑心、霉变及杂质者为佳。新木香原产于英国,后印度引种成功,现产于印度,以圆柱形短块,表面灰黄色,断面油性较明显,有强烈香气,无虫蛀、黑心、霉变及杂质者为佳。国产木香的种子为周总理于 20 世纪 50 年代访问印度时带回,并在云南引种成功。国产木香以条均匀、质坚实、香气浓、油性足者为佳。

【商品规格】 过去,广木香曾被细分为老原香、老拣香(粗条上档)、老统香(拣去上档者)、木香角、木香屑、行统香(幼条货)等。新木香(印木香)又分为印原香、印拣香、印统香等。现因主流商品为云木香(过去只分分拣和统货两种),现行等级标准如下。

一等,干货。呈圆柱形或半圆柱形,表面棕黄色或灰棕色,体实,断面黄棕色或黄绿色,具油性,气香浓,味苦而辣。根条均匀,长 8～12 cm,最细的一段直径在 2 cm 以上。不空、不泡、小巧。无芦头、根尾、焦枯、油条、杂质、虫蛀、霉变。二等,干货。呈不规则的条状或块状。长 3～19 cm,最细的一段直径在 0.8 cm 以上。间有根头根尾、碎节、碎块。无须根、枯焦、杂质、虫蛀、霉变。余同一等。

【炮制】 木香:取原药材,除去杂质,大小分档,洗净,放缸中稍泡,捞起,沥干水分,放缸中闷润透后,取出,开筒切薄直片或直接切斜片,晾干。

煨木香：取木香片，放在铁丝匾中，一层木香用一层草纸包裹，照此平铺数层，置炉火旁或热灶台上，上压重物，煨至木香中的挥发油渗至纸上，取出，去草纸。

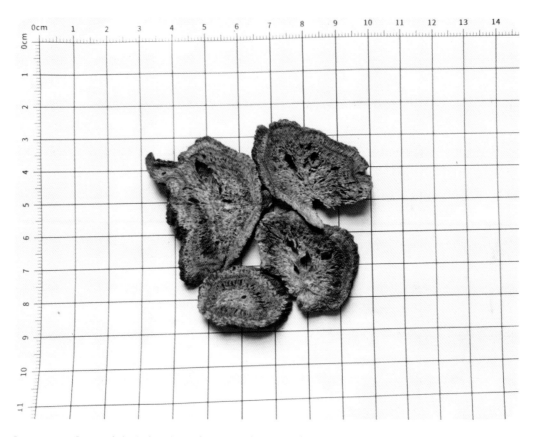

【成品性状】 木香直片为不规则类方形或类圆形直薄片，表面棕黄色或灰褐色，有纵皱纹，切面灰褐色或棕黄色，有深色花纹、条纹和褐色油点散在，质坚。有特异香气，味苦、辛。

木香斜片为类圆形或半圆形薄片，表面棕黄色或灰褐色，有纵皱纹，切面灰褐色或棕黄色，散有棕褐色油点，中央有明显菊花心，质坚。有特异香气，味苦、辛。

煨木香形如木香片，棕黄色，气微香。

【性味与归经】 辛、苦，温。归脾、胃、大肠、三焦、胆经。

【功能与主治】 行气止痛，健脾消食。用于胸脘胀痛，泻痢后重，食积不消，不思饮食。煨木香实肠止泻。

90. 川木香

【来源】 本品为菊科植物川木香 *Vladimiria souliei*（Franch.）Ling 或灰毛川木香 *Vladimiria souliei*（Franch.）Ling var.*cinerea* Ling 的干燥根。主产于四川松潘、甘孜藏族自治州、宝兴、芦山、西昌。商品分槽子木香和铁杆木香。药材以粗壮、结实、体重、油多气香、裂沟少者为佳。

【炮制】 川木香：取原药材，拣去杂质，除去黑色"油头"，洗净，捞起，沥干水分，放缸中闷润透后取出，切薄片，干燥。

　　煨木香：取川木香片，一层川木香用一层草纸覆盖，铺 3 ~ 4 层，置炉火旁烘煨，至川木香所含的挥发油渗至纸上，取出，放凉，去纸。

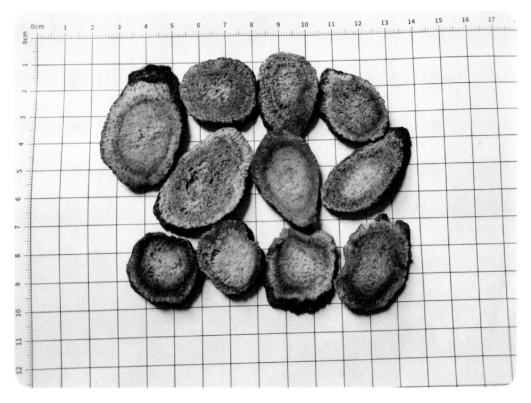

　　【成品性状】　川木香为类圆形薄片，表面黄褐色或棕褐色，粗糙，有的有纵沟或丝瓜络状细筋脉，切面黄白色，散有棕黄色稀疏油点及裂隙，有的中心呈枯朽状，木部显菊花心放射状纹理，周边有一明显的环纹。气微香，味苦。

　　【性味与归经】　辛，苦，温。归脾、胃、大肠、胆经。

　　【功能与主治】　行气止痛。用于脘腹胀痛，肠鸣腹泻，里急后重，肝胆疼痛。

91. 莪术

　　【来源】　本品为姜科植物蓬莪术 *Curcuma phaeocaulis* Val.、广西莪术 *Curcuma kwangsiensis* S.G.Lee et C.F.Liang 或温郁金 *Curcuma wenyujin* Y.H.Chen et C.Ling 的干燥根茎。商品有莪术和温莪术。莪术主产于广西、云南及四川等地，温莪术主产于浙江。药材以个均匀、质坚实、断面灰褐色者为佳。

　　【炮制】　莪术：取原药材，除去杂质和表面的须根，大小分档，用清水洗净，浸泡 2 ~ 4 h，取出，沥干水分，放缸中闷润 2 ~ 4 天，每天翻动 1 ~ 2 次，淋水 1 ~ 2 次，至润透后切 2 ~ 3 mm 的圆片，晒干。

　　注：莪术质地特别坚硬，炮制时要大小分档，水浸时间要适度，润时要上下翻动，保持湿润，并经常检查。

　　醋莪术：取净莪术，大小分档，分别加醋和平面水共煮至醋液吸尽药透心，未透心则加水继续煮至透心，取出，晒六成干后，放缸中闷润 1 天，取出，切薄片，干燥。

　　每莪术 10 kg，用醋 2 kg。

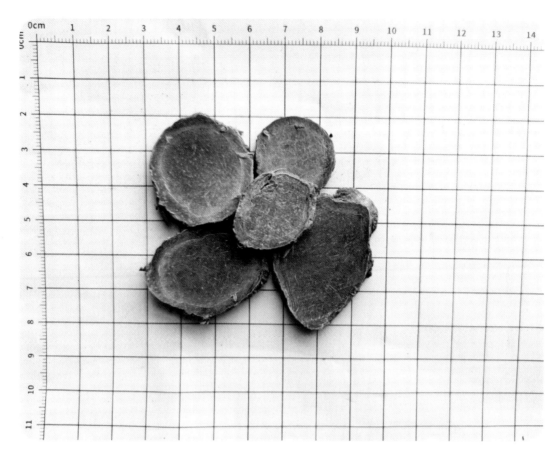

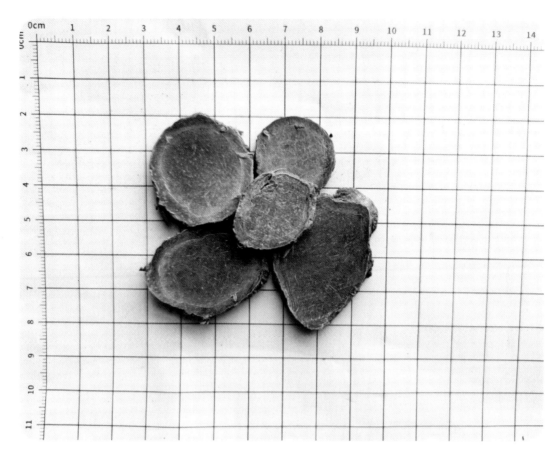

【成品性状】　莪术为类圆形或椭圆形薄片，表面灰黄色或棕黄色，可见凸起的环节和凹陷的须根痕，切面黄绿色或棕褐色，有黄白色的环纹及淡棕色的点状维管束，蜡样，常附有灰棕色粉末，有光泽。气微香，味微苦而辛。

醋莪术形如莪术片，色泽较暗，角质样，具蜡样光泽，质坚脆，略有醋香气。

【性味与归经】　苦、辛，温。归肝、脾经。

【功能与主治】　行气破血，消积止痛。用于癥瘕痞块，瘀血经闭，食积胀痛，早期宫颈癌。

92. 巴戟天

【来源】　本品为茜草科植物巴戟天 *Morinda officinalis* How 的干燥根。主产于广东、广西等地。药材以根条粗壮、呈连珠状、肉厚、木心小、细润、色紫黑、干燥、无泥沙者为佳。

【炮制】　巴戟天：取原药材，除去杂质，洗去泥沙，用清水浸泡 2（夏、秋二季）～ 4（冬、春二季）h，捞起置木甑或蒸笼中，放锅中隔水蒸上汽，取出，趁热抽去木心，再用清水洗净，捞起，沥干水分，切段，晒干。

盐巴戟天：取净巴戟天，洗净，捞起，沥干水分，用盐水拌匀，置木甑中，放锅中隔水蒸透，取出，趁热抽去木心，切段，晒干。

每巴戟天 10 kg，用食盐 0.2 kg。

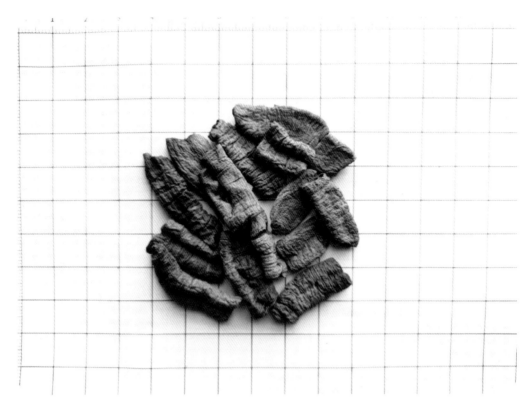

【成品性状】 巴戟天呈扁圆柱形或圆柱形小段，直径 1 ～ 2 cm。表面灰黄色，有粗而不深的纵皱纹及深陷的横纹，切面皮部呈紫色或淡紫色。气无，味甜而略涩。

盐巴戟天形如巴戟天段，味微咸。

【性味与归经】 甘、辛，微温。归肾、肝经。

【功能与主治】 补肾阳，强筋骨，祛风湿。用于阳痿，少腹冷痛，小便不禁，子宫虚冷，风寒湿痹，腰膝酸痛。

93. 商陆

【来源】 本品为商陆科植物商陆 *Phytolacca acinosa* Roxb. 或垂序商陆 *Phytolacca americana* L. 的干燥根。主产于河南、安徽、湖北等地。药材以片大、干燥、色黄白、有罗盘纹及筋脉者为佳。

【炮制】 商陆：取原药材，除去杂质，洗净捞起，沥干水分，置筐内伏润透，纵切厚片，晒干。

醋商陆：取净商陆片，置锅内加米醋煮之，至醋吸尽，再炒至微干。

每商陆片 10 kg，用醋 3 kg。

【成品性状】 本品呈不规则的厚片，表面灰黄色或灰棕色，皱缩，边缘弯曲或卷曲，切面类白色或黄白色，木部呈平行条状凸起。质硬。气微，味稍甜，久嚼麻舌。

醋商陆形如商陆片，有醋香气。

【性味与归经】 苦，寒；有毒。归肺、脾、肾、大肠经。

【功能与主治】 逐水消肿，通利二便，解毒散结。用于水肿胀满，二便不通，痈肿疮毒，痰饮癫痫。

注：武汉以前使用的商陆为黄孝商陆的根，1949 年以后才改用商陆的根。

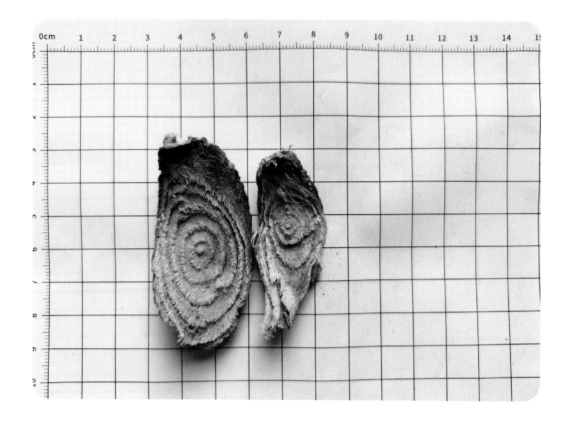

94. 柴胡

【来源】　本品为伞形科植物柴胡 *Bupleurum chinense* DC. 或狭叶柴胡 *Bupleurum scorzonerifolium* willd. 的干燥根。其中北柴胡主产于辽宁、甘肃、河北、河南。南柴胡主产于湖北、江苏、四川、内蒙古。柴胡商品过去以产地划分，主要有以下几种。津柴胡：产于太行山之东，以河北易县、涞源、平山所产者质佳。此外山西太行山区，内蒙古大青山地区均产。集散于天津。其质坚硬，略带须根，并留有 3 ～ 7 cm 残茎。会柴胡：主产于河南伏牛山，以嵩县、卢氏、栾川等地所产者品质特佳，独根肥壮，色黄褐，不留残茎，有"柴胡王"之美誉。汉柴胡：主产于湖北郧西、竹山、竹溪，陕西丹凤、商南、商州，河南西峡、内乡、桐柏（陕、豫、鄂三省交界地区）。尤以三省交界紫荆关所产者为佳，有"紫荆关柴胡"之称。其根条长壮、色深褐，但留有芦茎较长。北柴胡过去以紫荆关产最好，蚕头鼠尾，质软，湖北孝感产质量也好，质稍硬。药材以根条粗长、干燥、整齐、无残留茎叶及须根者为佳。

【商品规格】　现在柴胡规格等级分为以下几种。

北柴胡：统货，干货。呈圆锥形，上粗下细，顺直或弯曲，多分枝，头部膨大，呈疙瘩状，残茎不超过 1 cm，表面灰褐色或土棕色，有纵皱纹，质硬而韧，断面黄白色，显纤维性，微有香气，味微苦辛。无须毛、杂质、虫蛀、霉变。

南柴胡：统货，干货。类圆锥形，少有分枝，略弯曲，头部膨大，有残留苗茎，表面土棕色或红褐色，有纵皱纹及须根痕，断面淡棕色，微有香气，味微苦辛。大小不分，残留苗茎不超过 1.5 cm。无须根、杂质、虫蛀、霉变。

【炮制】　南柴胡：取原药材，除去杂质，洗净泥沙，捞出，放筐内润透后，切横厚片，随即晒干，过筛。

北柴胡：取原药材，除去杂质，剪去残茎，置缸中加清水浸泡 0.5 ～ 1 h，捞起置筐中伏润透，取出，切斜薄片，晒干，过筛。

醋柴胡：取柴胡片，用醋拌匀，闷润，待醋吸尽后，置锅内用文火加热，炒干，取出，晾凉，过筛。

每柴胡 10 kg，用醋 2 kg。

鳖血柴胡：取定量鳖血，置盆中加黄酒和适量清水搅匀，加入柴胡拌匀，闷润，待吸进后，投入热锅中，文火加热，不断翻炒至干，取出，晾凉，过筛。

每柴胡 10 kg，用鳖血 1.25 kg，黄酒 1 kg。

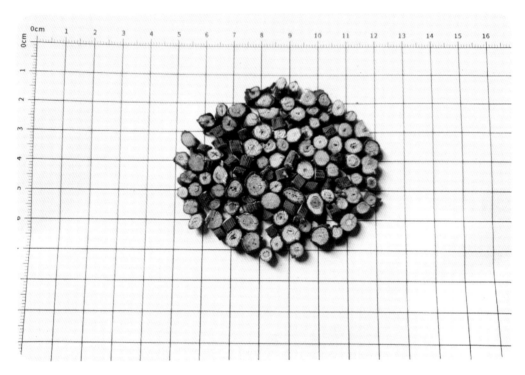

【成品性状】　南柴胡为不规则的厚片，表面红棕色或黑棕色，有纵皱纹，有的具疣状突起，切面平坦，淡棕色，形成层环色略深。气微香，具败油气。

北柴胡呈类圆形或不规则斜薄片，表面黑褐色或浅棕色，具纵皱纹，切面黄白色，皮部浅棕色，木部黄白色。质硬。气微香，味微苦。

醋柴胡形如柴胡片，色泽加深，具醋香气。

鳖血柴胡形如柴胡片，色泽加深，微具酒香气。

【性味与归经】　苦，微寒。归肝、胆经。

【功能与主治】　疏散退热，疏肝，升阳。用于寒热往来，胸满胁痛，口苦耳聋，头痛目眩，疟疾，下痢脱肛，月经不调，子宫下垂，热入血室。醋柴胡多用于疏肝止痛。

95. 银柴胡

【来源】本品为石竹科植物银柴胡 *Stellaria dichotoma* L. var. *lanceolata* Bge. 的干燥根。主产于陕西、

甘肃、内蒙古、宁夏等地。药材以条长、均匀、干燥、圆柱形、外皮棕黄色、断面黄白色者为佳。

【炮制】　取原药材，除去杂质，洗净，捞起，置筐内伏润透，切厚片，干燥。

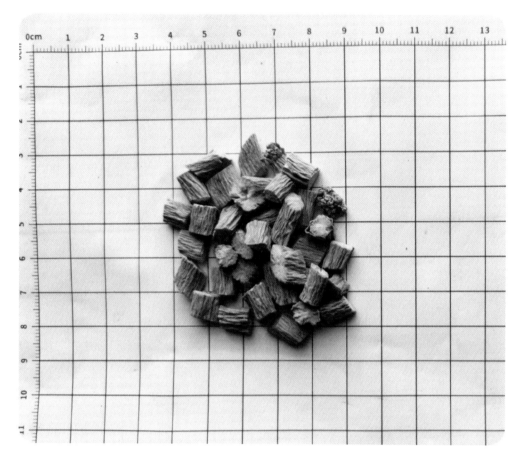

【成品性状】　为类圆形厚片，表面浅棕色或棕黄色，有纵纹，切面淡黄色或黄白色，中间淡白色，有黄白相间的放射状纹理。气微，味甘。

【性味与归经】　甘，微寒。归肝、胃经。

【功能与主治】　清虚热，退疳热。用于阴虚发热，骨蒸劳热，小儿疳热。

96. 两头尖（竹节香附）

【来源】　本品为毛茛科植物多被银莲花 *Anemone raddeana* Regel 的干燥根茎。主产于黑龙江、吉林、辽宁、山东等地。药材以质硬、断面类白色、无杂质者为佳。

【炮制】　取原药材，除去杂质，筛去灰屑，洗净，晒干。

【成品性状】　呈长纺锤形，略弯曲，长 1～3 cm，直径 0.2～0.7 cm，表面棕色至棕黑色，隐约可见数个半环状节纹，具多数纵皱纹，有的一端具一至数个短分枝或突起。质坚脆，断面较平坦，角质样，边缘棕黑色，中央淡灰白色至淡棕褐色。气微弱，味涩，略麻辣。

【性味与归经】　辛，热；有毒。归脾经。

【功能与主治】　祛风湿，消痈肿。用于风寒湿痹，手足拘挛，骨节疼痛，痈疽肿毒。

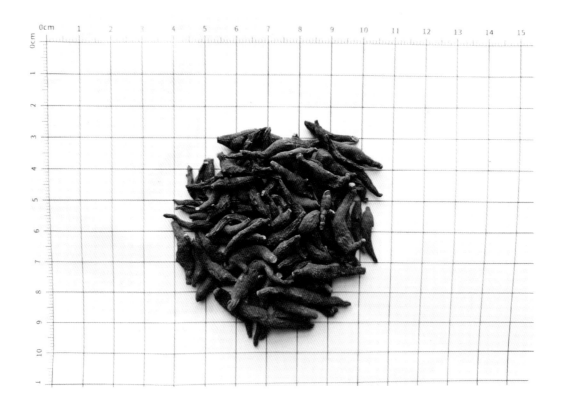

97. 黄芩

【来源】　本品为唇形科植物黄芩 *Scutellaria baicalensis* Georgi 的根。主产于河北、内蒙古、辽宁、吉林、云南、贵州、山东等地。商品分以下几种。枯黄芩：老根断面中央呈暗棕色或棕黑色朽片状者。条芩：外呈黄色、中实色青的细条嫩根。大枝芩：体形粗大、空心多者。枝芩：体形较小、空心少者。尖芩：体形细小者或折断的尾部。热河黄芩：又称北芩，产于河北承德和内蒙古，品质较优，为道地药材，销往全国，并供出口，其中最上等者称"大条"，主供出口。东芩：产于山东者，品质亦佳，主销江浙一带，亦销全国。以上药材以根条粗长、干燥、坚实、色黄者为佳。

【商品规格】　过去，黄芩按枝条长短、粗细分为芩王（条特粗长者，长 14 cm 以上，粗 1.8 cm 以上）、条芩（长 10 cm 以上）、枝芩（长 8 cm 以上）、瓣芩（枯芩之碎片）。现行分级标准如下。

条芩：一等，干货。呈圆锥形，上部皮较粗糙，有明显的网纹及扭曲的纵皱纹，下部皮细有顺纹或皱纹，表面黄色或黄棕色，质坚、脆，断面深黄色，上端中央间有黄绿色或棕褐色的枯心，气微，味苦。条长 10 cm 以上，中部直径 1 cm 以上。去净粗皮，无杂质、虫蛀、霉变。二等，条长 4 cm 以上，中部直径 1 cm 以下，但不小于 0.4 cm。余同一等。

枯碎芩：统货，干货。即老根多中空的枯芩和块片碎芩及破碎尾芩，表面黄色或浅黄色，质坚、脆，断面黄色，气微，味苦，无粗皮、茎芦、碎渣、杂质、虫蛀、霉变。

【炮制】　烊黄芩：取原药材，除去杂质，抢水洗去泥沙，捞起，沥干水分，置沸水中煮 10 min，翻动至用手能捏软，取出，晒七成干后，放缸中闷透取出，去芦头，切横薄片，晒干；或抢水洗去泥沙，置木甑中，放沸水中隔水蒸至上圆汽半小时，取出，切薄片，干燥（黄芩沸水烊要用宽水煮，抢水洗后迅速置沸水或放入木甑中于沸水锅中隔水蒸，避免黄芩变绿，注意避免暴晒）。

酒炒黄芩：取黄芩片，加酒拌匀，闷透，待酒吸尽后，置锅内，用文火炒干，取出，放凉。

每黄芩 10 kg，用白酒 1.2 kg。

炒黄芩：取蜜麸撒入热锅中，用中火加热，待冒浓烟时，投入黄芩片，不断翻动，用笤帚拌炒至表面黄色，取出，筛去麦麸，晾凉。

每黄芩 10 kg，用麦麸 0.8 kg。

黄芩炭：取黄芩片，置锅内用武火加热，炒至黑褐色时，喷淋清水少许，灭尽火星，取出，晾透。

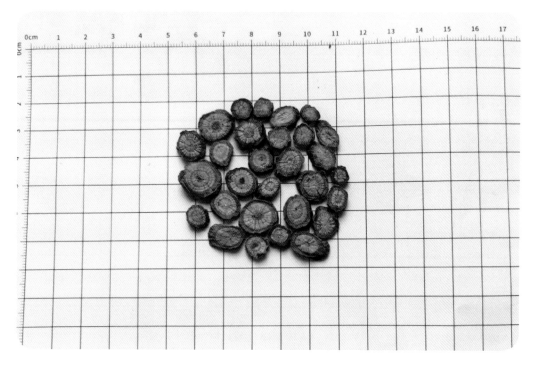

【成品性状】　黄芩为不规则薄片，表面深黄色或黄棕色，较粗糙，有皱纹，切面深黄色，中间有棕红色圆心。老根切面中央呈暗棕色或棕黑色朽片状，或因中空而不坚硬，呈劈破状。质硬而脆，易折断；无臭，味苦。

酒黄芩形如黄芩片，棕黄色，略有酒香气。

炒黄芩形如黄芩片，黄色，微有麸香气。

黄芩炭形如黄芩片，黑褐色，有焦炭气。

【性味与归经】　苦、寒。归肺、胆、胃、大肠经。

【功能与主治】　清热燥湿，泻火解毒，安胎。用于肺热咳喘，热病烦躁，目赤肿痛，湿热泻痢，黄疸，热淋，吐衄，胎动不安，疮疡肿毒。

98. 黄药子

【来源】本品为薯蓣科植物黄独 *Dioscorea bulbifera* L.的块茎。主产于湖北、湖南、江苏。药材以身干、片大、外皮灰黑色、断面黄白色者为佳。

【炮制】　取原药材，除去杂质，过筛分档，放清水中浸泡 2 ～ 4 h，捞起，沥干水分，置缸中润透，切厚片，晒干。

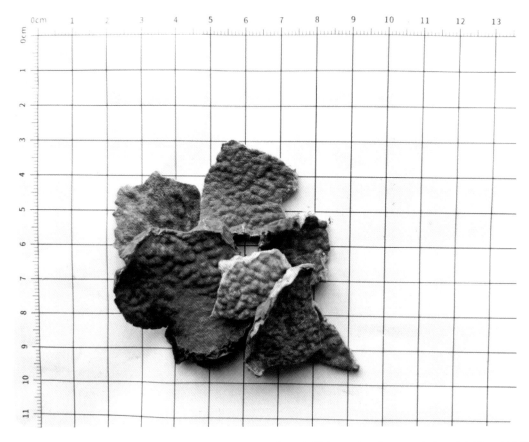

【成品性状】　为类方形或不规则厚片，表面黄白色至黄棕色，平坦或凹凸不平。质坚脆，易折断，断面颗粒状，并散有橙黄色麻点。边缘棕黑色，皱缩，有众多白色、点状凸起的须根痕。气微，味苦。

【性味与归经】　苦、辛，凉。有小毒。归肺、肝经。

【功能与主治】　解毒消肿，化痰散结，凉血止血。用于甲状腺肿大，淋巴结结核，咽喉肿痛，吐血，咯血，百日咳，癌肿；外用于疮疖。

99. 金荞麦

【来源】　本品为蓼科植物金荞麦 *Fagopyrum dibotrys*（D.Don）Hara 的干燥根茎。冬季采挖，除去茎及须根，洗净，晒干。主产于江苏、浙江、湖北等地。药材以个大、质坚硬者为佳。

【炮制】取原药材，除去杂质及残留须根，大小分档，洗净，放清水中浸泡 2 ～ 4 h，捞起，沥干水分，放缸中润透，取出，切 1 分片，晒干。

【成品性状】　为类圆形厚片，表面棕褐色，有横向环节及纵皱纹，密布点状皮孔，切面淡黄白色或淡棕红色，有放射状纹理，中央髓部色较深。质坚硬，不易折断。气微，味微涩。

【性味与归经】　微辛、涩，凉。归肺经。

【功能与主治】　清热解毒，排脓祛瘀。用于肺脓疡，咽喉肿痛，麻疹肺炎，扁桃体周围脓肿。

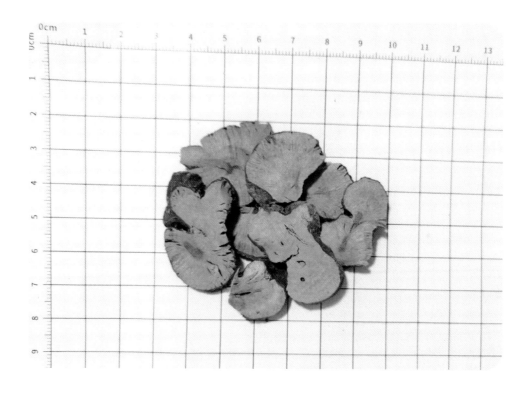

100. 猫爪草

【来源】 本品为毛茛科植物小毛茛 *Ranunculus ternatus* Thunb. 的干燥块根。主产于河南信阳，湖北襄阳、随州、黄冈，安徽及江苏。秋末或早春采挖，除去茎叶及须根，洗净晒干，生用。药材以色黄褐、质坚实饱满者为佳。

【炮制】 取原药材，除去杂质，拣去残茎，用清水淘洗干净，晒干。

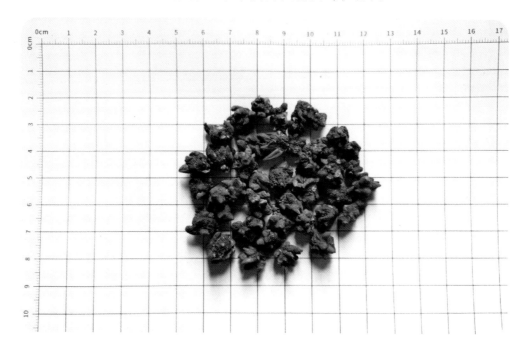

【成品性状】　呈纺锤形，常数个簇生在一起，形似猫爪，表面黄褐色或灰褐色，有点状须根痕，上端有黄棕色茎痕，质坚实，断面黄白色或黄棕色，实心或空心。气无，味微甘。

【性味与归经】　甘、辛，温。归肝、肺经。

【功能与主治】　化痰散结，解毒消肿。用于瘰疬未溃、淋巴结结核。

101. 藤梨根

【来源】　本品为猕猴桃科植物中华猕猴桃（藤梨）*Actinidia chinensis* Planch. 的干燥根。根全年可采，洗净，晒干或鲜用。主产于河南、安徽、湖南、湖北、江西、四川、甘肃、贵州、江苏、浙江等地。药材以粗壮、干燥、无杂质者为佳。

【炮制】　取原药材，除去杂质，洗净，捞起，放筐中，伏润透，斜切1分厚片，晒干。

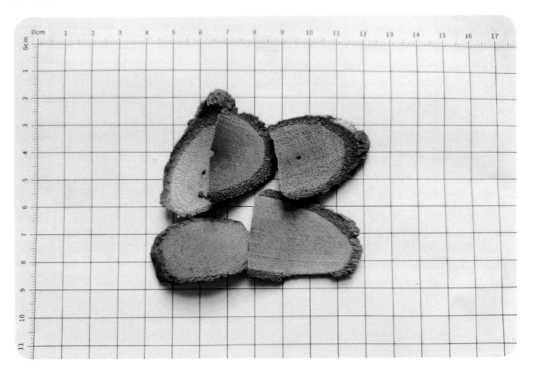

【成品性状】　为类圆形厚片，表面棕褐色或灰棕色，有纵沟纹，切面皮部棕褐色，有白色结晶状物，木部淡棕色，有多数小孔。质坚硬，气微，味淡，微涩。

【性味】　酸、涩，凉。

【功能与主治】　清热解毒，祛风除湿，利尿止血。用于风湿骨痛，瘰疬，跌打损伤，黄疸，胃癌等。

102. 前胡类（前胡与紫花前胡）

【来源】　本品为伞形科植物白花前胡 *Peucedanum praeruptorum* Dunn 或紫花前胡 *Peucedanum decursivum*（Miq.）Maxim. 的干燥根。白花前胡主产于浙江衢州、安徽宁国、湖南、四川，以安徽宁国、江西上饶产宁前胡和信前胡为道地药材。过去以安徽大通所产者质量最好。紫花前胡主产于浙江、安徽、江西。药材均以根条匀整、质嫩坚实、干燥、断面黄白色似菊花心、香气浓者为佳。前胡以冬季采集者质实，色白而多粉质，品质较佳，故有冬前胡、粉前胡、白前胡之称。

【炮制】 前胡：取原药材，除去杂质，剪去残茎，清水洗净泥沙，捞起，沥干水分，润透，切直薄片或横薄片，晒干。

蜜前胡：取蜂蜜过滤，置热锅中，文火加热至沸腾时，投入前胡拌炒至深黄色不粘手时，出锅，摊凉，密闭储藏。

每前胡 10 kg，用蜂蜜 2.5 kg。

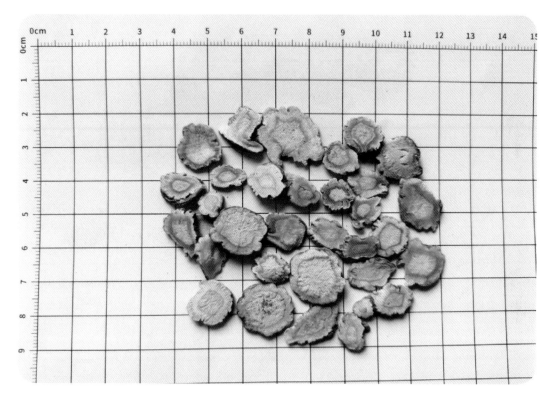

【成品性状】 前胡为不规则直形薄片，表面黑褐色或灰黄色，有密集的环纹、纵皱纹及横的白色皮孔。切面不平整，淡黄白色，散有多数棕黄的油点，木部黄棕色。质较柔软，气芳香，味微苦、辛。

紫花前胡为类圆形或长圆形薄片，表面棕色或黑棕色，有皱纹，切面类白色，平整，皮部较窄，散有少数黄色油点。气芳香，味微苦、辛。

蜜前胡形同前胡，深黄色，味甜。

【性味与归经】 辛、苦，微寒。归肺、脾经。

【功能与主治】 散风清热，降气化痰。用于风热咳嗽，痰多气喘，胸膈满闷。

103. 土茯苓

【来源】 本品为百合科植物光叶菝葜 *Smilax glabra* Roxb. 的干燥根茎。主产于广东、广西、江苏、浙江、湖北、湖南等地。药材以干燥、粉性大、筋脉少、断面呈淡棕色者为佳。饮片以淡红白色、片大而薄、粉性足者为佳。

【炮制】 取原药材，除去杂质，大小分档，浸泡 4 ～ 6 h，洗净，捞起，放缸中润透，切薄片，晒干。若为土茯苓饮片，除去杂质，筛去碎屑。

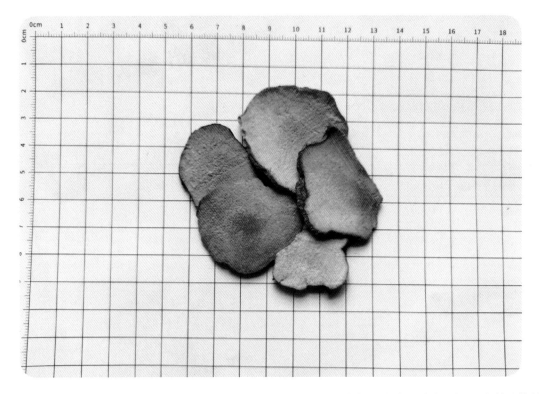

【成品性状】 为不规则长形或类圆形薄片，表面淡棕色或淡黄色，边缘不整齐；切面光滑（薄片）或稍粗糙（厚片）。中间略具维管束点，仔细观察时可见砂砾样的光亮。纵切片常见花纹。导管不规则，富粉质，微有弹性，用水润湿后，手摸之有光滑感。质略韧，无臭，味微甘、涩。

【性味与归经】 甘、淡、平。归肝、胃经。

【功能与主治】 清热除湿，解毒，通利关节。用于湿热淋浊，带下，痈肿，瘰疬，疥癣，梅毒及汞中毒所致的肢体拘挛、筋骨疼痛。

104. 菝葜

【来源】 本品为百合科植物菝葜 *Smilax china* L. 的干燥根茎。主产于湖北、江苏、浙江、江西、湖南、广西等地。药材以根茎粗壮、质坚硬、表面色褐紫、面色红者为佳。

【炮制】 取原药材，除去杂质，大小分档，浸泡 12 h，洗净，捞起，放缸中润透，切薄片，晒干。若为菝葜饮片，除去杂质，筛去碎屑。

【成品性状】 为不规则长形或类圆形薄片，表面褐紫色，切面黄褐色或红色，质坚硬，粗纤维性。气无，味苦。

【性味与归经】 甘、酸，平。归肝、肾经。

【功能与主治】 祛风利湿，解毒消痈。用于风湿痹痛，淋浊，带下，泄泻，痢疾，痈肿疮毒，顽癣，烧烫伤。

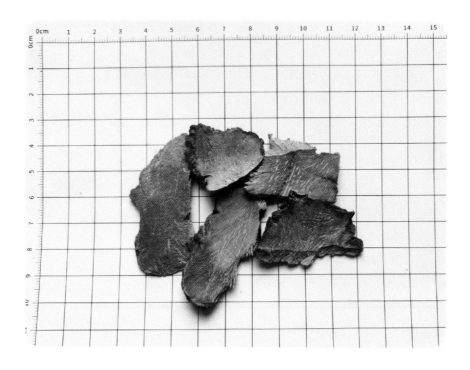

105. 白及

【来源】　本品为兰科植物白及 *Bletilla striata*（Thunb.）Reichb.f. 的干燥块茎。主产于贵州兴义，四川内江，湖南张家界，湖北咸宁，安徽滁州、池州，浙江临海，江苏江宁，陕西渭南等地。药材以身干、个大、色白、质坚实、无须根者为佳。

【炮制】　白及：取原药材，除去杂质，大小分档，浸泡 6 ～ 10 h，洗净，捞起，沥干水分，装缸中闷润透，取出，切薄片，晒干。

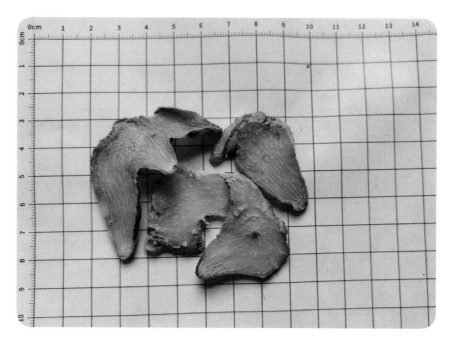

白及粉：取原药材，拣净杂质，用清水洗净泥土，晒干或烘干，碾为细粉，过100目筛。

【成品性状】 白及为不规则的薄片，表面灰白色或黄白色，粗糙，切面类白色，角质样，微显筋脉小点。质坚硬，无臭，味苦，嚼之有黏性。白及粉为类白色细粉，有黏性。

【性味与归经】 苦、甘、涩，微寒。归肺、肝、胃经。

【功能与主治】 收敛止血，消肿生肌。用于咯血吐血，外伤出血，疮疡肿毒，皮肤皲裂。

106. 白前

【来源】 本品为萝藦科植物柳叶白前 *Cynanchum stauntonii*（Decne.）Schltr. ex Lévl. 或芫花叶白前 *Cynanchum glaucescens*（Decne.）Hand. –Mazz. 的干燥根茎及根。主产于浙江、江苏、安徽、福建、江西、湖北、湖南、广西等地。商品分以下几种。柳叶白前，又名南白前、空白前、鹅白前、鹅管白前，为植物柳叶白前的根及根茎。其根茎中空，细长有节，状如鹅管，故有"鹅管白前"之称，主产于江南各地。芫花叶白前为植物芫花叶白前的根及根茎。主产于安徽、浙江等地。药材以干燥、根及根茎粗长、无泥土等杂质者为佳。

【炮制】 白前：取原药材，拣去杂质，洗净泥土，稍浸泡后捞出，沥干水分，放筐中润透，切段，晒干，筛去碎屑。

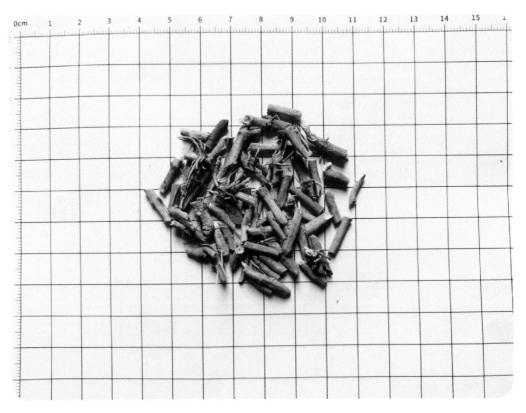

蜜白前：取蜂蜜过滤，置热锅中，用文火加热至沸，投入净白前，炒至黄色不粘手，取出，放凉。每白前 10 kg，用蜂蜜 2.5 kg。

【成品性状】 柳叶白前为细圆柱形小段，表面黄白色至黄棕色，平滑或有细皱纹；节明显膨大，切面灰黄色或灰白色，中空，质脆。质脆易断。气微，味微甜。

芫花叶白前为细圆柱形小段，表面灰绿色或淡黄色，质较硬，气微，味微甜。

蜜白前形如白前段，表面金黄色，略有黏性，味甜。

【性味与归经】 辛、甘，微温。归肺经。

【功能与主治】 宣肺降气，化痰止咳。用于肺气壅实，咳嗽痰多，胸满喘急。

107. 白蔹

【来源】 本品为葡萄科植物白蔹 *Ampelopsis japonica*（Thunb.）Makino 的干燥块根。主产于河南、安徽、江西、湖北。药材以肥大、片均匀、色白、粉性者为佳，红色者次之。

【炮制】 取原药材，除去杂质，洗净，稍泡，捞取，沥干水分，置筐中伏润透，切厚片，晒干，筛去碎屑。若为饮片，除去杂质，筛去碎屑。

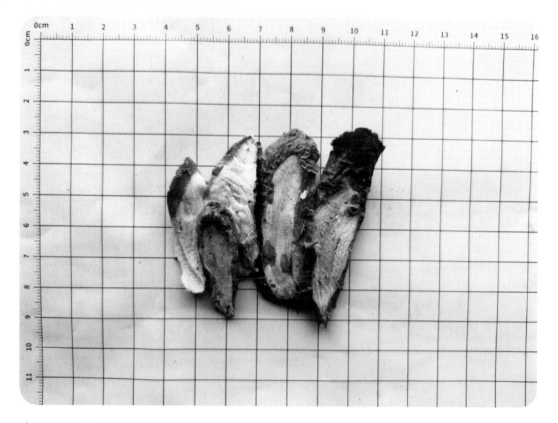

【成品性状】 为类圆形厚片，表面红棕色或红褐色，有纵皱纹、细横纹及横长皮孔，易层层脱落，斜片呈卵圆形，长2.5～5 cm，宽2～3 cm，切面类白色或浅红棕色，可见放射状纹理，周边较厚，微翘起或略弯曲。体轻，质硬脆，易折断，折断时有粉尘飞出。气微，味甘。

【性味与归经】 苦，辛，微寒。归心、胃经。

【功能与主治】 清热解毒，消痈散结。用于痈疽发背，疔疮，瘰疬，水火烫伤。

108. 白薇

【来源】　本品为萝藦科植物白薇 *Cynanchum atratum* Bge. 或蔓生白薇 *Cynanchum versicolor* Bge. 的干燥根和根茎。白薇主产于安徽、湖北、辽宁、黑龙江、吉林、陕西、河北、山东、江苏、福建、江西、湖南、广东、四川、贵州、云南等地。蔓生白薇主产于辽宁、河北、河南、安徽、江苏、浙江等地。商品分以下几种。东白薇：产于山东、安徽、江苏一带者，品质最优。白薇：又名龙胆白薇、实白薇、硬白薇、山白薇，为各地所产白薇的统称。药材以粗壮、色棕黄、干燥、无泥土等杂质者为佳。

【炮制】　取原药材，拣去杂质，放清水中漂洗，夏、秋二季浸泡 10 ～ 20 min，春、冬二季浸泡 1 h，洗净，捞起，沥干水分，剪去残茎，切段或薄片，晒干，筛去碎屑。

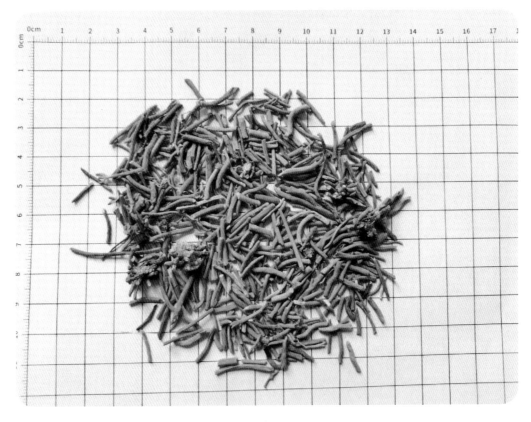

【成品性状】　为圆柱形小段或薄片，表面黄棕色至灰棕色，平滑或具细皱纹。切面皮部黄白色，中央木部小，黄色。质脆，气微，味微苦。

【性味与归经】　苦、咸，寒。归胃、肝、肾经。

【功能与主治】　清热凉血，利尿通淋，解毒疗疮。用于温邪伤营发热，阴虚发热，骨蒸劳热，产后血虚发热，热淋，血淋，痈疽肿毒。

109. 地榆

【来源】　本品为蔷薇科植物地榆 *Sanguisorba officinalis* L. 或长叶地榆 *Sanguisorba officinalis* L.var.*longifolia*（Bert.）Yüet Li 的干燥根。地榆主产于黑龙江、吉林、辽宁、内蒙古、山西、陕西、河南、

山东、甘肃、贵州等地。长叶地榆主产于安徽、江苏、浙江、江西等地。药材以身干、质坚、断面色红者为佳。

【炮制】　地榆：取原药材，拣去杂质，用水浸泡2～4 h，洗净，捞起，沥干水分，润透，除去残茎，切成厚片，晒干，筛去碎屑。已切片者，除去杂质，筛去碎屑。

地榆炭：取净地榆片，置热锅内，用武火加热，不断翻动，炒至表面焦黑色、内部棕褐色，喷淋清水少许，灭尽火星，取出，晾干。

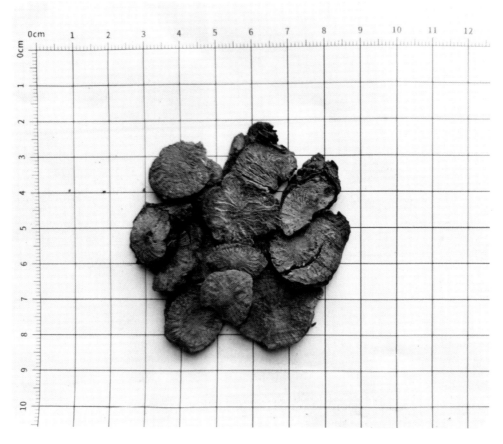

【成品性状】　地榆为不规则圆形厚片，表面灰褐色、棕褐色或暗紫色，粗糙，有纵皱纹。切面紫红色或棕褐色，较平坦，或皮部有众多的黄白色至黄棕色绵状纤维，木部黄色或黄褐色，略呈放射状排列。质硬，无臭，味微苦涩。

地榆炭形如地榆片，表面焦黑色，内部棕褐色。

【性味与归经】　苦、酸、涩，微寒。归肝、大肠经。

【功能与主治】　凉血止血，解毒敛疮。用于便血，痔血，血痢，崩漏，水火烫伤，痈肿疮毒。

110. 芦根

【来源】　本品为禾本科植物芦苇 *Phragmites communis* Trin. 的新鲜或干燥根茎。全国均产，主产于安徽安庆，江苏启东，浙江杭州、宁波，湖北孝感等地。药材均以条粗、色黄白、有光泽者为佳。

【炮制】 鲜芦根：取原药材，除去杂质及须根，洗净，捞起，沥干水分，配方时切段或切后晒干。

芦根：取原药材，除去杂质，洗净，捞起，放筐中润透后取出，切段，晒干。

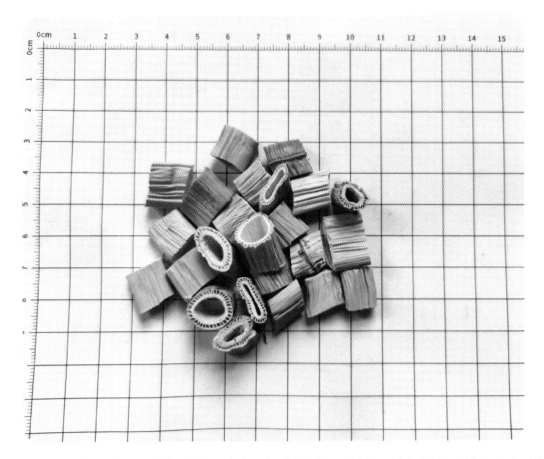

【成品性状】 鲜芦根为圆柱形小段，略扁，表面黄白色，有光泽，外皮疏松可剥离。节呈环状，有残根及芽痕。体轻，质韧，切断面黄白色，中空，壁厚 1 ～ 2 mm，有小孔排列成环。无臭，味甘。

芦根呈扁圆柱形，黄白色，节处较硬，节间有纵皱纹。无臭，味甘。

【性味与归经】 甘，寒。归肺、胃经。

【功能与主治】 清热生津，除烦，止呕，利尿。用于热病烦渴，胃热呕哕，肺热咳嗽，肺痈吐脓，热淋涩痛。

111. 虎杖

【来源】 本品为蓼科植物虎杖 *Polygonum cuspidatum* Sieb.et Zucc. 的干燥根茎和根。主产于江苏、浙江、江西、福建、山东、河南、陕西、湖北、云南、四川、贵州等地。药材以粗大、干燥、无须根、无泥土等杂质者为佳。

【炮制】 取原药材，除去杂质，洗净，浸泡 1 ～ 2 h，捞起，沥干水分，放筐中润透，切厚片，晒干，筛去碎屑。若为饮片，除去杂质，筛去碎屑及粗长的饮片。将粗长的饮片，洗净，润透后取出，切片，晒干。

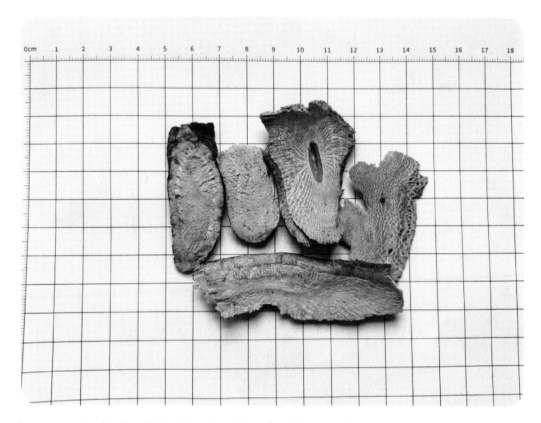

【成品性状】　为不规则圆形或长圆形厚片，表面棕褐色，有纵皱纹及须根痕，切面皮部较薄，木部宽广，棕黄色，呈射线放射状，皮部与木部较易分离。根茎髓中有隔或呈空洞状。质坚硬。气微，味微苦、涩。

【性味与归经】　微苦，微寒。归肝、胆、肺经。

【功能与主治】　祛风利湿，散瘀止痛，止咳化痰。用于关节痹痛，湿热黄疸，经闭，癥瘕，咳嗽痰多，水火烫伤，跌扑损伤，痈肿疮毒。

112. 金果榄

【来源】　本品为防己科植物青牛胆 *Tinospora sagittata*（Oliv.）Gagnep. 或金果榄 *Tinospora capillipes* Gagnep. 的干燥块根。主产于广西、湖南、四川等地。商品分以下几种。金果榄为植物金果榄的块茎。青牛胆为植物青牛胆的块茎。药材以身干、个大饱满、色青黄、皮细、有细皱纹、体重、质坚实、断面淡黄色、富粉质者为佳。

【炮制】　取原药材，除去杂质，浸泡 4～6 h，捞起，沥干水分，放缸中闷润透取出，切厚片，晒干。

【成品性状】　为不规则圆形或半圆形厚片，表面灰黄色或棕黄色，常粗糙，有深皱纹，切面淡黄白色，粉质，有放射状排列的导管束。质坚硬，气无，味苦。

【性味与归经】　苦，寒。归心、肺、胃、大肠经。

【功能与主治】　清热解毒，利咽止痛。用于咽喉肿痛，扁桃体炎，急性胃肠炎，热咳声嘶，牙痛。

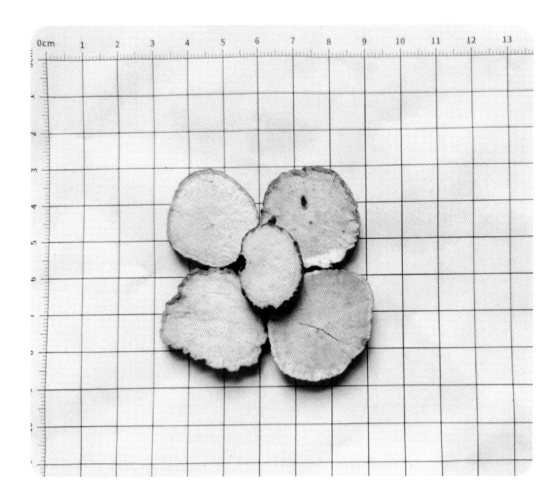

113. 板蓝根

【来源】 本品为十字花科植物菘蓝 *Isatis indigotica* Fort. 的干燥根。主产于河北、安徽、江苏、湖北等地。药材以根条长而均匀、粗壮、坚实、粉性大、干燥、质油润者为佳。

【商品规格】 一等干货。根呈圆柱形，头部略大，中间凹陷，边有柄痕，偶有分枝，质实而脆，表面灰黄色或淡棕色，有纵皱纹，断面外部黄白色，中心黄色，气微，味微甜而后苦涩。长 17 cm，芦下 2 cm 处直径 1 cm 以上。无苗茎、须根、杂质、虫蛀、霉变。二等芦下直径 0.5 cm 以上。余同一等。

【炮制】 取原药材，拣净杂质，清水浸泡 15 min，洗净泥沙，捞起，沥干水分，放筐中去苗，润透，切片，晒干。

【成品性状】 为圆形薄片，表面浅灰黄色或淡棕黄色，粗糙，切面皮部黄白色至棕色，木质部黄色。体实，味微甜而苦涩。

【性味与归经】 苦，寒。归心、胃经。

【功能与主治】 清热解毒，凉血利咽。用于温毒发斑，舌绛紫暗，痄腮，喉痹，烂喉丹痧，大头瘟，丹毒，痈肿。

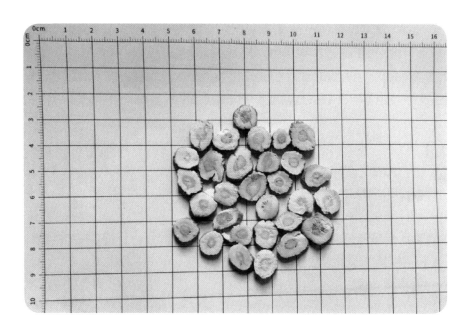

114. 胡黄连

【来源】 本品为玄参科植物胡黄连 *Picrorhiza scrophulariiflora* Pennell 的干燥根茎。主产于印度、印度尼西亚。进口商品多来自印度、尼泊尔、新加坡，由香港输入。国内主产于西藏。商品分以下几种。进口胡黄连：药材以条粗、折断时有粉尘、断面灰黑色、味苦者为佳。西藏胡黄连：药材以根茎粗大、无细根、体轻质脆、苦味浓者为佳。商品以条粗、体轻、质松脆、断面暗棕色、味苦浓、无碎末杂质者为佳。

【炮制】 取原药材，拣去杂质，清水洗净，捞起沥干，稍润，切0.1～0.15 cm薄片，晒干，筛去碎屑。

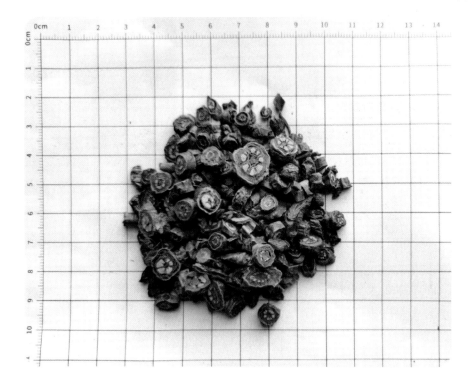

【成品性状】 为不规则的圆形薄片，表面灰棕色至暗棕色，粗糙，体轻，切面淡棕色至暗棕色，略平坦，木部有4～10个类白色点针状维管束排列。质硬而脆，气微，味极苦。

【性味与归经】 苦，寒。归肝、胃、大肠经。

【功能与主治】 清湿热，除骨蒸，消疳热。用于湿热泻痢，黄疸，骨蒸潮热，小儿疳热。

115. 茜草

【来源】 本品为茜草科植物茜草 *Rubia cordifolia* L. 的干燥根。主产于陕西、河北、山东、河南、安徽、山西等地。药材以根条粗长、外皮色红棕、断面色黄红者为佳。

【炮制】 茜草：取原药材，拣净杂质，除去芦苗，洗净，浸泡1～2 h，捞起，沥干水分，润透后切厚片或段，晒干，筛去碎屑。

茜草炭：取净茜草片，过筛，大小分档，分别置热锅内，用武火加热，炒至外表呈焦黑色，内部老黄色，喷洒清水，灭尽火星，取出，放凉。

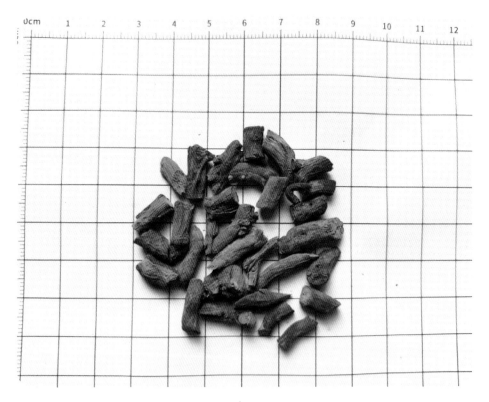

【成品性状】 茜草为不规则的厚片或小段，表面红棕色或红褐色，但外皮脱落处呈黄红色，具细纵纹及少数细根痕。切面紫红色，皮部薄，木质部宽广，浅黄红色或淡红色，可见多数小孔。质脆，无臭，味淡或微苦，久嚼刺舌。

茜草炭形如茜草片或段，表面焦黑色，内部棕褐色。

【性味与归经】 苦、寒。归心、肝经。

【功能与主治】 凉血，止血，活血，祛瘀，通经。用于吐血，衄血，便血，尿血，崩漏，经闭，跌打损伤。

116. 威灵仙

【来源】　本品为毛茛科植物威灵仙 *Clematis chinensis* Osbeck、棉团铁线 *Clematis hexapetala* Pall. 和东北铁线莲 *Clematis manshurica* Rupr. 的干燥根及根茎。威灵仙主产于山东、安徽、江苏、浙江、江西、湖南、湖北、广东、广西、福建、四川、贵州等地，东北铁线莲和棉团铁线莲主产于东北各省。药材以根粗大、均匀、干燥、断面灰白色、质坚实、无地上残茎者为佳。

【炮制】　威灵仙：取原药材，拣净杂质，除去残茎，用水浸泡约 2 h，洗净泥土，捞出，沥干水分，润透，切厚片或小段，晒干，筛去碎屑。

酒威灵仙：取威灵仙段，用白酒拌匀闷透，取出，晒干。

每威灵仙 10 kg，用白酒 15 kg。

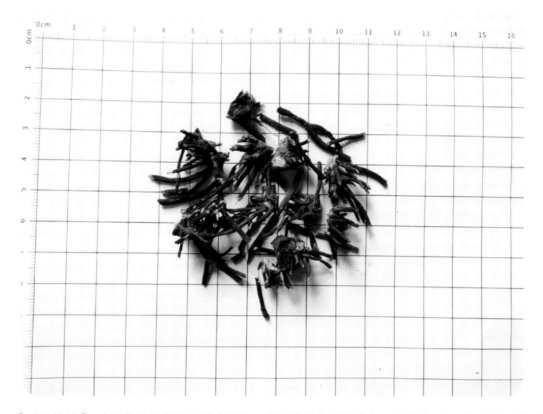

【成品性状】　威灵仙为细条形小段或厚片，表面棕褐色或黑棕色，有纵纹。切面灰黄色，粉质，皮部与木质部之间常有裂隙；木质部淡黄色，略呈方形。质脆，易折断。气微，味淡、微苦。

酒威灵仙形如威灵仙，切面呈黄色或微黄色，微有酒香气。

【性味与归经】　辛、咸，温。归膀胱经。

【功能与主治】　祛风除湿，通络止痛。用于风湿痹痛，肢体麻木，筋脉拘挛，屈伸不利，骨鲠咽喉。

117. 徐长卿

【来源】　本品为萝藦科植物徐长卿 *Cynanchum paniculatum* （Bge.）Kitag. 的干燥根及根茎。主产于江苏、河北、山东、湖南、安徽、贵州、广西及东北等地。家种主产于山东、河北、安徽，以山东产量最大。药材以根粗壮均匀、干燥、质坚、无杂质、香气浓者为佳。

【炮制】　取原药材，拣净杂草，抢水洗去泥沙，捞起，沥干水分，晒六成干，切除地上部分，切成长 1.5 cm 段，阴干或低温干燥，筛去碎屑。

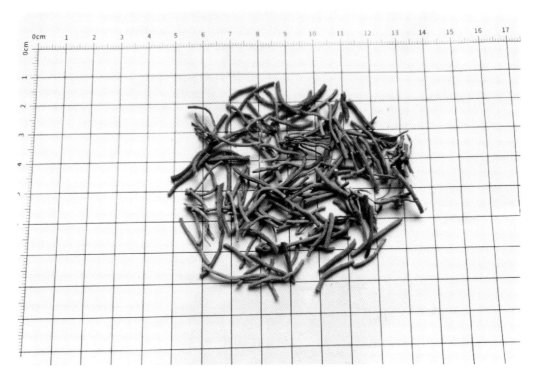

【成品性状】　为不规则小段，根茎圆柱形，表面淡黄白色至淡棕黄色，具微细的纵皱纹，质脆，易折断，断面粉性，皮部类白色或黄白色，形成层环淡棕色，木部细小。气香，味微辛。

【性味与归经】　辛，温。归肝、胃经。

【功能与主治】　祛风化湿，止痛止痒。用于风湿痹痛，胃痛胀满，牙痛，腰痛，跌扑损伤，风疹，湿疹。

118. 高良姜

【来源】　本品为姜科植物高良姜 *Alpinia officinarum* Hance 的干燥根状茎。主产于广东湛江地区，海南（陵水、儋州）等地。药材以粗壮、坚实、色红棕、分枝少、气香味辣者为佳。

【商品规格】　现产地（广东）根据大小分为以下几种。一等：干货，除净苗茎、须根，红棕色，肥壮结实，长 2.4 ～ 4 cm，中部围径 3 cm 以上，横枝不超过 2 条，无死姜、虫蛀、霉变。二等：中部围径要求在 1.5 cm 以上，余同一等。

【炮制】　取原药材，除去杂质，洗净，用清水浸泡 1 ～ 2 h，捞起，沥干水分，放筐中，润透，切 0.1 ～ 0.15 cm 顶头薄片，晒干，筛去碎屑。

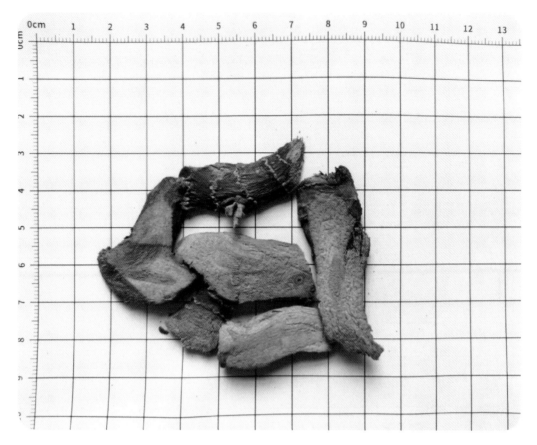

【成品性状】　为不规则的薄片，表面棕红色至暗褐色，具纵皱纹，切面灰棕色至红棕色，纤维质，散有不规则黄色筋脉，粉性，气香，味辛辣。

【性味与归经】　辛，热。归脾、胃经。

【功能与主治】　温胃散寒，行气止痛，消食。用于脾胃中寒，脘腹冷痛，霍乱腹痛，消化不良，噎膈，反胃呕吐，泄泻。

注：两广、云南等地还以同属植物红豆蔻 *Alpinia galanga*（L.）Willd. 的根茎作为高良姜药用，习称"大高良姜"。其外形与高良姜相似，但个较粗大，直径 1.5 ～ 2.5 cm，表面浅棕红色，质较松，体较轻，断面淡棕色。其含挥发油较少，香气较高良姜淡，质量大逊。其果实可作为红豆蔻使用，但高良姜的果实不能作为红豆蔻入药，此须注意。

119. 常山

【来源】　本品为虎耳草科植物常山 *Dichroa febrifuga* Lour. 的根。主产于四川、贵州、湖南。此外，湖北、广西亦产。药材以断面色淡黄、质坚、体重者为佳。

【炮制】　常山：取原药材，拣去杂质，大小分档，用清水浸泡 2 ～ 4 h，洗净捞出，沥干水分，放缸中闷润至透，取出，切去头茎，切成 1 ～ 2 mm 横片，晒干。

酒常山：取生常山片，用白酒拌匀，稍闷润，待酒吸尽后，置锅内用文火加热炒至略呈黄色，取出，晾干。

每常山片 10 kg，用白酒 1.2 kg。

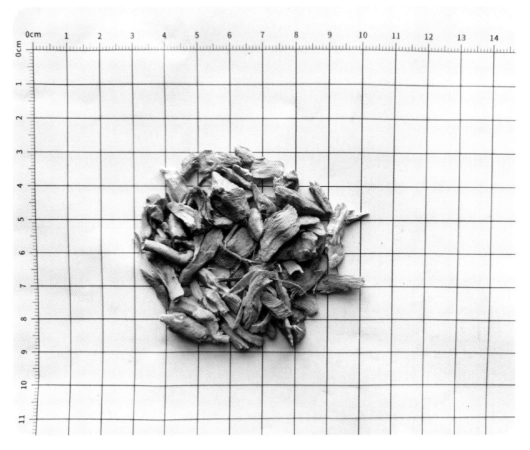

【成品性状】　常山为不规则的薄片，表面黄棕色，有细皱纹，切面黄白色，有放射状纹理。质坚硬，气微，味苦。

【性味与归经】　苦、辛，寒；有毒。归肺、心、肝经。

【功能与主治】　除痰、截疟。用于疟疾，瘰疬。

120. 藁本

【来源】　本品为伞形科植物藁本 *Ligusticum sinense* Oliv. 或辽藁本 *Ligusticum jeholense* Nakai et Kitag. 的干燥根茎及根。藁本主产于陕西、甘肃、河南、四川、湖北、湖南等地。辽藁本主产于辽宁、吉林、河北等地。药材以身干、整齐、香气浓者为佳。

【炮制】　取原药材，除去杂质，抢水洗净，润透，切除残茎，切厚片，晒干。

【成品性状】　为不规则的厚片，表面灰棕色至黑棕色，粗糙，切面黄白色，纤维状，皮部宽，有裂隙，木部较结实。质轻，有芹菜样香气，味辛而微苦。

【性味与归经】　辛，温。归膀胱、肝经。

【功能与主治】　祛风散寒，胜湿止痛。用于风寒感冒，巅顶疼痛，风湿痹痛。

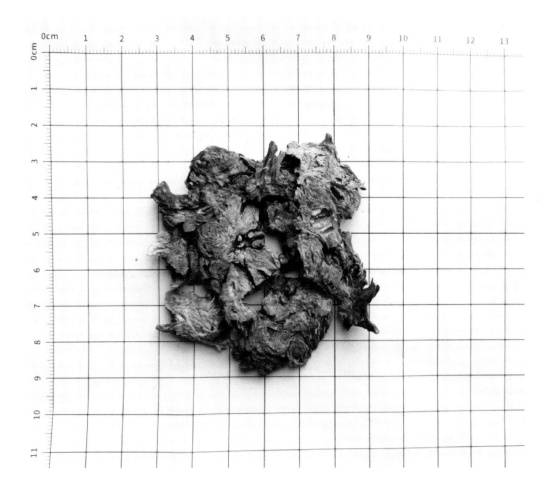

121. 延胡索

【来源】　本品为罂粟科植物延胡索 *Corydalis yanhusuo* W.T.Wang 的干燥块茎。夏初茎叶枯萎时采挖，除去须根，洗净，置沸水中煮至恰无白心时，取出，晒干。主产于浙江东阳、江苏、湖北、湖南、山东、河北亦有栽培。药材以个大、饱满、质坚实、断面色金黄发亮者为佳。

【商品规格】　过去，延胡索依据大小分为拣、提、魁（每两 48 ～ 50 粒）、手提（每两 38 粒）、花子、员子（每两 12 ～ 28 粒）六等级。现行标准如下。

一等：干货。呈不规则的扁球形。表面黄棕色或灰黄色，多皱缩，质硬而脆，断面黄褐色，有蜡样光泽，味苦、微辛。每 50 g 45 粒以内。无杂质、虫蛀、霉变。二等：每 50 g 超过 45 粒。余同一等。

【炮制】　延胡索：取原药材，拣净杂质，大小分开，用水浸泡 30 min，洗净，捞起，晾干表面水分，放缸中闷润至内、外湿度均匀，闷润时每天翻动 1 次，至透心为止。为了尽快透心，在翻动的同时，要结合淋水，闷透后取出，再切片。用文火烘干或用烤箱烤干，筛去灰屑。

醋延胡索：（1）醋煮：取原药材，用清水洗净，捞起，沥干水分，放入铜锅内，加热米醋和平面水将延胡索淹至寸许，用文火加热煮至药透液汁尽，煮时要经常翻动，并取个大者检查是否透心，若不透心，加适量清水再煮至透心，取出，放簸箕内晾至八成干，倒入缸中盖严闷润，润时要经常检查，防止生霉，润透后，取出，切薄片，撒在洗净的簸箕内摊平，于通风处吹干，吹的过程中，要经常轻轻抖动簸箕，使其均匀干燥，不能用铁锅煮延胡索，铁锅煮易变黑色。每延胡索 10 kg，用醋 2 kg。

（2）醋蒸：先将延胡索洗净后，放醋盆中加醋拌匀，闷润直至醋全部吸尽后，放入木甑或蒸笼内放锅中隔水蒸上汽后保持 1 h，取出于簸箕内吹至六成干，倒入缸中盖严闷润至内外一致，润时要注意每天翻动两次，直至透心为止，取出，切薄片。于通风处吹干或烘烤干，筛去灰末即成。每延胡索 10 kg，用醋 2 kg。

（3）文帮米汤、白矾、醋制：取净药材，用米汤浸泡 2～3 h，取出，洗净，放入锅内加醋和清水适量拌匀，用文火加热，煮至水干透心时止，未透心时，加适量清水煮至透心，加白矾粉拌均匀后取出，稍闷，取出，置簸箕内晾至八成干，倒入缸中盖严闷润，润时要经常检查，防止生霉，润透后，取出，切薄片，撒在洗净的簸箕内摊平，于通风处晾干。每千克延胡索，用醋 200 g，白矾粉 20 g。

酒延胡索：（1）取延胡索片加酒拌匀，闷润，待酒吸尽后，置热锅中，用文火加热，不断翻动，炒至酒干时取出，冷却后入药。

（2）取原药材，用清水洗净，捞起，沥干水分，放入铜锅内，加平面水将延胡索淹至寸许，用文火加热煮至药透液汁八成干时，加入白酒，上下翻动，盖盖继续煮至药透心液汁吸尽时，并取个大者检查是否透心，若不透心，加适量清水再煮至透心，取出，放簸箕内晾至八成干，倒入缸中盖严闷润，润时要经常检查，防止生霉，润透后，取出，切薄片，撒在洗净的簸箕内摊平，于通风处吹干。过去酒制多采用煮法。

每延胡索 10 kg，用白酒 1 kg。

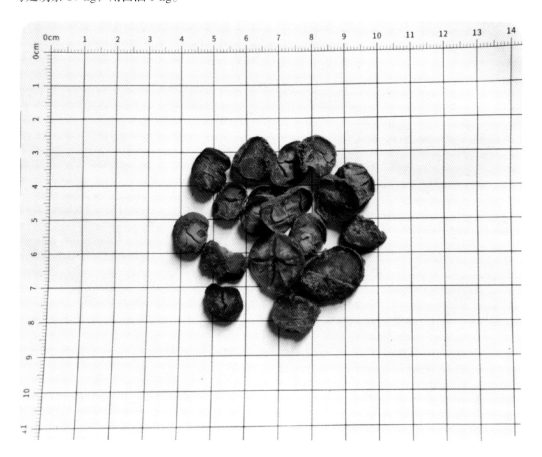

　　注：延胡索必须大小分档，延胡索干燥茎块大个直径达 1.5 cm，小个直径仅 0.5 cm，大小相差悬殊。煮时，若大小不分档，则做不到"恰无白心"；醋煮时要求"煮透心"，如果大小不分档，有"太过""不及"之虞。文帮米汤、白矾、醋制延胡索加米汤浸泡和少许白矾拌制，借助米汤中的淀粉和白矾的涩性来增加延胡索的涩性，使切出的延胡索饮片片薄而不破碎、切面光亮，比不加米汤、白矾处理切出的饮片光泽漂亮，饮片完整。过去延胡索为头刀师傅切制。醋煮延胡索要用铜锅，避免用铁锅醋煮，因延胡索中生物碱遇铁变黑色。饮片切成薄片，薄摊于通风处晾干，晾干过程中，要经常轻轻抖动簸箕，使其均匀干燥，这样切出的饮片薄、切面黄亮、有光泽、片形均匀、美观漂亮、有醋香气。

　　【成品性状】　延胡索为不规则类圆形薄片，表面黄色或黄褐色，有皱纹，切面黄色，角质样，有蜡样光泽。质硬脆，气微，味苦。

　　醋煮或蒸延胡索形同延胡索片，切面深黄色，有醋香气。

　　酒延胡索形同延胡索片，色深黄色，偶有焦斑，有酒香气。

　　【性味与归经】　辛、苦，温。归肝、脾经。

　　【功能与主治】　活血，行气，止痛。用于胸胁、脘腹疼痛，经闭痛经，产后瘀阻，跌扑肿痛。

122. 夏天无

　　【来源】　本品为罂粟科植物伏生紫堇 *Corydalis decumbens*（Thunb.）Pers. 的干燥块茎。春季或初夏出苗后采挖，除去茎、叶及须根，洗净，干燥。主产于江西、安徽、河南、贵州、浙江等地。药材以个大、质坚、断面色黄白者为佳。

　　【炮制】　夏天无：取原药材，除去杂质，洗净，晒干。

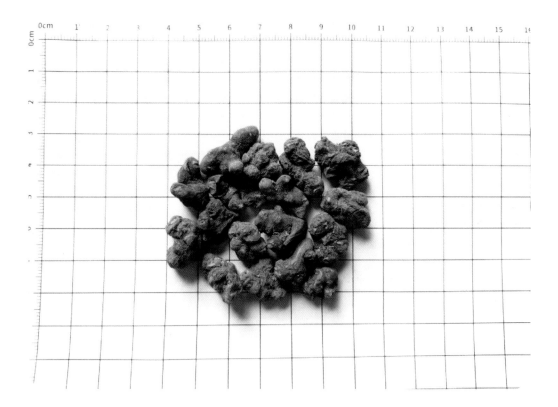

醋夏天无：取原药材，用清水洗净，捞起，沥干水分，放入铜锅内，加米醋和平面水将夏天无淹至寸许，用文火加热煮至药透液汁尽，煮时要经常翻动，并取个大者检查是否透心，若不透心，加适量清水再煮至透心，取出，放簸箕内晾至八成干，倒入缸中盖严闷润，润时要经常检查，防止生霉，润透后，取出，切薄片，晾干。

【成品性状】　夏天无呈类球形、长圆形或不规则块状，表面灰黄色、暗绿色或黑褐色，有瘤状突起和不明显的细皱纹，上端钝圆，可见茎痕，四周有淡黄色点状叶痕及须根痕。质硬，断面黄白色或黄色，颗粒状或角质样，有的略带粉性。气无，味苦。

醋夏天无为类圆形或不规则形薄片，表面灰黄色或黑褐色，有细皱纹，切面深黄色，角质样，味苦，有醋香气。

【性味与归经】　苦、微辛。归肝、肾经。

【功能与主治】　活血通络，行气止痛。用于中风偏瘫，跌扑损伤，风湿性关节炎，坐骨神经痛。

123. 贯众类

【来源】　本品为鳞毛蕨科植物粗茎鳞毛蕨 *Dryopteris crassirhizoma* Nakai、球子蕨科植物荚果蕨 *Matteuccia struthiopteris*（L.）Todaro、紫萁科植物紫萁 *Osmunda japonica* Thunb.、乌毛蕨科植物单芽狗脊蕨 *Woodwardia unigemmata*（Makino）Nakai 和狗脊蕨 *W.japonica*（L.f）Sm. 或蹄盖蕨科植物蛾眉蕨 *Lunathyrium acrostichoides*（Sw.)Ching 带叶柄基的干燥根茎。绵马贯众主产于黑龙江、吉林、辽宁三地山区，销于东北三省、北京、天津、内蒙古、河北、山西、甘肃等地。荚果蕨贯众产于黑龙江、吉林、辽宁、河北、北京、河南、陕西等地区，主销华北、北京、陕西、河南等地区。紫萁贯众主产于华东、中南、西南地区。狗脊贯众主产于湖南、云南、贵州、甘肃等地。蛾眉蕨贯众主产于华北地区。过去，武汉习用湖北咸宁产紫萁贯众。以上药材均以个大、整匀、须根少、无杂质者为佳。

【炮制】　贯众：取原药材，用清水洗净泥屑，换清水浸泡1～2天，捞出，沥干水分，置蒲包内润1～2天，每天淋水1次，润透后，取出，切斜片，晒干或烘干，筛去灰屑。

贯众炭：（1）取贯众片，大小分档，分别置锅内用武火加热炒至表面焦黑色内面棕褐色，存性，取出，洒水灭火星，晾透，晒干。

（2）取贯众片置锅内，再扣上一个较小的锅，两锅接合处用盐泥密封，扣锅底上贴白纸一张，用重物压好，用武火加热至白纸焦黄时停火，次日取出即可。

【成品性状】　贯众为不规则厚片，表面棕褐色，柄残基饮片呈扁圆柱形，两边具耳状翅，翅易脱落，切面可见一条"U"形中柱。质硬，气微而特异，味淡微涩。

贯众炭形如贯众片，表面焦黑色，有光泽，内部棕褐色，质脆易碎。

【性味与归经】　苦，微寒；有小毒。归肝、胃经。

【功能与主治】　清热解毒，驱虫。用于虫积腹痛，疮疡。绵马贯众炭止血，用于崩漏。

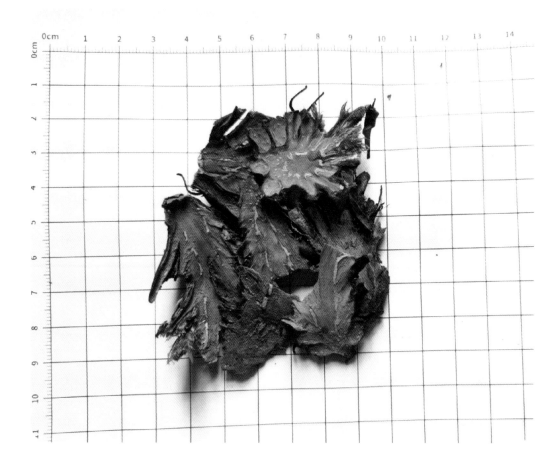

124. 麦冬

【来源】 本品为百合科植物麦冬 *Ophiopogon japonicus*（L.F）Ker-Gawl.的干燥块根。主产于浙江、四川、江苏、湖北等地。浙江产的"杭麦冬"长而饱满、皮细、内外色黄白、味甘，为优品；四川产的"川麦冬"较细、味微甘，质较次。药材均以粒大饱满、皮细、体重、内外色黄白、无须根者为佳。

【商品规格】 杭麦冬过去分提清、正清、正面、苏清、拣面、正奎元等，中华人民共和国成立后又按每两60粒以内、95～100粒、130粒左右分为三等。川麦冬分为寸冬、苏瓜王、禾主三等。现行麦冬标准如下。

浙麦冬：一等，干货。呈纺锤形半透明体，表面黄白色，质柔韧，断面牙白色，有木质心，味微甜，嚼之有黏性。每50g150粒以内。无须根、油子、枯子、烂头、杂质、霉变。二等，每50g280粒以内。余同一等。三等，每50g280粒以上，最小不小于麦粒大。油粒、烂头不超过10%，余同一等。

川麦冬：一等，干货。呈纺锤形半透明体，表面淡白色，断面牙白色，木质心细软，味微甜，嚼之少黏性。每50g190粒以内。无须根、乌花、油粒、杂质、霉变。二等，每50g300粒以内，余同一等。三等，每50g300粒以上，最小不小于麦粒大。间有乌花、油粒，不超过10%。余同一等。

【炮制】 麦冬：取原药材，除去杂质，洗净，润透，晒干。

去心麦冬：（1）取原药材，拣净杂质，用水浸泡2h，捞出，晒八成干，用牙咬住一端木心抽去心，放簸箕中，用湿毛巾盖住放一晚上，用两头圆的小刀沿麦冬直划一刀，下刀 2/3 深度，再在两侧斜着向旁各直划一刀，深度为 1/2，拔出小刀，用双手慢慢翻开麦冬，可见中间一条肉梗，再用中指轻轻顶麦冬中部，使其微凸成船形，放簸箕中晒干。

（2）将麦冬原药材置水中浸 2 h，捞起沥干水分，放盆中润一天至发泡为干品的 1 ～ 2.5 倍时，晒八成干，左手抓其中部，右手用钳子夹住一端尖处，缓缓抽出木心，用两头圆的小刀在麦冬长度的 2/6 处下刀，下刀 1/3 深度，均匀向后划至 5/6 处，把刀略提起，斜着向旁划两刀，划 1/2 深度并推至 2/6 处，拔出小刀，用双手慢慢翻开麦冬，可见中间一条肉梗，再用中指轻轻顶麦冬中部，使其微凸成船形。经此方法炮制的麦冬产品外形精美，且有利于有效成分的溶出。

朱麦冬：取去心麦冬，置盆内喷水少许，微润，加飞朱砂（麦冬 100 kg，用朱砂 2 kg）撒布均匀，上下翻动，至麦冬表面均匀裹上朱砂为度，取出晾干。朱砂拌后可增强清心安神的作用。

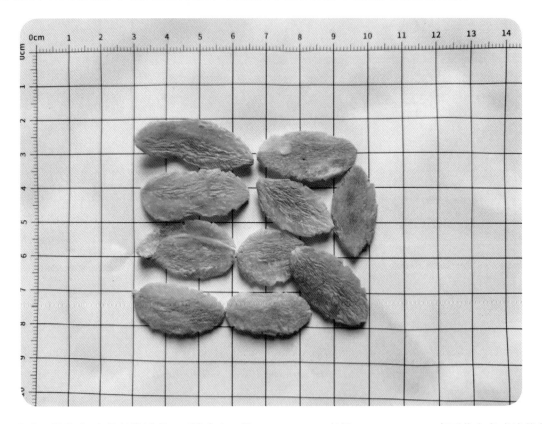

【成品性状】 本品呈纺锤形，两端略尖，长 1.5 ～ 3 cm，直径 0.3 ～ 0.6 cm。表面黄白色或淡黄色，有细纵纹。质柔韧，断面黄白色，半透明，中柱细小。气微香，味甘、微苦。

去心麦冬呈船形，表面黄白色或淡黄色，有一条肉梗，内面黄白色，有细皱纹，气微香，味甘、微苦。

朱麦冬形似去心麦冬，表面朱红色。

【性味与归经】 甘、微苦，微寒。归心、肺、胃经。

【功能与主治】 养阴生津，润肺清心。用于肺燥干咳，虚劳咳嗽，津伤口渴，心烦失眠，内热消渴，肠燥便秘，咽白喉。

125. 龙胆

【来源】　本品为龙胆科植物龙胆 *Gentiana scabra* Bge.、条叶龙胆 *Gentiana manshurica* Kitag.、三花龙胆 *Gentiana triflora* Pall. 或坚龙胆 *Gentiana rigescens* Franch. 的根及根茎。主产于东北地区及江苏、浙江、湖北、江西、云南。药材以东北产品质好，为道地药材。以根条粗大饱满、长条顺直、根上有环纹、质柔软、色黄或黄棕、不带茎枝、味极苦者为佳。

【商品规格】　商品分为山龙胆及坚龙胆两种。

山龙胆：统货，干货。呈不规则块状。顶端有凸起的茎基，下端着生多数细长根。表面淡黄色或黄棕色，上部有细横纹，质脆易折断，断面淡黄色，显筋脉花点，味极苦。长短大小不分。无茎叶、杂质、霉变。

坚龙胆：统货，干货。呈不规则的结节状。顶端有木质茎，下端着生若干条根，粗细不一。表面棕红色，多纵皱纹，质坚脆，角质样，折断面中央有黄色木心，味极苦。无茎叶、杂质、霉变。

【炮制】　龙胆：取原药材，除去杂质，拣去残茎，放清水中，洗净，捞起，置筐中，伏润透，切段，晒干，过筛。

酒龙胆：取龙胆，喷白酒拌匀，闷润，待酒吸尽后，置热锅中，文火加热，翻炒干，或直接晾干。

每龙胆 10 kg，用白酒 1 kg。

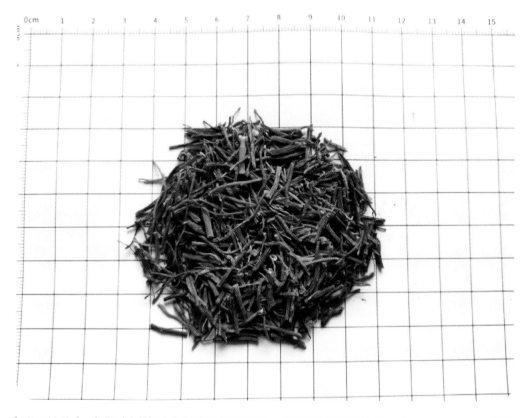

【成品性状】　龙胆为圆柱形小段或不规则饮片，根茎为不规则块状，长 0.5～3 cm，直径 0.5～1 cm，表面暗灰棕色或深棕色，皱缩，有横纹，质坚韧，难折断，断面略平坦，黄棕色。根表面黄色或黄棕色，有纵皱纹，质脆，易折断，断面略平坦，黄棕色，木部甚小，类白色。气微，味极苦。

坚龙胆形如龙胆，表面无横皱纹，外皮膜质，木部黄白色，易与皮部分离。

酒龙胆形如龙胆或坚龙胆，外表面深黄色，略有酒香气。

【性味与归经】　苦，寒。归肝、胆经。

【功能与主治】　泻肝胆实火，除下焦湿热。用于肝经热盛，惊痫狂躁，乙型脑炎，头痛，目赤，咽痛，黄疸，热痢，痈肿疮疡，阴肿阴痒，带下，湿疹瘙痒，耳聋，胁痛，口苦，惊风抽搐。

126. 甘松

【来源】　本品为败酱科植物甘松 *Nardostachys jatamansi* DC. 的干燥根及根茎。春、秋二季采挖，除去泥沙及杂质，晒干或阴干。主产于四川、甘肃、青海等地。药材以主根肥壮、条长、芳香味浓、无碎片泥沙者为佳。

【炮制】　取原药材，除去杂质，剪去残留茎基和叶，置清水中，抢水洗干净，捞起，置筐中，沥干水分，切段，晒干，过筛。

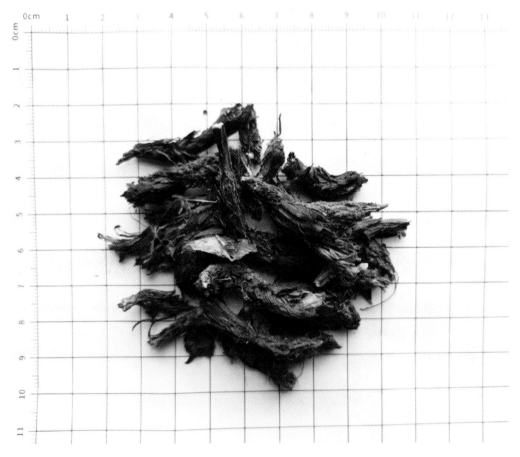

【成品性状】　为不规则段、片，根茎呈膜质片状或纤维状，外层棕黑色，内层棕色或黄色。根棕褐色，表面皱缩，有细根和须根。质松脆，易折断，断面粗糙，皮部深棕色，常为裂片状，木部黄白色。气特异，味苦、辛，有清凉感。

【性味与归经】　辛、甘，温。归脾、胃经。

【功能与主治】　理气止痛，开郁醒脾。用于脘腹胀满，食欲不振，呕吐；外用于牙痛，脚肿。

127. 白茅根

【来源】　本品为禾本科植物白茅 *Imperata cylindrica* Beauv.var.*major*（Nees）C.E.Hubb. 的干燥根茎。春、秋二季采挖，洗净，晒干，除去须根及膜质叶鞘，捆成小把。全国各地均产。药材以粗肥、色白、无须根、味甜者为佳。

【炮制】　白茅根：取原药材，除去杂质、须根、茎基和表面膜叶鞘，放清水中，洗净，捞起，置筐中，伏润透，切3分长段，晒干。

白茅根炭：取白茅根，置热锅中，用中火加热，不断翻动，炒至表面焦褐色、内棕褐色，喷淋清水，熄灭火星，炒干，凉透。

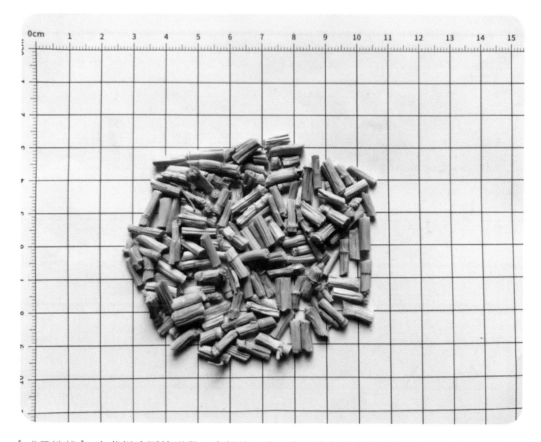

【成品性状】　白茅根为圆柱形段，直径约5分，表面乳白色或黄白色，有浅棕黄色微隆起的节；质轻而韧，不易折断。断面纤维性，中心黄白色，并有一小孔，外圈色白、充实，或有无数空隙如车轮状，外圈与中心极易剥离。气微，味微甜。

白茅根炭形如白茅根，表面焦褐色，内面棕褐色。

【性味与归经】　甘，寒。归肺、胃、膀胱经。

【功能与主治】　凉血止血，清热利尿。用于血热吐血，衄血，尿血，热病烦渴，黄疸，水肿，热淋涩痛，急性肾炎水肿。

128. 茄根

【来源】　本品为茄科植物茄 *Solanum melongena* L. 的干燥根和茎。秋季采收，除去泥沙，干燥，全国各地均产。药材以干燥、无茎叶者为佳。

【炮制】　取原药材，除去杂质，放清水中洗净，将根朝下竖着堆放，上盖麻袋，经常淋水，润透后，斜切 1 分厚片，晒干。

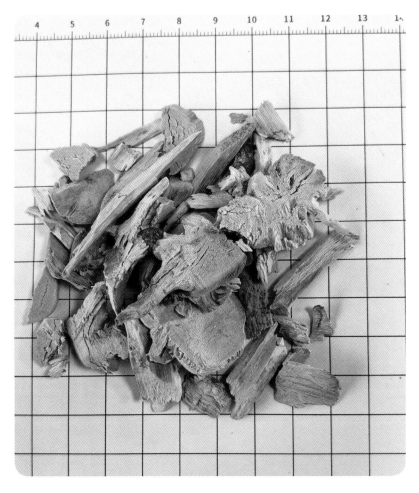

【成品性状】　为圆形或椭圆形斜片，根表面土黄色，切面黄白色。茎表面灰黄色，具细密纵皱纹和点状凸起的皮孔。质轻而坚硬，难折断，切面黄白色或淡黄色，皮层淡黄色或黄白色，中心有淡绿色或灰白色髓。气微，味淡。

【性味与归经】　甘、辛，寒。归胃、大肠经。

【功能与主治】　祛风通络，凉血止血。用于风湿痹痛，肠风下血，尿血。

129. 地骷髅

【来源】　本品为十字花科植物萝卜 *Raphanus sativus* L. 的干燥老根。全国大部分地方有产。药材以身干、色淡黄、肉白、质轻者为佳。

【炮制】 取原药材，除去杂质和非药用部位，放清水中，抢水洗净，捞起，置筐中，伏润透，切1分厚片，晒干。

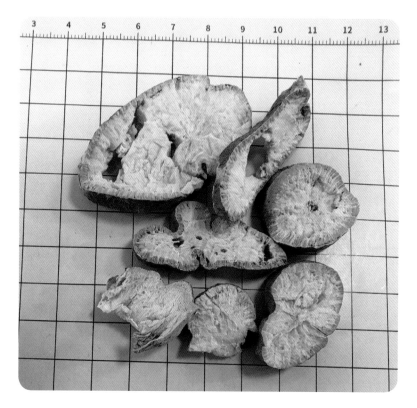

【成品性状】 为圆形厚片，表面紫红色或灰褐色，不平整，具波状的纵皱纹，往往波状纹交叉而成网状纹理，质地轻，切面淡黄白色，有粗筋网络及孔隙。

【性味】 甘，平。

【功能与主治】 宣肺化痰，消食利水。用于咳嗽多痰，食积气滞，脘腹痞闷胀痛，水肿喘满，噤口痢疾。

130. 绵萆薢

【来源】 本品为薯蓣科植物绵萆薢 *Dioscorea spongiosa* J.Q.Xi，*M.Mizuno* et W.L.Zhao 或福州薯蓣 Dioscorea futschauensis Uline ex R. kunth 的干燥根茎。秋、冬二季采挖，除去须根，洗净，切片，晒干。商品分为绵萆薢和粉萆薢，绵萆薢主产于浙江、湖北，药材以身干、片大而薄、色白者为佳。粉萆薢主产于浙江，广东、广西亦产，以身干、色黄白、片大而薄、有弹性、整齐不碎者为佳。

【炮制】 取原药材，除去杂质，过筛，洗净，放筐中，润透，切方块或丝，晒干。

【成品性状】 为方块状或丝状，表面灰黄色或黄棕色，切面浅灰白色，粗糙，有黄棕色点状维管束散在。质疏松，略呈海绵状。气微，味微苦。或切片表面黄白色，平坦细腻，有粉性及不规则的黄色筋脉花纹，对光照视，极为显著。质坚实有弹性，易折断。无臭，味微苦。

【性味与归经】 苦，平。归肾、胃经。

【功能与主治】 利湿去浊，祛风除痹。用于淋病白浊，带下，湿热疮毒，腰膝痹痛。

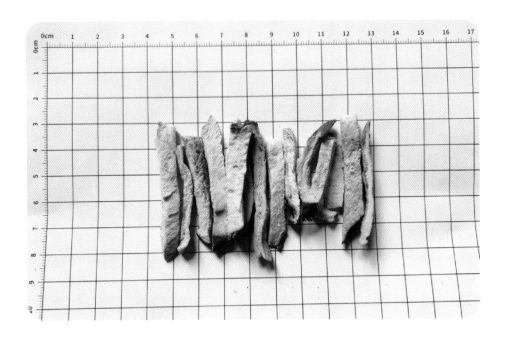

131. 紫草

【来源】 本品为紫草科植物新疆紫草 *Arnebia euchroma*（Royle）Johnst. 或内蒙紫草 *Arnebia guttata* Bunge 的干燥根。春、秋二季采挖，除去泥沙，干燥。主产于新疆、吉林、辽宁、黑龙江、河北、湖北、湖南、云南、内蒙古。商品分为以下几种。软紫草，主产于新疆；硬紫草，产于东北、湖北、湖南、内蒙古。药材以条粗长、肥大、色紫、皮厚、木心小者为佳。

【炮制】 软紫草：取原药材，拣去杂质，切寸许长段，过筛。

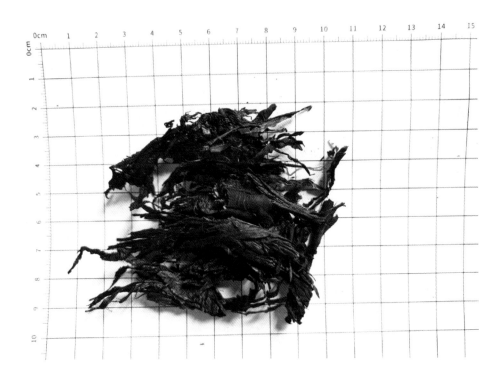

硬紫草：取原药材，拣去杂质，除去残茎，洗净，捞起，置筐中，伏润透，斜切半分厚片，晒干。

【成品性状】　软紫草为不规则断片，紫红色或紫褐色。皮部深紫色。圆柱形切片，木部较小，黄白色或黄色。体轻，质松脆，易折断，气特异，味微苦、涩。

硬紫草为类圆形厚片，紫红色或紫黑色。皮部深紫色。质硬，木部较大，灰黄色。

【性味与归经】　甘、咸，寒。归心、肝经。

【功能与主治】　凉血，活血，解毒透疹。用于血热毒盛，斑疹紫黑，麻疹不透，疮疡，湿疹，水火烫伤。

132. 藕节

【来源】　本品为睡莲科植物莲 *Nelumbo nucifera* Gaertn. 的干燥根茎节部。秋、冬二季采挖根茎（藕），切取节部，洗净，晒干，除去须根。主产于浙江、江苏、安徽。此外，湖北、湖南、山东、河南、江西、福建、河北等地亦产。药材以节部黑褐色、两头白色、干燥、无须根泥土者为佳。

【炮制】　藕节：取原药材，除去杂质及须根，稍泡，水洗干净，捞起，置筐中沥干水分，伏润透，切厚片，晒干或直接晒干。

藕节炭：取藕节，置热锅中，中火加热，不断翻炒，炒至表面焦黑色、内棕褐色时，喷淋少许清水，熄灭火星，炒干，出锅，凉透。

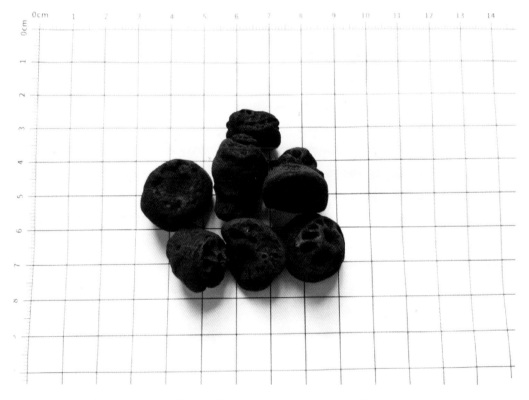

【成品性状】　藕节为类圆形厚片或圆柱形段，表面灰黄色或灰棕色，节膨大，有圆形须根痕，节两端残留部分的表面有纵纹。切面黄白色，有多数类圆形小孔，体轻而质硬，不易折断。气无，味甘、涩。

藕节炭形如藕节，表面焦黑色，内部棕褐色。

【性味与归经】 甘、涩，平。归肾、胃、肝经。

【功能与主治】 散瘀止血。用于吐血，咯血，尿血，便血，血痢，血崩。

133. 糯稻根

【来源】 本品为禾本科植物糯稻 *Oryza sativa* L.var.*Glutinosa* Matsum. 的根状茎及须根。夏、秋二季（北方秋季）糯稻收割后，挖取根状茎及须根，洗净晒干。全国各地均产。药材以身干、根长、色黄棕、无茎叶者为佳。

【炮制】 取原药材，除去杂质，剪去残茎，清水浸泡15 min，掰开洗净，捞起，放筐中，沥干水分，润透，切寸许长段，晒干。

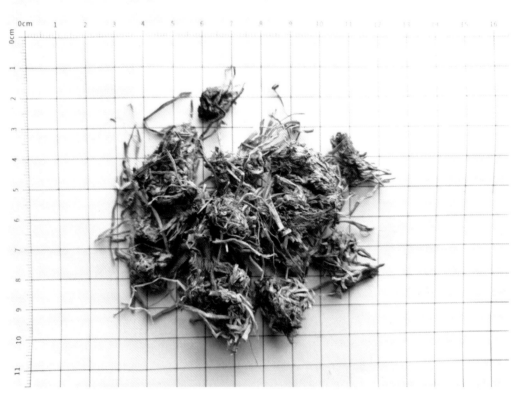

【成品性状】 为不规则段，根茎圆柱形，黄棕色，中空，根粗约1 mm，表面黄白色至黄棕色，表皮脱落后显白色，略具纵皱纹。体轻，质软，气微，味淡。

【性味与归经】 甘、平。归肝经。

【功能与主治】 养阴除热，止汗。用于阴虚发热，自汗盗汗，口渴咽干，肝炎，丝虫病。

134. 山麦冬

【来源】 本品为百合科植物湖北麦冬 *Liriope spicata*（Thunb.）Lour.var.*prolifera* Y.T.Ma 或短葶山

麦冬 *Liriope muscari*（Decne.）Baily 的干燥块根。夏初采挖，洗净，反复暴晒、堆置，至近干，除去须根，干燥。主产于湖北。

【商品规格】 为统货，要求质干，颗粒饱满，表面黄白色，断面牙白色，味微甜，小粒最粗处直径在 3 mm 以上。

【炮制】 山麦冬：取原药材，除去杂质，洗净，润透，晒干。

朱山麦冬：取去心麦冬，置盆内喷水少许，微润，加飞朱砂（麦冬 100 kg，用朱砂 2 kg）撒布均匀，上下翻动，至山麦冬表面均被朱砂覆盖为度，取出晾干。朱砂拌后可增强清心安神的作用。

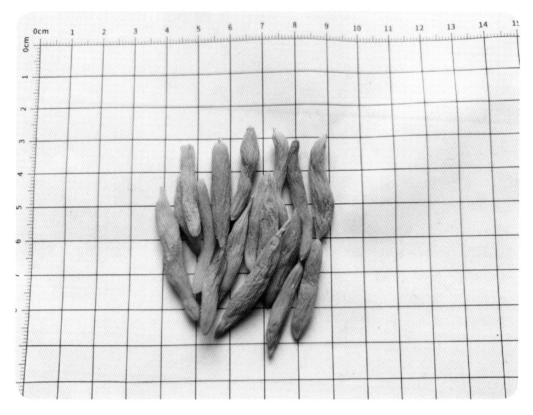

【成品形状】 山麦冬呈纺锤形，两端略尖，长 1.2～3 cm，直径 0.4～0.7 cm。表面淡黄色至棕黄色，具不规则纵皱纹。质柔韧，干后质硬脆，易折断，断面淡黄色至棕黄色，角质样，中柱细小。气微，味微甜，嚼之发黏。

朱山麦冬形似山麦冬，表面朱红色。

【性味与归经】 甘、微苦，微寒。归心、肺、胃经。

【功能与主治】 养阴生津，润肺清心。用于肺燥干咳，虚劳咳嗽，津伤口渴，心烦失眠，肠燥便秘。

第四章　果实、种子类

1. 陈皮

【来源】 本品为芸香科植物橘 *Citrus reticulata* Blanco 及其栽培变种的干燥成熟果皮。主产于四川、福建、广东、浙江、湖北、江西等地，以广东新会、四会、广州近郊产者质佳，以四川等地产量大。

【商品规格】 过去，广陈皮依产地、采收时间、色泽、加工分为字号皮、冈州皮、头红皮、极红皮、苏红皮、二红皮、拣红皮、旱水青皮等等级。后广陈皮又分为以下几个等级。

特级（即旧之"冈州皮"）：采摘农历冬至前上市的柑果（个大），剥取果皮。果皮红色，果皮厚，片张大，果皮外表朱红色，内面洁白，每个果皮重 10～15 g。

一级（即旧之"头红皮"）：采摘农历十月底至十一月上旬上市的柑果，剥取果皮。果皮外表全红，片张大，皮厚。

二级（即旧之"极红皮"）：果皮红色黄少（自三级中挑出）。

三级（即旧之"苏红皮"）：采摘农历十月中、下旬上市的柑果，剥取果皮。果皮红黄兼有，果皮比四、五级的厚。

四级（即旧之"二红皮"）：自五级中挑出的黄多绿少的果皮。

五级（即旧之"拣红皮"）：采摘农历九月底至十月初上市的柑果，剥取果皮。果皮黄绿各半，果皮薄。

六级（即旧之"旱水青皮"）：采摘农历九月上旬首次上市的柑果，剥取果皮。果皮绿多黄少，果皮很薄。

普通陈皮过去多按产地划分规格。现行普通陈皮规格等级标准如下。一等：干货。剖成 3～4 瓣。裂片多向外反卷。表面橙红色或棕红色，显皱缩，有无数大而凹入的油室。内面白色，略呈海绵状。质柔，片张较厚，断面不齐。气清香浓郁，味微辛，不甚苦。无杂质、虫蛀、霉变、病斑。二等：干货。剖成 3～4 瓣和不规则的片张，裂片多向外反卷。表面橙红色或红棕色，有无数大而凹入的油室。内表面白色，较光洁。质较韧，皮张较薄，余与一等同。三等：干货。剖成 3～4 瓣，裂片多向外反卷，皮薄而片小。表面红色或带有青色，有无数凹入的油室。内表面类白色，质坚而脆，余与一等同。

【处方用名】 广陈皮、新会皮、陈皮、云皮、去白陈皮、橘皮、贵老、红皮、黄橘皮、广橘皮、柑皮。

【炮制】 （1）取陈皮拣尽杂质，摊在干净的隔有凉席的水泥地面上或箩筐里喷淋清水拌匀露润一晚上，将草纸铺在案板上，把陈皮平铺在草纸上，用左手压在陈皮上面至 70～80 cm 高时，上铺一层草纸，用麻线上下捆紧，放在压榨机里，每次放两捆，压 12 h，压平后根据临床用药需要剪成长圆形或圆形。

（2）将陈皮拣尽杂质，摊在干净隔有凉席的地面上或箩筐里喷水拌匀，露润一晚上，另取板炭烧旺，将烙铁烧红，用两个烙铁交替使用，将陈皮铺在案板上展开用烙铁熨平（后来改用电熨斗），用剪刀剪成长圆形或圆形。

（3）取原药材，除去杂质，摊在干净隔有凉席的地面上或箩筐里喷淋清水拌匀润一晚上，取出，压或熨平后，扎把，切细丝，阴干。

（4）去白陈皮：取陈皮略浸，捞出晒六成干，闷润透，刮去内部白色部分，切丝，晒干。

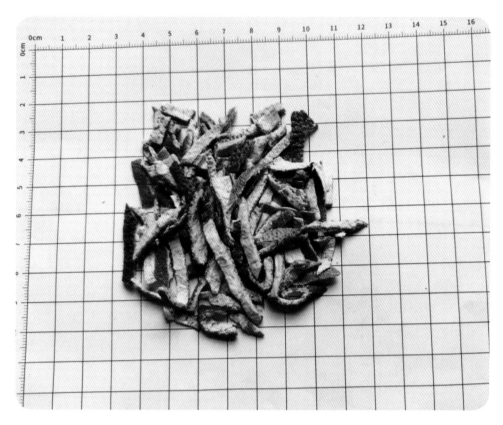

【成品性状】 陈皮块为椭圆形、长圆形或不规则方形，外表面深褐色、红黄色或橘红色，有细皱纹和凹下的点状油室，内表面浅黄色或黄白色，附黄白色或黄棕色筋络状维管束，气香，味辛、微苦。

陈皮丝为不规则的条状，宽 1 ~ 1.5 mm，俗称陈皮一线天，外表面深褐色、红黄色或橘红色，有细皱纹和凹下的点状油室，内表面浅黄色或黄白色，附黄白色或黄棕色筋络状维管束，气香，味辛、微苦。

去白陈皮形如陈皮，内表面黄红色。

【性味与归经】 苦、辛，温。归肺、脾经。

【功能与主治】 理气健脾，燥湿化痰。用于胸腹胀满，食少吐泻，咳嗽痰多。

2. 白扁豆

【来源】 本品为豆科植物扁豆 *Dolichos lablab* L. 的干燥成熟种子。主产于山西、陕西、甘肃、河北、河南、湖北、安徽、湖南、云南、四川等地。药材以粒大、饱满、色白者为佳。

【炮制】 白扁豆：取原药材，除去杂质，用时捣碎。

炒白扁豆：取原药材，除去杂质，置沸水中煮 10 min 至皮变软易破开时，捞起放冷水中稍泡，取出用搓板搓去皮，晒干，用簸箕采用簸减法分开种皮和种仁，分别入药。另将种仁用开水过一下，捞起，放簸箕中摊开晾干。取油砂置锅中，武火加热至砂容易翻动时投入扁豆不断翻炒，至扁豆起小泡，俗称痱子嘴，质酥脆。出锅筛去砂，放凉。

炒白扁豆衣：取蜜麸皮置热锅中，中火加热，冒浓烟时投入净种皮，不断翻炒至金黄色或深黄色时，出锅，筛去麸皮，晾凉。

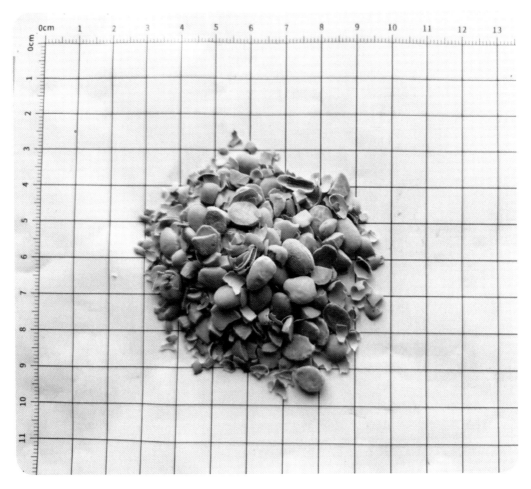

【成品性状】 白扁豆呈椭圆形或长圆形，长 8 ~ 13 mm，宽 6 ~ 9 mm，厚约 7 mm。表面黄白色，平滑，略有光泽，一侧边缘有隆起的白色眉状种阜，质坚硬，味淡，嚼之有豆腥气。

炒白扁豆形如白扁豆，表面黄褐色或深黄色，粗糙，有的具突起，质酥脆，有香气。

炒白扁豆衣呈不规则卷缩片状，厚不到 1 mm，光滑，表面黄白色或金黄白色，种阜半月形，深黄色。质酥脆。气香味淡。

【性味与归经】 甘，微温。归脾、胃经。

【功能与主治】 健脾和中，消暑化湿。用于暑湿吐泻，脾虚呕逆，食少久泄，赤白带下，小儿疳积。

3. 六轴子

【来源】 本品为杜鹃花科植物羊踯躅 *Rhododendron molle*（Blum）G. Don 的果序。主产于江苏、浙江、安徽、湖南等地。以果柄少、无茎枝、开裂少、具种子者为佳。

【炮制】 取原药材，除去杂质、果柄、茎枝，过筛。

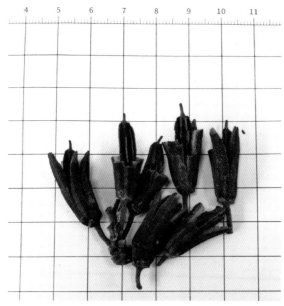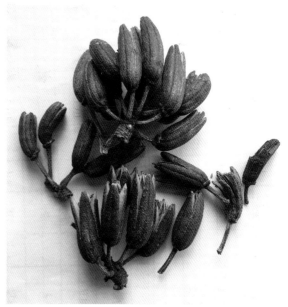

【成品性状】　果实为长椭圆形，长 2～3 cm。表面棕褐色，平滑，有光泽，顶端 5 裂，内有 5 室，种子棕褐色，卵形，扁平，周围被膜质的翅。

【性味与归经】　苦，温；有毒。归肝经。

【功能与主治】　祛风，止痛，散瘀消肿。用于风寒湿痹，历节疼痛，跌打损伤，痈疽疔毒。

4. 青皮

【来源】　本品为芸香科植物橘 *Citrus reticulata* Blanco 及其栽培变种的干燥未成熟果实的绿色干燥外层果皮或幼果。商品分以下几种。四花青皮：青皮较大者，将外层果皮剖成四瓣至基部，除尽内瓤，晒干即成。主产于四川，以皮黑绿色、内面白色、油性足者为佳。个青皮：中等以下幼果不剖开，整个入药者。扣青：最小的幼果整个入药者。个青皮以坚实、皮厚、香气浓烈者为佳，主产于福建、江西、四川、浙江、广东、广西等地，福建所产者油润，香气浓烈，质量好。

【炮制】　个青皮：取原药材，除去杂质，用清水浸泡 2～4 h，捞起，置坛中闷润，待青皮润透后取出，用青皮钳夹住，放入枳壳钳中夹压 12 h，取出切薄片，晾干。

四花青皮：取原药材，除去杂质，洗净，捞起，置筐中伏润透，切丝，晒干。

醋青皮：取青皮片或丝，加醋拌匀，闷透，置锅内，用文火加热，炒至微黄色，取出，放凉。

每青皮 10 kg，用醋 2 kg。

麸炒青皮：取蜜麸，撒入热锅内，用中火加热，待冒烟时，投入青皮丝或片，迅速拌炒至颜色加深，取出，筛去麸皮，放凉。

每青皮丝或片 10 kg，用麸皮 1 kg，蜂蜜 0.02 kg。

【成品性状】　个青皮为扁椭圆形或卵圆形薄片，形似剪口，表面青绿色或灰绿色，密生多数油室，切面黄白色，外缘有油室 1～2 列。气清香，味苦辣。

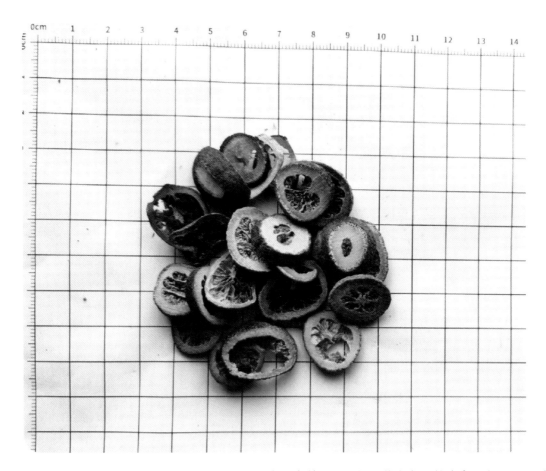

四花青皮为不规则丝，表面青绿色或灰绿色，密生多数油室，切面黄白色，外缘有油室 1 ～ 2 列，内表面黄白色，粗糙。气清香，味苦辣。

醋青皮形如青皮片或丝，色泽加深，微有酸气。

麸炒青皮形如青皮片或丝，金黄色或黄棕色，有焦香气。

【性味与归经】 苦、辛，温。归肝、胆、胃经。

【功能与主治】 疏肝破气，消积化滞。用于胸胁胀痛，疝气，乳核，乳痈，食积腹痛。醋青皮泄肝，用于心胃久痛，疝气作痛。

5. 枳壳

【来源】 本品为芸香科植物酸橙 *Citrus aurantium* L. 的干燥未成熟果实。7—8 月果实尚未成熟时采摘，主产于江西、四川、浙江、湖南。不宜过迟，否则果实老熟，皮薄瓤多，影响质量。采收多横切两半，晒干或低温干燥。商品分以下几种。酸橙枳壳：植物酸橙的接近成熟的果实，主产于江西、浙江、四川等地，销往全国并出口。香橼枳壳：植物香橼的接近成熟的果实，主产于江西、四川等地，销往全国并出口。绿衣枳壳：植物枸橘（枳）的接近成熟的果实，主产于福建、陕西等地，主要供出口。玳玳花枳壳：又名苏枳壳，为植物玳玳花的接近成熟的果实，主产于江苏、福建等地，行销于华北地区。药材以果皮外表褐绿色、干燥、果肉厚、质坚实、香气浓者为佳。

【商品规格】　现行枳壳不分产地、加工分为以下几种。一等干货。横切对开，呈扁圆形，表面绿褐色或棕褐色，有颗粒状突起，切面黄白色或淡黄色，肉厚，瓤小，质坚硬，气清香，味苦、微酸。直径 3.5 cm 以上，肉厚 0.35 cm 以上，无虫蛀、霉变。二等直径 2.5 cm 以上，肉厚 0.35 cm 以上。余同一等。

【炮制】　枳壳：取原药材，除去杂质，清水浸泡 2～3 h，捞起沥干水分，用专用叉子挖去里面的瓤，洗净，置坛中闷润，常常摇动，润透后取出，15 个为一扎，用麻线捆紧，放入枳壳钳中压扁定型 12 h，阴干。置筐中加水润透，切薄片，阴干。

麸炒枳壳：取蜜麸撒入热锅中，用中火加热，待冒浓烟时投入净枳壳饮片，用笤帚拌炒，炒至金黄色，麸皮呈褐色时，取出，筛去麸皮，晾凉。

每枳壳饮片 10 kg，用蜜麸皮 1.2 kg。

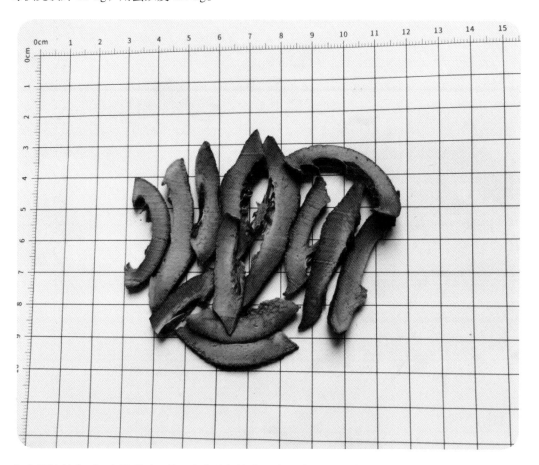

【成品性状】　枳壳饮片为不规则弧形条状或人字形薄片，形似剪口，厚 0.1～0.2 cm，无瓤核，外表面绿褐色或棕褐色，切面黄白色。质脆。气清香，味苦、微酸。

麸炒枳壳形如枳壳片，表面金黄色，偶有焦斑，质脆易折断，气香，味较弱。

【性味与归经】　苦、辛、酸，微寒。归脾、胃经。

【功能与主治】　理气宽中，行滞消胀。用于胸腹气滞，胀满疼痛，食积不化，痰饮内停，中气下陷，脾虚脘腹胀痛，脱肛，阴挺。

注：枳壳用枳壳钳压扁定型后阴干，切成薄片后摊簸箕中于通风处吹干，翻动时不用手翻动，将枳壳簸动折在一起，再均匀抖动，摊平，继续吹干，制出的饮片平整漂亮。

6. 枳实

【来源】　本品为芸香科植物酸橙 *Citrus aurantium* L. 及其栽培变种香橼 *Citrus wilsonii* Tanaka、枸橘 *Poncirus trifoliata*（L.）Raf. 或甜橙 *Citrus sinensis* Osbeck 的干燥幼果。主产于四川、浙江、江西、湖南、湖北等地。商品分以下几种。酸橙枳实：植物酸橙的幼果。主产于四川、江西、浙江等地。香橼枳实：植物香橼的幼果。主产于江西、四川等地。绿衣枳实：植物枸橘的幼果。主产于福建、陕西等地。因幼果外表呈灰绿色，故而得名。

【商品规格】　过去川枳实的规格分面枳实、统枳实、小枳实 3 种。面枳实要求个形均匀，直径 2 ～ 2.5 cm，皮青肉白，肉厚挺凸，质坚结。小枳实则为小个开边或原粒。统枳实则大小不均匀。现行标准如下。

一等干货。幼果横切两瓣，呈扁圆片形，隆起，表面青黑色或黑褐色，有颗粒状突起和皱纹。切面果肉黄白色。肉厚瓤小，质坚硬。气清香，味苦、微酸。直径 1.5 ～ 2.5 cm。无杂质、虫蛀、霉变。二等直径 1.5 cm 以下。间有未切的个，但不得超过 30%。余同一等。

【炮制】　枳实：取原药材，除去杂质，用清水浸泡 2 ～ 3 h，反复洗净泥灰，捞起，沥干水分，放缸中润一晚，润透后取出切约 1.5 mm 厚的片，晒干或烘干，筛去碎屑和碎落的瓤核。

麸炒枳实：取蜜麸撒入热锅中，用中火加热，待冒浓烟时投入净枳实饮片，快速翻炒，炒至金黄色，麸皮呈褐色时，取出，筛去麸皮，晾凉。

每枳实 10 kg，用蜜麸 1 kg。

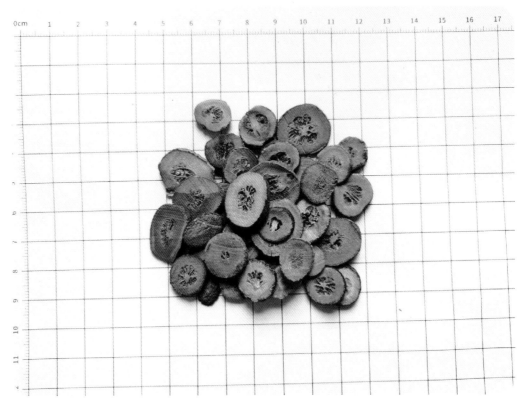

【成品性状】　枳实为半圆形薄片，表面灰绿色、黑绿色或暗棕绿色，切面黄白色或黄褐色，气清香，味苦、微酸。

麸炒枳实形如枳实片，表面金黄色或深黄色，有焦斑，质脆，易折断。气焦香，味较弱。

【性味与归经】　苦、辛、酸，微寒。归脾、胃经。

【功能与主治】　破气消积，化痰消痞。用于积滞内停，痞满腹胀，泻痢后重，大便不通，痰滞气阻胸痞，结胸，脘腹胀满，脱肛，阴挺。

7. 紫苏子

【来源】　本品为唇形科植物紫苏 *Perilla frutescens*（L.）Britt. 的干燥成熟果实。主产于江苏、湖北、湖南、浙江等地。药材以粒饱满、色灰棕、油性足、用口咬即破、无杂质者为佳。

【炮制】　紫苏子：取原药材，除去杂质，洗净，晒干。

炒紫苏子：取净紫苏子，置锅内，用文火加热，不断翻动，炒至有爆裂声、香气逸出时，取出，放凉。

苏子霜：取净紫苏子，研碎，用吸油纸包裹多层，置热灶台上，上压重物，或放压榨机内压榨去油，研细。

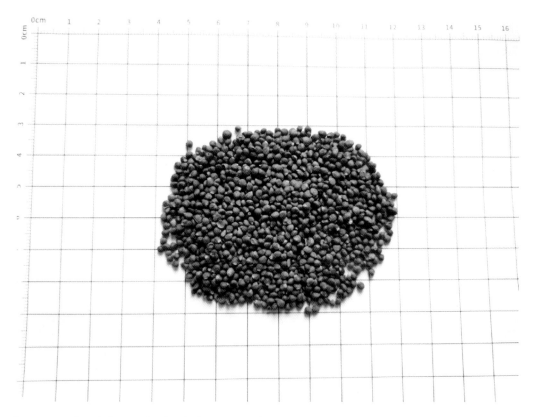

【成品性状】　紫苏子呈卵圆形或类圆形，长径 0.6 ～ 3 mm，短径 0.5 ～ 2.5 mm。外表灰棕色或灰褐色，有网状纹理。果皮薄而脆，种仁黄白色，有油性，压榨有香气，味微辛。

炒紫苏子形如紫苏子，外表灰褐色，鼓起，有细裂口，焦香气。

苏子霜为灰白色的粗粉末，气微香。

【性味与归经】　辛，温。归肺经。

【功能与主治】　降气消痰，平喘，润肠。用于痰壅气逆，咳嗽，气喘，肠燥便秘。苏子霜用于脾虚患者。

8. 莱菔子

【来源】 本品为十字花科植物萝卜 *Raphanus sativus* L. 的干燥成熟种子。主产于河北、河南、浙江、黑龙江等地。莱菔子过去是指经过移栽的萝卜结出的种子，称随秧子，其颗粒饱满、子粒大、质量好。

【炮制】 莱菔子：取原药材，放入盆或水池中，加入清水，搅动，稍澄清，先用捞子捞去浮在水面的杂质和未成熟干瘪的莱菔子，再用捞子边搅动边淘取上面的莱菔子，至大部分淘出，再换清水淘去泥沙，晒干。

炒莱菔子：取净莱菔子，置热锅中，用文火加热，不断翻动，炒至微鼓起，颜色加深，有香气逸出，取出，放凉。将炒莱菔子置石磨中磨破，拖破子皮，过筛，筛起磨碎的种仁，其余的置簸箕中簸去大部分种皮，再用簸减法簸取种仁，去净残留的皮，将种仁和筛下的碎末混合。

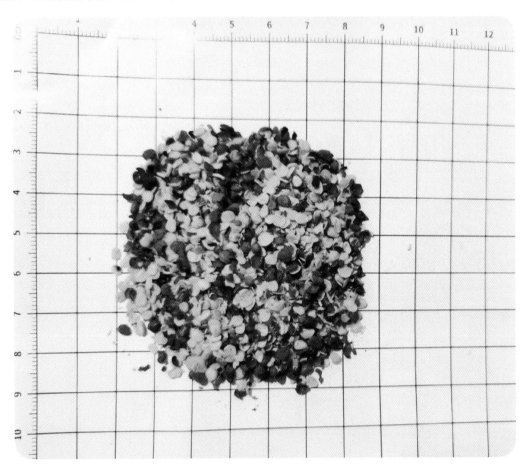

【成品性状】 莱菔子呈卵圆形或椭圆形，稍扁。长 2.5 ～ 4 mm，宽 2 ～ 3 mm。表面黄棕色、红棕色或灰棕色，种皮薄而脆，破开后可见黄白色子叶，有油性。无臭，味微苦、辛。

炒莱菔子为类圆形的种仁，黄色，质酥脆，气微香。

【性味与归经】 辛、甘、平。归肺、脾、胃经。

【功能与主治】 消食除胀，降气化痰。用于饮食停滞，脘腹胀痛，大便秘结，积滞泻痢，痰壅喘咳。

9. 山茱萸

【来源】　本品为山茱萸科植物山茱萸 *Cornus officinalis* Sieb.et Zuce. 的干燥成熟果肉。主产于浙江、安徽、福建、河南等地。商品分以下几种。杭萸肉：产于浙江杭州一带者，皮肉厚、色鲜艳，味酸浓，品质最优，为道地药材。安徽产徽枣皮，果肉厚，酸味浓，质量最好；河南产会枣皮，紫红色，间有黄白色，皮薄，差一些。药材以皮肉肥厚、色紫红油润、酸味浓、干燥无核、洁净者为佳。

【商品规格】　现在山茱萸商品不分产地，均为统货，干货。果肉呈不规则的片状或囊状，表面鲜红色、紫红色至暗红色，皱缩，有光泽，味酸涩。果核不超过 3%。无杂质、虫蛀、霉变。

【炮制】　山茱萸：取原药材，除去杂质，筛去果核，簸去梗柄，将筛去的枣皮小块摘出来并入枣皮中，抢水洗净，沥干水分，晒干。

醋山茱萸：取净山茱萸，放入盆或缸中，加醋拌匀，闷润透，经常翻动，待醋全部吸尽，置蒸笼或木甑中放锅中，武火加热，隔水蒸至上圆汽时，闷 30 min，取出，晒干。如山茱萸为陈货，色乌，则除去杂质、果核、梗柄后，抢水洗净，晒干，直接放缸中拌醋，翻动待全部吸尽后，取出，晒干。

每山茱萸 10 kg，用红醋 3 kg。

酒山茱萸：取净山茱萸肉，加白酒拌匀，闷润透待酒吸尽后，置木甑或蒸笼内于锅中隔水蒸，用武火加热，待上圆汽后，停火，取出，干燥。

每山茱萸肉 10 kg，用白酒 2 kg。

注：山茱萸炮制时一定要将核除净，核能滑精，而山茱萸补肝肾，涩精，核留在山茱萸里面会影响药效。

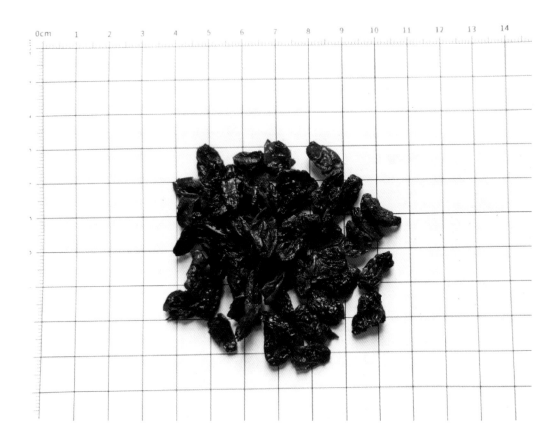

【成品性状】　山茱萸为不规则片状或囊状，长 10 ～ 15 mm，宽 5 ～ 10 mm。表面紫红色，微有光泽，质柔软，气微，味酸、微苦。

醋山茱萸形如山茱萸，表面棕褐色，有光泽，质柔软，微有醋气。

酒山茱萸形如山茱萸，表面紫褐色，有光泽，微有酒香气。

【性味与归经】　酸、涩，微温。归肝、肾经。

【功能与主治】　补益肝肾，涩精固脱。用于腰膝酸痛，眩晕，耳鸣，阳痿，遗精，小便频数，崩漏带下，内热消渴。

10. 桃仁

【来源】　本品为蔷薇科植物桃 *Prunus persica*（L.）Batsch 或山桃 *P. davidiana*（Carr.）Franch. 的干燥成熟种子。主产于四川、陕西、江苏、浙江、山东、河北、河南、湖南等地。商品分以下几种。桃仁：植物桃的种子。山桃仁：植物山桃的种子。兰溪桃仁：浙江兰溪地区所产者，质佳。苏北桃仁：江苏北部地区所产者，质稍次。药材以干燥、大小均匀、饱满不碎者为佳。

【炮制】　桃仁：取原药材，除去杂质，置缸中加宽水淘取桃仁，除去残留的果壳，晒干。

燀桃仁：将锅洗净，加水烧开至沸，将净桃仁装筐中置沸水中煮数沸（约 2 min），至外皮由皱缩至舒展、能搓去种皮时，捞起，放在冷水中浸泡，洗净，置打碎机中打碎一次，清水洗净，搓去未去尽的种皮，晒干，簸净。

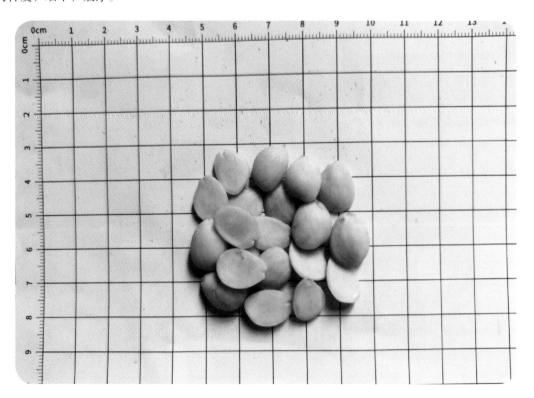

【成品性状】　桃仁为扁长卵形，长 1.2 ～ 1.8 cm，宽 0.8 ～ 1.2 cm，厚 0.2 ～ 0.4 cm。表面黄棕色至红棕色，密布颗粒状突起。一端尖，中部膨大，另一端钝圆稍扁斜，边缘较薄。尖端一侧有短线形种脐，圆端有颜色略深不甚明显的合点，自合点处散出多数纵向维管束。种皮薄，子叶2，类白色，富油性。气微，味微苦。

山桃仁呈类卵圆形，较小而肥厚，长约0.9 cm，宽约0.7 cm，厚约0.5 cm。

烊桃仁呈扁长卵形，表面乳白色，有细皱纹，光滑，富油性，气微，味微苦。

【性味与归经】 苦、甘，平。归心、肝、大肠经。

【功能与主治】 活血祛瘀，润肠通便。用于经闭，癥瘕，跌打损伤，瘀血肿痛，肠燥便秘。

11. 乌梅

【来源】 本品为蔷薇科植物梅 *Prunus mume*（Sieb.）Sieb.et Zucc. 的干燥近成熟果实。主产于福建、四川、浙江、云南等地。商品分以下几种。合溪梅：产于浙江者，个大肉厚，品质优良，为道地药材。安吉梅：又名建乌梅、建梅，产于福建，个大质优，肉厚，有唇边，为道地药材。红梅：产于四川者，个小肉薄，外皮略带红色，无唇边，质次。云南乌梅：肉薄核大者，质次。药材以个大、肉厚、核小、外皮乌黑色、不破裂露核、柔润、味极酸者为佳。

【炮制】 乌梅：取原药材，拣净杂质，筛去灰屑，洗净，晒干。

乌梅肉：取净乌梅，微淋清水湿润或适量米醋闷至透，使肉绵软，摊开晾晒至六成干时，敲碎，剥取净肉即成。

乌梅炭：取净乌梅，置热锅中，用武火炒至皮肉鼓起，出现焦枯斑点为度，喷水焙干，取出放凉。

醋乌梅：取净乌梅或乌梅肉，用醋拌匀，闷润至醋吸尽时，置适宜的容器内密闭，隔水蒸或用蒸汽加热2～4 h，取出干燥。

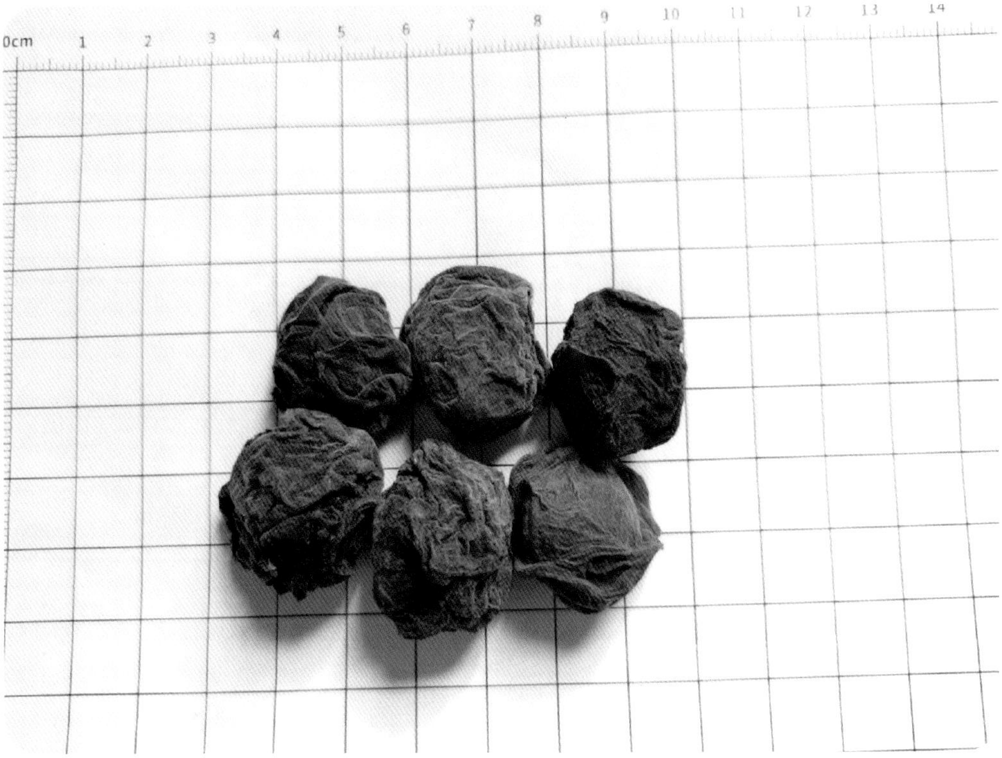

【成品性状】 乌梅果实呈扁圆形或不规则球形，直径 1.5 ～ 3 cm。表面棕黑色至乌黑色，皱缩、凹凸不平。果实一端有明显的凹陷（即果柄脱落处），果肉质柔软。核坚硬，棕黄色，内含淡黄色种仁1 粒，形状及气味极似杏仁。气特异，味极酸。

乌梅肉为去核的果肉，呈棕黑色或乌黑色，质柔软，气特异，味极酸。

乌梅炭形如乌梅，皮肉鼓起，质脆，表面焦黑色，味酸兼有苦味。

醋乌梅形如乌梅或乌梅肉，乌黑色，质较柔润，略有醋酸气。

【性味与归经】 酸，涩，平。归肝、脾、肺、大肠经。

【功能与主治】 敛肺、生津、涩肠、安蛔驱虫。用于久咳、虚热烦渴、久疟、久泻、痢疾、便血、尿血、血崩、蛔厥腹痛、呕吐、钩虫病。醋乌梅用于蛔厥、久痢。乌梅炭用于便血不止，尿血，妇人血崩。

12. 郁李仁

【来源】 本品为蔷薇科植物欧李 *Prunus humilis* Bge.、郁李 *Prunus japonica* Thunb. 或长柄扁桃 *Prunus pedunculata* Maxim. 的干燥成熟种子。前两种习称"小李仁"，后一种习称"大李仁"。主产于河北、辽宁、吉林、内蒙古、甘肃等地。药材以颗粒饱满、淡黄白色、整齐不碎、不出油、无核壳者为佳。

【商品规格】 现行郁李仁商品规格如下。

小李核：统货，干货。长卵形，表面棕黄色，果实饱满，不成核不超过 10%。无残肉、杂质、霉变。味微苦。

小李仁：统货，干货。长卵形，表面黄白色或黄棕色，断面白色富油性，味微苦。破碎仁不超过 10%，不泛油，无虫蛀、核皮、霉变。

大李核：统货，干货。核表面土黄色或棕黄色，果实饱满，不成核不超过 10%，无杂质、残肉、霉变。味微苦。

大李仁：统货，干货。种仁卵圆形，表面黄色或黄棕色，断面白色，味微苦。破碎仁不超过 10%，无核皮、虫蛀、霉变。

【炮制】 取原药材，拣净杂质，摘去油粒，筛去泥屑，置缸中加宽水，捞起表面漂浮杂质，再反复搅动淘取郁李仁，淘净碎壳和沙粒，晒干，用时捣碎。

【成品性状】 小李仁略呈长卵形，长 5 ～ 7 mm，中部直径 3 ～ 5 mm。表面黄白色、黄棕色或深棕色，由基部向上，具纵向脉纹。顶端锐尖，基部钝圆，中间有圆脐。种皮薄，易剥落，种仁两瓣，白色，带油性。气微，味微苦。

大李仁外形较大，长径 6 ～ 10 mm，直径 5 ～ 7 mm，表面黄棕色，余与小李仁同。

【性味与归经】 辛、苦、甘、平。归脾、大肠、小肠经。

【功能与主治】 润燥，滑肠，下气，利水。用于大肠气滞，燥涩不通，小便不利，大腹水肿，四肢浮肿，脚气。

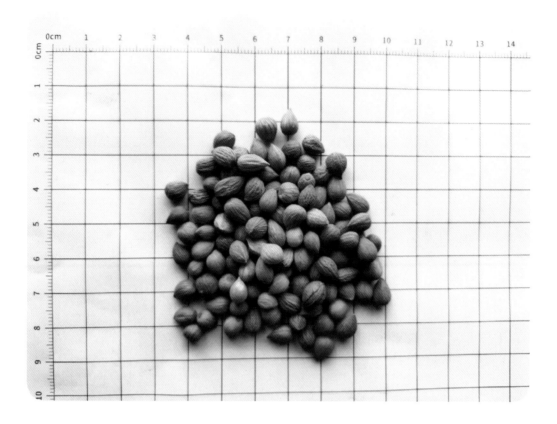

13. 酸枣仁

【来源】　本品为鼠李科植物酸枣 *Ziziphus jujuba* Mill.var.*spinosa*（Bunge）Hu ex H.F.Chou 的干燥成熟种子。主产于河北、河南、内蒙古、山西、陕西、辽宁等地。药材以粒大、饱满、外皮紫红色、种仁黄白色、无核壳者为佳。

【商品规格】　酸枣仁的商品等级主要视商品中的核壳多少而定，过去有十净枣仁、九成枣仁之分。现行标准如下。

一等干货。呈扁圆形或扁椭圆形，饱满，表面深红色或紫褐色，有光泽，断面内仁浅黄色，有油性，味甘淡。核壳不超过 2%。碎仁不超过 5%。无黑仁、杂质、虫蛀、霉变。二等干货。呈扁圆形，较瘦瘦，表面深红色或棕黄色，断面内仁浅黄色，有油性，味甘淡。核壳不超过 5%，碎仁不超过 10%。无杂质、虫蛀、霉变。

【炮制】　酸枣仁：取原药材，除去杂质，放入箩筐内，沉入清水缸中，稍泡，捞起水面漂浮的瘪粒，转动箩筐使酸枣仁浮于水面，壳沉入水底，淘取酸枣仁，反复多次，至酸枣仁淘净，晒干；剩余少许未淘净的晒干后摘取酸枣仁。

炒酸枣仁：取净酸枣仁，置热锅中，文火加热，不断翻动至有炸裂声、发出香气时，离火，加一点食用油拌匀，取出，晾凉。

【成品性状】　酸枣仁呈扁圆形或扁椭圆形，表面紫红色或紫褐色，平滑而有光泽，一面中间有一隆起纵线纹，另一面凸起，种皮较脆，种仁两片，浅黄色，富油性。气微，味淡。

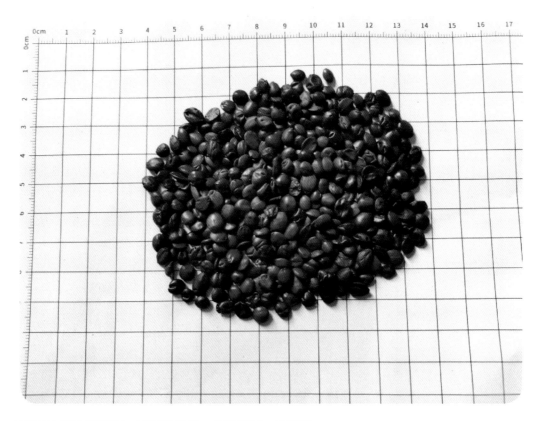

炒酸枣仁形如酸枣仁，表面微鼓起，色泽加深。质酥脆。

【性味与归经】 甘、酸，平。归肝、胆、心经。

【功能与主治】 养肝、宁心、安神、敛汗。用于虚烦不眠，惊悸多梦，体虚多汗，津伤口渴。

14. 大豆黄卷

【来源】 本品为豆科植物大豆 *Glycine max*（L.）Merr. 的黑色成熟种子经发芽干燥而得。全国各地均产。药材以粒饱满、显皱纹、带芽者为佳。

【炮制】 大豆黄卷：取麻黄加水煎煮两次，合并煎液，兑适量清水，投入净大豆浸泡 3～4 h，泡至表皮起皱时，捞起，置蒲包或竹篓中，蒲包或竹篓下面放一些稻草，上盖稻草，每天淋水 2 次，待芽长 3 cm 左右时，取出，晒干。

每大豆黄卷 10 kg，用麻黄 0.6 kg。

麸炒大豆黄卷：取蜜麸置热锅内，中火加热，待冒浓烟时投入净大豆黄卷，不断翻动至芽变金黄色，取出，筛去麸皮，晾凉。

每大豆黄卷 10 kg，用蜜麸 1 kg。

制大豆黄卷：取灯心草、淡竹叶，置锅内加水煎汤，去渣，加入净大豆黄卷，用文火煮至汤吸尽，取出，晒干。

每大豆黄卷 10 kg，用灯心草 60 g，淡竹叶 120 g。

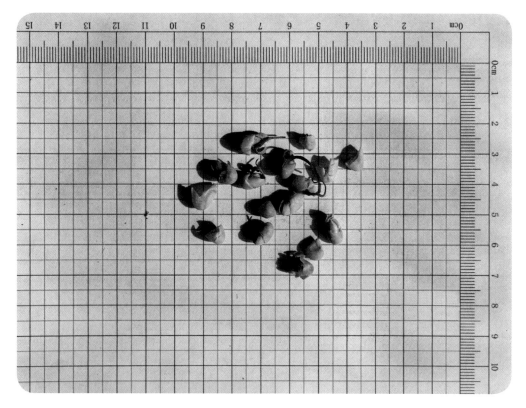

【成品性状】　大豆黄卷略呈肾形，长约0.8 cm，宽约0.6 cm，表面黑色，微皱缩，一侧有明显的脐点，一端有卷曲的胚根。外皮质脆易裂开，断面绿色，无臭，味微苦，嚼之有豆腥味。

麸炒大豆黄卷形如大豆黄卷，表面颜色加深，芽金黄色，有焦香气。

制大豆黄卷形如大豆黄卷，粒坚韧，味微苦，豆腥气较轻而微清香。

【性味与归经】　甘，平。归脾、胃经。

【功能与主治】　利湿，解热。用于暑湿感冒，胸闷，肢体酸重，小便不利。

15. 淡豆豉

【来源】　本品为豆科植物大豆 *Glycine max*（L.）Merr. 的黑色成熟种子的发酵加工品。全国各地均产。药材以色黑、质柔、气香、无糟粒者为佳。

【炮制】　取黑大豆，洗净，另取青蒿、桑叶加水煎煮两次，合并煎液，浓缩至适量（估计大豆能吸尽），将煎液拌入净黑大豆中，经常翻动待吸尽后，置锅中加水用文火加热，煮熟，捞起，装入竹箩中，竹箩下面平铺一些稻草，上面用煎过的青蒿、桑叶覆盖，再盖麻袋，放温暖处2～3天，检查大豆上生满黄衣后取出，晒八成干。另取紫苏叶、麻黄加水煎煮两次，合并煎液，浓缩至适量，将煎液拌入豆豉中，经常翻动待吸尽后，置蒸笼内蒸上汽1 h，取出晒干。

每黑大豆10 kg，用青蒿、桑叶2 kg，紫苏叶1 kg，麻黄0.5 kg。

炒淡豆豉：取净淡豆豉，置热锅内，用文火加热，不断翻动至颜色加深、有香气逸出时，离火，加一点食用油拌匀，出锅，晾凉。

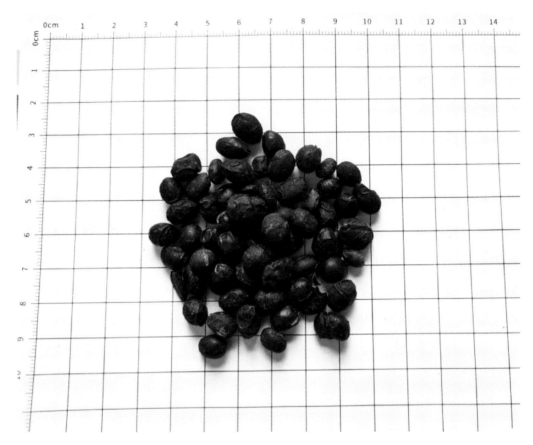

【成品性状】　淡豆豉为扁椭圆形粒状，外皮黑色略皱缩，上附有黄灰色膜状物，皮松泡，偶有脱落，种仁棕黄色，质坚，气香，味微甜。

炒淡豆豉形如淡豆豉，表面颜色加深，略有焦斑，气香。

【性味与归经】　苦、辛，凉。归肺、胃经。

【功能与主治】　解表除烦，宣发郁热。用于感冒，寒热头痛，烦躁胸闷，虚烦不眠。

16. 马钱子

【来源】本品为马钱科植物马钱 *Strychnos nux-vomica* L. 的干燥成熟种子。主产于印度、越南、泰国、新西兰等地，我国云南也产。过去商品以印度所产质量好，药材两边凸起，砂炒后两边凸起，易去毛；越南、泰国所产者，一边凹陷，一边凸起，砂炒后凹面不易去毛。药材均以个大、饱满、肉厚、质坚、色灰黄、有光泽、干燥、无杂质者为佳。

【炮制】　生马钱子：取原药材，除去杂质，筛去灰屑。

砂炒马钱子：取油砂置热锅中，用中火加热，炒至滑利容易翻动时，加入净马钱子，不断翻动至外棕褐色，鼓起，起泡有裂纹，内老黄色或红褐色，取出，筛去砂，用小刀挖尽其毛，用开水洗净，晒干。

油马钱子：取拣净的马钱子，加水煮沸，取出，再用水浸泡，捞出，刮去皮毛，洗净晾干，另取麻油少许，置锅内烧至沸腾，加入马钱子，炸至鼓起裂开呈棕褐色时，取出，放凉。

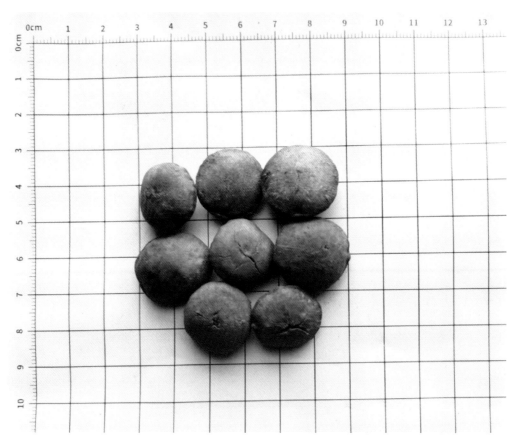

【成品性状】 生马钱子呈扁圆形，直径 12 ～ 35 mm，厚 3 ～ 10 mm，表面灰棕色或灰绿色，密生银灰色茸毛。底面中心有圆点状凸起的种脐，边缘有小突起，质坚硬，种仁淡黄白色，稍透明，角质样。无臭，味极苦。

砂炒马钱子形如生马钱子，中间略鼓起，有裂纹，表面棕褐色，质坚脆，断面老黄色至红褐色，无臭，味苦。

油马钱子形如马钱子，表面棕褐色，鼓起，有裂纹，略有光泽，质坚脆，断面黄褐色，味苦。

【性味与归经】 苦，寒；有大毒。归肝、脾经。

【功能与主治】 通络止痛，散结消肿。用于风湿顽痹，麻木瘫痪，跌扑损伤，痈疽肿痛。

注：以前马钱子均为进口品，有大毒。砂炒马钱子：用油砂炒，中火加热，炒的时间较长，炒至内面老黄色、鼓起、有裂纹为度。

17. 肉豆蔻

【来源】 本品为肉豆蔻科植物肉豆蔻 *Myristica fragans* Houtt. 的干燥种仁。主产于马来西亚及印度尼西亚。药材以个大、饱满、坚实、体重、无虫蛀、油性大、香气浓者为佳。

【炮制】 肉豆蔻：取原药材，除去杂质，洗净，干燥。

煨肉豆蔻：取面粉加适量水，做成面块，压成薄片，将肉豆蔻逐个包裹，搓圆，摊在簸箕内，晾干，倒入已炒热的油砂中，文火加热，不断翻动，炒至面皮成焦褐色，取出，筛去砂，剥去面皮，放凉，研细过 40 目筛，用草纸包裹，里面用两层细草纸，外面用八层粗草纸，每包 250 g，压榨去油。注意翻面，油干后成松散的粉末，如果未压榨好，换纸再压至油干。取出，剥去纸，搓细，装缸。

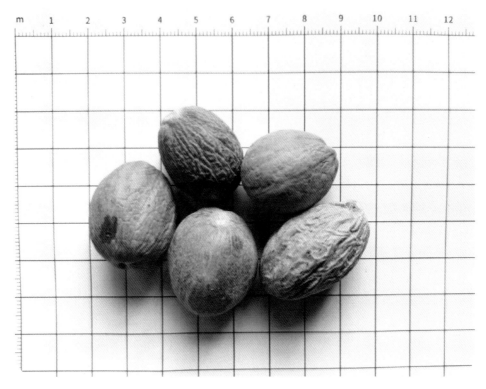

【成品性状】 肉豆蔻呈卵圆形或椭圆形，长 2～3.5 cm，宽 1.5～2.5 cm。外表灰棕色至棕色，粗糙，有网状沟纹，一侧有明显的纵沟（种脊部位），宽端有浅色圆形隆起（种脐部位），狭端有暗色凹陷（合点部位）。质坚硬。纵切面可见表层的暗棕色外胚乳向内伸入类白色的内胚乳中，交错而成大理石样纹理。在宽端有凹孔，其中可见干燥皱缩的胚。气芳香而强烈，味辛。

煨肉豆蔻为淡棕色松散的粉末，气香，味辛、辣。

【性味与归经】 辛，温。归肺、大肠经。

【功能与主治】 温中，下气，消食，固肠。用于心腹胀痛，脾虚或肾虚之泄泻，呕吐，食积腹痛。

18. 益智

【来源】 本品为姜科植物益智 *Alpinia oxyphylla* Miq. 的干燥成熟果实。主产于广东、海南、广西等地。药材以个大、饱满、干燥、无杂质、气味浓者为佳。

【炮制】 益智仁：取原药材，除去杂质，摘取果柄，置炒热的油砂中，中火加热，不断翻动，炒至焦褐色，外皮容易除去时，取出，筛去砂，研去皮，筛取碎仁，簸去种皮。

盐益智仁：取净益智仁，用盐水拌匀，待吸尽后，置锅内用文火加热炒干，取出，晾凉。或将净益智仁置热锅中，用文火加热，翻炒至颜色加深时，喷淋盐水，炒干出锅，摊凉。

每益智仁 10 kg，用食盐 0.12 kg，加 1200 ml 水溶解。

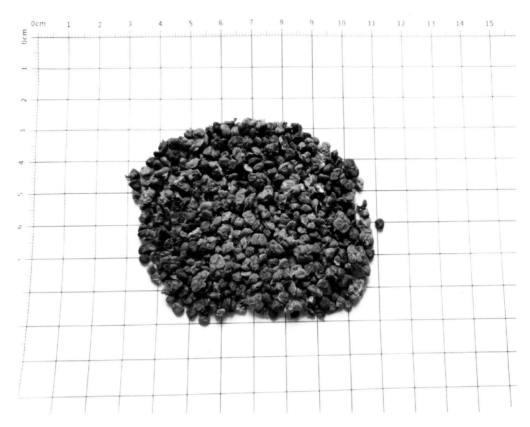

【成品性状】　益智仁呈椭圆形或颗粒状，褐色或棕褐色，种子集结成团，破开可分为3瓣，中有隔膜，每瓣有种子6～11粒，种子呈不规则的扁圆形，略有钝棱，表面灰褐色或灰黄色，破开后种仁白色，有粉性，有特异香气，味辛、微苦。

盐益智仁为种子团或种仁，褐色或棕褐色，气香，味咸。

【性味与归经】　辛，温。归脾、肾经。

【功能与主治】　温脾止泻，摄唾，暖肾固脾摄精。用于脾寒泄泻，腹中冷痛，口多唾涎，肾虚遗尿，小便频数，遗精白浊。盐益智仁用于固精缩尿。

19. 车前子

【来源】　本品为车前科植物车前 *Plantago asiatica* L. 或平车前 *Plantago depressa* Willd. 的干燥成熟种子。主产于江西、河南、河北、黑龙江、辽宁等地。商品分以下几种。大粒车前子：植物车前的种子，主产于江西、河南。小车前子：粒小，棕红色，为植物平车前的种子，主产于黑龙江、辽宁、河北等地。药材以粒大、饱满、均匀、色黑亮润、无杂质者为佳。

【炮制】　车前子：取原药材，除去杂质，筛去灰屑。

炒车前子：取净车前子，置热锅中，用文火加热，炒至有炸裂声，并有香气逸出时，取出晾凉。

盐车前子：取净车前子，置热锅中，文火加热，不断翻动，炒至有炸裂声，鼓起，均匀喷洒盐水（避免粘连成团），炒干，取出，晾凉。

每车前子 10 kg，用食盐 0.12 kg，加水 1200 ml。

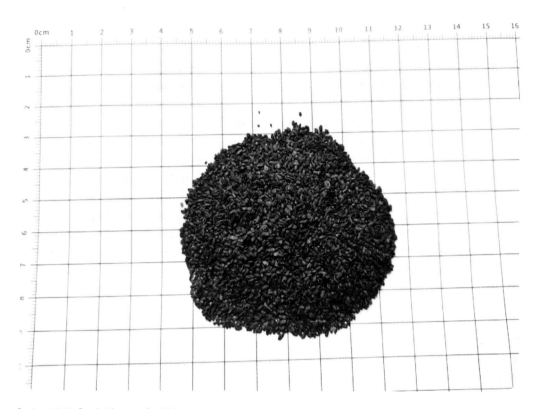

【成品性状】　车前子呈扁平椭圆形，长约 2 cm，表面棕褐色或黑紫色，有细皱纹，质硬，断面白色，无臭，味淡，嚼之带黏液性。

炒车前子形如车前子，略鼓起，有焦香气。

盐车前子形如车前子，略鼓起，有焦香气，味咸。

【性味与归经】　甘，寒。归肝、肾、肺、小肠经。

【功能与主治】　清热利湿，渗湿通淋，明目，祛痰。用于水肿胀满，热淋涩痛，暑湿泄泻，目赤肿痛，痰热咳嗽。

20. 菟丝子

【来源】　本品为旋花科植物南方菟丝子 *Cuscuta australis* R.Br. 或菟丝子 *Cuscuta chinensis* Lam. 的干燥成熟种子。主产于宁夏、内蒙古、辽宁、吉林、河北、河南等地。商品分以下几种。菟丝子：又名小菟丝子，为菟丝子的成熟干燥种子，主产于山东、河北、河南、江苏、黑龙江、内蒙古等地。大菟丝子：植物金灯藤 *Cuscuta japonica* Choisy 的干燥成熟种子，为地方习用品，主产于云南、贵州、陕西、四川等地。药材均以颗粒饱满、干燥无杂质者为佳。

【炮制】　菟丝子：取原药材，除去杂质，置缸中用清水浸泡，捞起漂浮杂质和未成熟种子，淘去泥沙，洗净，晒干。

菟丝饼：取净菟丝子，用清水浸泡 1 天（春、冬二季 2 天），沥干水分，置蒸笼中蒸熟透后取出，放捣臼中捣成泥，加少许面粉揉搓后压平，用特制的模型压成一头大、一头小的圆锥形块，晾干，另取蜜麸置热锅中，中火加热，待冒浓烟时投入菟丝饼，炒至表面呈黄色时取出，筛去麸皮，晾凉。

每菟丝子 10 kg，用面粉 1.5 kg。

盐菟丝子：取净菟丝子，置锅内用文火加热，炒至有炸裂声、颜色加深时，喷洒盐水，炒干，取出，晾凉。

每菟丝子 10 kg，用食盐 0.12 kg，加水 1200 ml。

酒菟丝子：取净菟丝子，用白酒拌匀，稍闷，待酒吸尽后，置锅中用文火炒至微变黄色，取出，晾凉。

每菟丝子 10 kg，用白酒 1.2 kg。

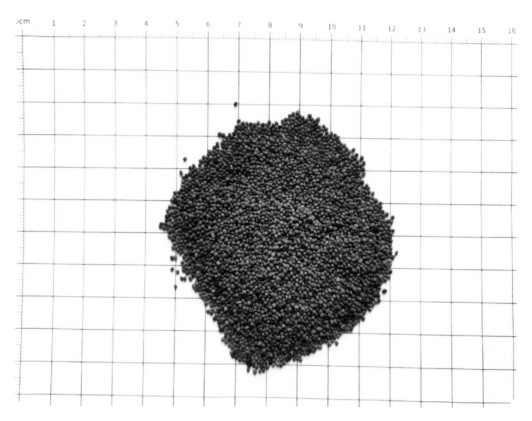

【成品性状】　菟丝子呈类球形，细小，直径 1～1.5 mm。表面灰棕色或黄棕色，一端有凹的线形种脐。质坚实。气微，味淡。

菟丝饼呈圆锥形小块，表面灰褐色或棕黄色，有焦香气。

盐菟丝子形如菟丝子，色泽加深，有裂口，味微咸。

酒菟丝子形如菟丝子，色泽加深，有酒香气。

【性味与归经】　甘，温。归肝、肾、脾经。

【功能与主治】　滋补肝肾，固精缩尿，安胎，明目，止泻。用于阳痿遗精，遗尿尿频，腰膝酸软，目昏耳鸣，肾虚胎漏，胎动不安。

21. 王不留行

【来源】　本品为石竹科植物麦蓝菜 *Vaccaria segetalis*（Neck.）Garcke 的干燥成熟种子。主产于河北、山东、辽宁、黑龙江、湖北孝感等地。药材以子粒均匀、充实饱满、色乌黑、干燥、无杂质者为佳。

【炮制】　王不留行：取原药材，除去杂质，洗净，干燥（晒全干）。

炒王不留行：先将锅洗净，中火加热，至用手掌接近锅底感觉烫手时，投入净王不留行，用笤帚拌炒或锅铲背面拌炒至大多数爆成白花时，取出放凉。

注：①要掌握炒药温度，锅温不够，易成"僵子""哑子"，温度过高易焦糊，应先少量试炒。②中火炒制，翻炒时先慢而均匀，然后逐渐加快，尽量让药接触锅底。每次投药量不可过大。③爆花率应大于80%，小批量炒制时应尽量爆花。

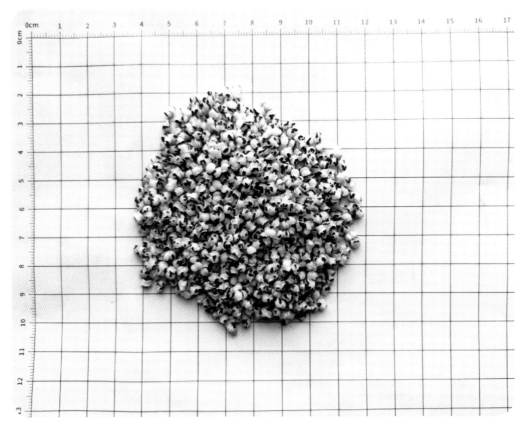

【成品性状】　王不留行呈小圆球形，直径约2 mm，表面乌黑色或红黑色，微有光泽，有一个半圆形的线沟和一个小白点。质坚硬，种仁白色，无臭，味淡。

炒王不留行呈珠形爆花状，表面白色。

【性味与归经】　苦，平。归肝、胃经。

【功能与主治】　活血通经，下乳消肿，利水通淋。用于乳汁不下，经闭，痛经，乳痈肿痛，小便淋漓不畅。

22. 沙苑子

【来源】　本品为豆科植物扁茎黄芪 *Astragalus complanatus* R. Br. 的干燥成熟种子。主产于陕西、河北等地。商品分以下几种。潼蒺藜：主产于陕西大荔而集散于潼关，为道地药材，品质最优。沙苑蒺藜：各地产蒺藜的统称。药材以粒大、饱满、色绿褐或灰褐、干燥、无杂质者为佳。

【炮制】 沙苑子：取原药材，除去杂质，洗净，淘尽泥沙，晒干。

盐沙苑子：取净沙苑子，用盐水拌匀，闷润，待盐水吸尽后，置锅内用文火加热，不断翻动，炒至有炸裂声，鼓起，变深黄色，发出香气时，停火，加少许麻油拌匀，取出，晾凉。

每沙苑子 10 kg，用食盐 0.2 kg，加 1200 ml 水溶解。

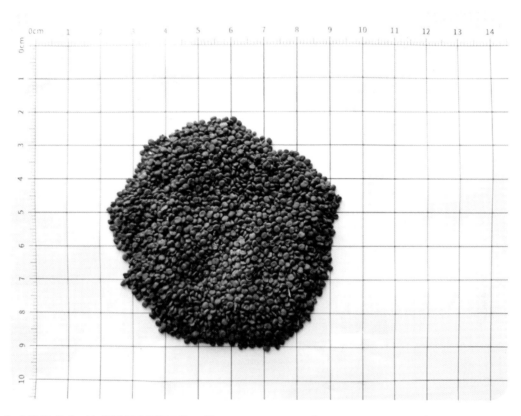

【成品性状】 沙苑子呈肾形而扁，长 0.2 ～ 0.25 cm，宽 0.15 ～ 0.2 cm，厚约 0.1 cm，表面绿棕色或灰褐色，光滑，脐部微向内凹陷，质坚硬，破开后，内为浅黄色，气微，味淡，嚼之有豆腥味。

盐沙苑子形如沙苑子，表面鼓起，色泽加深，微有咸味。

【性味与归经】 甘，温。归肝、肾经。

【功能与主治】 补肝肾，固精缩尿，明目。用于肾虚腰痛，遗精早泄，白浊带下，小便余沥，眩晕目昏。

注：过去，武汉地区沙苑子习用紫云英，种子呈长方状肾形，两侧明显压扁，长达 3.5 mm；腹面中央内陷较深，一侧呈沟状；表面黄绿色或棕绿色，质坚硬。气微弱，嚼之微有豆腥味，味淡。

23. 蔓荆子

【来源】 本品为马鞭草科植物单叶蔓荆 *Vitex trifolia* L.var.*simplicifolia* Cham. 或蔓荆 *Vitex trifolia* L. 的干燥成熟果实。主产于山东、江西、四川、安徽、福建、湖北等地。四川所产者宿萼（观音披衣）

明显，表面色白一些，河南所产者宿萼淡黄色，药材油润些。药材以粒大饱满、气味浓者为佳。

【炮制】　蔓荆子：取原药材，除去杂质，筛取灰屑，簸去脱落宿萼。

炒蔓荆子：取净蔓荆子，置锅内，用文火加热，不断翻动，至颜色加深，膜易脱去，并有香气逸出时，取出，放凉，放石臼中，用捣棍擂擦去其衣膜，取出，筛去灰屑，簸去白膜。或炒后，放凉，装麻袋中，反复揉搓，倒出，簸去白膜，未去净者，再放麻袋中揉搓，至白膜去干净。

注：蔓荆子为辛凉解表、疏散风热、清利头目的常用药物，其性向上、向外，炮制的目的主要是除去其表面的宿萼，炒时要用文火，炒的时间稍长，颜色不能太老，火力不能过大，每次加药量不能太多，否则过嫩白膜不易除去，颜色太深，过老，若炒至表面焦黑色，药性发生改变，变为收涩，向内，则影响药效。

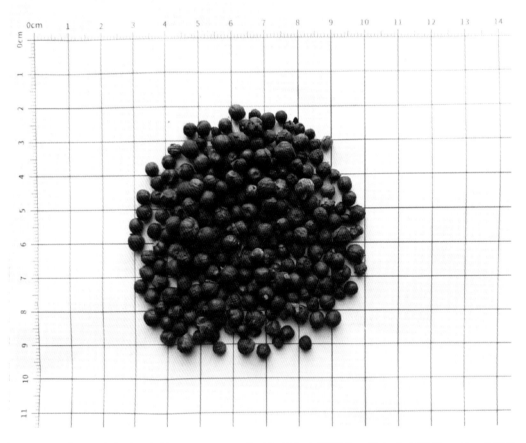

【成品性状】　呈圆球形，直径 4 ～ 6 mm。表面灰黑色或黑褐色，被灰白色粉霜，有 4 条纵沟；底部有薄膜状宿萼及小果柄，宿萼包被果实的 1/3 ～ 2/3，边缘 5 齿裂，常深裂成两瓣，灰白色，密生细柔毛。体轻，质坚韧，不易破碎，横断面果皮灰黄色，有棕褐色油点，内分四室，每室有种子 1 枚，种仁白色，有油性。气特异而芳香，味淡、微辛。

炒蔓荆子形如蔓荆子，表面黄褐色，白膜脱落，种仁黄白色，气特异，味微辛。

【性味与归经】　苦、辛，微寒。归肝、胃、膀胱经。

【功能与主治】　疏散风热，清利头目。用于风热感冒，正、偏头痛，齿病，头痛眩晕，昏暗多泪，湿痹拘挛。

24. 牛蒡子

【来源】 本品为菊科植物牛蒡 *Arctium lappa* L. 的干燥成熟果实。主产于河北、吉林、辽宁、浙江等地。商品分以下几种。杜大力：产于浙江嘉兴等地者，子粒饱满，呈青灰色，品质最优，为道地药材。关大力：又名北大力，产于东北辽宁等地者，品质亦优。川大力：主产于四川者。汉大力：主产于湖北者。因集散于汉口而得名。以粒大饱满、色灰褐、无杂质者为佳。

【炮制】 牛蒡子：取原药材，除去杂质，置缸中加水淘洗，淘尽泥沙，干燥。

炒牛蒡子：取净牛蒡子，置热锅中，用文火加热，不断翻动至颜色加深，表面略有焦斑，有炸裂声，鼓起，有香气逸出时，停火，加少许麻油拌匀，取出，晾凉。

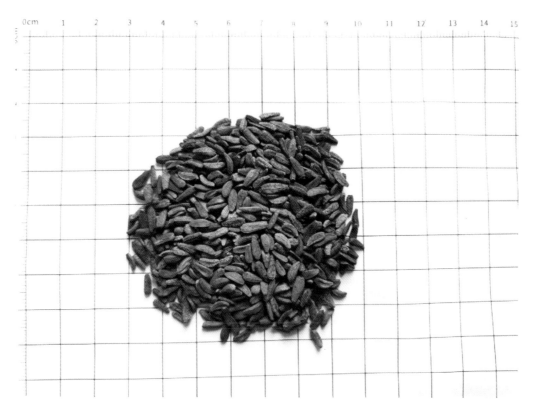

【成品性状】 牛蒡子呈长扁卵形，长约6 mm，中部直径约3 mm。外皮灰褐色，有数条微凸起的纵纹，中间一条较明显，全体有稀疏的斑点。一端略窄，微弯曲，顶上有一浅色小点；另一端钝圆，稍宽，有一小凹窝。纵面稍隆起，边缘光圆而厚。外皮较坚硬，破开后种仁两瓣，灰白色，富有油性。无臭，味微苦。

炒牛蒡子形如牛蒡子，色泽加深，有的具焦斑，质脆，有香气。

【性味与归经】 辛、苦，寒。归肺、胃经。

【功能与主治】 疏散风热，宣肺透疹，解毒利咽。用于风热感冒，咳嗽痰多，牙痛，咽喉肿痛，麻疹不透，风疹作痒，痈肿疮毒，痄腮。

25. 刀豆

【来源】 本品为豆科植物刀豆 *Canavalia gladiata* (Jacq.) DC. 的干燥成熟种子。主产于江苏、湖北、安徽等地。药材以粒大、饱满、色淡红者为佳。

【炮制】 取原药材，除去杂质。

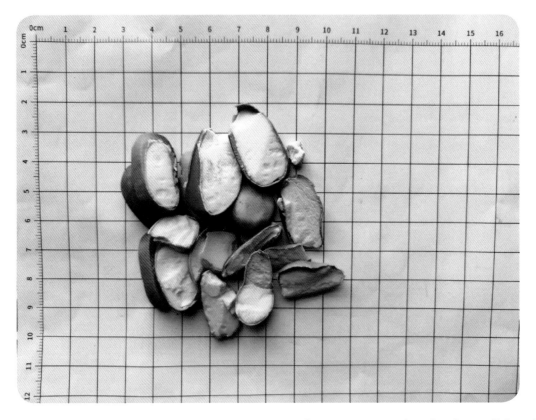

【成品性状】 呈扁卵形或扁肾形，长 20 ～ 35 mm，宽 10 ～ 20 mm，表面淡红色至红紫色，也有黄白色，微皱缩，略有光泽。边缘有黑色种脐，习称"黑眉"，长约为种子的 1/2。种脐上有白色的细纹 3 条。质硬、难破碎。种皮革质，破开后种皮内表面棕绿色而光亮。子叶 2 片，黄白色，油润。无臭，味淡，嚼之有豆腥味。

【性味与归经】 甘，温。归胃、肾经。

【功能与主治】 温中，下气，止呃。用于虚寒呃逆，呕吐。

注：产于湖北阳新的留藤子，又名洋刀豆子，形状与刀豆极为相似，表面黑色或黑褐色，眉（种脐）长度为周长的 3/4，棕黑色，上无白色线纹，质硬结，购买时注意鉴别。

26. 荔枝核

【来源】 本品为无患子科植物荔枝 *Litchi chinensis* Sonn. 的干燥成熟种子。主产于广东、广西、福建等地。药材以粒大、饱满、色光亮者为佳。

【炮制】 荔枝核：取原药材，除去杂质，洗净，干燥。

盐荔枝核：取净荔枝核捣碎后，置热锅中，用文火加热，炒热后均匀喷洒盐水，炒干，晾凉。每荔枝核 10 kg，用食盐 0.2 kg，化水 1200 ml。

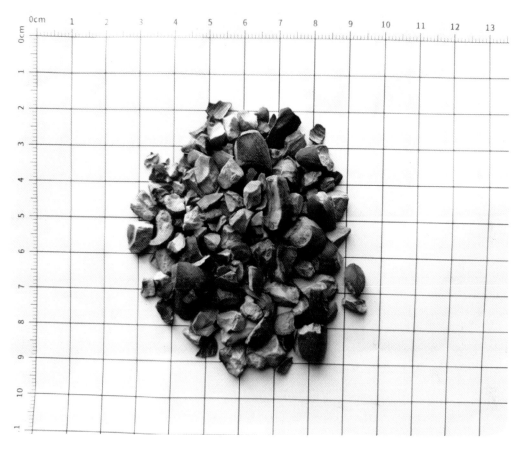

【成品性状】　荔枝呈长圆形或卵圆形，长 15～22 mm，直径 10～15 mm，表面棕红色或紫棕色，平滑，有光泽，略显凹纹及细波纹。一端有类圆形黄棕色的种脐。质硬。气微，味微甘、苦、涩。

盐荔枝核呈碎块状，表面棕红色或紫棕色，平滑，有光泽，断面棕黄色，偶见焦斑，味苦涩而微咸。

【性味与归经】　甘、微苦，温。归肝、肾经。

【功能与主治】　行气散结，祛寒止痛。用于寒疝腹痛，睾丸肿痛。盐荔枝核可疗疝止痛。

注：购买时要注意荔枝核与龙眼核的区别，龙眼核卵圆形，棕黑色，光亮，种皮易与肉分离。

27. 补骨脂

【来源】　本品为豆科植物补骨脂 *Psoralea corylifolia* L. 的干燥成熟果实。主产于四川、河南、陕西、安徽等地。商品以产于四川者质量较好。按产地分怀故子、川故子。怀故子扁圆形，如冬葵子，膜（种皮）灰白色，外面黑色，内仁老黄，油性大，质软，味特殊，辛。川故子，膜（种皮）黄白色，形味同上，质硬，但粒较小。药材以身干、颗粒饱满、黑褐色、纯净者为佳。

【炮制】　补骨脂：取原药材，除去杂质，漂洗除去漂浮的种皮，淘去砂石，晒干，簸去脱落种皮。

炒补骨脂：取净补骨脂，置热锅中，用文火加热，不断翻动至色泽加深、鼓起有炸裂声、发出香气时，取出，晾凉，搓去种皮，簸去皮膜。

盐补骨脂：取净补骨脂，用盐水拌匀或喷洒均匀，闷透，置锅内用文火炒至微鼓起，取出，放凉，搓去种皮，簸去皮膜。

每补骨脂 10 kg，用食盐 0.2 kg，化水 1200 ml。

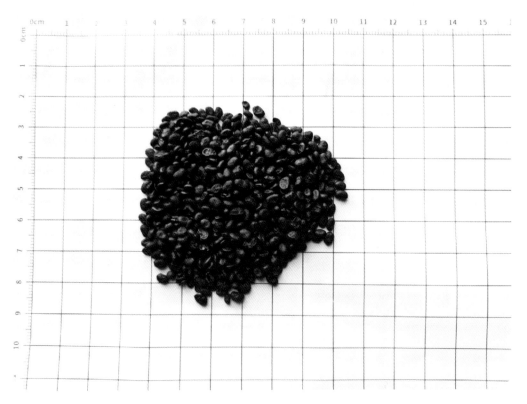

【成品性状】补骨脂果实扁肾形，长 3～5 mm，宽 2～4 mm，厚约 1.5 mm。表面黑色、黑褐色或灰褐色，具细微网状皱纹。质硬。气香，味辛、微苦。

炒补骨脂形如补骨脂，微鼓起，色泽加深，气微香。

盐补骨脂形如补骨脂，微鼓起，色泽加深，气微香，味微咸。

【性味与归经】辛、苦，温。归肾、脾经。

【功能与主治】温肾助阳，纳气，止泻。用于阳痿遗精，腰膝冷痛，肾虚作喘，五更泄泻，白癜风，斑秃。

28. 金樱子

【来源】本品为蔷薇科植物金樱子 *Rosa laevigata* Michx. 的干燥成熟果实。药材主产于广东、湖南、湖北、浙江、江西等地。药材以果大、色红黄者为佳。

【炮制】金樱子：取原药材，除去杂质，用清水洗净，捞起，沥干水分，晒干。若有破果，摘取，用水略浸泡，润透，纵切两瓣，除去表面残留毛刺，挖去毛核，清水洗净，干燥。

金樱子肉：取原药材，除去杂质，用水略浸泡，润透，纵切两瓣，除去残留毛刺，挖除毛核，清水洗净，干燥。

　　麸炒金樱子肉：用中火将锅烧热，撒入蜜麸，待冒浓烟时投入金樱子肉，不断翻动，炒至表面金黄色，出锅，筛去蜜麸，晾凉。

　　每金樱子肉 10 kg，用蜜麸 1.25 kg。

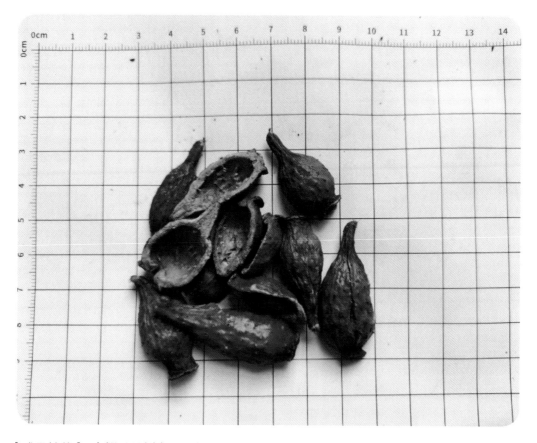

　　【成品性状】　金樱子呈倒卵形，长 2～3.5 cm，直径 1～2 cm。表面红黄色或红棕色，有凸起的棕色小点，顶端有盘状花萼残基，中央有黄色柱基，下部渐尖。质硬。切开后，花托壁厚 1～2 mm，内有多数坚硬的小瘦果，内壁及瘦果均有淡黄色茸毛。无臭，味甘、微涩。

　　金樱子肉呈倒卵形纵剖瓣，长 2～3.5 cm，直径 1～2 cm，表面红黄色或红棕色，有凸起的棕色小点，系毛刺脱落后的残基，内壁淡黄色。质硬。无臭，味甘、微涩。

　　麸炒金樱子肉形似金樱子肉，表面金黄色，有麸香气。

　　【性味与归经】　酸、甘、涩，平。归肾、膀胱、大肠经。

　　【功能与主治】　固精缩尿，涩肠止泻。用于遗精滑精，遗尿尿频，崩漏带下，久泻久痢。

　　注：金樱子要趁湿去毛，去毛后用冷水洗手 3 次，避免毛粘在人身上而引起皮肤瘙痒。

29. 枳椇子

　　【来源】　本品为鼠李科植物枳椇 *Hovenia acerba* Lindl. 的种子。主产于陕西、湖北、浙江、江苏、安徽、福建。药材以粒大、棕红色者为佳。又名拐枣、鸡爪梨、鸡矩子。

【炮制】 取原药材，除去杂质，洗净，晒干。

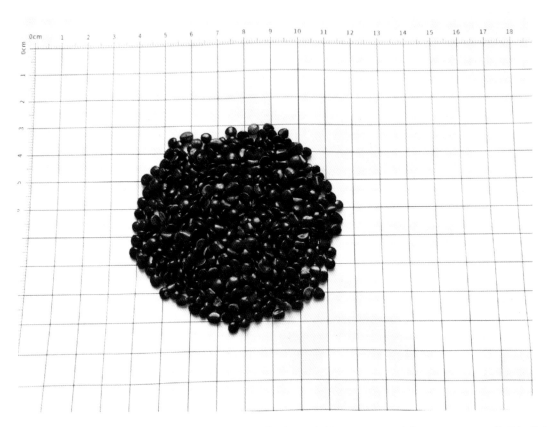

【成品性状】 呈扁平圆形，背面稍隆起，腹面较平坦，直径3～5 mm，厚1～1.5 mm。表面红棕色、棕黑色或绿棕色，有光泽，种皮坚硬，胚乳乳白色，子叶淡黄色。味微涩。

【性味与归经】 甘、酸，平。归心、脾经。

【功能与主治】 止渴除烦，消湿热，解酒毒。用于酒醉烦热，口渴呕逆，二便不利。

30. 水红花子

【来源】 本品为蓼科植物红蓼 *Polygonum orientale* L. 的干燥成熟果实。主产于江苏、辽宁、四川、山东、吉林等地。药材以粒大饱满、干燥、色红棕、无杂质者为佳。

【炮制】 水红花子：取原药材，除去杂质，筛去灰屑，洗净，淘去泥沙，晒干。

炒水红花子：取净水红花子，置热锅中，用中火加热，炒至爆裂、有香气逸出时，取出，晾凉。

【成品性状】 水红花子呈扁圆形，直径2～3.5 mm，厚1～1.5 mm。表面棕黑色，有的呈红棕色，有光泽，两面微凹，中部略有纵向隆起。顶端有凸起的柱基，基部有浅棕色略凸起的果梗痕。质硬。气微，味淡。

炒水红花子形如水红花子，鼓起爆裂，裂面粉白色，有香气。

【性味与归经】 咸，微寒。归肝、胃经。

【功能与主治】 散血消癥，消积止痛。用于癥瘕痞块，瘿瘤肿痛，食积不消，胃脘胀痛。

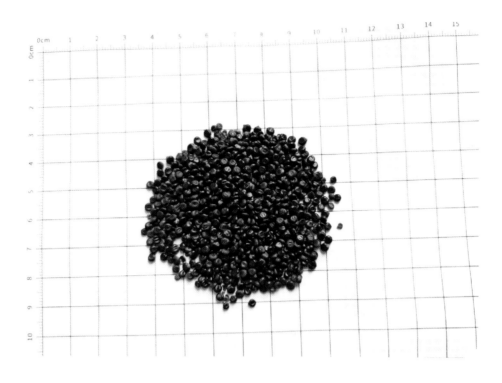

31. 薜荔果

【来源】　本品为桑科植物薜荔 *Ficus pumila* L. 的干燥成熟雄性隐花果。主产于广东、广西、浙江、江苏、四川、福建、湖南、江西等地。药材以个大、肉厚、表面灰黄绿色或灰黄色、去净瘦果者为佳。

【炮制】　取原药材，除去杂质，摘去顶端有突起的。

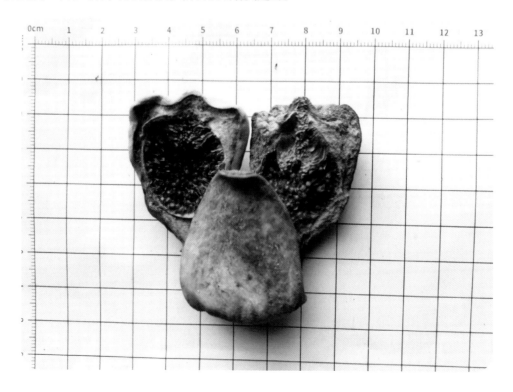

【成品性状】 花托全形似梨，长3.5～6.5 cm，直径1.5～3 cm，外表面灰黄绿色、黄绿色或暗棕色，略皱缩或粗糙。质硬而脆，破碎后内表面红棕色或棕褐色，有长形小瘦果。气微弱，味淡、微涩。

【性味与归经】 甘、酸，平。归肾、胃、大肠经。

【功能与主治】 补肾固精，通乳，活血消肿，解毒。用于乳汁不通，遗精，经闭，恶疮肿毒。

注：薜荔果分两种，一种顶端凹，为奶母，当奶母入药；一种顶端凸，为石花子，子用来作凉粉，使用时要注意鉴别。

32. 瓜蒌

【来源】 本品为葫芦科植物栝楼 *Trichosanthes kirilowii* Maxim. 或双边栝楼 *Trichosanthes rosthornii* Harms 的干燥成熟果实。主产于河南、四川、山东、河北、湖北、安徽、广西等地。药材以个大皮厚、糖性足者为佳。

【炮制】 瓜蒌：取原药材，除去杂质及果柄，洗净，晒干，压扁，切丝，晒干。

蜜瓜蒌：取蜂蜜过滤，置热锅中，用文火加热，沸腾后加入瓜蒌丝拌炒，至棕黄色、疏松不粘手时，取出，晾凉。

每瓜蒌 10 kg，用蜂蜜 2 kg。

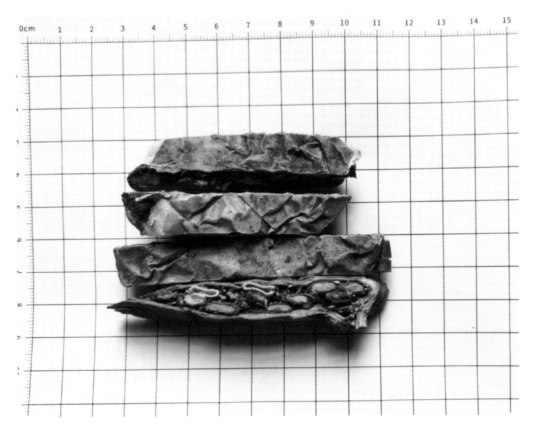

【成品性状】 呈不规则的丝块状，果皮、果肉及种子混合。果皮橙黄色，果肉黄白色，种子为扁平椭圆形，灰棕色，味微酸、甜。

蜜瓜蒌形如瓜蒌丝片，带黏性，呈棕黄色，微显光泽。

【性味与归经】　甘、微苦，寒。归肺、胃、大肠经。

【功能与主治】　清热涤痰，宽胸散结，润燥滑肠。用于肺热咳嗽，痰浊黄稠，胸痹心痛，结胸痞满，乳痈，肺痈，肠痈，大便秘结。

33. 瓜蒌子

【来源】　本品为葫芦科植物栝楼 *Trichosanthes kirilowii* Maxim. 或双边栝楼 *Trichosanthes rosthornii* Harms 的干燥成熟种子。主产于河南、安徽、四川、山东、河北、湖北、安徽、广西等地。以亳州产颗粒饱满、壳薄肉厚、油性足者为最好，河南禹州产较亳州产次，不及亳州产饱满。湖北西部产者扁平而长，双边有角，长6分，宽3分，壳厚肉薄。广东、广西产双边栝楼长寸许，宽5分，质更次。药材以饱满、油性足者为佳。

【炮制】　炒瓜蒌子：取原药材，除去杂质及干瘪的种子，洗净灰尘，捞起，沥干水分，晒干。另取蜜麸撒入热锅中用中火加热，待冒浓烟时，投入净瓜蒌子，不断翻动，炒至深黄色，鼓起，取出，晾凉，筛去麸皮。

每瓜蒌子 10 kg，用蜜麸 1.2 kg。

蜜瓜蒌子：取蜂蜜过滤，置热锅中，用文火加热，沸腾后加入瓜蒌子拌炒，至疏松不粘手时，取出，晾凉。

每瓜蒌子 10 kg，用蜂蜜 0.5 kg。

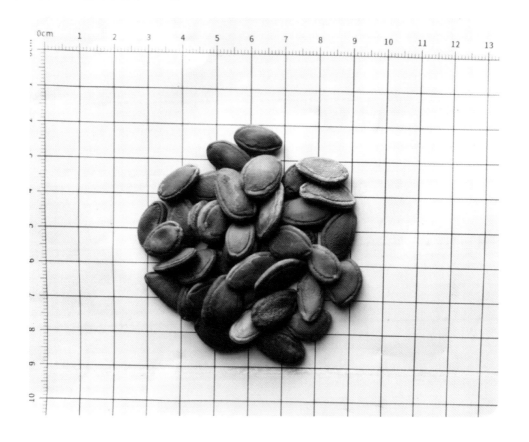

瓜蒌子霜：取净瓜蒌子，捶开，去壳，放研槽中研成泥状，用草纸包裹多层，置热灶台上，上压重物，或置压榨机中压榨，反复换纸压榨至油尽呈松散粉末，取出，去纸，研细，过 40 目筛。

注：瓜蒌子制霜过程中要经常翻面，若油太多，会渗出纸面，要注意换纸，一般换纸 3 次，每天翻面一次至成松散的粉末，保证制霜质量。

【成品性状】　炒瓜蒌子呈扁平椭圆形，长 12 ～ 15 mm，宽 6 ～ 10 mm，表面棕黄色，沿边缘有一圈沟纹，有光泽。一端较尖，另一端钝圆，种仁绿褐色，富油性。气微，味淡。

蜜瓜蒌子形如瓜蒌子，表面深黄色，微显光泽，微香。

瓜蒌子霜为松散粉末，黄白色。

【性味与归经】　甘，寒。归肺、胃、大肠经。

【功能与主治】　润肺化痰，滑肠通便。用于燥咳痰稠，肠燥便秘。蜜瓜蒌子用于润肺止咳。瓜蒌子霜用于脾虚患者。

34. 瓜蒌皮

【来源】　本品为葫芦科植物栝楼 *Trichosanthes kirilowii* Maxim. 或双边栝楼 *Trichosanthes rosthornii* Harms 的干燥成熟果皮。主产于河南、四川、山东、河北、湖北、安徽、广西等地。商品以亳州产质量好。药材以外表面橙黄色、内表面黄白色、皮厚者为佳。

【炮制】　瓜蒌皮：取原药材，除去杂质、果柄，抢水洗去灰沙，捞起，沥干水分，晒干后，喷淋少量清水，拌匀，置缸中闷润 12 h，取出，切丝，晒干。瓜蒌皮水洗晒干后立即切丝，容易卷边，而喷水后闷润切丝不卷边，美观。

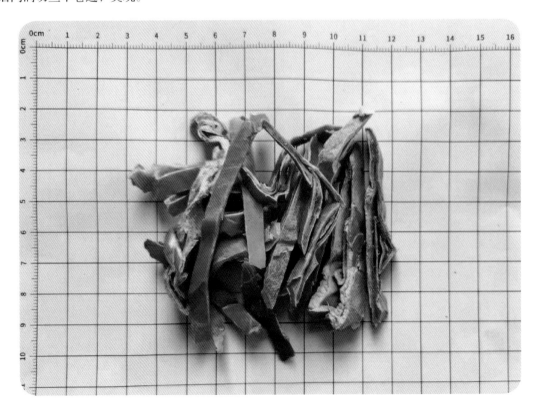

蜜瓜蒌皮：取蜂蜜过滤，置热锅中，用文火加热，沸腾后加入瓜蒌皮丝拌炒，至黄红色、疏松不粘手时，取出，晾凉。

每瓜蒌皮 10 kg，用蜂蜜 2.5 kg。

【成品性状】　瓜蒌皮呈丝片状，外表橙黄色或红黄色，有光泽，内淡黄白色。味淡，微酸。

蜜瓜蒌皮形如瓜蒌皮丝，黄红色，有光泽。

【性味与归经】　甘，寒。归肺、胃经。

【功能与主治】　清热化痰，利气宽胸。用于痰热咳嗽，胸闷胁痛。蜜瓜蒌皮用于润肺止咳。

35. 吴茱萸

【来源】　本品为芸香科植物吴茱萸 *Euodia rutaecarpa*（Juss.）Benth.、石虎 *Euodia rutaecarpa*（Juss.）Benth.var.*officinalis*（Dode）Huang 或疏毛吴茱萸 *Euodia rutaecarpa*（Juss.）Benth.var.*bodinieri*（Dode）Huang 的未成熟果实。主产于广西、湖南、湖北、贵州、四川、浙江、陕西、云南等地。湖南产颗粒小、饱满、颜色棕绿色，均匀，品质好；四川产颗粒大，颜色带黑色，果实裂开，质次。药材以粒匀、饱满坚实、香气浓烈者为佳。

【商品规格】　大粒：统货，干货。呈五棱扁球形，表面黑褐色，粗糙，有瘤状突起或凹陷的油点，顶点具五瓣，多裂口，气芳香浓郁，味辛辣而苦。无枝梗、杂质、霉变。

小粒：统货，干货。果实呈圆球形，裂瓣不明显，多闭口，饱满，表面绿色或灰绿色，香气较淡，味辛辣。无枝梗、杂质、霉变。

【炮制】　吴茱萸：取原药材，除去杂质，置筛中，过筛，倒入簸箕中用滚动法除去果梗及枝叶。

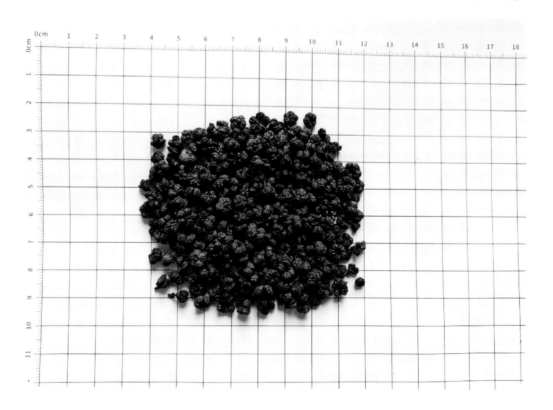

制吴茱萸：取甘草片于锅中加清水适量，用大火煮，煮至水沸后再煮半小时，滤去甘草渣，趁热将甘草水倒入缸中，兑适量冷水至温度达 80 ℃趁热加入净吴茱萸搅匀，盖盖闷泡 30 min，用手搓，倒出甘草水，用清水漂两次，取出阴干或烘干。

每吴茱萸 10 kg，用甘草 0.5 kg。

注：吴茱萸有小毒，加工时应注意，经甘草水泡后，以阴干或烘干为佳，色鲜美。甘草水浸泡吴茱萸的时间应适当，不宜过长，也不应太短，一般以 30 min 较为适宜，泡过后要用清水漂两次，保持吴茱萸的颜色。

【成品性状】　吴茱萸果实略呈五棱扁球形，直径 0.2 ～ 0.5 cm。表面绿黑色或暗黄绿色，顶端五瓣裂（呈五角形），基部有花萼及短小果柄痕，表面粗糙，皱缩，有许多点状凸起或凹的油室（习称鬃眼）。香气浓烈，味辛辣而微苦。用水浸泡有黏液渗出。味辛辣而后苦。

制吴茱萸形如生吴茱萸，表面颜色稍深，有甘草味。

【性味与归经】　辛、苦、热；有小毒。归肝、脾、胃、肾经。

【功能与主治】　温肝散寒，行气燥湿，降逆止呕。用于厥阴头痛，脘腹冷痛，寒疝腹痛，寒湿脚气，经寒腹痛，呕吐吞酸，五更泄泻；外用于口舌生疮，湿疹瘙痒。

36. 化橘红

【来源】　本品为芸香科植物化州柚 *Citrus grandis* 'Tomentosa' 或柚 *Citrus grandis*（L.）Osbeck 的未成熟或近成熟的干燥外层果皮。前者习称毛橘红，后者习称光七爪、光五爪。过去 4 两一扎，用红丝线缠住，以扎交易。商品分为绿奈化（为果实嫩时的果皮，表面有绿茸毛）、黄奈化（为果实老时的果皮，表面有黄茸毛），化橘红为道地药材。商品分大五爪、小五爪、尖化。主产于广东、广西等地。药材以片大、色红、油润者为佳。

【商品规格】　化橘红过去有赖家园、李家园等名牌规格，每片用朱色印明标志，其果形较细，七爪红的直径不到 10 cm，毛极茂密，果皮细薄，质坚气浓香。现已无牌号之分，按茸毛茂密程度及大小分级，曾分为正毛橘红一、二等，副毛橘红一、二等。现只分正毛七爪与副毛七爪两种，不分等级。六爪红一直为统货，现已少见。

化橘红现在的 3 种商品均为统货，不分等级。

另外，光青、光黄、大五爪及尖化经加工所裁剪下的边料亦可作药用，商品称为"橘红边"。

【炮制】　（1）取原药材，拣去杂质，刷去毛，剪成 2 分长片，配方。

（2）取原药材，除去杂质，刷去毛，洗净，捞起，润透，切丝，晒干，筛去碎屑。

【成品性状】　橘红块呈类圆形或不规则块状，表面黄绿色或橙红色，有光泽，密布棕黄色凸起的油点，内面黄白色，密布圆点状油室。质脆易碎。气芳香，味微苦而后觉麻舌。

橘红丝呈不规则的丝状，如同橘红块。

【性味与归经】　辛、苦，温。归脾、肺经。

【功能与主治】　散寒，燥湿，消痰，利气，宽中，散结。用于风寒咳嗽，恶心，吐水，胸痛胀闷。

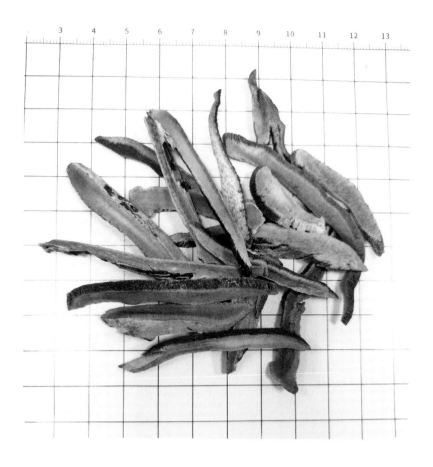

37. 诃子

【来源】　本品为使君子科植物诃子 *Terminalia chebula* Retz. 或绒毛诃子 *Terminalia chebula* Retz. var.*tomentella* Kurt. 的干燥成熟果实。主产于云南。过去，进口诃子主产于印度、斯里兰卡、缅甸等，其药材表面黄白色、光滑、质结；云南、广西产表面更黑、更泡，有皱纹。药材以表面黄棕色、微皱、有光泽、肉厚、干燥者为佳。

【炮制】　诃子：取原药材，除去杂质，洗净，晒干。

诃子肉：取净诃子，用清水浸泡 3 ~ 5 h，捞起，沥干水分，放缸中闷润透，取出去核取肉，干燥。

煨诃子：取净诃子用面粉泛成丸或用面皮包裹，阴干，置热砂或滑石粉中煨至面皮焦黄色，筛去砂，剥去面皮，临用时打碎。

【成品性状】　诃子呈卵形或近圆球形，长 3 ~ 5 cm，直径 1.5 ~ 2 cm。表面黄绿色或灰棕色，微带光泽，有 5 条纵棱及多数纵皱纹，并有细密的横向纹理。质坚实，断面灰黄色，显沙性，陈久则呈灰棕色。内有黄白色坚硬的核，钝圆形。核壳厚，砸碎后内有白色细小的种仁。气微，味酸涩。诃子肉呈不规则碎块状，肉厚 2 ~ 4 mm，深褐色或黄褐色，稍有酸气，味微涩而后甜。

煨诃子形如诃子，表面深黄色或棕褐色，微有焦香气，味涩。

【性味与归经】　苦、酸、涩，平。归肺、大肠经。

【功能与主治】　涩肠敛肺，降火利咽。用于久泻久痢，便血脱肛，肺虚喘咳，久咳不止，咽痛音哑。

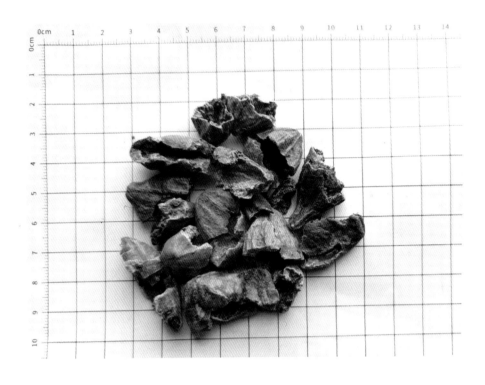

38. 榧子

【来源】 本品为红豆杉科植物榧 *Torreya grandis* Fort. 的种子。主产于浙江、湖北、江苏等地。药材以个大、种仁饱满、黄白色、不泛油、不破碎、干燥、无杂质者为佳。

【炮制】 榧子：取原药材，拣净杂质，或去壳取仁，用时捣碎。

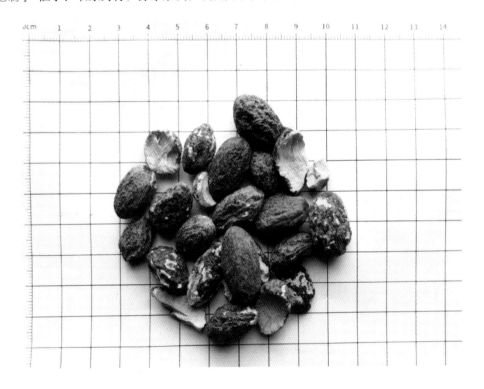

炒榧子：将净榧子仁置锅中，用文火加热，炒至深黄色，有香味发出为度，取出，放凉。

【成品性状】　榧子呈卵圆形，长 2～4 cm。表面灰黄色或淡黄棕色，有纵皱纹。一端钝圆，有一椭圆形的疤痕，色较淡，在其两侧各有一个小突起；另一端稍尖，外壳质硬脆，破开后内面红棕色，有麻纹。种仁卵圆形，皱而坚实，表面有灰棕色皱缩的薄膜，仁黄白色，有油性。气微香，味微甜。

炒榧子形如榧子仁，色泽加深，有焦斑，微有香气。

【性味与归经】　甘，平。归肺、胃、大肠经。

【功能与主治】　杀虫，消积，润肺。用于虫积腹痛，小儿疳积，燥咳，便秘，痔疮。

注：榧子购买和保管时不要撞破果壳，以免生虫、泛油、发霉；一般临用时炮制，或根据临床需要少量炮制，以保证质量。

39. 木瓜

【来源】　本品为蔷薇科植物贴梗海棠 *Chaenomeles speciosa*（Swee）Nakai 的干燥成熟果实。主产于四川、湖北、安徽、浙江。商品分以下几种。宣木瓜：又名宣州木瓜，为产于安徽宣城者，品质最优，销往全国，并供出口。川木瓜：又名花木瓜，产于安徽、四川、浙江等地者，体光而泡大，品质亦优，销往全国。资木瓜：产于湖北资丘者，鲜红色，体坚而皮皱，俗称"绣鞋底"，品质亦佳，销往全国，湖南湘乡金石产者与湖北资丘产者相似，稍松泡。药材均以外皮抽皱、色紫红、质坚实、味酸香浓者为佳。

【商品规格】　现在商品不按产地划分，为统货，干货。纵剖成半圆形，表面紫红色或棕红色、皱缩，切面远缘向内卷曲，中心凹陷，紫褐色或淡棕色，有种子或脱落，质坚硬、肉厚，味酸而涩。无光皮、焦枯、杂质、虫蛀、霉变。

【炮制】　取原药材，除去杂质，洗净，换水浸泡 2～3 h，放蒸笼内蒸上汽 1 h，取出，趁热切横片，烘干。

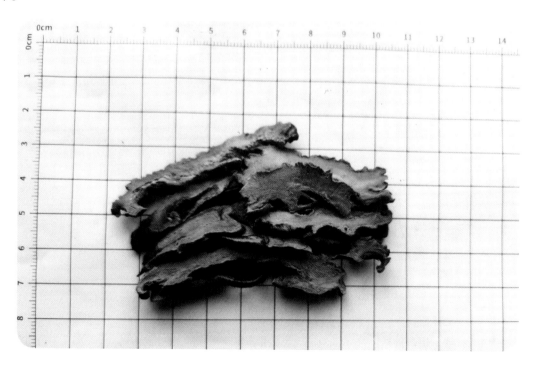

【性味与归经】 酸，温。归肝、脾经。

【功能与主治】 平肝舒筋，祛湿和胃。用于湿痹拘挛，腰膝关节酸重疼痛，吐泻转筋，脚气水肿。

40. 罂粟壳

【来源】 本品为罂粟科植物罂粟 *Papaver somniferum* L. 的干燥成熟果壳。药材以个大、色黄白、质坚、皮厚者为佳。

【炮制】 取原药材，除去杂质，抢水洗去泥沙，沥干水分，去梗柄，切3分厚横片，晒干，筛去碎屑。

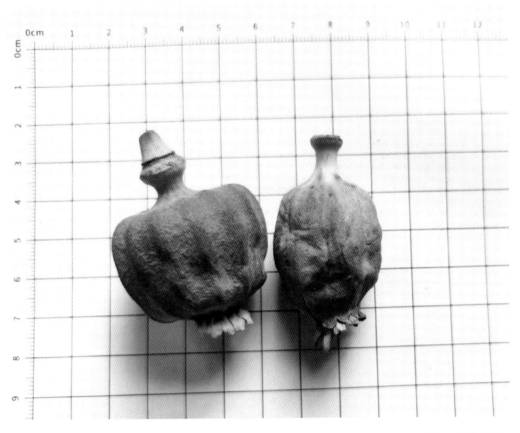

【成品性状】 为不规则丝片状或碎块，外表面黄白色、浅棕色至淡紫色，平滑，略有光泽，有纵向或横向的割痕。内表面淡黄色，微有光泽。有纵向排列的假隔膜，棕黄色，上面密布略凸起的棕褐色小点。体轻，质脆。气微清香，味微苦。

【性味与归经】 酸、涩，微寒。归肺、肾、大肠经。

【功能与主治】 敛肺，涩肠，止痛。用于久咳，久泻，脱肛，脘腹疼痛。

注：罂粟壳为麻醉药品，要按照麻醉药品的有关规定管理和使用。

41. 蒲种壳

【来源】 本品为葫芦科植物瓠子 *Lagenaria siceraria*（Molina）Standl.Var.*hispida*（Thunb.）Hara

老熟的干燥果皮。全国大部分地区有栽培。药材以干燥、外表色黄、内壁白色、无碎屑者为佳。

【炮制】　取原药材，除去杂质，洗净，沥干水分，切寸许方块，晒干。

【成品性状】　呈不规则的方块状，厚 5 ～ 7 mm。外表黄白色或灰黄色，平滑，内壁灰白色，呈棉絮状。质脆易断，断面不平坦。气无，味淡。

【性味与归经】　甘、淡，寒。归肺、膀胱经。

【功能与主治】　利水，消肿。用于面目四肢浮肿，大水（腹）胀满，小便不通。

42. 葫芦

【来源】　本品为葫芦科植物葫芦 *Lagenaria siceraria*（Molina）Standl. 的干燥近成熟果皮。全国各地均产。药材以个大、果壳肥厚、无霉烂者为佳。

【炮制】　取原药材，除去杂质、果柄及种子，洗去灰尘，沥干水分，润透，切寸许方块，晒干。

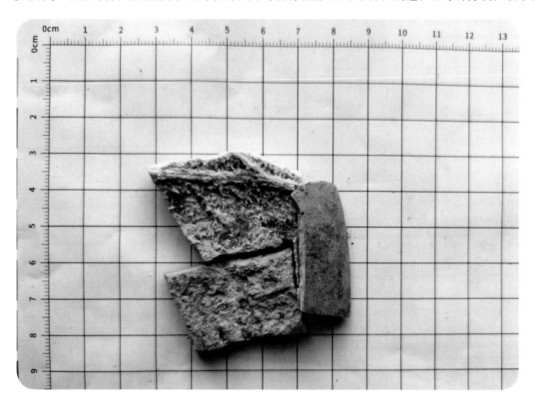

【成品性状】　为不规则方块，外表面黄棕色，较光滑，内表面黄白色，带有海绵状白色瓤，质坚脆，易折断，切面粗糙。微臭，味淡。

【性味与归经】　甘，平。归肺、小肠经。

【功能与主治】　利水，消肿，散结。用于四肢、面目浮肿，腹水肿胀，小便不利。

43. 柿蒂

【来源】　本品为柿树科植物柿 *Diospyros kaki* Thunb. 成熟果实上的宿萼。主产于河南、山东、福建等地。药材以大小均匀、个大而厚、质硬、色黄褐者为佳。

【炮制】　取原药材，除去杂质，洗净，去柄，晒干。

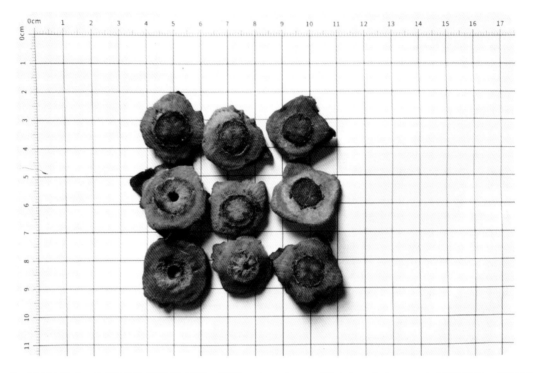

【成品性状】　呈扁圆形或略带方形，直径 1.5 ～ 4 cm，厚 0.1 ～ 0.4 cm，中部微隆起，背面黄褐色或红棕色，常被有白粉霜，外层有环纹，果柄脱落处成一小空洞。腹面黄棕色，密被细绒毛，微有光泽，中央有一圆形凸起的疤痕。质硬而脆，易碎。气无，味涩。

【性味与归经】　苦、涩，平。归胃经。

【功能与主治】　降逆下气。用于呃逆，噫气。

注：成熟的柿加工成的柿饼表面有一层白霜，刮下后称柿霜，柿霜经进一步加工成饼状，即为柿霜饼。柿霜和柿霜饼均可入药。味甘，性凉，归心、肺经。功能为清热，润燥，化痰，生津止渴。

44. 蕤仁

【来源】　本品为蔷薇科植物蕤核 *Prinsepia uniflora* Batal. 或齿叶扁核木 *Prinsepia uniflora* Batal.var. *serrata* Rehd. 的干燥成熟果核。主产于山西、陕西、甘肃等地。药材以浅棕色、饱满肥实、表面纹理清楚者为佳。

【炮制】　取原药材，除去杂质，洗净，晒干。用时捣碎。

【成品性状】　呈类卵圆形，稍扁，长 7 ～ 10 mm，宽 6 ～ 8 mm，厚 3 ～ 5 mm。表面淡黄棕色或深棕色，有明显的网状沟纹，顶端尖，两侧略不对称。质坚硬。种子扁平卵圆形，种皮薄，浅棕色或红棕色，易剥落；子叶 2，乳白色，有油脂。无臭，味微苦。

【性味与归经】　甘，微寒。归肝经。

【功能与主治】　养肝明目，疏风散热。用于目赤肿痛，睑弦赤烂，目暗羞明。

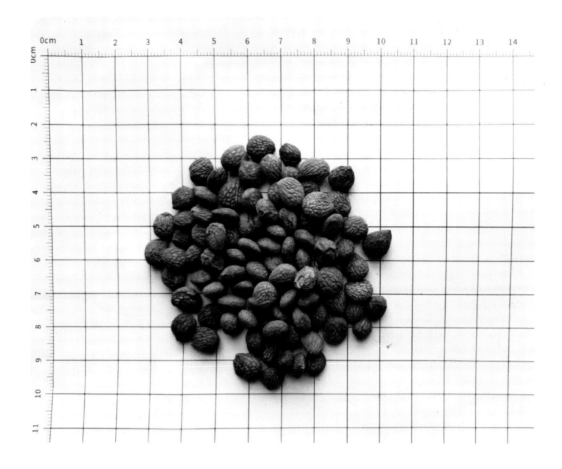

45. 巴豆

【来源】 本品为大戟科植物巴豆 *Croton tiglium* L. 的种子，主产于四川、广西、云南、贵州。以四川产量最大，质量较佳。药材以子粒饱满、干燥、胚乳黄白色、不泛油者为佳。

【炮制】 巴豆：取原药材，除去杂质，击破外壳，簸去果皮，敲破内壳种皮或用擂板擂去内壳，取仁。后来将去壳方法改进如下：先将巴豆放在清水内浸泡 3～4 h，再用熬好的黏稠糯米粥浆与已泡过的巴豆混拌，放在直射日光下暴晒，经过 4～5 h，巴豆皮即自行裂开，这时只要稍加揉搓，皮即脱落，簸去皮留其仁，即为净巴豆仁，然后去油制霜。

巴豆霜：将净巴豆仁碾碎后烘热，用草纸包裹多层，外包布，放压榨机上压榨，每次压榨 1～2 天，换纸，反复压榨 5～6 次至油尽，或用纸包裹多层后，放温热灶台上，上压重物，每天翻面 2～3 次，换纸至油尽，碾细过 80 目筛即可。

【成品性状】 巴豆呈椭圆形或卵形，略扁，黄白色，外包膜状银白色的外胚乳。内胚乳肥厚，淡黄色，油质。中央有菲薄的子叶 2 枚。胚根细小，朝向种阜的一端。气无，味微涩，而后有持久辛辣感。

巴豆霜为松散状粉末，黄色，无臭，味辛、辣。

【性味与归经】 辛，热，有毒。归胃、肺、大肠经。

【功能与主治】 峻下积滞，逐水消肿。用于寒积便秘，乳食停滞，大腹水肿，二便不通，喉风，喉痹。

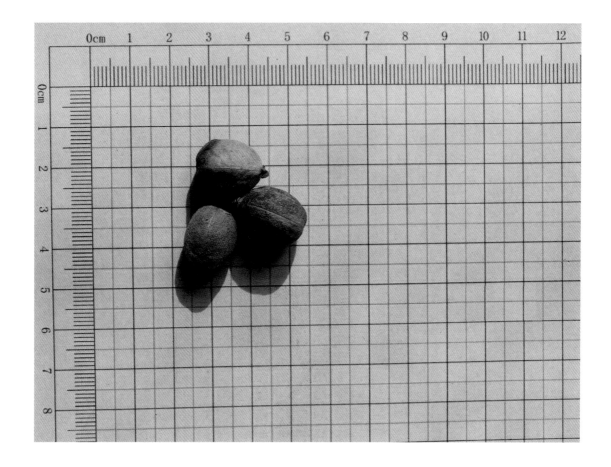

46. 荜澄茄

【来源】 本品为樟科植物山鸡椒 *Litsea cubeba*（Lour.）Pers. 的干燥成熟果实。秋季果实成熟时采收，除去杂质，晒干。主产于安徽、江苏、浙江、广西等地。药材以果实个大、油性足、香气浓、干燥无杂质者为佳。

【炮制】 取原药材，拣去杂质，摘去果柄，洗净，晒干。

【成品性状】 呈类球形，直径 4～6 mm。表面棕褐色至黑褐色，有网状皱纹。基部偶有宿萼及细果梗。除去外皮可见硬脆的果核，种子 1，子叶 2，黄棕色，富油性。气芳香，味稍辣而微苦。

【性味与归经】 辛，温。归脾、胃、肾、膀胱经。

【功能与主治】 温中散寒，行气止痛。用于胃寒呕逆，脘腹冷痛，寒疝腹痛，寒湿郁滞，小便浑浊。

注：过去，武汉使用的荜澄茄为胡椒科植物荜澄茄的干燥未成熟果实。主产于印度尼西亚、马来西亚、印度等地。古时本草书中所载荜澄茄均为此种。其果实上部近圆球形，直径 3～6 mm。表面暗棕色至棕黑色，有网状皱纹，顶端有一小凸起的柱头遗迹，不甚明显。基部果皮延长，形成细直的假果柄，长 3～7 mm，直径 1 mm 以下，表面有纵皱纹，外果皮和中果皮稍柔软，内果皮薄而坚脆。内含未成熟种子 1 粒，黄棕色，富油质，有的皱缩干瘪。气强烈芳香，味苦。

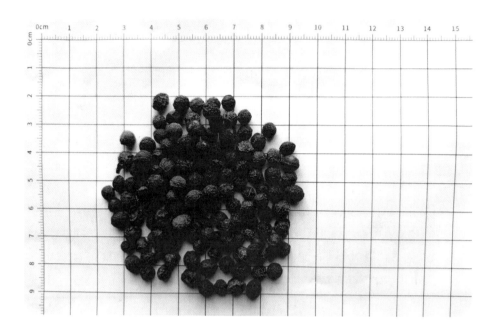

47. 胡椒

【来源】 本品为胡椒科植物胡椒 *Piper nigrum* L. 的干燥近成熟或成熟果实。国内产于广东、广西及云南等地。国外产于马来西亚、印度尼西亚、印度南部、泰国、越南等地。商品分以下几种。黑胡椒：又名黑川、黑古月。当果穗基部的果实开始变红时，剪下果穗，晒干或烘干后，变成黑褐色，然后取下果实，即为黑胡椒。白胡椒：又名白川、白古月。在全部果实均变红时采收，用水浸渍数天，擦去外果皮，晒干，表面呈灰白色，即为白胡椒。药材以粒大、饱满、干燥、油性大、气味浓者为佳。

【炮制】 取原药材，拣净杂质，筛去灰屑。用时打碎，或研成细粉。

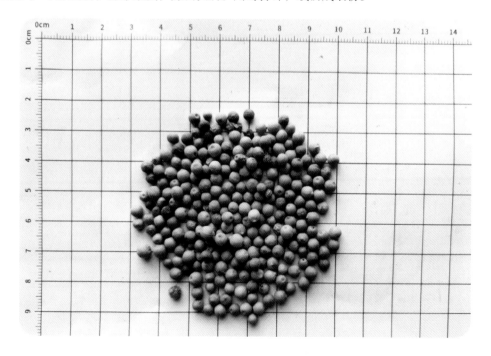

【成品性状】 黑胡椒呈球形，直径 3.5 ～ 5 mm。表面黑褐色，具隆起网状皱纹，质硬，外果皮可剥离，内果皮灰白色或淡黄色。断面黄白色，粉性，中有小空隙。气芳香，味辛辣。

白胡椒表面灰白色或淡黄白色，平滑，顶端与基部间有多数浅色线状条纹。

【性味与归经】 辛，热。归胃、大肠经。

【功能与主治】 温中散寒，下气，消痰。用于胃寒呕吐，腹痛泄泻，食欲不振，癫痫痰多。

48. 枣槟榔

【来源】 本品为棕榈科植物槟榔 *Areca catechu* L. 的未成熟果实。主产于海南及台湾南部，广东、广西、福建、云南南部亦有产。药材以圆个、皱纹细、长身、褐色者为佳。

【炮制】 取原药材，除去杂质及残存果柄及宿萼，洗净灰尘，捞起，放蒸笼内蒸上汽 1 h，取出，晒干。

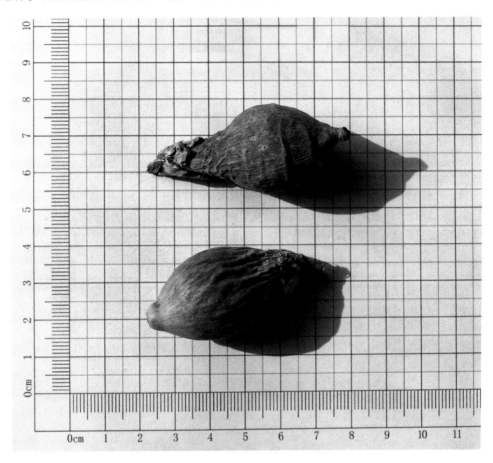

【成品性状】 呈长椭圆形，长 5 ～ 6 cm，宽 3 ～ 4 cm，外表深棕色至近黑色，有密纵皱纹，微带光泽，将其剖开，内有不成熟的种子 1 枚，呈红褐色，瘦长，有皱纹，嗅之有香气。

【性味与归经】 甘、微苦、涩。归肺、脾、胃经。

【功能与主治】 杀虫、止痛、消积醒酒。用于龋齿，牙痛，气滞，醉酒。

注：枣槟榔，热带地区民族多将枣槟榔当作茶果待客。但过量食用，会由于槟榔碱中毒而出现流涎、呕吐、昏睡及惊厥等反应，饮用时应多加注意。

49. 马槟榔

【来源】　本品为山柑科植物马槟榔 *Capparis masaikai* Levl. 的干燥成熟种子。主产于广东、广西、云南、贵州等地。药材以个大、饱满、种仁色黄白、味甜者为佳。

【炮制】　取原药材，除去杂质，放布袋中撞去灰尘，临用时打破去壳，取仁用。

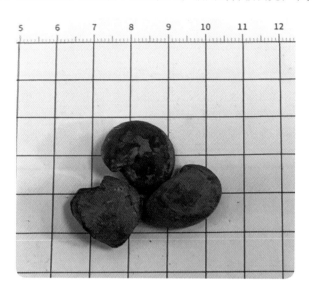

【成品性状】　呈不规则肾形或扁圆形，一端常呈鸟喙状凸出，直径 1～2 cm。表面棕褐色，常有黑褐色果肉残留，外种皮质硬而脆，厚约 0.1 cm。胚乳膜质，种皮内表面及胚乳表面均可见紫棕色弯月形的种脊斑痕。种仁黄白色，子、叶交叉折叠，盘旋卷曲如蜗牛。气微，味先苦涩而后甜。

【性味】　甘，寒。

【功能与主治】　清热解毒。用于热病咽喉肿痛，疮疡肿毒。

50. 千金子

【来源】　本品为大戟科植物续随子 *Euphorbia lathyris* L. 的干燥成熟种子。主产于河北、河南、浙江。药材以粒饱满、油性足者为佳。

【炮制】　千金子：取原药材，筛去灰屑，拣去杂质，洗净，晒干。

千金子霜：取净千金子，用木棒锤破，簸去壳，碾成泥状，先在蒸笼内垫上布，布上放千金子泥置锅中隔水蒸透，用吸油纸包裹，外用布包裹，置压榨机中压榨至油尽，或放温热灶台上，上压重物，每天翻动 2 次，中间注意换纸至油尽，碾细，过筛。

【成品性状】　千金子呈椭圆形或卵圆形，长约 5 mm，直径约 4 mm。表面灰棕色或灰褐色，具不规则网状皱纹，网孔凹陷处灰黑色，形成细斑点。种皮薄脆，种仁白色或黄白色，富油质。气微，味辛。

千金子霜为均匀、疏松的淡黄色粉末，微显油性。味辛辣。

【性味与归经】　辛，温，有毒。归肝、肾、大肠经。

【功能与主治】　逐水消肿，破血消癥。用于水肿，痰饮，积滞胀满，二便不通，血瘀经闭；外用于顽癣，赘疣。

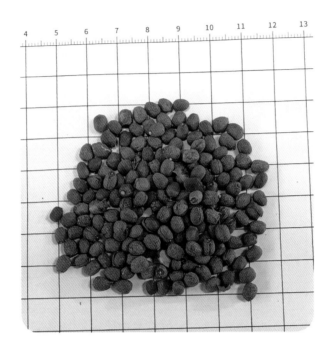

51. 预知子

【来源】 本品为木通科植物木通 *Akebia quinata*（Thunb.）Decne.、三叶木通 *Akebia trifoliata*（Thunb.）Koidz. 或白木通 *Akebia trifoliata*（Thunb.）Koidz.var.*australis*（Diels）Rehd. 的干燥近成熟果实。主产于江苏、湖南、湖北、四川、浙江、安徽。药材以个大、体重质硬、色土黄、皮皱者为佳。

【炮制】 预知子饮片：取原药材，除去杂质，洗净，晒干。

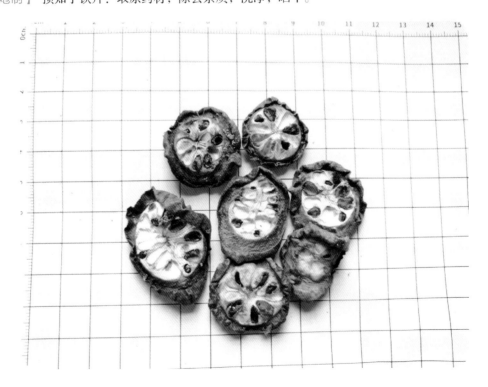

预知子个：将原药材拣去杂质，洗净，稍润，剖四瓣，切厚片，晒干。

【成品性状】　呈肾形或长椭圆形，稍弯曲，长 3 ~ 9 cm，直径 1.5 ~ 3.5 cm。表面黄棕色或黑褐色，有不规则的深皱纹，顶端钝圆，质硬，破开后果瓤淡黄色或黄棕色；种子多数，扁长卵形，黄棕色或紫褐色，具光泽，有条状纹理。气微香，味苦。饮片为不规则类三角形厚片，表面黄棕色或黑褐色，有不规则的深皱纹，切面淡黄色或黄棕色，有的有种子，气微香，味苦。

【性味与归经】　苦，寒。归肝、胆、胃、膀胱经。

【功能与主治】　疏肝理气，活血止痛，利尿，杀虫。用于脘胁胀痛，经闭痛经，小便不利，蛇虫咬伤。

52. 大风子

【来源】　本品为大风子科植物大风子 *Hydnocarpus anthelmintica* Pierre 的干燥成熟种子。主产于泰国、越南，我国广东、广西、台湾等地亦有栽培。药材以个大、种仁饱满、色白、油性足、不破裂者为佳。

【炮制】　大风子：取原药材，拣去杂质，筛去灰土，用时破壳取仁，捣碎。

大风子霜：取大风子，破壳取种仁，捣烂如泥，或碾碎，先在蒸笼内垫上布，布上放大风子泥，置锅中隔水蒸透，用吸油纸多层包裹，置压榨机中压榨或放温热灶台上，上压重物，经常翻面，反复换纸压至去尽油，研细，过筛。

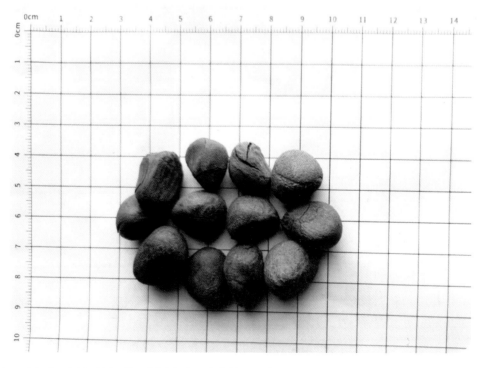

【成品性状】　大风子呈不规则卵圆形，稍有钝棱；长 1 ~ 2.5 cm，直径 1 ~ 2 cm。表面灰棕色至黑棕色，较小一端有凹纹射出至种子 1/3 处，全体有细的纵纹。种皮坚硬，厚 1.5 ~ 2 mm，内表面浅黄色至黄棕色，与外表面凹纹末端对应处有一棕色圆形环纹。种仁外被红棕色或黑棕色薄膜，较小一

端略皱缩，并有一环纹，与种皮内表面圆形环纹相吻合。胚乳肥大，乳白色至淡黄色，富油质；子叶 2
枚，浅黄色或黄棕色，心脏形；下接圆柱形胚根。气微，味淡，有油性。

大风子霜为乳白色粉末，气微，味淡。

【性味与归经】　辛，热，有毒。归肝、脾、肾经。

【功能与主治】　祛风燥湿，攻毒杀虫。用于麻风，梅毒，恶疮，疥癣。

注：入药的大风子还有以下几种。海南大风子：种子略呈四面体，一面隆起，三面稍平坦；长 1 ～
2 cm，宽 0.5 ～ 1 cm。表面灰黄白色至灰棕色，有多数隆起的纵脉纹，种脐位于种子的一端。种皮硬而脆，
厚 0.5 mm，易碎。种仁不规则长卵形，外被暗紫褐色薄膜，具微细皱纹；胚乳黑棕色，子叶心脏形稍尖，
色较深。泰国大风子：种子略呈不规则的卵圆形或长圆状椭圆形，具钝棱角，长 1.5 ～ 3.5 cm，直径 1 ～
2 cm。表面灰黄色或灰棕色，一端有多条明显的凹纹放射状伸出，约达种子 1/3 处。种皮厚，坚硬，难破开，
砸破后内表面光滑，浅黄色或黄棕色。种仁与种皮易分离，种仁白色，外被红棕色薄膜，富油质，有弹性，
微臭，味淡。印度大风子及缅甸大风子：前者表面粗糙，种皮纸质而脆，易破开；后者也易破开，但表
面淡黄色，种皮较薄。另储藏时置于干燥通风处，防蛀，防种皮破裂后种仁易出油而变为红黄色影响质量。

53. 大枣

【来源】　本品为鼠李科植物枣 *Ziziphus jujuba* Mill. 的干燥成熟果实。秋季果实成熟时采收，晒干
或烘干。主产于山东、山西、河北、河南、四川、贵州等地。药材以个大、色红、肉厚、饱满、核小、
油润、味甜者为佳。

【炮制】　取原药材，除去杂质，放缸中，清水洗净，捞起，沥干水分，晒干，剖开挖去核。

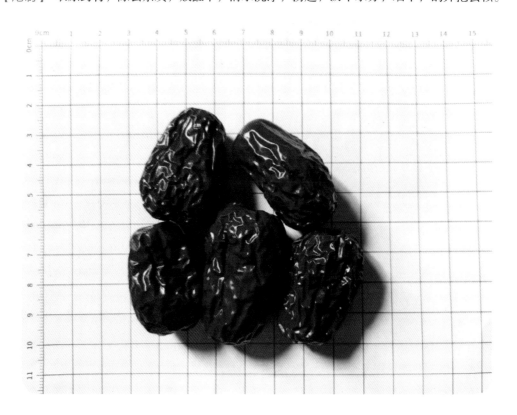

【成品性状】　呈椭圆形或球形，表面暗红色，略带光泽，有不规则皱纹。基部凹陷，有短果梗。外果皮薄，中果皮棕黄色或淡褐色，肉质，柔软，富糖性而油润。

【性味与归经】　甘，温。归脾、胃经。

【功能与主治】　补中益气，养血安神。用于脾虚食少，乏力便溏，妇人脏躁。

54. 大腹皮

【来源】　本品为棕榈科植物槟榔 *Areca catechu* L. 的干燥果皮。主产于广东、广西、云南、福建等地。商品有以下两种。大腹皮：槟榔未成熟的果皮，不经加工，剖成两瓣者。以皱皮结实、色深褐者为佳。大腹毛：槟榔老熟的果皮，经水浸后，晒干打松者。以质柔韧、色黄白者为佳。

【炮制】　大腹皮：取原药材，拣去草屑，除去杂质，放入缸内，用清水洗净泥沙后，捞起，沥干，切成 1～1.5 cm 长的小段，晒干或烘干，筛去灰屑。

大腹毛：取原药材，拣去杂质，将剥下的果皮打松，放碾槽中研制成软绒，再用温水洗净灰尘，晒干，筛去灰屑，把表面的硬壳剥下，包在卷成小坨的里面，用红线缠成 6 g、10 g 的小坨，用剪刀将两端修齐。

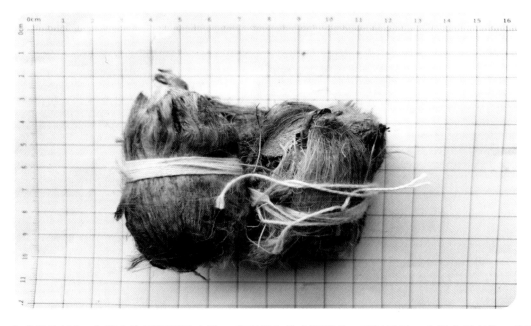

【成品性状】　大腹皮为不规则的小段，表面黄白色或淡棕色，疏松质柔，内果皮硬壳状，黄棕色至棕色，内表面光滑，有时纵向破裂，切面纤维状。无臭，味淡。

大腹毛呈不规则的团状，表面深棕色至近黑色，纤维状，体轻，气微，味微涩。

【性味与归经】　辛，微温。归脾、胃、大肠、小肠经。

【功能与主治】　下气宽中，行水消肿。用于湿阻气滞，脘腹胀闷，大便不爽，水肿胀满，脚气浮肿，小便不利。

55. 槟榔

【来源】 本品为棕榈科植物槟榔 *Areca catechu* L. 的干燥成熟种子。主产于广东、云南、台湾、广西、福建。药材以个大、质坚、体重、断面鲜艳有花纹者为佳。

【商品规格】 商品分以下几种。大白：进口槟榔中个大形圆坚实者。笋白：又名损白，进口槟榔中残损破碎者。鸡心槟榔：进口槟榔中形似鸡心者，圆锥形，色较浅。四京子：鸡心槟榔中个体较小者。在海南产者为海南子，药材呈扁圆球形，表面红棕色或黄灰色，有黄白色网形凹纹和色斑片，基部中央有圆形凹窝，质坚，不易破，剖面有乳白色或红棕色相间的花纹。

现在等级分为以下几种。一等：干货。呈扁圆形或圆锥形，表面淡黄色或棕黄色，质坚实，断面有灰白色与红棕色交错的大理石样花纹，味涩微苦，每千克 160 个以内。无枯心、破碎、杂质、虫蛀、霉变。二等：每千克 160 个以上，间有破碎、枯心，但不超过 5%，轻度虫蛀不超过 3%。余同一等。

【炮制】（1）槟榔：①不换水浸泡法：取净槟榔置容器内，加水没过药面，不换水浸至润透，沥干水，切极薄片，阴干。

②换水浸泡切片法：取净槟榔，加水没过药面，每天换水一次，浸泡透心，取出，沥干水分，切极薄片，阴干。

③文帮淋闷法：取净槟榔，用清水浸泡 1（夏、秋二季）～2（冬、春二季）天，捞起，放蒲包里包好，每天淋清水 2 次，夏、秋二季润 5～7 天，春、冬二季润 7～10 天，润透心后取出，用清水洗净，捞取，沥干水分，放缸中闷润一夜，取出，切极薄片，放簸箕内摊平置通风处晾干。

④文帮砂润法：取净槟榔，用清水浸泡 1～2 天，捞取，先在蒲包中铺一层砂（厚度 10～15 cm），将浸泡的槟榔连同砂一起倒入蒲包中，上盖一层砂，淋清水，蒲包上面用湿麻袋覆盖，每天淋水 1 次，保持砂湿润，夏、秋二季润 5～7 天，春、冬二季润 7～10 天，至槟榔润透心后，取出，筛去砂，洗净，切极薄片，晾干。

槟榔切制方法：切制前先磨好刀，准备好水刷、油刷，用槟榔钳夹住润好槟榔的中部（底部向右侧），左手握钳置刀床上，握钳时应松紧适宜（太松钳不稳，太紧又会把槟榔夹破），左手大拇指与食指分别紧靠刀桥，慢慢向右均匀移送，右手握刀切制，右手、左手配合默契时切制的槟榔薄如纸（100 片左右，片厚 0.2～0.3 mm），片形完整、均匀、无掉边等，切制过程中要经常使用水刷和油刷揩刀，经常磨刀，保持刀口锋利，保证饮片切制效果。干燥方法：文帮将切好的饮片轻轻撒在洗净的簸箕内摊平，置通风处晾干，翻动时先折在一起，再轻轻簸开，不能用手翻动，以免破碎。

（2）焦槟榔：取槟榔片，置热锅中，用文火加热，用笤帚拌炒至焦黄色时，取出，放凉。

注：1949 年以前购买槟榔采取挑拣的方法，买槟榔时手拿一铁锥子锥槟榔的底部，锥进去的槟榔不要，锥不进去的槟榔摘进来，因为这样的槟榔质地坚硬，切出的饮片好看。槟榔炮制过程中尽量少浸多润，因其有效成分易溶于水。切制前应先磨好刀，准备好水刷、油刷、槟榔钳。切制过程中要经常使用水刷和油刷揩刀，经常磨刀，保持刀口锋利，饮片切极薄片，切好后不能暴晒，精耕细作，保证饮片片形、色泽和质量。

【成品性状】 槟榔为类圆形薄片，表面淡棕色或黄棕色，粗糙，切面可见棕色种皮与白色胚乳相间排列的大理石样花纹。质坚硬易碎，气无，味涩而微苦。

焦槟榔形如槟榔片，表面焦黄色。

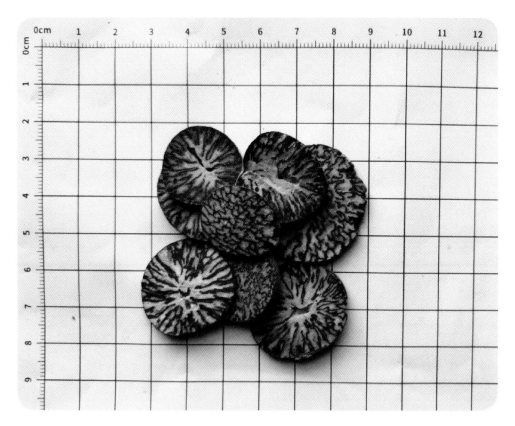

【性味与归经】　苦、辛，温。归胃、大肠经。

【功能与主治】　杀虫消积，降气，行气，截疟。用于绦虫、蛔虫、姜片虫病，虫积腹痛，积滞泻痢，里急后重，水肿脚气，疟疾。

56. 山楂

【来源】　本品为蔷薇科植物山里红 *Crataegus pinnatifida* Bge.var.*major* N.E.Br. 或山楂 *Crataegus pinnatifida* Bge. 的干燥成熟果实。商品分以下几种。南山楂：植物野山楂的果实。主产于浙江、江苏、湖北、云南、贵州等地。北山楂：植物山楂的果实，主产于河南、河北、山东、辽宁、吉林等地。东山楂：山东所产的北山楂，习以为佳。青州楂片：产于山东临朐、沂水等地（旧时青州）的北山楂片。习惯认为其品质最佳，销往全国，并出口。石板楂片：产于河北安国地区的北山楂片，品质亦佳，销往全国，并出口。药材均以果大、肉厚、核少、皮红者为佳。

【炮制】　山楂：取原药材，拣净杂质，筛去脱落的果核及果柄。

焦山楂：取净山楂，置热锅内，用中火加热，不断翻动，炒至外面焦褐色、内部黄褐色为度，取出，摊凉。

山楂炭：取净山楂，置热锅内，用武火加热，不断翻动，炒至外面焦黑色、内黄褐色时，喷淋清水，灭尽火星，取出，凉干。

南山楂炭：取原药材，除去杂质，置热锅中，用武火加热，不断翻动，炒至表面焦黑色时取出，倒铁盘中摊凉，研细末，过 80 目筛，过去多配健脾胃、助消化的糕剂和散剂。

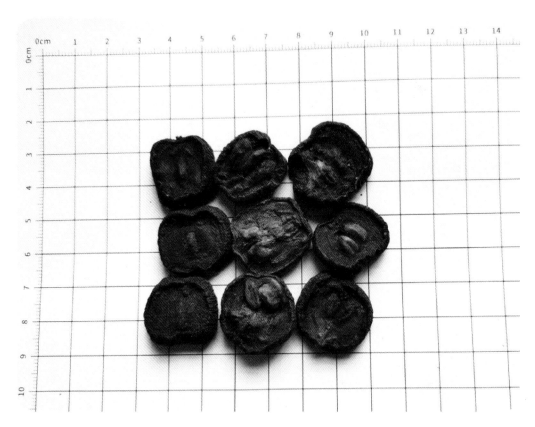

【成品形状】 山楂：北山楂呈类圆形片状，多卷缩不平，直径约 2.5 cm，表面深红色，有光泽，满布灰白色细斑点；果肉深黄色至浅棕色，气微清香，味酸、微甜。南山楂为圆球形，直径 0.8 ～ 1.4 cm，亦有压成饼状的。外面红棕色或黄棕色，具有细皱纹及小斑点，顶部凹陷，有残存花萼。基部可见短小果柄或果柄脱落后的痕迹。果核 4 ～ 5 粒，果肉较薄，仅占横切面的 1/3。气无，味涩、微酸。

焦山楂形如生山楂，表面显焦褐色，内部黄褐色，酸味较弱，有焦香气味。

山楂炭形如山楂片，表面焦黑色，内部焦褐色。

南山楂炭形如南山楂，表面焦黑色。

【性味与归经】 酸、甘、微温。归脾、胃、肝经。

【功能与主治】 消食健胃，行气散瘀。用于肉食积滞，胃脘胀满，泻痢腹痛，瘀血经闭，产后瘀阻，心腹刺痛，疝气疼痛，高脂血症。

57. 川楝子

【来源】 本品为楝科植物川楝 *Melia toosendan* Sieb. et Zucc. 的干燥成熟果实。主产于甘肃、河南、湖北、湖南、四川、贵州、云南等地。以四川产者品质最优，为道地药材。药材以个大饱满、外皮色黄、果肉色黄白、有弹性者为佳。

【炮制】 川楝子：取原药材，拣净杂质，洗净，沥干水分，放缸中润透，取出，切厚片，晒干，筛去碎屑。或洗净，润透，劈成两瓣，晒干。

炒川楝子：取川楝子片，置热锅中，用文火加热，不断翻动，炒至表面深黄色，取出，晾凉。

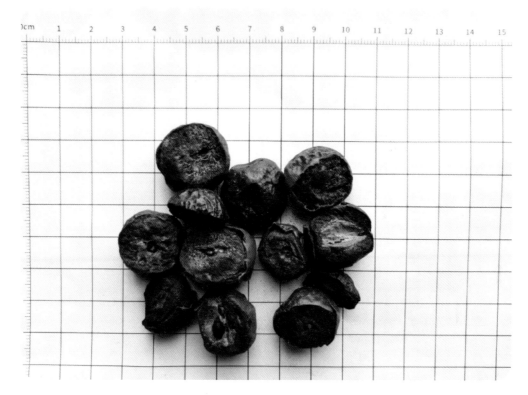

盐川楝子：取川楝子片，加盐水拌匀，闷润，待盐水吸尽后，置热锅中，用文火加热，炒至表面深黄色时取出，晾凉。

【成品性状】　川楝子为类圆形厚片，直径2～3.2 cm。表面金黄色至棕黄色，微有光泽，少数凹陷或皱缩，具深棕色小点。外果皮革质，与果肉间常成空隙，切面黄白色，松软，遇水润湿显黏性。有的具6～8条纵棱，内分6～8室，每室含黑棕色长圆形的种子1粒。果核球形或卵圆形，质坚硬，气特异，味酸、苦。

炒川楝子形如川楝子，表面深黄色，有焦斑，发泡，气焦香，味苦而涩。

盐川楝子形如川楝子，表面深黄色，味咸苦。

【性味与归经】　苦，寒；有小毒。归肝、小肠、膀胱经。

【功能与主治】　疏肝行气止痛，驱虫。用于胸胁、脘腹胀痛，疝痛，虫积腹痛。

注：同属乔木楝树 *Melia azedarach* L. 的成熟果实，常称苦楝子，在部分地区亦作川楝子药用，或在川楝子货缺时苦楝子代之。苦楝子与川楝子的主要区别：果实为椭圆形，较小，直径1～2 cm，果核长椭圆形，表面具4～5条纵棱，内分4～5室，含种子4～5枚。一般认为个小质次。

58. 女贞子

【来源】　本品为木犀科植物女贞 *Ligustrum lucidum* Ait. 的干燥成熟果实。主产于浙江、江苏、湖北、湖南、河南、福建、广西、江西、四川等地。药材以粒大饱满、紫黑色、不带果梗者为佳。

【炮制】　女贞子：取原药材，簸去粗梗和灰屑，洗净晒干，用时捣碎。

酒女贞子：取净女贞子，用白酒拌匀，稍闷，待酒吸尽后，置蒸笼或木甑中，隔水蒸至上圆汽

15 min，取出晒干。

每女贞子 10 kg，用白酒 2 kg。

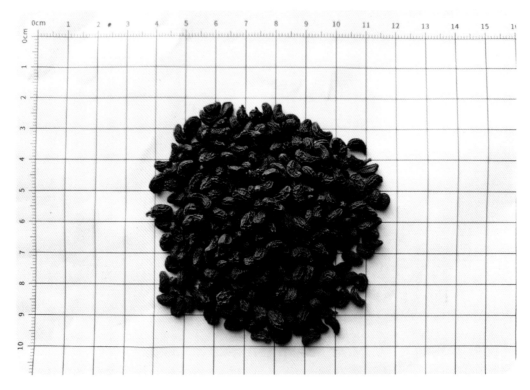

【成品性状】 女贞子呈肾形、椭圆形或倒卵形，长 0.5 ～ 0.8 cm，直径 0.3 ～ 0.4 cm。表面蓝黑色、紫红色或黄棕色，有皱纹，外果皮薄，中果皮较松软，内果皮近木质，黄棕色，有纵棱，内有种子 1 枚，间见 2 枚。种子肾状，红棕色，两端稍尖，断面近白色，油质。气微，味甘、微苦、微涩。

酒女贞子形如女贞子，黑褐色，表面附有白色粉霜，微有酒香气。

【性味与归经】 甘、苦，凉。归肝、肾经。

【功能与主治】 补益肝肾，清热明目，乌发。用于头晕目眩，耳鸣目暗，腰膝酸痛，须发早白。

59. 小茴香

【来源】 本品为伞形科植物茴香 *Foeniculum vulgare* Mill. 的干燥成熟果实。主产于山西、陕西、甘肃、辽宁、内蒙古、安徽、四川、江苏等地。药材以粒大饱满、色黄绿、香气浓郁者为佳。

【炮制】 小茴香：取原药材，除去杂质，筛或簸去梗柄。

盐水炒：取小茴香，置热锅中，用文火炒热，至有香味时均匀喷洒盐水，炒至盐水干、小茴香呈微黄色为止。

每小茴香 10 kg，用食盐 0.3 kg，加冷开水 1400 ml 化开澄清。

【成品性状】 小茴香呈椭圆形或稻谷状小粒，长 4 ～ 8 mm，直径 1.5 ～ 2.5 mm。表面黄绿色或淡黄色。两端略尖，果实易分离成两半，分果呈椭圆形，背面有 5 条纵棱，接合面平坦而较宽，横切面略呈五边形，背面的四边约等长。有特异香气，味微甜、辛。

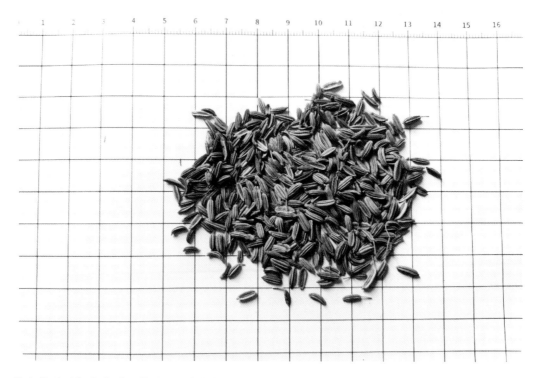

盐小茴香形如小茴香，微鼓起，色泽加深，味微咸。

【性味与归经】　辛，温。归肝、肾、脾、胃经。

【功能与主治】　祛寒止痛，理气和胃。用于胃寒胀痛，小腹冷痛，痛经，疝痛，睾丸肿痛。

60. 木鳖子

【来源】　本品为葫芦科植物木鳖 Momordica cochinchinensis（Lour.）Spreng. 的干燥成熟种子。主产于广西、贵州、四川、湖南、湖北等地。药材以子粒饱满、外皮坚硬、体重、种仁带绿色或黄白色（过去以种仁绿色），不泛油者为佳。

【炮制】　木鳖子：取原药材，除去杂质，洗净，晒干，用时连壳打碎，或去壳取仁。

木鳖子霜：将油砂子置锅中，投入净木鳖子，用武火加热，炒至外壳干裂有响声，外皮呈焦黄色时，取出，筛去砂，放凉，去净硬壳，取仁，置碾槽中研末，研好后取出，先用粗纸包，再用布包裹，放入压榨机中压榨去油或用粗纸包裹，放热灶台上，上压重物，经常翻面至油尽，取出，碾粉。

【成品性状】　木鳖子呈扁圆形，中间稍隆起形似鳖。长 2 ～ 4 cm，宽 1.5 ～ 3.5 cm，厚 4 ～ 6 mm。表面黑褐色或灰黑色，较粗糙，有高低不平的网状花纹。周边有纵棱凸起呈锯齿状，外种皮质坚而脆，破开后内包藏扁圆形或类圆形子叶 2 片，黄白色，富油性，上披有灰绿色绒毛状内种皮。有特殊的油腻气，味苦。

木鳖子霜为白色或灰白色松散粉末，味苦。

【性味与归经】　苦、微甘，温；有毒。归肝、脾、胃经。

【功能与主治】　散结消肿，攻毒疗疮。用于疮疡肿毒，乳痈，瘰疬，痔漏，干癣，秃疮。

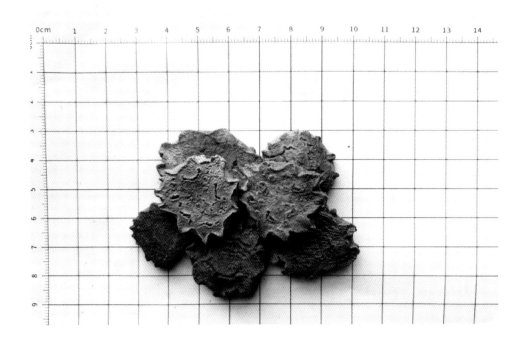

61. 木蝴蝶

【来源】　本品为紫葳科植物木蝴蝶 *Oroxylum indicum*（L.）Vent. 的干燥成熟种子。主产于云南、广西、贵州。药材以色白、干燥、种仁饱满、翅大而柔软如绢者为佳。

【炮制】　取原药材，拣去杂质，筛去灰屑，搓开。

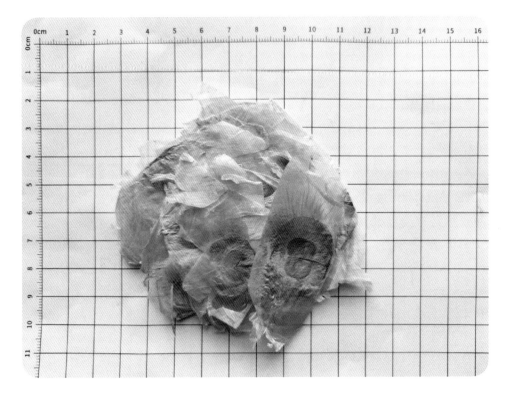

【成品性状】　为蝶形薄片，除基部外三面延长成宽大菲薄的翅。长 5 ～ 8 cm，宽 3.5 ～ 4.5 cm。表面浅黄白色，翅半透明，有绢丝样光泽，上有放射状纹理，边缘多破裂。体轻，剥去种皮，可见一层薄膜状的胚乳紧裹于子叶之外。子叶 2，蝶形，黄绿色或黄色，长径 1 ～ 1.5 cm。无臭，味微苦。

【性味与归经】　苦、甘，凉。归肺、肝、胃经。

【功能与主治】　清肺利咽，疏肝和胃。用于肺热咳嗽，喉痹，音哑，肝胃气痛。

62. 五味子类

【来源】　五味子：木兰科植物五味子 *Schisandra chinensis*（Turcz.）Ball. 的干燥成熟果实。南五味子：木兰科植物华中五味子 *Schisandra sphenanthera* Rehd.et Wils. 的干燥成熟果实。商品分以下几种。北五味子（五味子）：主产于辽宁、黑龙江、吉林、河北等地。南五味子：主产于河南、陕西、甘肃、江西、湖北等地。药材以色红粒大、肉厚、有油性者为佳。

【商品规格】　商品按产地分为北五味子和南五味子，具体规格等级如下。

北五味子：①一等：干货。呈不规则球形或椭圆形。表面紫红色或红褐色，皱缩，肉厚，质柔润，内有肾形种子 1 ～ 2 粒，果肉味酸，种子有香气，味辛、微苦。干瘪粒不超过 2%，无枝梗、杂质、虫蛀、霉变。②二等：干货。呈不规则球形或椭圆形，表面黑红色、暗红色或淡红色，皱缩，肉较薄，内有肾形种子 1 ～ 2 粒。果肉味酸，种子有香气，味辛、微苦。干瘪粒不超过 20%。无枝梗、杂质、虫蛀、霉变。

南五味子：统货，干货。呈球形或椭圆形，表面棕红色或暗棕色，皱缩肉薄，内有种子 1 粒，味酸、微苦辛。干瘪粒不超过 10%，无枝梗、杂质、虫蛀、霉变。

【炮制】　五味子：取原药材，除去杂质，筛或簸去梗柄，洗净，晒干。

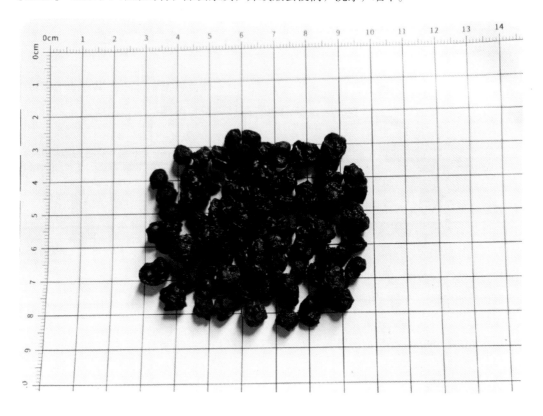

醋五味子：取净五味子，加醋拌匀，闷润，待醋吸尽后，置蒸笼或木甑内，加热蒸至上圆汽，取出，干燥。用时捣碎。

每五味子 10 kg，用醋 2 kg，加适量水稀释。

酒五味子：取净五味子，加白酒拌匀，闷润，待酒吸尽后，置蒸笼或木甑内，隔水蒸至上圆汽，取出，晒干即得。

每五味子 10 kg，用白酒 2 kg。

【成品性状】　五味子：①北五味子呈不规则的球形或扁球形，直径 5 ～ 8 mm。表面红色、紫红色或暗红色，皱缩，显油润，果肉柔软，种子 1 ～ 2 粒，肾形，表面棕黄色，有光泽，种皮薄而脆。果肉气微，味酸；种子破碎后，有香气，味辛、微苦。

②南五味子呈球形或扁球形，直径 4 ～ 6 mm。表面棕红色至暗棕色，干瘪，皱缩，果肉常紧贴种子上。种子 1 ～ 2 粒，肾形，表面棕黄色，有光泽，种皮薄而脆。果肉气微，味微酸。

醋五味子：形如五味子。醋北五味子表面乌黑色，油润，稍有光泽；果肉柔软，有黏性；种子表面棕红色，有光泽。醋南五味子表面棕黑色，干瘪，果肉常紧贴种子上，无黏性；种子表面棕色，无光泽。

酒五味子：形如五味子。酒北五味子表面紫黑色，油润，稍有光泽；果肉柔软，有黏性；种子表面棕红色，有光泽。酒南五味子表面棕黑色，干瘪，果肉常紧贴种子上，无黏性；种子表面棕色，无光泽；略有酒香气。

【性味与归经】　酸、甘，温。归肺、心、肾经。

【功能与主治】　收敛固涩，益气生津，补肾宁心。用于久咳虚喘，梦遗滑精，遗尿尿频，久泻不止，自汗，盗汗，津伤口渴，短气脉虚，内热消渴，心悸失眠。

63. 火麻仁

【来源】　本品为桑科植物大麻 *Cannabis sativa* L. 的干燥成熟果实或除去果皮的干燥种仁。主产于山东、河北、黑龙江、吉林、辽宁、江苏等地。药材以子粒饱满、色白、净仁无杂质、不泛油者为佳。

【炮制】　火麻仁：取原药材，筛去灰屑，簸净空壳，除去杂质。如未去壳者，应先打碎，去壳取子，然后放入缸内，加清水淘洗干净后取出，晒干，簸去灰屑。

炒火麻仁：取净火麻仁，置锅内用文火炒至微有爆声、色黄、香气逸出为度，取出放凉。

【成品性状】　火麻仁果实呈卵圆形，长 4 ～ 4.5 mm，直径 2.5 ～ 4 mm，外皮光滑，灰绿色或灰黄色，有微细的白色或棕色相交的花纹。两侧各有一条浅色的棱线，果皮薄，易碎。种皮绿色，内有白色扁圆形子叶 2 片，富油性。无臭，味淡。

炒火麻仁形如火麻仁，色泽加深，有焦香气。

【性味与归经】　甘，平。归脾、胃、大肠经。

【功能与主治】　润燥滑肠通便。用于大便燥结不通，产后血虚便秘。

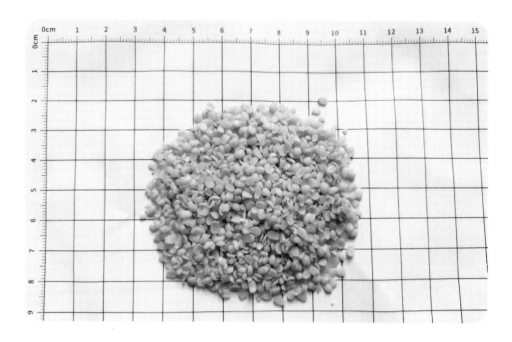

64. 龙眼肉

【来源】　本品为无患子科植物龙眼 *Dimocarpus longan* Lour. 的假种皮。主产于福建、广西。以福建产的品质最好，药用以广西产的为多。药材以片大、肉厚、质细软、色棕黄、半透明、味浓甜者为佳。

【炮制】　取原药材，拣净杂质及残留的核、壳，掰开。

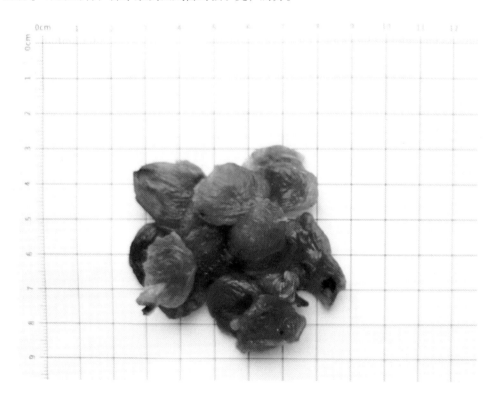

【成品性状】 为纵向破裂的不规则薄片，常数片粘连，长约 1.5 cm，宽 2～4 cm，厚约 0.1 cm，棕褐色，半透明，一面皱缩不平，一面光亮而有细纵皱纹，质柔润，气微香，味甜。

【性味与归经】 甘，温。归心、脾经。

【功能与主治】 补益心脾，养血安神。用于气血不足，心悸怔忡，健忘失眠，血虚萎黄。

65. 豆蔻

【来源】 本品为姜科植物白豆蔻 *Amomum kravanh* Pierre ex Gagnep. 或爪哇白豆蔻 *Amomum compactum* Soland ex Maton 的成熟果实。药材主产于越南、泰国等地。我国广东、广西、云南亦有产。商品分以下几种。紫蔻：又名紫叩、紫豆蔻、紫豆叩、十开蔻，为姜科植物白豆蔻的干燥果实；其中个大饱满、壳薄无空皮、种皮呈暗棕色或灰棕色者，称为紫蔻，品质最佳。枫蔻：又名枫叩、小白蔻、三角蔻、三角叩、印度蔻、印度叩，为姜科植物白豆蔻的干燥果实；其中个小瘦瘪，外皮较厚者，称为枫蔻，品质较差。白豆蔻：又名白蔻、白叩、豆蔻、豆叩、圆豆蔻、圆豆叩、原豆蔻、原豆叩，为本品带壳者。以上均以个大、粒实饱满、果壳完整、香气浓厚者为佳。蔻仁：又名叩仁、蔻球、叩球、白蔻仁、白叩仁、豆蔻仁等，为本品去壳的种子团。蔻米，又名叩米。将种子团打开，单粒种子称"蔻米"。蔻壳：又名叩壳、白蔻壳、白叩壳、白豆蔻壳、豆蔻壳、豆叩壳、白蔻皮、白叩皮、豆蔻皮、豆叩皮、蔻皮、叩皮、白蔻衣，为本品果实的外壳。

【炮制】 豆蔻：取原药材，拣净杂质，筛去皮屑，打碎，或剥去果壳，取仁打碎用。

豆蔻仁：取净豆蔻，剥去果壳，取仁。

豆蔻壳：剥取白豆蔻后的果壳。

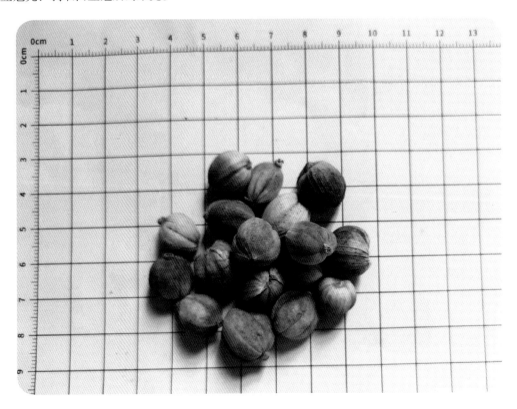

【成品性状】　豆蔻呈圆球形，具不显著的钝三棱，直径 1.2 ～ 1.7 cm。外皮黄白色，光滑，具隆起的纵纹，两端的棱沟中常有黄色茸毛。果皮轻脆，易纵向裂开，内含种子 20 ～ 30 粒，集结成团，习称蔻球。蔻球分为 3 瓣，有白色隔膜，每瓣种子 7 ～ 10 粒，习称白蔻仁或蔻米，为不规则的多面体，直径 3 ～ 4 mm，表面暗棕色或灰棕色，有微细的波纹，一端有圆形小凹点。质坚硬，断面白色，有油性。气芳香，味辛。

豆蔻仁同豆蔻的蔻球。

豆蔻皮呈不规则薄片，黄白色，微香，味辛。

【性味与归经】　辛，温。归肺、脾、胃经。

【功能与主治】　化湿行气，温中止呕。用于湿滞中焦及脾胃气滞的脘腹胀满，不思饮食，呕恶呃逆。

66. 白果

【来源】　本品为银杏科植物银杏 *Ginkgo biloba* L. 的干燥成熟种子。主产于广西、四川、河南、山东、湖北、辽宁等地。药材以个大均匀、种仁饱满、壳色白黄者为佳。

【商品规格】　目前白果商品规格以单粒重和千克粒数进行分级，具体如下：一级，单粒重 2.5 g 以上，每千克 400 粒以内；二级，单粒重 2.3 ～ 2.5 g，每千克 400 ～ 500 粒；三级，单粒重 2 ～ 2.2 g，每千克 451 ～ 500 粒；四级，单粒重在 2 g 以下，每千克 500 粒以上。

【炮制】　白果：取原药材，除去杂质，筛去碎屑。

白果仁：取原药材，拣净杂质，除去硬壳，用时捣碎。

炒白果：取净白果，置热锅中，用文火加热，炒至表面显黄色，取出，放凉，去壳。

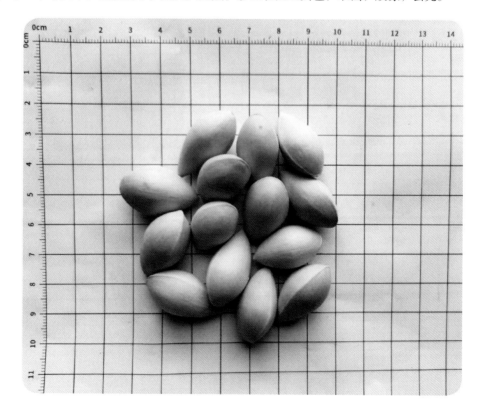

炒白果仁：取净白果仁，置锅内，用文火炒至有香气，取出，放凉。用时捣碎。

熟白果：取净白果，用清水洗净湿润，装蒸笼或木甑中隔水蒸熟（蒸上大汽 1 h），取出，晒干，去壳。

【成品性状】 白果呈倒卵形或椭圆形，略扁，长径 1.5 ～ 2.5 cm，短径 1 ～ 1.5 cm。外壳（种皮）白色或灰白色，平滑，坚硬，边缘有 2 条棱线盘绕，顶端渐尖，壳内有长而扁圆形的种仁，剥落时一端有淡棕色的薄膜。种仁淡黄色或黄绿色，内部白色，粉质，中心有空隙。靠近顶端有子叶 2 枚或更多。气微，味甘、微苦涩。

白果仁为除去外壳的白果种仁，淡黄色，粉质。

炒白果仁形如白果仁，表面黄色，略有焦斑，气焦香。

熟白果形如白果仁，色泽加深。

【性味与归经】 甘、苦、涩，平；有毒。归肺经。

【功能与主治】 敛肺定喘，止带浊，缩小便。用于痰多喘咳，带下白浊，遗尿，尿频。

67. 芥子

【来源】 本品为十字花科植物白芥 *Sinapis alba* L. 或芥 *Brassica juncea* （L.）Czern. et Coss. 的干燥成熟种子。主产于安徽、河南、山东、四川、河北、陕西、山西等地。以安徽、河南产量为大。商品分以下几种。白芥子：植物白芥的成熟种子，主产于安徽、河南等地。黄芥子：植物芥的成熟种子，主产于安徽、河南等地。北芥子：又名真白芥子，为产于北方的白芥子，习以为佳。药材以粒均匀、饱满、色白者为佳。

【炮制】 芥子：取原药材，除去杂质，洗净，晒干，用时捣碎。

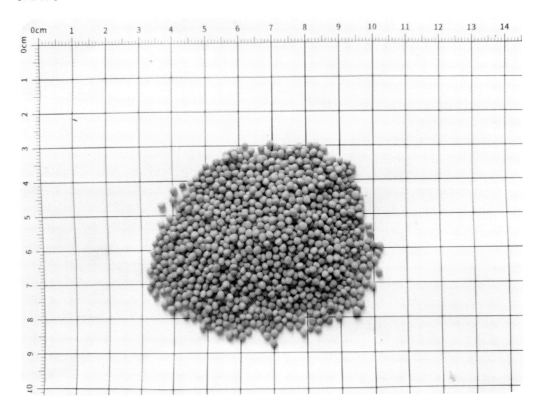

炒芥子：取净芥子，置热锅中，用文火加热，不断翻动，炒至深黄色、有爆裂声并发出香辣气味时，取出，放凉。用时捣碎。

【成品性状】　白芥子呈类圆球形，直径 0.1 ～ 0.25 mm，表面灰白色或黄白色。具微细的网纹，种皮薄而脆，破开可见其内含黄白色折叠的子叶，富油性。无臭，味辛辣。

黄芥子形如白芥子，颗粒较小，直径 1 ～ 2 mm，表面黄色或黄棕色，研碎加水浸润，产生特异臭气。

炒芥子形如芥子，表面深黄色或深棕黄色，爆裂，微有焦香气。

【性味与归经】　辛，温。归肺经。

【功能与主治】　温肺祛痰，利气散结。用于痰饮喘咳，胸满胁痛，痰湿流注，关节酸痛、麻木及阴疽肿毒等。

68. 巨胜子

【来源】　本品为川续断科植物拉毛果 *Dipsacus sativus*（L.）Honck 的干燥成熟果实。秋季采收果实，除去杂质，干燥。主产于江苏、浙江等地。药材以粒大、饱满、干净者为佳。

【炮制】　取原药材，除去杂质，清水淘洗干净，放筐中，沥干水分，晒干。

炒巨胜子：取巨胜子，置热锅中，用文火加热，炒至有炸裂声、香气发出时，出锅，摊凉。

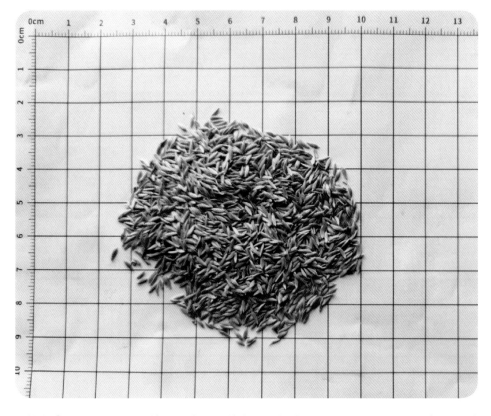

【成品性状】　巨胜子呈长方柱形，表面灰棕色至黑褐色，长 0.4 ～ 0.8 cm，中部上侧略膨大，宽约 0.2 cm，两端稍狭，顶端具明显凸出的喙状 4 裂，柱头凸出不明显。果有四棱，两棱间有 1 ～ 2 条凸

起的纵肋，质硬，果皮易剥落，剥去果皮，内含种子1枚，灰褐色至棕褐色。气无，味稍苦涩。

炒巨胜子形如巨胜子，颜色稍深，有香气。

【性味与归经】　苦、辛，微温。归肝、肾经。

【功能与主治】　补益肝肾，活血，乌须发。用于腰痛，遗精，崩漏，带下，筋骨酸痛，须发早白。

69. 凤眼草

【来源】　本品为苦木科植物臭椿 *Ailanthus altissima*（Mill.）Swingle 的果实。秋末采果，晒干。全国大部分地区有产。药材以粒大饱满者为佳。

【炮制】　取原药材，除去杂质，剪去果柄，过筛。

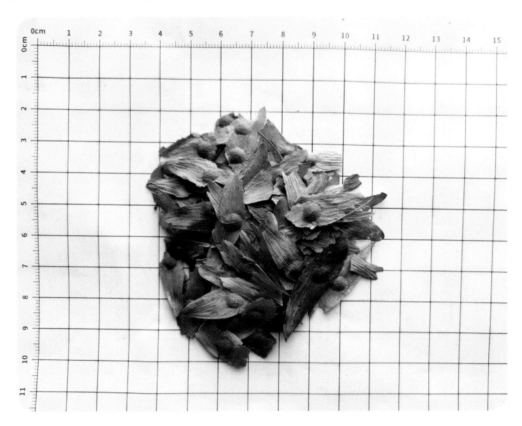

【成品性状】　果实呈矩圆形，扁平，两端稍卷曲，长3.5～4 cm，宽1～1.2 cm，黄褐色，微现光泽，表面有细密的脉纹，膜质，中部具一条横向的凸纹，中央凸起呈扁球形，内含种子一枚，少数翅果有残存的果柄。种子扁圆形，种皮黄褐色，内有两片黄绿色肥厚的富油的子叶。味苦，种子尤苦。

【性味与归经】　苦，凉。归胃、大肠、小肠经。

【功能与主治】　清热燥湿，止痛，止血。用于胃痛，便血，尿血；外用于滴虫性阴道炎。

70. 冬瓜子

【来源】　本品为葫芦科植物冬瓜 *Benincasa hispida*（Thunb.）Cogn. 的干燥成熟种子。主产于四川、浙江、江苏、河南、河北、安徽等地。药材以粒色白、仁饱满、无杂质者为佳。

　　【炮制】　冬瓜子：取原药材，拣净杂质，筛去灰屑，用时捣碎。

　　麸炒冬瓜子：将锅烧至微红，撒入蜜麸皮，待起烟时投入净冬瓜子，不断翻动，炒至金黄色，取出，筛去麸皮。

　　每净冬瓜子 10 kg，用蜜麸皮 1.2 kg。

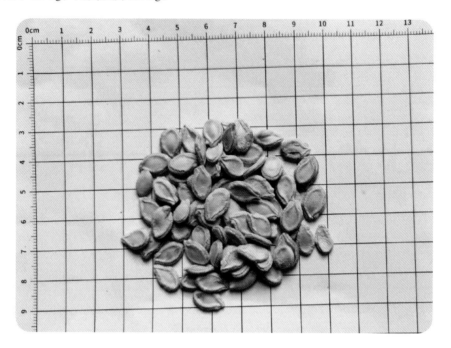

　　【成品性状】　冬瓜子呈卵圆形或长椭圆形，扁平，长 1 ~ 1.4 cm，宽 0.5 ~ 0.8 mm，厚约 0.2 cm。种皮黄白色，较粗糙，一端钝圆，另一端尖，并有两个小突起，边缘光滑（单边冬瓜子），或两面外缘各有一环纹（双边冬瓜子）。种皮较硬脆，剥去种皮后可见白色肥厚的子叶 2 片。体轻，有油性。气无，味微甜。

　　麸冬瓜子形如冬瓜子，表面金黄色，有麸香气。

　　【性味与归经】　甘，凉。归肺、肝、小肠经。

　　【功能与主治】　清热化痰，消痈，利水。用于痰热咳嗽，肺痈，肠痈，淋病，水肿，脚气，痔疮等。

71. 冬瓜皮

　　【来源】　本品为葫芦科植物冬瓜 *Benincasa hispida*（Thunb.）Cogn. 的外果皮。全国大部分地区有产。药材以片大条长、色浅绿、无杂质、无霉变者为佳。

　　【炮制】　取原药材，除去杂质，洗净，沥干水分，稍润晾六成干，切块或宽丝，晒干。

　　【成品性状】　为不规则块片或丝状，常向内卷曲，外表面灰绿色或黄白色，内表面较粗糙，常见筋脉。体轻，质脆，易破碎。气无，味淡。

　　【性味与归经】　甘，凉。归脾、小肠经。

　　【功能与主治】　利尿消肿。用于水肿胀满，小便不利，暑热口渴，小便短赤。

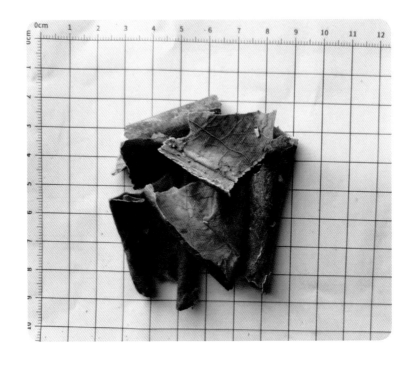

72. 苘麻子

【来源】　本品为锦葵科植物苘麻 *Abutilon theophrasti* Medic. 的干燥成熟种子。全国大部分地区有产，主产于四川、河南、江苏、湖北等地。药材以身干、子粒饱满、色灰褐、无杂质者为佳。

【炮制】　取原药材，除去杂质，洗净，晒干，筛净，用时打碎。

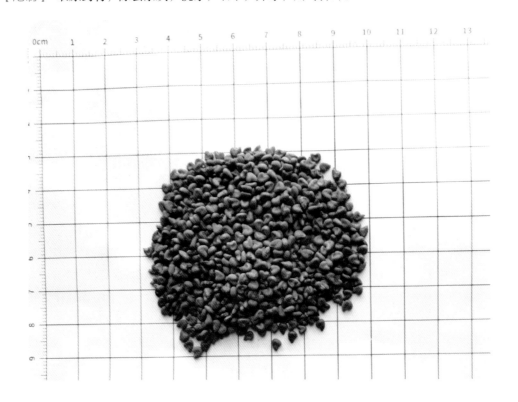

【成品性状】 呈三角状肾形，长 3.5 ～ 6 mm，宽 2.5 ～ 4.5 mm，厚 1 ～ 2 mm。表面灰黑色或暗褐色，凹陷处有类椭圆状种脐，淡棕色，四周有放射状细纹。种皮坚硬，子叶 2，重叠折曲，富油性。气微，味淡。

【性味与归经】 苦，平。归大肠、小肠、膀胱经。

【功能与主治】 清热利湿，解毒，退翳。用于赤白痢疾，淋证涩痛，痈肿目翳。

73. 丝瓜络

【来源】 本品为葫芦科植物丝瓜 *Luffa cylindrica*（L.）Roem. 干燥成熟果实的网状纤维（维管束）。全国大部分地区有产。药材以身干、洁白，无残留果皮、果肉及种子，筋络清晰，质韧，色淡黄白，无破碎者为佳。

【炮制】 丝瓜络：取原药材，除去残留种子及外皮，洗净湿润，压扁，切段，晒干。

丝瓜络炭：取丝瓜络块置热锅内，用武火加热，炒至表面焦黑色、内部焦褐色，喷淋清水少许，灭尽火星，取出，晾干。或取丝瓜络段，置锅内，上盖一锅并压一重物，两锅接合处用盐黄土泥封严，取白纸条贴在上面锅底上，用武火煅至白纸条显焦黄白，停火即煅透，次日锅凉后取出，入库即得。

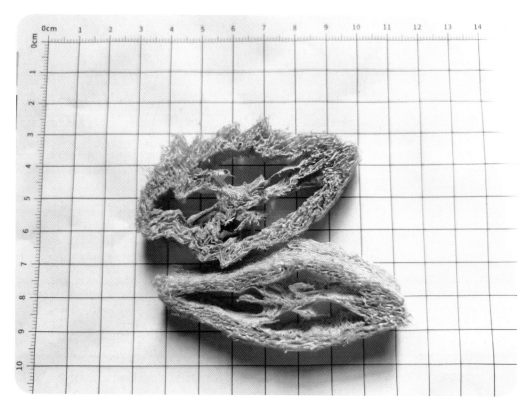

【成品性状】 丝瓜络为纤维交织而成的网状小块，稍扁，表面淡黄白色。体轻，质韧，有弹性，不能折断。气微，味淡。

丝瓜络炭形如丝瓜络块，表面焦黑色，内部棕褐色。

【性味与归经】 甘，平。归肝、胃经。

【功能与主治】 通络，活血，祛风。用于胸胁胀闷，肢体酸痛，乳汁不通。

74. 石榴皮

【来源】 本品为石榴科植物石榴 *Punica granatum* L. 的干燥果皮。全国大部地区有产。药材以个大、外表整洁、皮厚实、色红褐、干燥无杂质者为佳。习惯认为以未全熟的酸石榴皮入药为佳。

【炮制】 石榴皮：取原药材，除去杂质，去净残留的内瓤，洗净，润透，切块，干燥，筛去碎屑。

石榴皮炭：取石榴皮块，置热锅中，用武火加热，不断翻动，炒至表面黑黄色、内部棕褐色，喷淋清水少许灭尽火星，取出，晾凉。

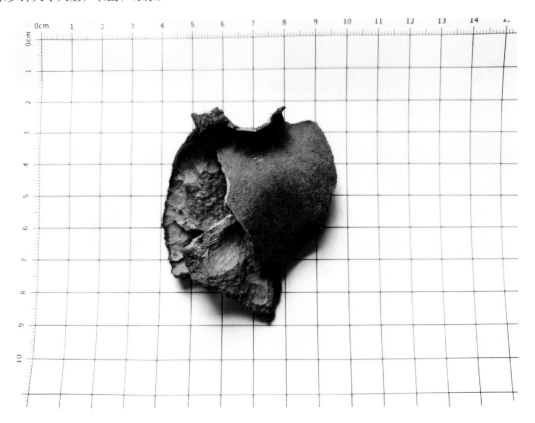

【成品性状】 石榴皮呈小方块或不规则的片状，厚 1.5～3 mm。外表面红棕色、棕黄色或暗棕色，略有光泽，粗糙，有多数疣状突起。内表面黄色或红棕色，有隆起呈网状的果蒂残痕。质硬而脆，断面黄色，略显颗粒状。无臭，味苦涩。

石榴皮炭形如石榴皮块，表面焦黑色，内面黄褐色。

【性味与归经】 酸、涩，温。归大肠经。

【功能与主治】 涩肠止泻，止血，驱虫。用于久泻，久痢，便血，脱肛，崩漏，带下，虫积腹痛。

75. 地肤子

【来源】 本品为藜科植物地肤 *Kochia scoparia*（L.）Schrad. 的干燥成熟果实。主产于河北、山西、山东、河南等地。药材以充实饱满、色灰绿、无杂质者为佳。

【炮制】 取原药材，簸净杂质，筛去泥土。

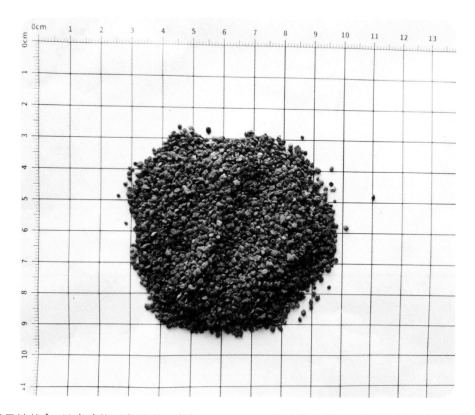

【成品性状】 呈扁球状五角星形，直径 1～3 mm。外被宿存花被，表面灰绿色或浅棕色，周围具膜质小翅 5 枚，背面中心有微凸起的点状果梗痕及放射状脉纹 5～10 条；剥离花被，可见膜质果皮，半透明。种子扁卵形，约 1 mm，黑色。气微，味微苦。

【性味与归经】 辛、苦，寒。归肾、膀胱经。

【功能与主治】 清热利湿，祛风止痒。用于小便涩痛，阴痒带下，风疹，湿疹，皮肤瘙痒。

注：地肤子的常见伪品为同科植物藜 *Chenopodium album* L. 的成熟干燥果实。在一些地方曾作地肤子用。胞果呈扁圆五角形，直径 0.1～0.2 cm，无翅，花被紧抱果实，一面较平，基部有果柄痕，棱线 5 条。全体黄绿色，形似果皮的宿萼，易搓掉，内含灰黑色、扁圆形种子一枚，具放射点状纹理，种仁黄白色，油性。微臭，味苦。在购买使用时要注意区别。

76. 亚麻子

【来源】 本品为亚麻科植物亚麻 *Linum usitatissimum* L. 的干燥成熟种子。主产于内蒙古、黑龙江、辽宁、吉林。药材以颗粒饱满、干燥无杂质者为佳。

【炮制】 取原药材，除去杂质，筛去灰土，用时捣碎。

【成品性状】 呈扁平卵圆形，长 4～6 mm，宽 2～3 mm。表面红棕色或灰褐色，平滑有光泽，一端钝圆，另一端尖而略偏斜。种脐位于尖端的凹入处；种脊浅棕色，位于一侧边缘。种皮薄，胚乳棕色，薄膜状，子叶 2，黄白色，富油性。无臭，嚼之有豆腥味。

【性味与归经】 甘、平。归肺、肝、大肠经。

【功能与主治】 润燥，祛风。用于肠燥便秘，皮肤干燥瘙痒，毛发枯萎脱落。

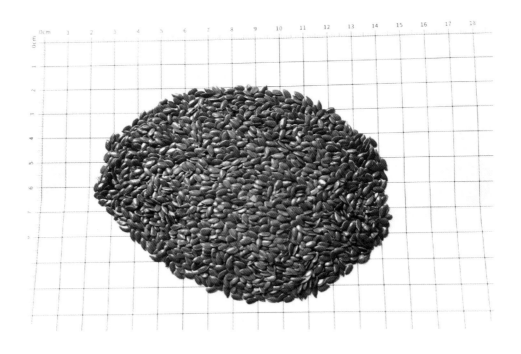

77. 决明子

【来源】　本品为豆科植物钝叶决明 *Cassia obtusifolia* L. 或决明（小决明）*Cassia tora* L. 的干燥成熟种子。主产于安徽、广西、四川、浙江、广东、江苏等地。药材以子粒饱满、均匀、色棕绿、干燥无杂质者为佳。

【炮制】　决明子：取原药材，除去杂质，洗净，晒干。用时捣碎。

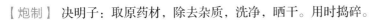

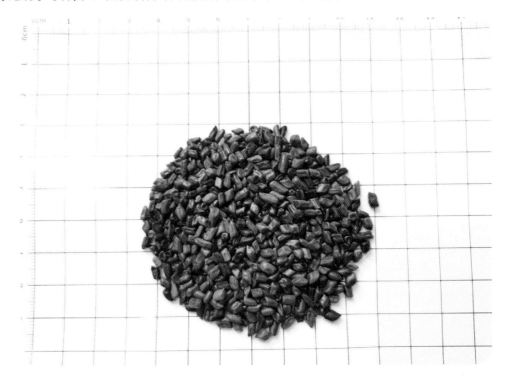

炒决明子：取净决明子，置热锅内，用文火加热，炒至微鼓起、有香气逸出时，取出，放凉。用时捣碎。

【成品性状】　决明子呈菱方形或短圆柱形，两端平行倾斜，长 3 ～ 7 mm，宽 2 ～ 4 mm。表面绿棕色或暗棕色，平滑有光泽。一端较平坦，另一端斜尖，背腹面各有 1 条凸起的棱线，棱线两侧各 1 条斜向对称而较浅的线形凹纹。质坚硬，不易破碎。种皮薄，子叶 2，黄色，呈"S"形折曲并重叠。气微，味微苦。

炒决明子形如决明子，微鼓起，色泽加深，质地松脆，微有香气。

【性味与归经】　甘、苦、咸，微寒。归肝、大肠经。

【功能与主治】　清热明目，润肠通便。用于目赤涩痛，羞明多泪，头痛眩晕，目暗不明，大便秘结。

78. 红豆蔻

【来源】　本品为姜科植物大高良姜 *Alpinia galanga* Willd. 的干燥成熟果实。主产于广东、广西、云南及台湾。药材以外表红棕色、粒大饱满、不破碎、气味浓者为佳。

【炮制】　取原药材，除去杂质，筛去灰屑，用时捣碎。

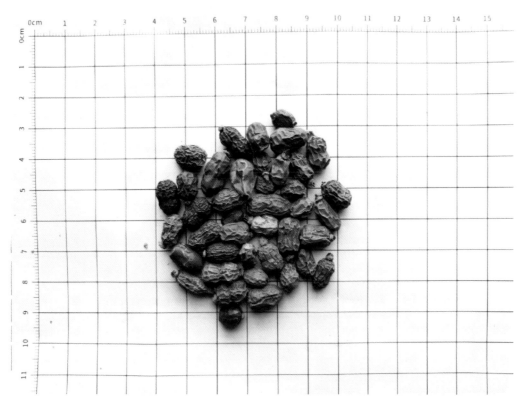

【成品性状】　呈长球形，中部略细，长 0.7 ～ 1.2 cm，直径 0.5 ～ 0.7 cm。表面红棕色或暗红色，略皱缩，基部有果梗痕。果皮薄，易破碎。种子 6，扁圆形或三角状多面形，黑棕色或红棕色，外被黄白色膜质假种皮，胚乳灰白色。气香，味辛辣。

【性味与归经】　辛，温。归脾、肺经。

【功能与主治】　燥湿散寒，醒脾消食。用于脘腹冷痛，食积胀满，呕吐泄泻，饮酒过多。

79. 麦芽

【来源】　本品为禾本科植物大麦 *Hordeum vulgare* L. 的干燥成熟果实经发芽后的干燥品。全国各地均产。药材以麦芽完整、色淡黄、干燥无杂质者为佳。

【炮制】　麦芽：取新鲜成熟饱满的净大麦，用清水浸泡至六七成透，捞出，置能排水的容器竹箩筐内，盖好，每天淋水2～3次，保持湿润。待叶芽长至0.5 cm时，取出晒干，筛去碎屑。

炒麦芽：取净麦芽，置热锅中，用文火加热，不断翻动，炒至鼓起、有爆裂声、棕黄色、偶有焦斑时，取出，放凉。

焦麦芽：取净麦芽，置热锅中，用中火加热，不断翻动，炒至有爆裂声、焦黄色或焦褐色时，取出，放凉。

【成品性状】　麦芽呈梭形，长8～12 mm，直径3～4 mm。表面淡黄色，一端有幼芽，淡黄色，皱缩或脱落，下端有纤细而弯曲的须根数条。质硬，破开后，内有黄白色大麦米一粒，粉性，气微，味微甘。

炒麦芽形如麦芽，表面棕黄色或深黄色，偶见焦斑。有香气。

焦麦芽形如麦芽，表面焦褐色或焦黄色，有焦香气。

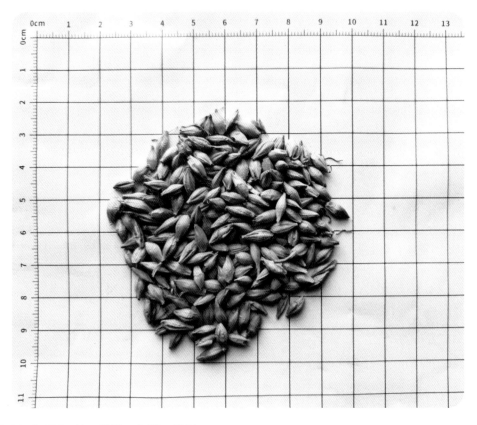

【性味与归经】　甘，微温。归脾、胃经。

【功能与主治】　消食和中，行气消胀，回乳。用于食积不消，脘腹胀满，食欲不振，呕吐，泄泻，乳房胀痛，妇女断奶。

80. 稻芽与谷芽

【来源】　稻芽：禾本科植物稻 *Oryza sativa* L. 的成熟果实经发芽后的干燥品。谷芽：禾本科植物粟 *Setaria italica*（L.）Beauv. 的成熟果实经发芽后的干燥品。全国各地均产。商品分以下几种。粟芽：又名谷芽、粟谷芽，为植物粟的成熟果实发芽干燥品。多在北方产销。稻芽：又名谷芽、稻谷芽，为植物稻谷的成熟果实发芽干燥品。多在南方产销。以上药材均以身干、芽完整、粒饱满、大小均匀、色黄、无杂质者为佳。

【炮制】　稻芽：取拣净的稻子，用水浸泡至六七成透（8～12 h），捞出，置能排水的竹箩筐内，上盖湿蒲包或稻草，每天淋水 1 次，保持湿润，使其发芽，待须根长约 1 cm 时，取出，晒干，筛去碎屑。

谷芽：取成熟而饱满的粟，用清水浸泡至六七成透，捞出，置能排水的容器内，覆盖，每天淋水 1～2 次，保持湿润，待须根长至 6 mm，取出，晒干，除去杂质。本品出芽率不得少于 85%。

炒稻芽：取净稻芽，置热锅内，用文火加热，不断翻动，炒至深黄色并大部分爆裂时，取出，放凉。炒谷芽操作同上。

焦稻芽：取净稻芽，置热锅内，用中火加热，不断翻动，炒至焦黄色或焦褐色、大部分爆裂、有焦香气时，取出，放凉。焦谷芽操作同上。

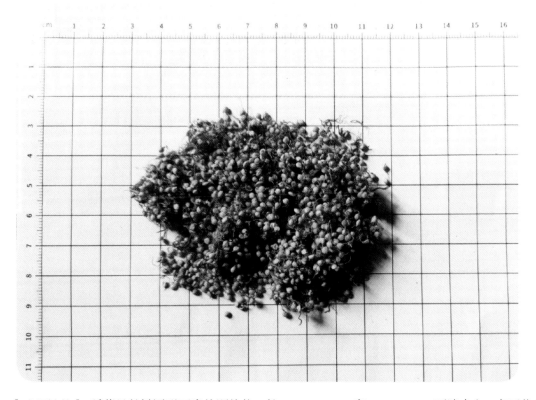

【成品性状】　稻芽呈长椭圆形而扁的颗粒状，长 7～10 mm，宽 3～4 mm，两端略尖，表面黄色，被有短细毛，并有 5 条脉，基部有白色线形浆片 2 枚，其中一浆片内侧生 1～3 条淡黄色弯曲的须根，初生根长 6～7 mm。果实淡黄色，质坚，断面白色，粉性。气微，味甜。

粟芽呈类圆球形，直径约 2 mm，顶端钝圆，基部略尖。外壳为革质的稃片，淡黄色，具点状皱纹，下端有初生的细须根，长 3～6 mm，剥去稃片，内含淡黄色或黄白色颖果（小米）1 粒。无臭，味微甘。

炒稻芽（炒谷芽）：炒稻芽（炒谷芽）形同稻芽或谷芽，表面深黄色，有焦斑，具香气。

焦稻芽（焦谷芽）：焦稻芽（焦谷芽）形同稻芽或谷芽，表面焦黄色，有焦香气。

【性味与归经】　甘，平。归脾、胃经。

【功能与主治】　健脾开胃，和中消食。用于消化不良，脘闷腹胀，脾胃虚弱，食欲减退等。

81. 芸苔子

【来源】　本品为十字花科植物油菜 *Brassica campestris* L. 的干燥成熟种子。全国大部分地区有产。主产于江苏、浙江、四川等地。药材以身干、颗粒饱满、红棕色、油性足者为佳。

【炮制】　取原药材，除去杂质，洗净，晒干。

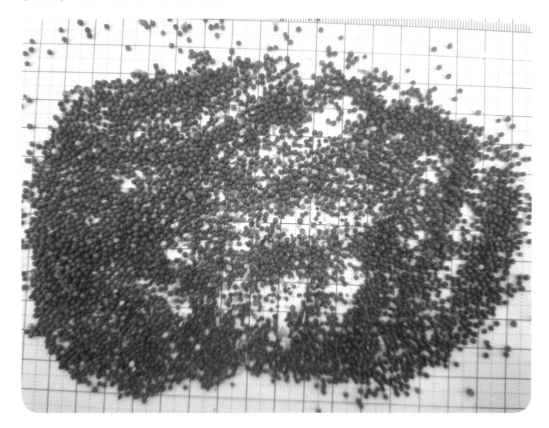

【成品性状】　呈类球形，直径 1.5～2 mm。种皮红褐色或棕黑色，有微细网状纹理，种脐点状。子叶 2 片，肥厚，乳黄色，富油质，沿中脉对折，胚根位于 2 折叠的子叶之间。气微，味淡，微有油样感。

【性味】　甘、辛，温。

【功能与主治】　行血破气，消肿散结。用于产后血滞腹痛，痛经，血痢，肿毒，痔漏。

82. 花椒

【来源】　本品为芸香科植物花椒 *Zanthoxylum bungeanum* Maxim. 或青椒 *Zanthoxylum schinifolium*

Sieb.et Zucc. 的干燥成熟果皮。主产于山西、四川、陕西、河北、甘肃、河南等地。商品分以下几种。花椒：又名红椒、红花椒、大红袍、川椒、蜀椒等，为植物花椒的成熟果皮，主产于河南、河北、山西、陕西、甘肃、四川等地，品质优良，销全国并出口，以色红、干燥、无梗叶、无椒目、无杂质者为佳。青花椒：又名青椒、山椒、狗椒、香椒、崖椒、香椒子、小花椒，为植物青椒的干燥成熟果皮，主产于河北、江苏、辽宁等地，品质较次，以色青绿、干燥、无梗叶、无椒目、无杂质者为佳。

【炮制】　花椒：取原药材，筛取椒目，除去灰屑，搓去梗柄，簸去梗柄，置簸盘中来回滚动，利用花椒和梗柄的流动性不同分离除去梗柄。

炒花椒：取净花椒置热锅内，用文火加热，炒至"出汗"、有香气逸出时，取出，放凉。

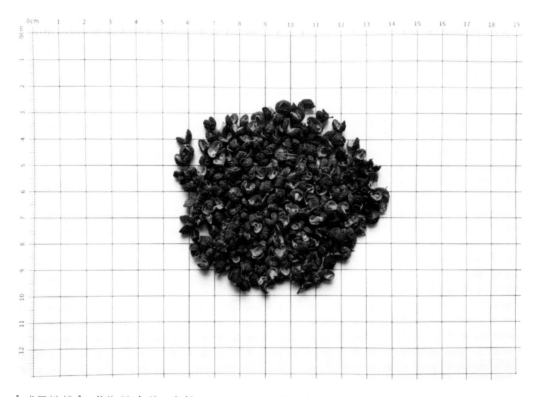

【成品性状】　花椒呈球形，直径 0.5 ～ 1 mm；果皮由腹面开裂或延伸至背面亦稍开裂；外表面红紫色或红棕色，极皱缩，散有多数疣状凸起的油点，内果皮淡黄色，常由基部与外层果皮分离并向内反卷。香气浓，味麻辣而持久。

青花椒略呈球形，直径 3 ～ 4 mm，顶端开裂，具短小的喙尖。外果皮表面草绿色至黄绿色，少有暗绿色，有细皱纹，油腺呈深色点状，不甚隆起。内果皮灰白色，常与外果皮分离，两层果皮都向内反卷。气香，味麻辣。炒花椒形如花椒，色泽加深，香气浓郁。

【性味与归经】　辛，温，有小毒。归脾、胃、肾经。

【功能与主治】　温中止痛，杀虫止痒。用于脘腹冷痛，呕吐泄泻，虫积腹痛，蛔虫症；外用于湿疹瘙痒。

注：同属植物野花椒 *Zanthoxylum simulans* Hance、竹叶椒 *Zanthoxylum planispinum* Siebold et Zucc.、柄果花椒 *Zanthoxylum simulans* Hance var.*podocarpum*（Hemsl.）Huang 等的果皮，在个别地区也作花椒使用，称为"土花椒"，不属花椒正品，品质较次，功效亦差。

83. 苍耳子

【来源】 本品为菊科植物苍耳 *Xanthium sibiricum* Patr. 的干燥成熟带总苞的果实。全国各地均产，主产于山东、江西、湖北、江苏等地。药材以粒大、饱满、色黄绿者为佳。

【炮制】 苍耳子：取原药材，拣尽杂质，去刺，筛去灰屑。

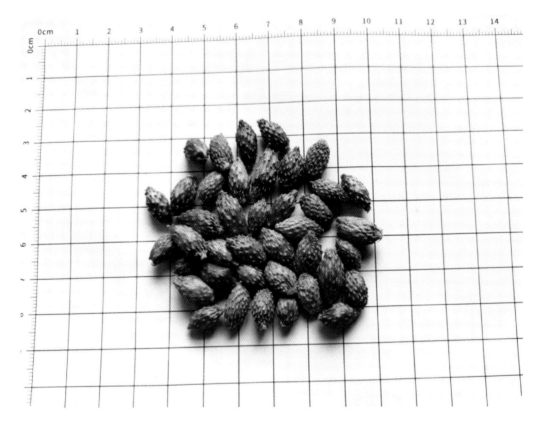

炒苍耳子：取净苍耳子，置热锅中，用中火加热，炒至表面黄褐色，晾凉，放石臼中，用捣棍搐擦去其刺或放研槽中碾去刺，筛去灰屑，簸去杂质。另取蜜麸撒入热锅中，待冒浓烟时，投入净苍耳子，不断翻动至表面焦黄色，取出，筛去麸皮，晾凉。

每苍耳子 10 kg，用蜜麸 1.25 kg。

【成品性状】 苍耳子呈纺锤形或卵圆形，长 1 ~ 1.5 cm，直径 0.4 ~ 0.7 cm。表面黄棕色或黄绿色，少量有钩刺。质硬而韧，横切面中央有纵隔膜，2 室，各有 1 枚瘦果。瘦果略呈纺锤形，一面较平坦，顶端具 1 凸起的花柱基，果皮薄，灰黑色，具纵纹。种皮膜质，浅灰色，子叶 2，有油性。气微，味微苦。

炒苍耳子形如苍耳子，刺除净，表面焦黄色，具香气。

【性味与归经】 辛、苦，温；有毒。归肺经。

【功能与主治】 散风湿，通鼻窍。用于风寒头痛，鼻渊，风疹瘙痒，湿痹拘挛。

注：同科植物东北苍耳 *Xanthium mongolicum* Kitag. 带总苞的果实在我省部分地区充当苍耳子药用，其果实较大，长 1.5 ~ 3 cm，直径 0.7 ~ 1.2 cm，总苞棕褐色或黑褐色，密生钩刺，长 2 ~ 3.5 mm，顶端有 2 枚较粗的刺，分离，基部增粗，有果柄痕，与苍耳子明显不同，应加以区别。

84. 芡实

【来源】 本品为睡莲科植物芡 *Euryale ferox* Salisb. 的干燥成熟种仁，主产于江苏苏州，山东微山湖一带，湖南常德、岳阳、滨湖一带，湖北荆州、孝感、黄冈，四川等地。商品分以下几种。北芡实：产于山东、苏北、皖北等北方地区。南芡实：产于湖南、皖南等南方地区。苏芡实：产于江苏，撞去红棕色内种皮者。以江苏所产撞去红棕色内种皮者为著，故有"苏芡实"之称。药材均以颗粒饱满、均匀、粉性足、无破碎、干燥无杂质者为佳。

【炮制】 芡实：取原药材，除去杂质及硬壳，用时打碎。

炒芡实：取净芡实置热锅内，用文火加热，炒至微黄色时，取出，放凉。

麸炒芡实：先将蜜麸皮撒热锅内，待冒浓烟时，将净芡实倒入，不断翻动，拌炒至表面金黄色，取出，筛净麸皮，放凉。

每芡实 10 kg，用蜜麸皮 1 kg。

土炒芡实：取伏龙肝粉置热锅内，用中火加热，炒至呈灵活状态时，投入净芡实，不断翻动，炒至微黄色，取出，筛去伏龙肝粉，晾凉。

每净芡实 10 kg，用伏龙肝粉 2 kg。

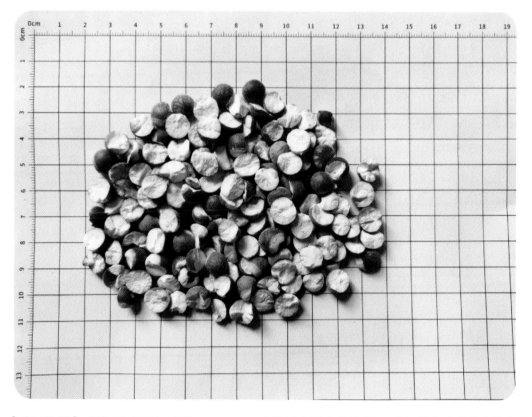

【成品性状】 芡实呈圆球形。直径 5～8 mm。未除尽内种皮者约有 2/3 为红棕色或暗紫色的内种皮，表面有不规则脉状网纹，下端圆滑，另 1/3 处为黄白色，并有一凹下的圆脐。撞去内种皮的苏芡实则均为白色。质坚实，不易破碎，断面白色，粉性足。无臭，味淡。

麸炒芡实形如芡实，表面黄色或金黄色，有麸香气。

土炒芡实形如芡实，表面黄色，挂有土粉。

【性味与归经】　甘、涩，平。归脾、肾经。

【功能与主治】　益肾固精，补脾止泻，祛湿止带。用于梦遗滑精，遗尿尿频，脾虚久泻，白浊，带下。

85. 赤小豆

【来源】　本品为豆科植物赤小豆 *Vigna umbellata* Ohwi et Ohashi 或赤豆 *Vigna angularis* Ohwi et Ohashi 的干燥成熟种子。赤小豆主产于浙江、江西、湖南、广东、广西等地，产量较小。赤豆主产于吉林、北京、天津、河北、陕西、山东、安徽、江苏、浙江、江西、广东、四川、云南等地，产量大。药材以身干、颗粒饱满、色赤红发暗者为佳。

【炮制】　取原药材，除去杂质，洗净，晒干或筛净灰土，置撞袋中撞净。

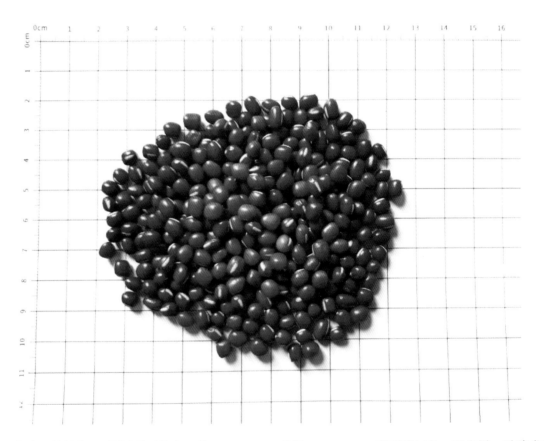

【成品性状】　呈长圆形而稍扁。长 5～8 mm，直径 3～5 mm。表面紫红色，无光泽，种脐类白色线形凸起，中间凹陷成纵沟，种子背面有一条不明显的棱脊。质坚实，不易破碎，压碎后内有两片肥厚的子叶，黄白色。气微，味微甘，嚼之有豆腥味。

【性味与归经】　甘、酸，平。归心、小肠经。

【功能与主治】　利水消肿，解毒排脓。用于水肿胀满，脚气浮肿，黄疸尿赤，风湿热痹，痈肿疮毒，肠痈腹痛。

86. 连翘

【来源】　本品为木犀科植物连翘 *Forsythia suspensa*（Thunb.）Vahl 的干燥果实。主产于山西、河南、陕西、湖北、山东等地。商品中嫩者为"青翘"，老者为"老翘"，又叫"黄翘"。青翘多销于浙江、四川、上海、北京、天津等地，老翘则行销全国或出口。其心亦供药用，叫"连翘心"。青翘以色绿、不开裂、无枝梗者为佳。老翘以色较黄、瓣大壳厚、无种子、纯净者为佳。

【商品规格】　黄翘：统货，干货。呈长卵形或卵形，两端狭尖，多分裂为两瓣。表面有一条明显的纵沟和不规则的纵皱纹及凸起的小斑点，间有残留果柄，表面棕黄色，内面浅黄棕色，平滑，内有纵隔，质坚脆，种子多已脱落，气微香，味苦。无枝梗、种子、杂质、霉变。

青翘：统货，干货。呈狭卵形至卵形，两端狭长，多不开裂，表面青绿色、绿褐色，有两条纵沟，质坚硬，气芳香，味苦，间有残留果柄，无枝叶、枯翘、杂质、霉变。

【炮制】　连翘：取原药材，拣净杂质，搓开，除去枝梗，用粗眼筛，筛取连翘心备用。

青连翘：除去枝梗，筛去碎屑。

连翘心：将筛出的连翘心用麻丝筛筛去灰屑，拣去枝梗、杂质备用。

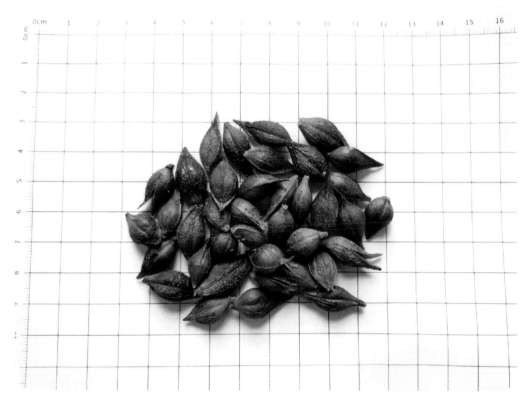

【成品性状】　连翘呈长卵形至卵形，长 1.5～2.5 cm，直径 0.5～1.2 cm。青翘外表面绿褐色，多不开裂，斑点较少，质硬，老翘果瓣自顶端开裂或裂成两瓣，外表面黄棕色或红棕色，有多数颗粒状突起，中央有一纵沟，并有不规则纵皱纹，内表面淡黄棕色，平滑，有一纵隔壁，果皮质硬脆。气微香，味苦。

连翘心细长，一侧有翅，黄绿色。

【性味与归经】　苦，微寒。归肺、心、胆经。

【功能与主治】　清热解毒，散结消肿。用于热病，发热，心烦，咽喉肿痛，发斑发疹，疮疡，丹毒，淋巴结结核，尿路感染。

87. 佛手

【来源】　本品为芸香科植物佛手 *Citrus medica* L.var.*sarcodactylis* Swingle 的干燥果实。药材主产于四川、广东。商品分以下几种。陈佛手：陈久的佛手果实，习惯认为陈久者良。川佛手：产于四川，气香味厚，行气力强，质优。广佛手：产于广东，气味较淡，行气力弱，质稍次。金佛手：产于浙江金华，质佳。以上药材以肥大、个整、绿边白瓤、质坚、油润、香气浓者为佳；佛手片以片大、绿皮白肉、香气浓厚者为佳。

【商品规格】　广东将佛手分为两个等级。佛手片：干货，纵切薄片，有指状分裂，边缘黄绿色或橙黄色，全片，白色或淡黄白色，无霉点或黑斑点，质柔润，气香，味微苦，片厚不超过 2 mm，无虫蛀、霉变。

等外佛手片：干货，纵切薄片，有指状分裂，边缘黄绿色或橙黄色，表面灰白色或棕黄色，带有轻微霉或黑斑，质柔润，气香，味微苦，片厚不超过 2 mm，无虫蛀、霉变。

【炮制】　取原药材，拣去杂质，放干净凉席或水泥地面上，用水喷润后，润透，切丝或厚片，晒干，筛去碎屑。或拣尽杂质，切丝，晒干。

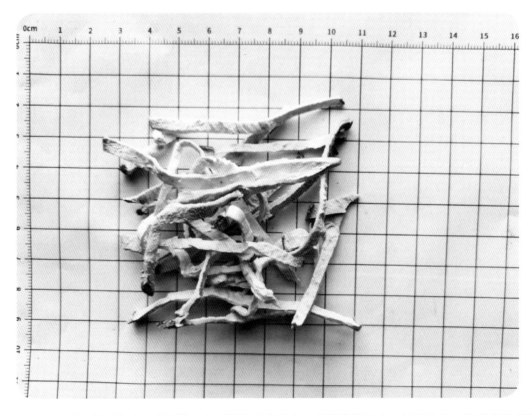

【成品形状】　佛手片为丝或厚片，表面绿色或黄绿色，有皱纹及油点，切面白色，稍有黄色花纹，质硬而脆，气清香、浓郁。

【性味与归经】 辛、苦、酸，温。归肝、脾、肺经。

【功能与主治】 疏肝理气，和胃化痰。用于肝气郁结之胁痛、胸闷，肝胃不和，脾胃气滞之脘腹胀痛、嗳气、恶心，久咳痰多等。

88. 青果

【来源】 本品为橄榄科植物橄榄 *Canarium album* Raeusch. 的干燥成熟果实。主产于福建、四川、广东、云南、广西等地。药材以个大、质坚、肉厚、整齐、灰绿色、味先涩后甜者为佳。

【炮制】 取原药材，除去杂质，洗净，晒干。

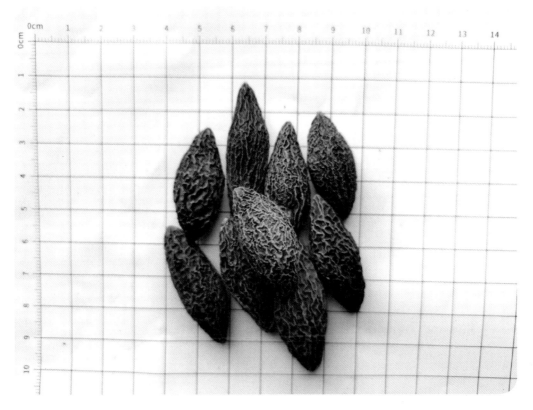

【成品性状】 呈纺锤形，两端小而钝，长 2.5 ～ 3.5 cm，直径 1 ～ 1.5 cm，棕黄色或黑褐色，有不规则皱纹或沟槽。果肉灰棕色或棕褐色，柔韧；果核梭形，暗红棕色，具纵棱，破开后，内多分 3 室，各有种子 1 粒。无臭，果肉味涩，久嚼微甜。

【性味与归经】 甘、酸，平。归肺、胃经。

【功能与主治】 清热，利咽，生津。用于咽喉肿痛，口渴。

注：藏青果为使君子科植物诃子 *Terminalia chebula* Retz. 的干燥幼果。主产于马来西亚、印度、缅甸等地。目前进口商品多来自印度、新加坡。幼果长卵形，略扁，一端较大，另一端略小，钝尖，下部有一果柄痕，有的稍弯曲，长 1.5 ～ 3 cm，直径 0.5 ～ 1.2 cm。表面黑褐色，具明显的纵皱纹。质坚硬。断面褐色，有胶质样光泽，核不明显，一般有空心，小者黑褐色，无空心。无臭，味苦涩、微甘。功能为清热生津、解毒利咽。其形状和效用均与青果类似，在购买使用时要注意区分。

89. 使君子

【来源】 本品为使君子科植物使君子 *Quisqualis indica* L. 的干燥成熟果实。主产于重庆、福建、广东、广西等地。此外江西、云南、贵州等地亦产。商品分以下几种。建使君子：又名建使君、建君子，为产于福建福清、莆田地区者，形圆而果仁饱满，品质佳。川使君子：又名川使君、川君子，为产于四川者，品质较次。使君子：各地所产使君子的统称。药材以个大、果皮色黄、颗粒饱满、种仁色黄白者为佳。

【炮制】 使君子：取原药材，除去外壳。

使君子仁：取净使君子，置热锅中，用中火加热，炒至表面焦褐色，取出，放凉，除去外壳，取仁。

炒使君子仁：取使君子仁，置热锅内，用文火加热，炒至有香气逸出时，取出，放凉。

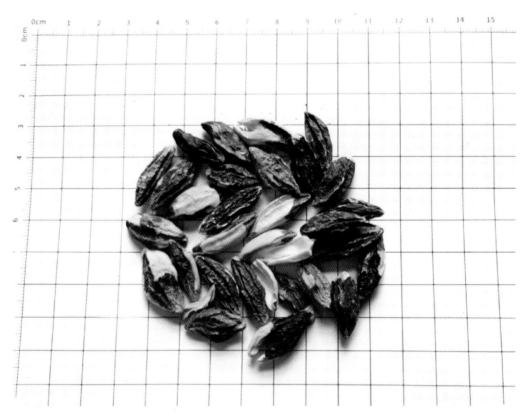

【成品性状】 使君子呈卵圆形或椭圆形，轮廓近橄榄状，具 5 条或 4 ～ 9 条明显的纵棱，顶端渐尖，下端稍钝圆，长 2.5 ～ 4 cm，直径约 2 cm。表面紫黑色至黑褐色，间有红棕色，光滑。质坚硬，横切面呈五角星形，中央为圆形空洞，内有种子 1 枚。种子长圆形或长椭圆形至纺锤形，长 2 cm，直径约 1 cm，有多数纵皱纹，灰黑色或棕褐色，种皮薄而脆，易剥离，露出两片白色或黄绿色、富油质的子叶。气微香，味微甜。

使君子仁呈长圆形或长椭圆形至纺锤形，有多数纵皱纹，子叶两片，白色或黄绿色，富油质。

炒使君子仁形如使君子仁，表面微黄色，有香气。

【性味与归经】 甘，温。归脾、胃经。

【功能与主治】 驱虫消积。用于小儿疳积，蛔虫、蛲虫病，虫积腹痛。

94. 草果

【来源】　本品为姜科植物草果 *Amomum tsao-ko* Crevost et Lemaire 的干燥成熟果实。主产于云南、广西、贵州。药材以个大、饱满、色红棕、气味浓者为佳。

【炮制】　草果仁：先将油砂置锅内，用武火加热，炒至滑利易翻动时，投入净草果，炒至焦黄色，鼓起，取出，筛去砂，稍晾，放石臼中撞去皮壳。筛去灰土，簸去皮壳。

姜草果仁：取净草果仁，搓碎，加姜汁拌匀，闷润，上下翻动，待姜汁吸尽后，置锅内用文火加热，微炒至深黄色，稍有裂口时取出，晾干。

每草果仁 10 kg，用生姜 1 kg。

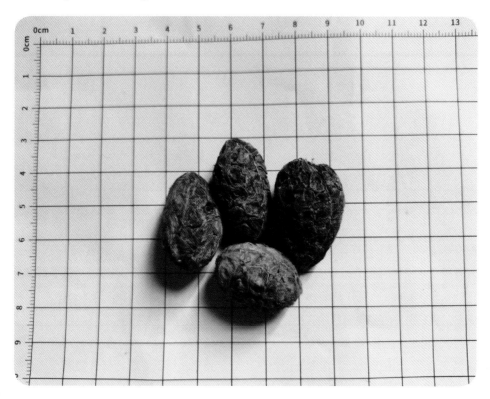

【成品性状】　草果仁呈不规则多角形颗粒，表面黄棕色或红棕色，具灰白色膜质假种皮。在较狭的一端有一凹窝状种脐，背面有一纵沟（种脊）。质坚硬，破开后种仁显灰白色。气香，味辛辣。

姜草果仁形如草果仁，表面棕褐色，略具焦斑，气香，味辣。

【性味与归经】　辛，温。归脾、胃经。

【功能与主治】　祛寒燥湿，除痰截疟。用于脘腹胀满冷痛，反胃，呕吐，食积，痰饮，疟疾。

95. 草豆蔻

【来源】　本品为姜科植物草豆蔻 *Alpinia katsumadai* Hayata 的干燥近成熟种子团。主产于广西、广东等地。药材以粒大饱满、红棕色、气芳香、味辛辣者为佳。

【炮制】　取原药材，拣净杂质及残留的果壳，筛去碎屑。

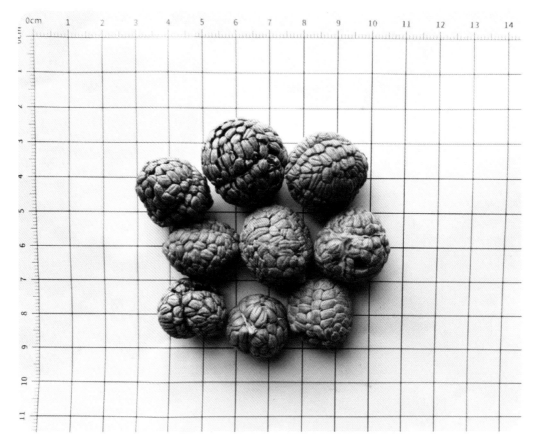

【成品性状】　为近球形或椭圆形的种子团，略具钝三棱，直径 1.5～2.7 cm。表面灰褐色或黄棕色，略光滑，内有黄白色隔膜将种子团分成 3 瓣，每瓣有种子 22～60 粒，粘成团，不易散落。种子为卵圆状多面体，长 0.3～0.5 cm，直径 0.3 cm，外被淡褐色膜质透明的假种皮，种脐为一凹点，位于背侧面，种脊为一纵沟，经腹面至合点。质坚硬，断面可见灰白色胚乳。气香，味辛辣。

【性味与归经】　辛、温。归脾、胃经。

【功能与主治】　燥湿健脾，温中散寒，行气化湿，止呕。用于心腹冷痛，痞满食滞，噎膈反胃，寒湿吐泻，痰饮积聚；还可解酒中毒及鱼、肉中毒。

96. 茺蔚子

【来源】本品为唇形科植物益母草 *Leonurus japonicus* Houtt. 的干燥成熟果实。全国大部分地区有产。药材以身干、饱满、棕褐色、无杂质者为佳。

【炮制】　茺蔚子：取原药材，除去杂质，筛去灰屑，洗净，干燥。

炒茺蔚子：取净茺蔚子，置热锅中，用文火加热，不断翻动，炒至鼓起、有爆裂声、有香气逸出时，取出，放凉。

【成品性状】　茺蔚子呈三棱形，长 2～3 mm，宽约 1.5 mm。表面灰棕色至灰褐色，有深色斑点，一端稍宽，平截状，另一端渐窄而钝尖。果皮薄，子叶类白色，富油性。无臭，味苦。

炒茺蔚子形如茺蔚子，表面微鼓起，色泽加深。

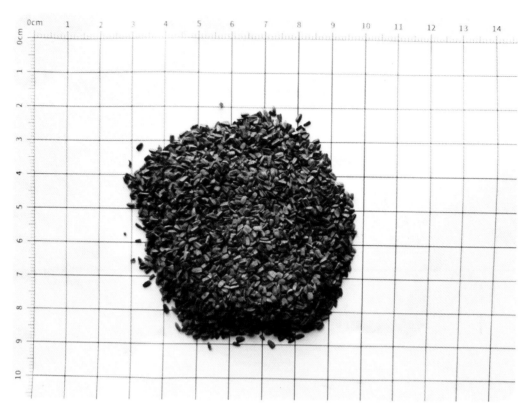

【性味与归经】 辛、苦，微寒。归心包、肝经。

【功能与主治】 活血调经，清肝明目。用于月经不调，经闭，痛经，目赤翳障，头晕胀痛。

97. 砂仁

【来源】 本品为姜科植物阳春砂 *Amomum villosum* Lour.、绿壳砂 *Amomum villosum* Lour.var. *xanthioides* T.L.Wu et Senjen 和海南砂 *Amomum longiligulare* T.L.Wu 的干燥成熟果实。主产于我国广东、广西、云南、福建及泰国、越南、缅甸、印度尼西亚等地。商品分以下几种。阳春砂仁：又名阳春砂、春砂仁、春砂、蜜砂仁，为植物阳春砂的干燥果实。主产于广东等地。广西亦产。本品种品质最优。海南砂仁：又名海砂仁，为植物海南砂的干燥果实。主产于海南及湛江地区。西砂仁：又名缩砂仁、缩砂、进口砂仁、西砂米、绿壳砂、绿壳砂仁等，为植物绿壳砂的干燥果实。主产于越南、印度尼西亚、泰国等地。我国云南亦产。壳砂仁：又名壳砂、砂果、连壳砂，为果实成熟采收后，晒干或文火焙干的制品，也为砂仁剥去果皮前的完整果实。砂米：剥去果皮的种子团或将种子团搓开的单粒种子。砂壳：又名砂仁壳，为砂果的外壳，亦为砂果取出砂仁后留下的果皮。以上药材均以果实个大、粒实饱满、无杂质、气味浓者为佳。

【商品规格】 阳春砂：统货，干货。呈椭圆形或卵形，有不明显的三棱，表面红棕色或棕褐色，密生刺状突起，种子成团，具白色隔膜，分成三室，子粒饱满，棕褐色，有细皱纹，气芳香浓厚，味辛、微苦。果柄不超过 2 cm，间有瘦瘪果。无果枝、杂质、霉变。

绿壳砂：统货，干货。呈棱状长圆形，果皮表面淡红棕色或棕褐色，有小柔刺，体质轻泡，种子团较小，间有瘦瘪果。无果枝、杂质、霉变。

海南砂：统货，干货。呈三棱状的长圆形，表面棕褐色，有多数小柔刺，体质沉重，种子分三室集结成团，子粒饱满，种子呈多角形，灰褐色，气芳香，味辛而辣。无空壳、果柄、杂质、霉变。

净砂：一等，干货。为除去外果皮的种子团，呈钝三棱状的椭圆形或卵形，分成三瓣，每瓣有种子十数粒，子粒饱满，表面灰褐色，破开后，内部灰白色，味辛、微辣。种子团完整，每 500 g 150 粒以内。无糖子、果壳、杂质、霉变。二等，干货。形状气味与一等相同，唯种子团较小而瘦瘪。每 500 g 150 粒以上，间有糖子。无果壳、杂质、霉变。

砂壳：统货，干货。为砂仁剥下的果皮，呈瓢形或压缩成片状。表面红棕色、棕褐色或绿褐色，有许多短柔刺，内表面光洁，色泽较淡。气微，味淡，无杂质、霉变。

【炮制】 取原药材，筛尽灰碎，拣去梗柄。

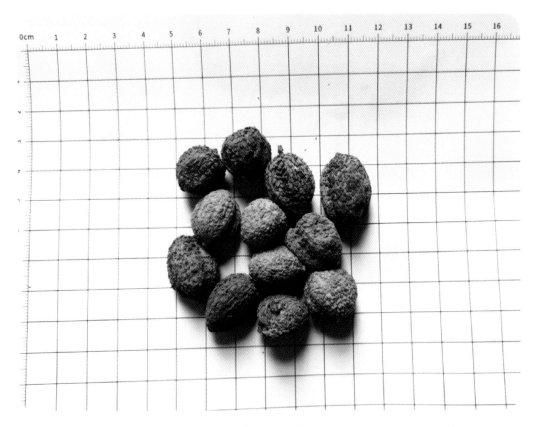

【成品性状】 砂仁呈椭圆形或卵圆形，有不明显的三棱。长 1.5 ～ 2 cm，直径 1 ～ 1.5 cm。表面棕褐色，密生刺状突起，顶端有花被的残基，基部常有果梗痕，果皮薄而软。种子结集成团，具三钝棱，中有白色隔膜，将种子团分成 3 瓣，每瓣有种子 6 ～ 15 粒。种子为不规则的多面体，直径 2 ～ 3 mm，表面棕红色或暗褐色，有细皱纹，外被淡棕色膜质的假种皮；质硬，破开后可见灰白色种仁（胚乳）。气芳香而浓烈，味辛、微苦。

海南砂呈长椭圆形或卵圆形，有明显的三棱。长 1.5 ～ 2 cm，直径 0.8 ～ 1.2 cm。表面被片状分枝的短软刺，多倒伏，可见纵向棱线，基部具果梗痕。果皮较厚而硬。种子团每瓣有种子 5 ～ 17 粒。种子直径 1.5 ～ 2 mm。气味稍淡。

【性味与归经】　辛、温。归脾、胃、肾经。

【功能与主治】　化湿行气，温脾止泻，安胎。用于胸脘痞闷，脾胃虚寒，食积不消，呕吐泄泻，妊娠恶阻，胎动不安。

98. 牵牛子

【来源】　本品为旋花科植物裂叶牵牛 *Pharbitis nil*（L.）Choisy 或圆叶牵牛 *Pharbitis purpurea*（L.）Voigt 的干燥成熟种子。全国大部分地区有产。商品分以下几种。黑丑：又名黑牵牛、黑牵牛子，为种子表面颜色灰黑色者。白丑：又名白牵牛、白牵牛子，为种子表面颜色浅黄色者。二丑：又名黑白丑、牵牛子，为黑丑和白丑的混合品。药材以粒大、饱满、无果皮等杂质者为佳。

【炮制】　牵牛子：取原药材，除去杂质，洗净，晒干。

炒牵牛子：取净牵牛子，置热锅内，用文火加热，不断翻动，炒至微鼓起，颜色加深，取出放凉。用时捣碎。

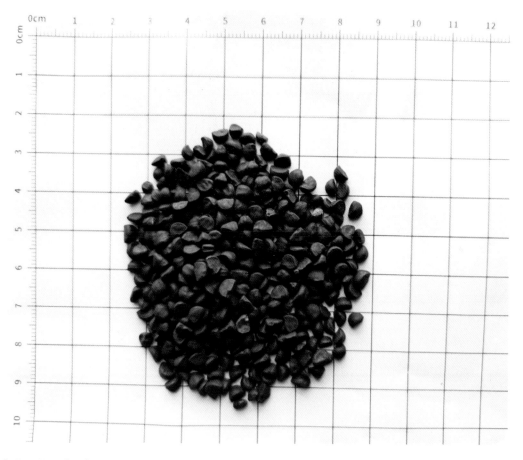

【成品性状】　牵牛子呈扁三棱形或橘瓣状。长 4～8 mm，宽 3～5 mm。表面灰黑色（黑丑）或淡黄白色（白丑）。背面有一条浅沟，腹面棱线的一端有点状种脐。质硬，横切面可见浅黄白色或黄绿色皱缩折叠的子叶，微显油性。气无，味辛、苦，有麻舌感。

炒牵牛子形如牵牛子，表面微鼓起，色泽加深，有焦香气。

【性味与归经】　苦、寒；有小毒。归肺、肾、大肠经。

【功能与主治】　泻水，驱虫。用于腹水，腹胀便秘，蛔虫病。

99. 韭菜子

【来源】　本品为百合科植物韭菜 *Allium tuberosum* Rottl. ex Spreng. 的干燥成熟种子。全国多数地区有产。药材以色黑、饱满、干燥无杂质者为佳。

【炮制】　韭菜子：取原药材，筛净泥屑，除去杂质，晒干。

炒韭菜子：取净韭菜子，置热锅内，用文火加热，炒至有爆裂声，闻之有香气时，取出放凉。

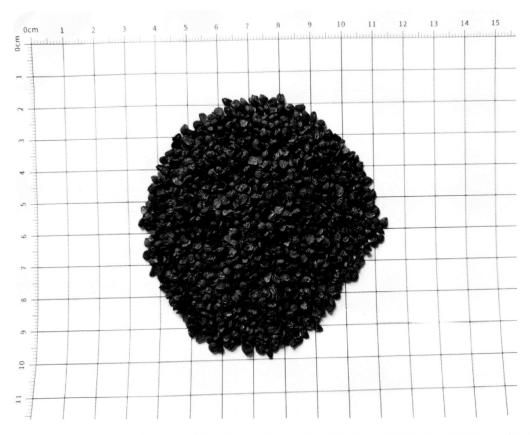

【成品性状】　韭菜子呈扁卵圆形或类三角状扁形，一面平或微凹，一面稍隆起，顶端钝，基部微尖，长 0.3～0.4 cm，宽 0.2～0.3 cm。表面黑色，有规则网状皱纹。基部有种脐，凸起，灰棕色。种皮薄，胚白色。质坚硬。气特异，嚼之有韭菜味。

炒韭菜子形如韭菜子，色泽加深，有香气。

【性味与归经】　辛、甘，温。归肾、肝经。

【功能与主治】　温补肝肾，壮阳固精。用于阳痿遗精，腰膝酸痛，遗尿尿频，白浊带下。

注：韭菜子的常见伪品为同属植物葱 *Allium fistulosum* L. 的种子。其与韭菜子甚似，但隆起面常有棱线 1～2 条，表面多光滑或偶有疏皱纹，嚼之有葱气味；而韭菜子表面不具棱线，有明显皱纹，嚼之有韭菜味。在购买使用时要注意区分。

100. 覆盆子

【来源】 本品为蔷薇科植物华东覆盆子 *Rubus chingii* Hu 的干燥果实。主产于浙江、江苏、福建、湖北等地。浙江、苏州产个大，基部凹陷大，质轻泡，颜色灰白色；湖北产个略小，质结。药材以果大、饱满、完整、色黄绿、洁净、无梗叶及杂质者为佳。

【炮制】 取原药材，筛去灰屑，拣净杂质，去柄。

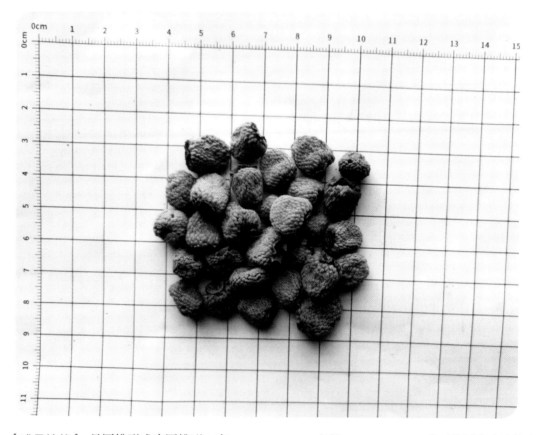

【成品性状】 呈圆锥形或扁圆锥形，高 0.6～1.3 cm，直径 0.5～1.2 cm。表面黄绿色或淡棕色，顶端钝圆，基部中心凹入。宿萼棕褐色，下有果梗痕。小果易剥落，每个小果呈半月形，背面密被灰白色茸毛，两侧有明显网纹，腹部有凸起的棱线；体轻，质硬；气微，味微酸涩。

【性味与归经】 甘、酸，温。归肾、膀胱经。

【功能与主治】 补肾固精，助阳缩尿。用于肾虚遗精，阳痿，遗尿，尿频。

101. 香橼

【来源】 本品为芸香科植物枸橼 *Citrus medica* L. 或香圆 *Citrus wilsonii* Tanaka 的干燥成熟果实。主产于江苏、浙江、安徽、江西、湖北、四川。药材以片薄、色黄白、质柔软、气香浓者为佳。

【炮制】 取原药材，拣去杂质，用水洗净，润透，挖去瓤，洗净，沥干水分，切丝，晒干。

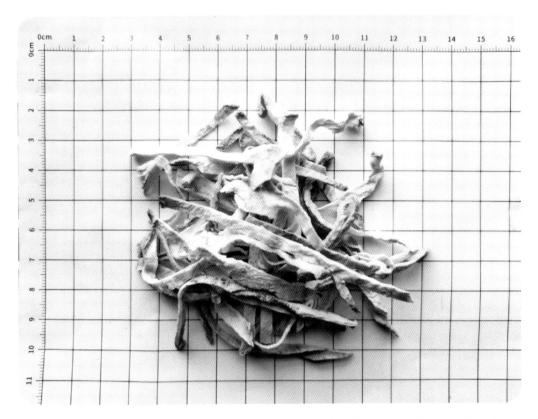

【成品性状】 为丝状片，表面绿色、黄绿色或黄色，粗糙，皱缩不平，散有凹入的油点；切面黄色或黄白色，有维管束形成的网状突起，质柔韧。气香，味初甜而后苦、微酸。

【性味与归经】 辛、苦、酸，温。归肝、脾、肺经。

【功能与主治】 疏肝理气，宽中，化痰。用于肝胃气滞，胸胁胀痛，脘腹痞满，呕吐噫气，痰多咳嗽。

102. 胖大海

【来源】 本品为梧桐科植物胖大海 *Sterculia lychnophora* Hance 的干燥成熟种子。主产于泰国、越南、柬埔寨。进口商品多来自泰国。药材以个大、外皮细、淡黄棕色、有细皱纹及光泽、无破皮者为佳。

【炮制】 取原药材，除去杂质及核，筛去泥沙，簸去碎屑。

【成品性状】 呈椭圆形，似橄榄，先端钝圆，基部略尖而歪。长 2～3 cm，直径 1～1.5 cm。表面暗棕色或深黄棕色，具不规则皱纹，微有光泽。基部有浅色圆形种脐。种皮外层极薄，质脆，易破碎，内层较厚，可与外层种子剥离。胚乳暗棕褐色、肥厚。子叶 2 片，黄白菲薄，紧贴于胚乳内方。无臭，味微甘，嚼之有黏液，胚乳味极麻辣。手摇之无响动声。本品以水浸泡，外层种皮破裂，内层种皮迅速膨大成海绵状，达原来体积的 4 倍。

【性味与归经】 甘、淡，寒。归肺、大肠经。

【功能与主治】 清热，利咽，解毒。用于咽喉肿痛，干咳失音，便秘，眼结膜炎等。

注：炮制胖大海不能用水洗，胖大海遇水即膨胀。

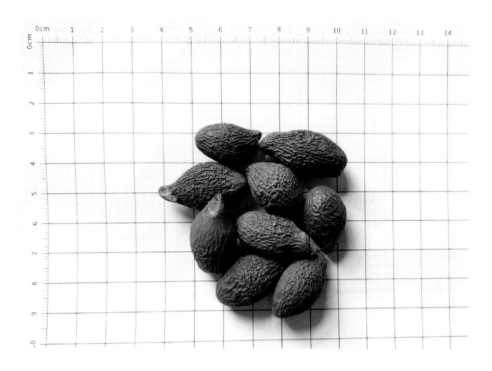

103. 急性子

【来源】 本品为凤仙花科植物凤仙花 *Impatiens balsamina* L. 的干燥成熟种子。主产于江苏、浙江、河北、安徽。药材以身干、纯净、颗粒饱满、无杂质者为佳。

【炮制】 取原药材，簸净杂质，筛去灰屑，清水洗净，晒干。

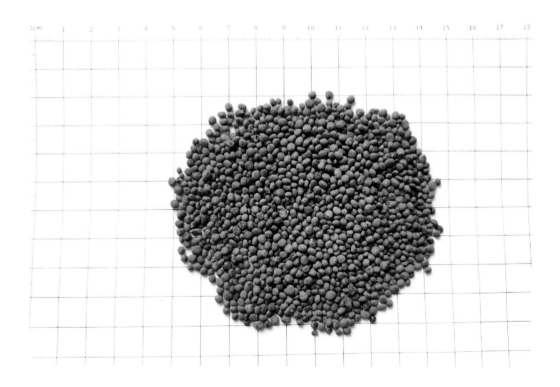

【成品性状】 呈椭圆形、扁圆形或卵圆形，长 2 ～ 3 mm，宽 1.5 ～ 2.5 mm。表面棕褐色或灰褐色，粗糙，有稀疏的白色或浅黄棕色小点。除去表皮，则显光泽。种脐位于狭端，稍凸出。质坚实，种皮薄，子叶灰白色，半透明。味微苦。

【性味与归经】 微苦、辛，温。归肺、肝经。

【功能与主治】 破血软坚，消积。用于癥瘕痞块，经闭，噎膈。

104. 栀子

【来源】 本品为茜草科植物栀子 *Gardenia jasminoides* Ellis 的干燥成熟果实。主产于浙江、江西、湖南、湖北、福建。江西产个小、色鲜红、皮薄，称为小红栀子，品质最佳，为道地药材；湖南、湖北产量高，个较大，外表呈黄色，饱满，质量也佳；福建产个长大，色乌红或米红，过去武汉多将其外用于敷药或浸泡药酒使酒液呈黄红色。药材以个小而饱满、干燥、色红黄、完整者为佳。

【商品规格】 现在主要以栀子果的成熟程度、是否饱满和色泽深浅来分等级。一等：干货。呈长圆形或椭圆形，饱满，表面橙红色、红黄色、淡红色、淡黄色，具有纵棱，顶端有宿存萼片，皮薄革质，略有光泽，破开后种子聚集成团状，淡红色、紫红色或棕黄色，气微，味微酸而苦。无黑果、杂质、虫蛀、霉变。二等：干货，呈长圆形或圆形，较瘦小。表面橙黄色、暗紫色或带青色，具有纵棱，顶端有宿存萼片，皮薄革质，破开后种子聚集成团状，棕红色、红黄色、暗棕色、棕褐色，气微，味微酸而苦。间有怪形果或破碎。无黑果、杂质、虫蛀、霉变。

【炮制】 栀子：取原药材，除去杂质及残留的果柄，晒干，碾碎过筛，或用石磨拖碎，过筛。

炒栀子：取净栀子置热锅内，用文火加热，不断翻动，炒至黄褐色时，取出，放凉。

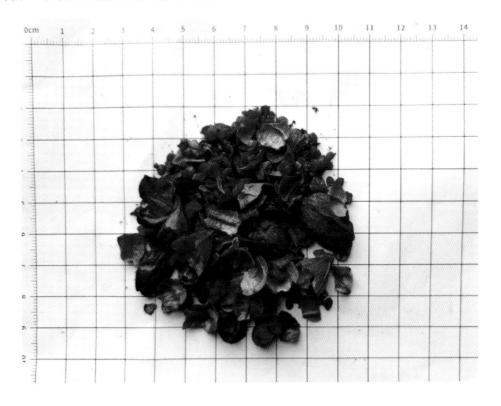

焦栀子：取净栀子置热锅内，用中火加热，炒至表面老黄色，取出，放凉。

姜栀子：取栀子碎块，加姜汁拌匀，润透，待姜汁吸尽后置锅内，用文火加热，炒至干，取出，放凉。每栀子 10 kg，用鲜生姜 1 kg 或干姜 0.3 kg。

注：过去，武汉亦有用栀子置锅中，以武火加热炒至表面焦黑色作焦栀子用（武帮），武汉还产一种水栀子，可入药亦可外用作敷药。

【成品性状】　栀子为不规则碎块，表面红黄色或棕红色，有纵棱，果皮薄而脆，略有光泽；内表面色较浅，有光泽，种子扁卵圆形，集结成团，深红色或红黄色，表面密具细小疣状突起。气微，味微酸而苦。

炒栀子形如栀子碎块，表面颜色加深。

焦栀子形如栀子碎块，表面老黄色。

姜栀子形如栀子碎块，表面金黄色，具姜辣味。

【性味与归经】　苦，寒。归心、肺、三焦经。

【功能与主治】　泻火除烦，清热利尿，凉血解毒。用于热病心烦，黄疸尿赤，目赤肿痛，火毒疮疡；外用于扭挫伤痛。

105. 莲子

【来源】　本品为睡莲科植物莲 *Nelumbo nucifera* Gaertn. 的干燥成熟种子。主产于湖南、湖北、福建、江苏、浙江、江西。以湖南产品质最佳，福建产产量最大。商品分以下几种。莲肉：又名莲子肉，为除去外壳的成熟种仁。建莲子：又名建莲，为产于福建、江西者。湘莲子：又名湘莲，为产于湖南、湖北者。湖莲子：又名湖莲，为产于江苏、浙江者。红莲子：又名仁莲。习称未去种皮的莲子为"红莲子"。白莲子：又名白莲。习称已去种皮的莲子为"白莲子"。药材均以粒大、饱满、不破碎、干燥洁净者为佳。

【炮制】　取原药材，除去杂质，用温水略浸 2～3 h，捞起，切开，去心，晒干。

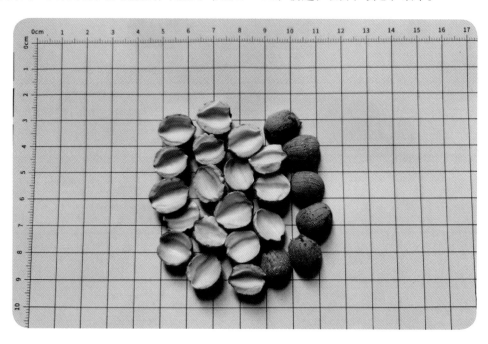

【成品性状】 呈半椭圆形，中心有凹槽，表面浅黄棕色至棕红色，有时粉红色，有脉纹和皱纹。质硬。种皮薄，难剥离。子叶大，黄白色或乳白色，肥厚。无臭，味甘，种皮微涩。

【性味与归经】 甘、涩，平。归脾、肾、心经。

【功能与主治】 补脾益胃，益肾涩精，养心安神。用于脾虚久泻，食欲不振，遗精带下，心悸失眠。

106. 莲子心

【来源】 本品为睡莲科植物莲 *Nelumbo nucifera* Gaertn. 成熟种子中的干燥幼叶及胚根。主产于湖南、湖北、福建、江苏、浙江等地。药材以整齐、色绿、干燥洁净者为佳。

【炮制】 取原药材，筛去灰屑，簸去杂质。

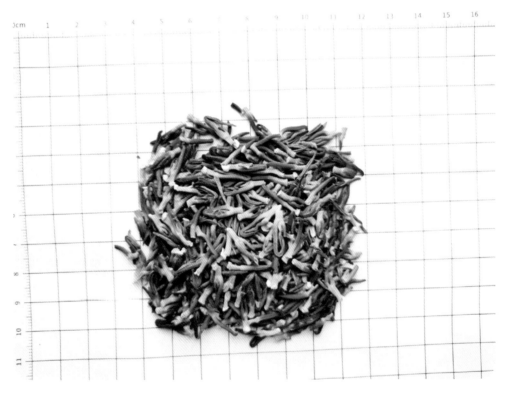

【成品性状】 略呈棒状，长 1.2～1.6 cm。顶端青绿色，有 2 个分歧，用水浸软后展开，可见 2 片盾状卷曲的幼叶。中央的胚芽直立，长约 2 mm。基部胚根黄绿色，略呈圆柱形，长 2～4 mm。质脆，易折断，断面有多数小孔。气无，味苦。

【性味与归经】 苦，寒。归心、肺、肾经。

【功能与主治】 清心安神，交通心肾，涩精止血。用于热入心包，神昏谵语，心肾不交，失眠遗精，血热吐血。

107. 莲房

【来源】 本品为睡莲科植物莲 *Nelumbo nucifera* Gaertn. 的干燥成熟花托。主产于湖南、湖北、福建、江苏、浙江等地。药材以色紫红、个大、干燥完整者为佳。

　　【炮制】　莲房：取原药材，除去杂质及残留的柄，切块，筛去碎屑。

　　莲房炭：取净莲房碎块，置铁锅内，上面扣一口径较小的盖锅，盖锅上贴一白纸条或放数粒大米，两锅接合处用盐泥封固，上压重物，用文武火加热，煅至贴在盖锅底上的白纸或大米显焦黄色为度，停火，待凉后取出。或取莲房碎块置铁锅内，用武火加热，炒至表面焦黑色，内部焦褐色，喷淋清水，熄灭火星，取出晾干。

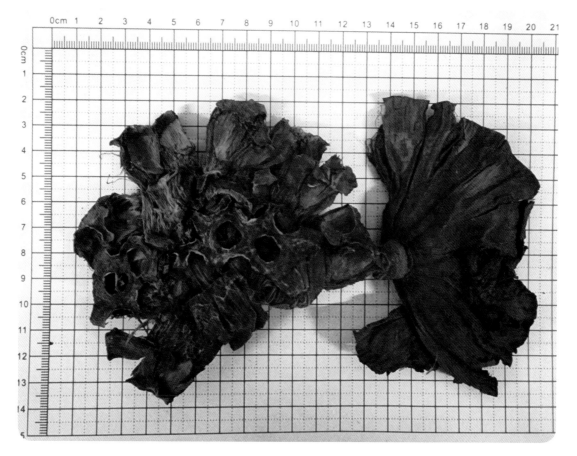

　　【成品性状】　莲房为不规则碎块，表面紫红色或灰褐色，有纵纹及纵皱，顶面有多数除去果实后留下的圆形孔洞，呈蜂窝状，质松软如海绵。气无，味涩。

　　莲房炭形如莲房块，表面焦黑色，内部焦褐色。

　　【性味与归经】　苦、涩，温。归肝、脾经。

　　【功能与主治】　化瘀，止血。用于血崩，月经过多，胎漏下血，瘀血腹痛，血痢，血淋，痔疮脱肛，皮肤湿疮。

108. 浮小麦

　　【来源】　本品为禾本科植物小麦 *Triticum aestivum* L. 成熟果实中轻浮干瘪的干燥颖果。全国产麦地区均有生产。药材以身干、粒大小均匀、无杂质者为佳。

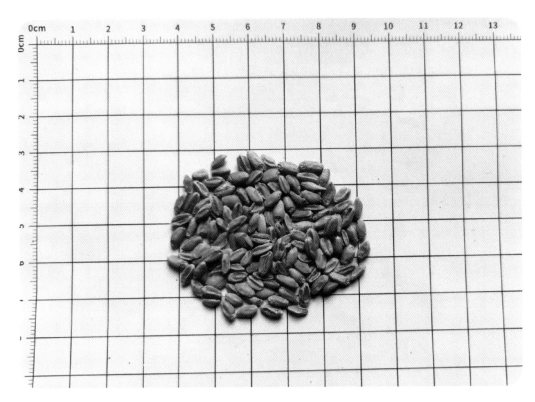

【炮制】　取原药材，拣去杂质，筛去灰屑，用水漂洗，淘净，晒干。

【成品性状】　呈长圆形，两端略尖。长 2 ～ 7 mm，直径 1.5 ～ 2.5 mm。表面黄白色，稍皱缩。腹面有一深陷的纵沟，顶端钝形，带有浅黄棕色柔毛，另一端呈斜尖形，有脐。质硬而脆，易断，断面白色，粉性。无臭，味淡。

【性味与归经】　甘，凉。归心经。

【功能与主治】　益气，除热，止汗。用于体虚自汗、盗汗、脏躁症。

109. 桑椹

【来源】　本品为桑科植物桑 Morus alba L. 的干燥成熟果实。主产于江苏、浙江、湖南、四川、河北等地。商品分以下几种。黑桑椹：成熟果实呈黑色者。白桑椹：成熟果实呈黄绿色者，品质优而产量小。药材以个大、饱满、光亮、甜味浓、洁净者为佳。

【炮制】　取原药材，拣去杂质，摘除长柄，抢水洗去泥沙，晒干。

【成品性状】　呈长圆形，长 1 ～ 2 cm，直径 6 ～ 10 mm。表面紫红色或紫黑色。果穗由 30 ～ 60 个瘦果聚合而成；瘦果卵圆形，稍扁，长 2 ～ 5 mm，外具膜质苞片 4 枚。胚乳白色。质油润，富有糖类物质。气微，味微酸而甜。

【性味与归经】　甘，寒。归心、肝、肾经。

【功能与主治】　滋阴补血，生津。用于久病体虚，肝肾阴亏，腰膝酸软，目暗耳鸣，关节不利，肠燥便秘，津亏血少，潮热遗精，糖尿病等。

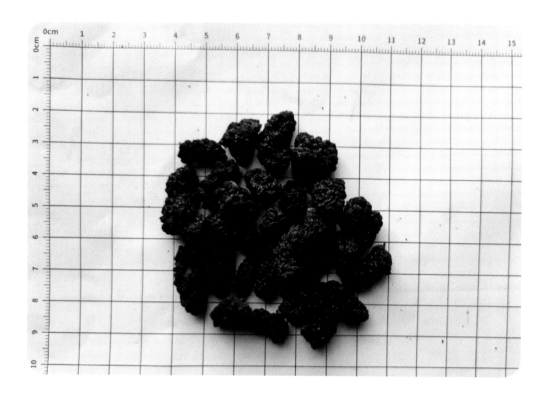

110. 蛇床子

【来源】　本品为伞形科植物蛇床 *Cnidium monnieri*（L.）Cuss. 的干燥成熟果实。主产于河北、山东、江苏、浙江等地。药材以子粒饱满、干燥无杂质者为佳。

【炮制】　取原药材，拣去杂质，筛去泥沙，洗净，晒干。

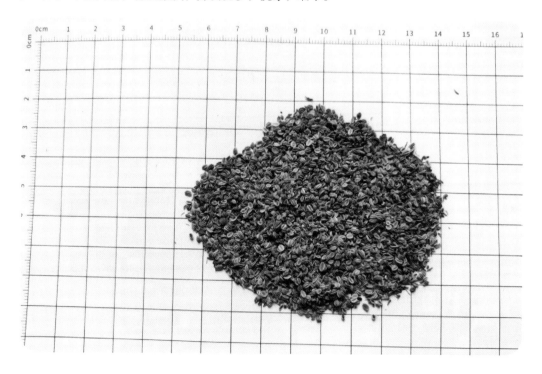

【成品性状】　呈椭圆形，由两个分果合成。长 1.5 ～ 4 mm，宽 1.2 ～ 2 mm，表面灰黄色至黄褐色。顶端有凸起的花柱残基，每一分果的背面有三条凸起的纵棱，与两侧面的棱线共形成四条纵沟。结合面平坦，中央略凹陷，可见二分裂直达基部的丝状心皮柄。质轻松，揉搓后果皮脱落，露出灰棕色种子。气香，味辛。

【性味与归经】　辛、苦，温。有小毒。归肾经。

【功能与主治】　温肾壮阳，燥湿，祛风，杀虫。用于阳痿，宫冷，寒湿带下，湿痹腰痛；外用于外阴湿疹，妇人阴痒。

111. 楮实子

【来源】　本品为桑科植物构树 *Broussonetia papyrifera*（L.）Vent. 的干燥成熟果实。主产于河南、湖北、湖南、山西、甘肃等地。药材以果实饱满、红棕色者为佳。

【炮制】　取原药材，筛去灰土，簸去杂质。

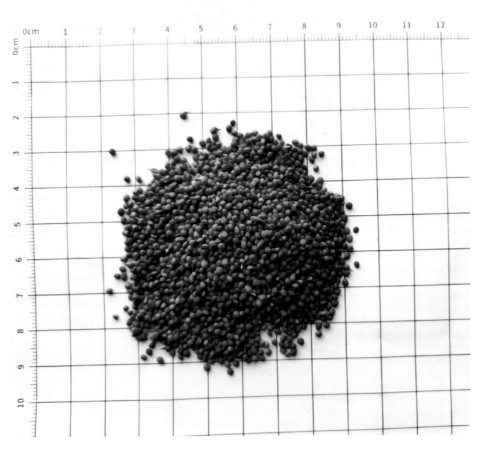

【成品性状】　呈圆球形、卵圆形至宽卵形，稍扁，长 0.15 ～ 0.3 cm，宽 0.15 ～ 0.2 cm。表面红棕色至棕黄色，微具网状皱纹和颗粒状突起，一侧有一凹沟，另一侧有棱，偶有果柄和未除净的灰白色膜状宿萼。质硬而脆，易压碎。胚乳白色，富油质。气无，味淡，微有油腻感。投入水中，微有淡红色汁液渗出。

【性味与归经】　甘，寒。归肝、脾、肾经。

【功能与主治】　补肾清肝，明目，利尿。用于腰膝酸软，虚劳骨蒸，头晕目昏，目生翳膜，水肿胀满。

112. 葱实

【来源】　本品为百合科植物葱 *Allium fistulosum* L. 的干燥成熟种子。全国大部分地区有生产。药材以身干、饱满、色黑、无杂质者为佳。山东产量最大。

【炮制】　取原药材，除去杂质，筛去灰土，簸去果壳，洗净，晒干。

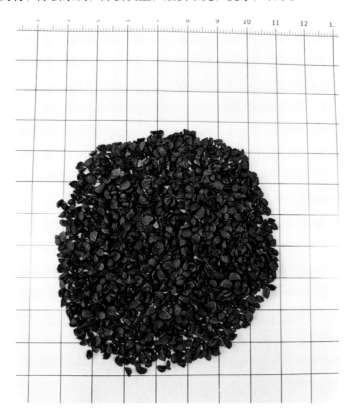

【成品性状】　呈类三角状卵形，一面微凹入，另一面隆起，隆起面有 1～2 条棱线。长 2.5～3 mm，宽 1.5～2 mm。表面黑色，光滑，下端有两个小突起，一为种脐，一为珠孔。质坚硬，破开后可见白色种仁，富油性。有葱气味。

【性味与归经】　辛、温。归肺、肝、胃经。

【功能与主治】　温肾，明目。用于阳痿，目眩。

113. 葶苈子

【来源】　本品主要为十字花科植物播娘蒿 *Descurainia sophia*（L.）Webb. ex Prantl. 或独行菜 *Lepidium apetalum* Willd. 的干燥成熟种子。前者习称"南葶苈子"，后者习称"北葶苈子"。播娘蒿主产于江苏、安徽、山东。独行菜主产于河北、辽宁、内蒙古。药材均以粒充实、均匀、浅棕色、无杂质者为佳。

【炮制】 葶苈子：取原药材，拣净杂质，簸去果壳，筛去灰屑。

炒葶苈子：取净葶苈子，置热锅内，用微火加热，拌炒至微鼓起，有炸裂声，并有香气逸出为度，迅速出锅，放凉。或在锅中铺一张纸，用微火加热，投入净葶苈子，拌炒至表面微鼓起，有炸裂声，并有香气逸出时，出锅，晾凉。

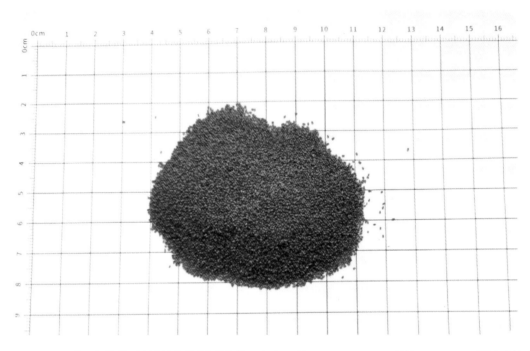

【成品性状】 南葶苈子呈椭圆形或矩圆形，略扁。长 1 ～ 1.2 mm，宽约 0.5 mm。表面黄棕色至红棕色。一端钝圆，另一端平截或微凹入，两面常不对称，种脐位于平截或微凹入的一端，种子表面具细密网纹及 2 条纵列的浅槽。气无，嚼之味微辛，略带黏性。

北葶苈子呈卵圆形而扁。长 1.2 ～ 1.5 mm，宽 0.7 ～ 0.8 mm。表面黄棕色，一端钝圆，另一端渐尖而微凹，种脐位于凹入端，表面具细小密集的颗粒状突起及 1 ～ 2 条纵列的浅槽。气无，味微辛辣，嚼之黏性较强。

炒葶苈子形如葶苈子，微鼓起，表面色泽加深，有油香气。

【性味与归经】 辛、苦，大寒。归肺、心、膀胱经。

【功能与主治】 泻肺平喘，行水消肿。用于痰涎壅肺，喘咳痰多，胸胁胀满，不得平卧，胸腹水肿，小便不利。

注：葶苈子遇水发黏，炮制时不宜用水洗，炒制时容易焦糊，宜微火加热，炒好后迅速出锅。

114. 槐角

【来源】 本品为豆科植物槐 *Sophora japonica* L. 的干燥成熟果实。主产于河北、山东、江苏、辽宁等地。药材以果大、饱满、色黄绿、干燥、质柔润者为佳。

【炮制】 槐角：取原药材，除去杂质及果柄，筛净灰土，长角折断。

蜜槐角：取净槐角，置热锅内用文火加热，炒至鼓起，喷淋热蜜水，再炒至外皮光亮、不粘手为度，取出放凉。

每槐角 10 kg，用蜂蜜 0.5 kg。

槐角炭：将净槐角置锅内，用武火加热，炒至外表呈焦黑色，内呈老黄色为度，喷淋清水少许灭尽火星，炒干，取出放凉。

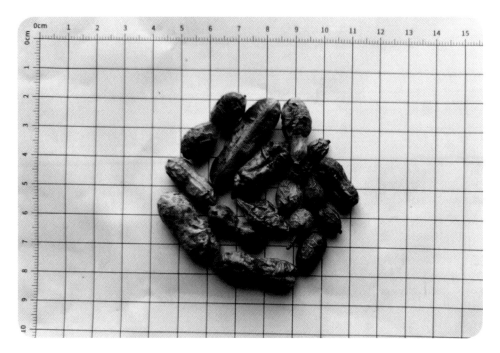

【成品性状】　槐角呈连珠状，长 1～6 cm，直径 0.6～1 cm。表面黄绿色或黄褐色，皱缩而粗糙，背缝线一侧呈黄色。质柔润，干燥皱缩，易在收缩处折断，断面黄绿色，有黏性。种子 1～6 粒，肾形，长约 8 mm，表面光滑，棕黑色，一侧有灰白色圆形种脐；质坚硬，子叶 2，黄绿色。果肉气微，味苦，种子嚼之有豆腥气。

蜜槐角形如槐角，表面微鼓起，色泽加深，略带黏性，味甜。

槐角炭形如槐角，表面焦黑色，内部深黄褐色，味苦。

【性味与归经】　苦，寒。归肝、大肠经。

【功能与主治】　清热泻火，凉血止血。用于肠热便血，痔肿出血，肝热头痛，眩晕目赤。

115. 蒺藜

【来源】　本品为蒺藜科植物蒺藜 *Tribulus terrestris* L. 的干燥成熟果实。全国各地均产，以长江以北地区产量最大，主产于河南、河北、山东、安徽、江苏、四川、山西、陕西等地。药材均以颗粒均匀、坚实饱满、干燥无杂质、色黄白略带绿色者为佳。

【炮制】　蒺藜：取原药材，除去杂质，簸去梗柄。

炒蒺藜：取蜜麸撒入热锅，待冒浓烟时，投入净蒺藜，用中火加热，炒至表面微黄色，取出，筛去麸皮，放凉，放石臼中用捣棍摁擦去其刺或冲去其刺，取出，筛去碎屑，簸去杂质。

每刺蒺藜 10 kg，用蜜麸 1.5 kg。

盐蒺藜：取去刺的蒺藜，用盐水拌匀，闷透，待盐水吸尽后，置锅内用文火加热，炒至微黄色，取出，晒干。

每蒺藜 10 kg，用盐 0.14 kg，加适量开水化开澄清。

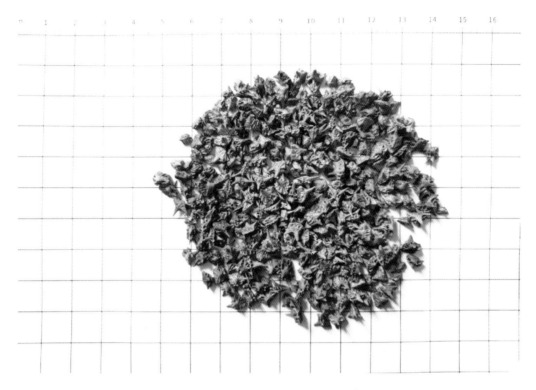

【成品性状】　刺蒺藜呈放射状五棱形，直径 6 ～ 10 mm，有的单独存在。小果表面绿白色或灰白色，背部隆起，有许多网纹及小刺，并有一对长刺和一对短刺，经碾除硬刺者，可见残存的断痕及表面的网纹。质坚硬，刺手，切断面可见白色或黄白色有油性的种仁。无臭，味苦辛。

炒蒺藜形如蒺藜，无刺，表面微黄色。

盐蒺藜形如蒺藜，表面浅黄色，味微咸。

【性味与归经】　苦、辛，温；有小毒。归肝经。

【功能与主治】　平肝解郁，活血祛风，明目，止痒。用于头痛眩晕，胸胁胀痛，乳闭乳痈，目赤翳障，风疹瘙痒。

116. 路路通

【来源】　本品为金缕梅科植物枫香树 *Liquidambar formosana* Hance 的干燥成熟果序。主产于江苏、浙江、安徽、福建、湖北、湖南、陕西。药材以个完整、黄色、身干、无杂质及果梗者为佳。

【炮制】　路路通：取原药材，除去杂质及果柄，洗净，晒干。

炒路路通：取净路路通，置热锅中，用中火加热，不断翻动，炒至表面黑褐色，取出，晾凉，放撞簸中撞去刺，筛去灰屑。或取净路路通，分大、小档备用。先将油砂置锅内，用武火加热炒至滑利状态，容易翻动时，投入分档后的路路通，不断翻动，炒至外表呈焦褐色，内存黄褐色，取出，筛去油砂，取出放晾，放撞簇中撞去刺，筛去碎屑。

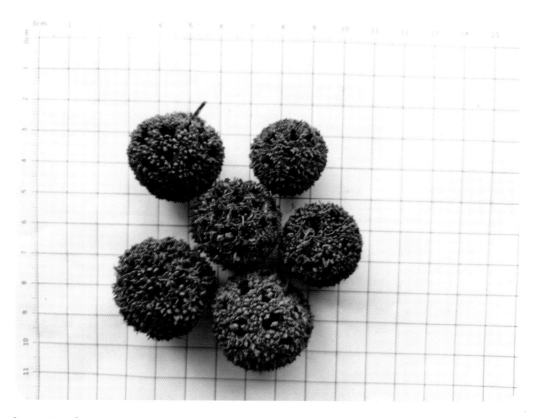

【成品性状】　路路通呈圆球形，由多数小蒴果聚合而成，直径 2～3 cm。表面黄棕色或棕褐色，密布小刺及鸟嘴状钝刺，刺为硬化宿存萼齿和花柱，除去刺状物则有许多凹窝状小孔。体轻，质硬，不易破开。破开小果可见内含种子 2 枚，淡褐色，有光泽。气无，味淡。

炒路路通形如路路通，表面无刺，黑褐色。

【性味与归经】　辛、微涩，微温。通行十二经。

【功能与主治】　祛风通络，利水除湿。用于肢体痹痛，手足拘挛，关节疼痛，胃痛，水肿，经闭，小便不利，乳汁不下。

117. 鹤虱

【来源】　本品为菊科植物天名精 *Carpesium abrotanoides* L. 的干燥成熟果实。主产于河南、山西、甘肃、贵州等地。药材以子粒饱满、干燥、无杂质者为佳。

【炮制】　取原药材，拣去杂质及果柄，筛去泥屑。

【成品性状】　呈圆柱状，细小，长 3～4 mm，直径不及 1 mm。表面黄褐色或暗褐色，具多数纵棱。一端收缩呈细喙状，先端扩展成灰白色圆环；另一端稍尖，有着生痕迹。果皮薄，纤维性，种皮菲薄透明，子叶 2，类白色，稍有油性。气特异，味微苦。

【性味与归经】　苦、辛，平；有小毒。归脾、胃经。

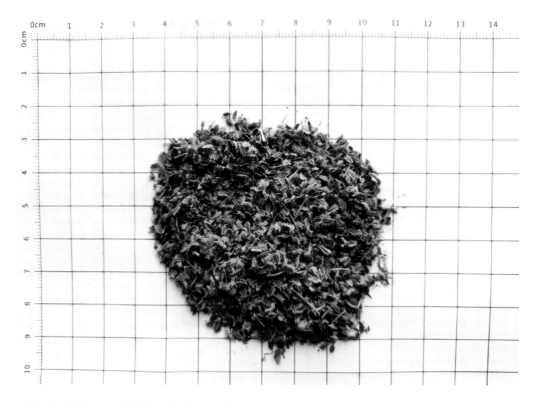

【功能与主治】 杀虫消积。用于蛔虫、蛲虫、绦虫病，虫积腹痛，小儿疳积。

注：武汉市使用的南鹤虱为伞形科植物野胡萝卜 *Daucus carota* L. 的果实。主产于江苏、河南、湖北、浙江。药材为双悬果，椭圆形，多裂为分果。分果长 3～4 mm，宽1.5～2.5 mm；表面淡绿棕色或棕黄色，先端有花柱残基，基部钝圆；背面隆起，具4条凸起的棱线，沿棱线密生1列黄白色的钩刺，刺长约 1.5 mm，棱线间的凹下处散生短柔毛。体轻。搓碎时有特异香气，味微辛、苦。

118. 薏苡仁

【来源】 本品为禾本科植物薏苡 *Coix lacryma-jobi* L.var.*ma-yuen*（Roman.）Stapf 的干燥成熟种仁。全国各地有栽培，以福建、江苏、河北、辽宁产量较大。商品分以下几种。禹州薏米：产于河南禹州，粒小质结，质量最佳。壳米仁：薏苡种子未去壳者。净米仁：薏苡种子已去壳者。以上药材以粒大、饱满、干燥、色白、无破碎者为佳。

【炮制】 薏苡仁：取原药材，除去杂质及皮壳，洗净，沥干水分，晒干，筛去碎屑。

炒薏苡仁：取净薏苡仁，置热锅中，用文火加热，不断翻动，炒至表面微黄色，有香气逸出时，取出，晾凉。

爆薏苡仁：取净薏苡仁，用清水浸 2 h，捞起，沥干水分，闷润 1～2 h，先将木甑或蒸笼垫上布，放入薏苡仁，隔水蒸上大汽 1～2 h，至透心，取出，在通风处晾至半干，将结坨块者用手搓散，晒干。另取油砂置锅中，用武火加热，至滑利易翻动时投入蒸薏苡仁，不断翻动，炒至膨胀鼓起，微黄色，气香，取出，筛去砂，晾凉。或取净薏苡仁，置炒热的油砂中，武火加热，不断翻动，炒至表面起小泡点，微黄色，取出，筛去砂，晾凉。

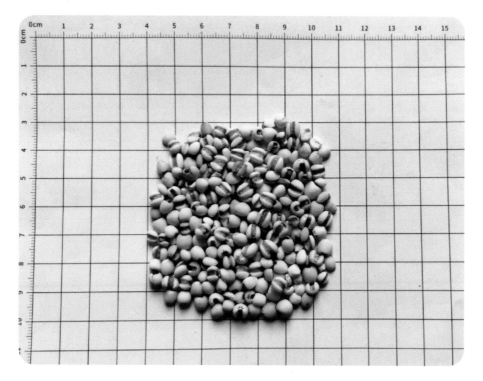

【成品性状】　薏苡仁宽卵形或椭圆形，长 4～8 mm，宽 3～6 mm。表面乳白色，偶有残存的淡棕色种皮。一端钝圆，另一端微凹，有淡棕色点状种脐。背面圆凸，腹面有 1 条较宽而深的纵沟。质坚实，断面白色，粉性。气微，味微甜。

炒薏苡仁形如薏苡仁，表面微黄色，微鼓起，有香气。

爆薏苡仁形如薏苡仁，白色，轻泡，有焦香气。

【性味与归经】　甘、淡，微寒。归脾、肾、肺经。

【功能与主治】　利水渗湿，健脾，除痹，排脓消痈。用于小便不利，水肿，脚气，泄泻，带下，湿滞痹痛，筋脉拘挛，肺痈，肠痈等。

119. 橘络

【来源】　本品为芸香科植物橘 *Citrus reticulata* Blanco 及其栽培变种的干燥中果皮与内果皮之间的维管束，俗称筋络，产于广东、广西、福建、四川、浙江、江西、湖南、湖北、云南、贵州等地。商品分以下几种。凤尾橘络（又称顺筋）：将撕下的筋络晒至九成干后将筋络理成顺直，置小匣内压紧，用纸包好，再用微火烘干；金丝橘络（又称散丝橘络、乱络）：将橘皮剥下，撕下果皮内面的白色分枝状筋络，晒干或烘干；铲络：用刀铲下的橘络；习惯认为凤尾橘络及金丝橘络质佳，铲络质次。药材以整齐、均匀、络长不碎断、色黄、蒂及橘白少、无杂质者为佳。

【炮制】　取原药材，拣去杂质，摘去蒂，用水喷润后撕开，晒干。

【成品性状】　呈不整齐松散的网络状，稍弯曲，表面淡黄色或棕黄色。质轻，易折断。气香，味微苦。

【性味与归经】　甘、苦，平。归肺、胃经。

【功能与主治】　化痰，通络。用于痰热咳嗽，胸胁痛，咯血。

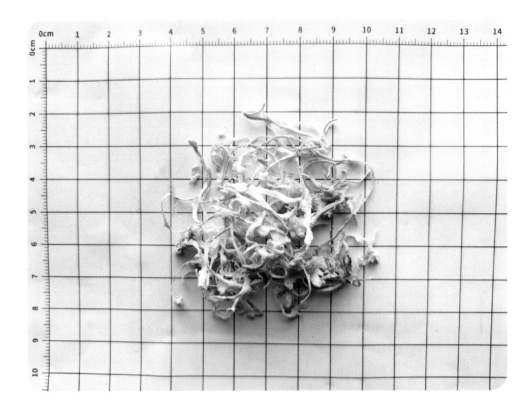

120. 苦杏仁

【来源】　本品为蔷薇科植物山杏 *Prunus armeniaca* L.var.*ansu* Maxim.、西伯利亚杏 *Prunus sibirica* L.、东北杏 *Prunus mandshurica*（Maxim.）Koehne 或杏 *Prunus armeniaca* L. 的干燥成熟种子。夏季采收成熟果实，除去果肉及核壳，取出种子，晒干。山杏主产于辽宁、河北、内蒙古、山东、江苏等地。西伯利亚杏主产于东北、华北地区，多野生。东北杏主产于东北地区。杏主产于东北、华北、西北地区。药材以颗粒饱满、完整、味苦者为佳。

【炮制方法】　燀杏仁：取原药材，除去杂质及残留的果壳，过筛。将锅中水烧开，投入杏仁，煮沸数开，待皮微皱鼓起、捞出能搓去种皮时，捞起，放在冷水中浸泡，洗净，置打碎机中过一道，清水洗净，搓去未去尽的种皮，晒干，簸净或置搓板上搓去皮，晒干，簸去种皮。

炒杏仁：取净杏仁，置热锅内，用文火加热，不断翻动，炒至微黄色，取出放凉。

【成品性状】　燀杏仁呈扁心形，长 1～1.9 cm，宽 0.8～1.5 cm，厚 0.5～0.8 cm。表面乳白色或黄白色，一端尖，另一端钝圆，肥厚，左右不对称。子叶 2，富油性。无臭，味苦。

炒杏仁形如燀杏仁，表面微黄色，有香气。

【性味与归经】　苦，微温；有小毒。归肺、大肠经。

【功能与主治】　止咳平喘，润肠通便。用于多种咳嗽气喘（风寒咳嗽、风热咳嗽都可应用），胸满痰多，血虚津枯，肠燥便秘。

注：杏仁的种类有三。一种味苦，名为苦杏或北杏，用作医疗。一种味甜，叫作甜杏或南杏，专供食用。又有一种外国种，即叭哒杏仁，又称巴旦杏仁，白皮扁形，尖弯像鹦鹉嘴，也作药用。

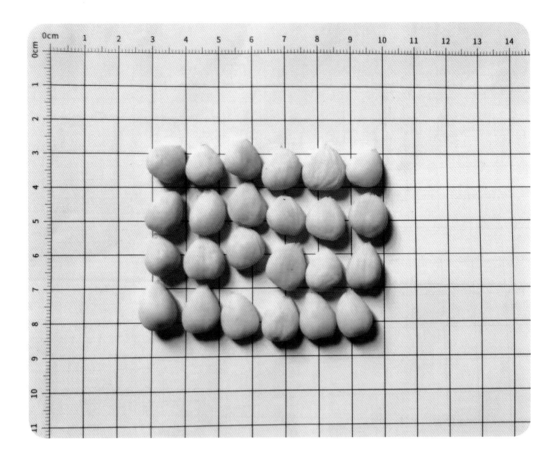

121. 碧桃干

【来源】 本品为蔷薇科植物桃 *Prunus persica*（L.）Batsch 或山桃 *Prunus davidiana*（Carr.）Franch. 的未成熟干燥果实。多于春季取其未成熟而落于地上的果实，干燥。主产于江苏、浙江、安徽。药材以干燥、个大、坚硬、色黄绿者为佳。

【炮制】 碧桃干：取原药材，除去杂质，清水洗净，捞起，沥干水分，晒干。

酒碧桃干：取碧桃干，放钵中，喷淋白酒，拌匀，盖盖闷至酒吸尽后，装入木甑或蒸笼内，放锅中隔水蒸至上圆汽 30 min，放凉后取出晒干。

每碧桃干 10 kg，用白酒 1 kg。

【成品性状】 碧桃干果实呈矩圆形或卵圆形，长 1.8～3 cm，直径 1.5～2 cm，厚 0.9～1.5 cm，先端渐尖，鸟喙状，基部不对称，表面黄绿色，具网状皱缩的纹理，密被短柔毛；内果皮腹缝线凸出，背缝线不明显。质坚实，不易折断。气微弱，味微酸涩。

酒碧桃干形如碧桃干，表面棕灰色，微有酒香气。

【性味】 酸、苦，平。

【功能与主治】 生津，止汗。用于盗汗，劳嗽。

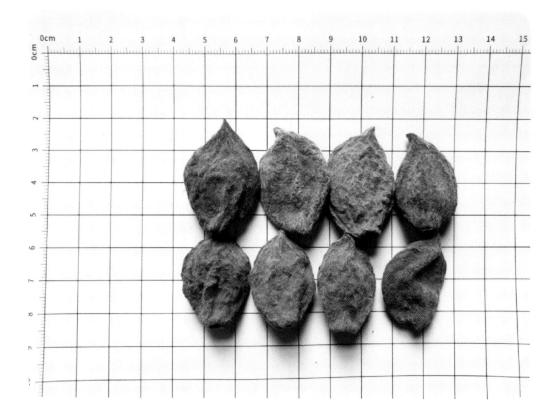

第五章　全　草　类

1. 白英

【来源】　本品为茄科植物白英 *Solanum lyratum* Thunb. 的全草。主产于江苏、浙江、安徽、湖北等地。药材以粗壮、叶绿者为佳。

【炮制】　取原药材，除去杂质，抢水洗去泥沙，捞起，沥干水分，润透，切段，晒干。

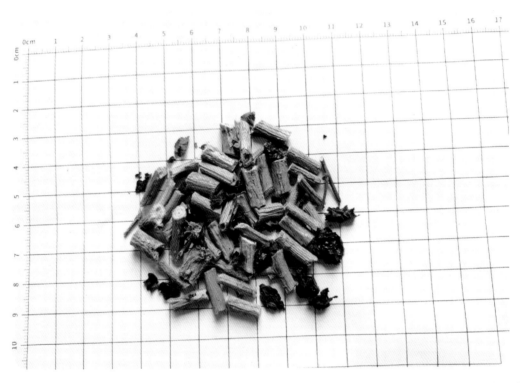

【成品形状】　为圆柱形小段，茎、叶、果实混合。茎圆柱形，灰绿色或灰黄色，被毛，可见互生叶痕，质坚脆，断面纤维性，中空。叶片皱缩卷曲，棕绿色，果实黄绿色或暗红色，球形。气微，味微苦。

【性味与归经】　苦，寒。归肺、肝、胃经。

【功能与主治】　清热解毒，祛风祛湿。用于湿热黄疸，风湿痹痛，带下，水肿，淋病，疔疮。

2. 龙葵

【来源】　本品为茄科植物龙葵 *Solanum nigrum* L. 的全草。全国各地均有分布。药材以植株完整、色绿、叶多、带有花果、无泥土者为佳。

【炮制】 取原药材，除去杂质、老梗及残留根，清水洗净，沥干水分，润透，切段，晒干或烘干，筛去杂质。

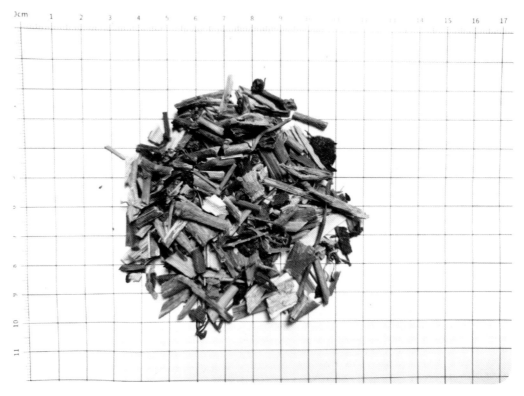

【成品性状】 呈圆柱形小段，茎、叶、果实混合。茎呈圆柱形，有分枝，绿色或黄绿色，皱纹呈沟槽状，质脆而硬，易折断，断面纤维性，中空，叶互生，暗绿色，浆果球形。气微，味苦。

【性味与归经】 苦，寒，微甘；有小毒。归肺、肝、胃经。

【功能与主治】 清热，解毒，活血，利尿，消肿。用于疔疮，痈肿，跌扑损伤，小便不利，水肿。

3. 败酱

【来源】 本品为败酱科植物黄花败酱 *Patrinia scabiosifolia* Fisch. ex Trev. 或白花败酱 *Patrinia villosa*（Thunb.）Juss. 的干燥全草。主产于长江流域。药材以根长叶多、干燥、色绿、气浓、无杂质者为佳。

【炮制】 取原药材，除去杂质，喷淋清水，稍润，切段，晒干。

【成品性状】 为不规则圆柱形小段，根、茎、叶混合。根茎有节，上生须状细根。茎圆柱形，直径 0.2～0.8 cm，外表黄绿色至黄棕色，有纵向纹理，被粗毛。质脆，易折断，断面中部有髓，或呈小空洞，叶多皱缩，破碎。气特异，味微苦。

【性味与归经】 辛、苦，微寒。归肝、胃、大肠经。

【功能与主治】 清热解毒，消痈排脓，破血行瘀。用于肠痈，下痢，赤白带下，产后瘀滞腹痛，目赤肿痛，痈肿疥癣。

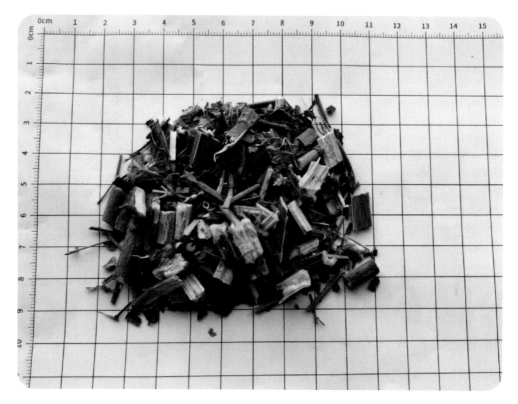

注：我省使用的败酱为十字花科植物菥蓂 *Thlaspi arvense* L. 的地上部分。主产于江苏、浙江、湖北、安徽等地，全草长 15～55 cm。根细长，呈圆锥形；表面灰黄色，质硬脆易折断，折断面不平坦。茎圆柱形，直径 1～5 mm；表面灰黄色或灰绿色，有细纵棱；质脆易折断，折断面中央有白色疏松的髓。叶多碎落。总状果序生于茎枝顶端及叶腋；果实卵圆形而扁平，长 8～15 mm，宽 5～13 mm；表面灰黄色或灰绿色，中央略隆起，边缘有翅，宽 1.5～3 mm，两面中央各有一纵棱线，先端凹陷，基部有细果梗，长约 1 cm；果实内分 2 室，中间有纵隔膜，每室有种子 5～7 粒，果实开裂后，留下一纺锤形的白色膜状中隔。种子扁圆形，宽约 2 mm；表面棕黑色，两面各有 5～6 条凸起的偏心性环纹。气微，味淡。味甘，性平。有清肝明目，和中解毒的功能。用于目赤肿痛，消化不良，脘腹胀痛。其功能与主治与败酱不同，要区别使用。

4. 紫苏梗

【来源】本品为唇形科植物紫苏 *Perilla frutescens*（L.）Britt. 的干燥老梗。主产于江苏、湖北、湖南、浙江等地。药材以外皮呈紫棕色、有香气者为佳。

【炮制】取原药材，除去杂质及残根，洗净，稍浸，捞起，放筐中润透，刮去表面栓皮，洗净，切马蹄薄片，干燥。

【成品性状】为方柱形或马蹄形薄片，表面紫棕色，有四棱，切面黄白色，有细密的放射状纹理，髓部白色，疏松或脱落。体轻，质硬。气微香，味淡。

【性味与归经】辛，温。归肺、脾经。

【功能与主治】理气宽中，止痛安胎。用于胸膈痞满，胃脘疼痛，嗳气呕吐，胎动不安。

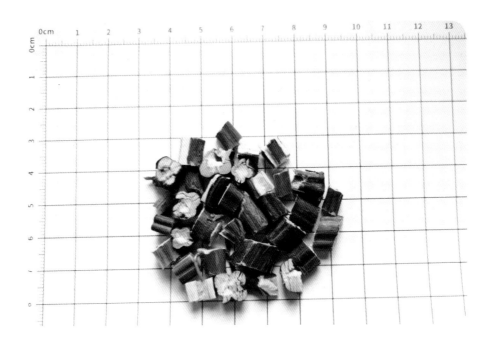

5. 小草

【来源】 本品为远志科植物远志 *Polygala tenuifolia* Willd. 或西伯利亚远志 *Polygala sibirica* L. 的全草。主产于山西、陕西、内蒙古、河南、河北等地。

【炮制】 取原药材，除去杂质，抢水洗去泥沙，取出，沥干水分，切 5 分长段，晒干。

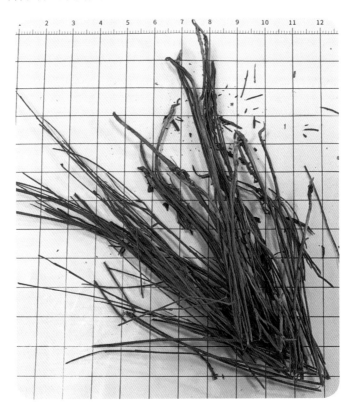

【成品性状】　为茎叶混合小段，茎圆柱形，黄灰色，叶披针形，灰绿色。

【性味与归经】　甘，凉。归心、肾经。

【功能与主治】　益气补阴，凉血散热。用于梦遗，失眠多梦，头晕，五心烦热。

6. 细辛

【来源】　本品为马兜铃科植物北细辛 *Asarum heterotropoides* Fr. Schmidt var. *mandshuricum*（Maxim.）Kitag.、汉城细辛 *Asarum sieboldii* Miq. var. *seoulense* Nakai 或华细辛 *Asarum sieboldii* Miq. 的干燥根和根茎。前两种习称"辽细辛"，辽细辛主产于东北及山东、山西、河南等地；华细辛主产于黑龙江、吉林、辽宁、山东、浙江、安徽、江西、湖北、四川、陕西、甘肃等地。药材以根多、色灰黄、干燥、香气浓烈、无杂质者为佳。

【炮制】　取原药材，除去杂质，筛去灰屑，切段，过筛。

【成品性状】　为圆柱形小段，表面灰黄色或灰棕色，粗糙，有环形节，切面黄白色，质脆，有香气，味辛辣而麻舌。

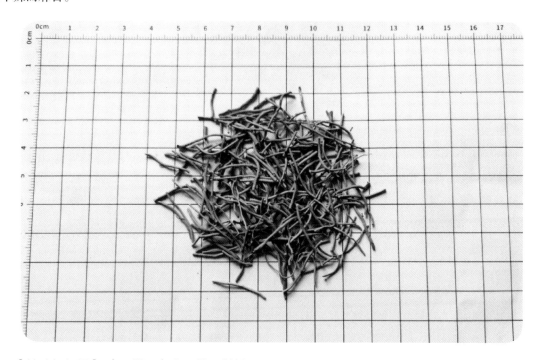

【性味与归经】　辛，温。归心、肺、肝经。

【功能与主治】　祛风散寒，通窍止痛，温肺化饮。用于风寒感冒，头痛，牙痛，鼻塞鼻渊，风湿痹痛，痰饮喘咳。

注：文帮细辛炮制不见水，干切段，气味浓，效力猛。

7. 紫花地丁

【来源】　本品为堇菜科植物紫花地丁 *Viola yedoensis* Makino 的干燥全草。主产于江苏、浙江、安徽等地。药材以色绿、叶整、茎叶及蒴果皆生茸毛、干燥者为佳。

【炮制】 取原药材，拣净杂质，用水洗去泥土，捞起，沥干水分，晒六成干，切段，晒干，过筛。

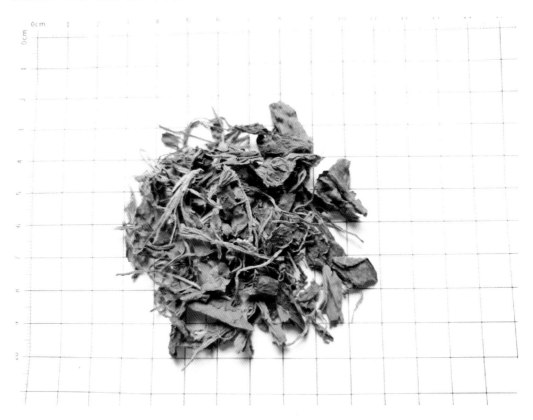

【成品性状】 为不规则的小段，根、茎、叶、花、果实混合。表面黄绿色，叶片皱缩卷曲，微具茸毛，花黄棕色或蓝紫色，花瓣五片，小蒴果，椭圆形或 3 裂，内有淡棕色圆形种子。气微，味微苦而黏。

【性味与归经】 苦、辛，寒。归心、肝经。

【功能与主治】 清热解毒，凉血消肿。用于疔疮肿毒，痈疽发背，丹毒，毒蛇咬伤。

8. 甜地丁

【来源】 本品为豆科植物米口袋 *Gueldenstaedtia verna*（Georgi）Boriss. 的带根全草。主产于东北、华北及陕西、甘肃、山东、江苏等地。药材以身干、根粗长、叶多而色灰绿、无杂质者为佳。

【炮制】 取原药材，除去杂质，抢水洗去泥沙，捞起，放筐内，润透，切厚片，晒干，筛去碎屑。

【成品性状】 为不规则的厚片，根、茎、叶混合。根表面棕黄色，切面不平坦，纤维性，可见放射状纹理，叶多卷曲或破碎，灰绿色，被白色柔毛，花黄色，有时可见圆筒形荚果，表面被柔毛，开裂或不开裂，气微臭，味淡而稍甜。

【性味与归经】 苦、辛，寒。归心、肝经。

【功能与主治】 清热解毒，凉血消肿。用于疔疮肿毒，痈疽发背，丹毒，毒蛇咬伤。

注：武汉市以前使用的地丁多为甜地丁。

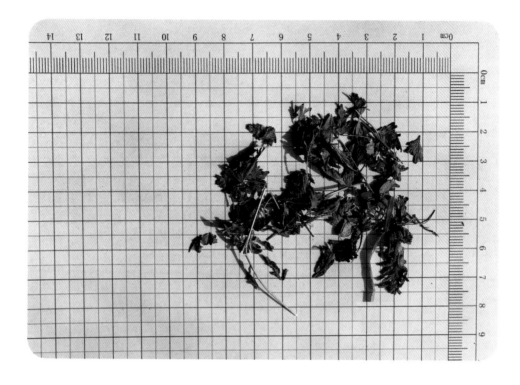

9. 天胡荽

【来源】本品为伞形科植物天胡荽 *Hydrocotyle sibthorpioides* Lam. 的全草。主产于江苏、安徽、浙江、江西、湖北、陕西、广东、广西、贵州、四川、云南。药材以身干、叶多而色绿、无杂质者为佳。

【炮制】取原药材，除去杂质，抢水洗去泥沙，捞起，沥干水分，晒六成干后，切段，晒干，筛去碎屑。

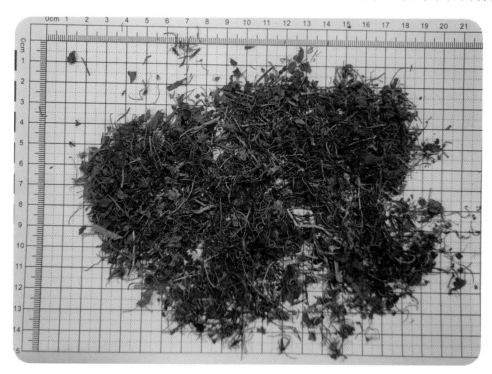

【成品性状】 为不规则的小段，茎、叶、花、果实混合。表面绿色，茎细，有须根，叶圆形或肾形，下面通常有柔毛，双悬果略呈心形，侧面扁平，光滑或有斑点，用手揉之有芹菜香味，味微苦。

【性味与归经】 苦、辛，微寒。归肝、胆、肾、膀胱经。

【功能与主治】 清热利尿，化痰止咳。用于急性黄疸性肝炎，急性肾炎，百日咳，尿路结石，脚癣，带状疱疹，结膜炎，丹毒。

10. 仙桃草

【来源】 本品为玄参科植物蚊母草 *Veronica peregrina* L. 带虫瘿的全草。主产于江苏、浙江、江西、安徽等地。春、夏之间，趁果实内寄生虫尚未逸出之前采收，将全草晒干或蒸过后晒干，使果实内寄生虫死亡，干燥保存。药材以枝叶肥嫩、干燥、带有虫瘿、虫瘿多且内有小虫者为佳。

【炮制】 取原药材，除去杂质，抢水洗去泥沙，捞起，沥干水分，晒六成干后，切段，晒干，筛去碎屑。

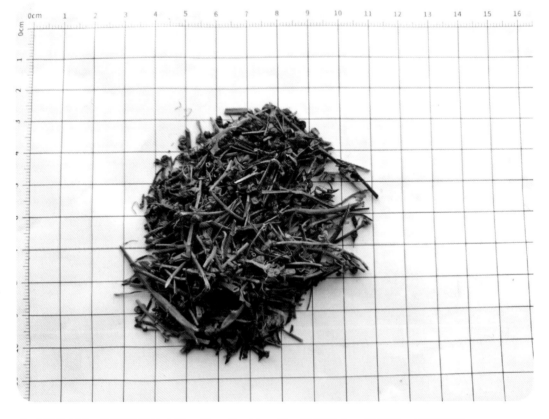

【成品性状】 为不规则的小段，根、茎、叶、花、果实混合。根须状，茎段直径 0.5～2 mm，表面有细纵纹，枯黄色或淡红棕色，断面中空。叶片破碎，完整叶片展开后为倒披针形或条状披针形，全缘或有疏浅齿。花小，花萼 4 深裂。蒴果扁圆形，果皮膜质，果内常有小虫寄生，形成肿胀似桃的黑色虫瘿。气微，味淡。

【性味与归经】 辛，凉。归肺经。

【功能与主治】 清肺泻热，活血散瘀，理肝和胃，补血调经，活血止血。用于跌打损伤，咳嗽痰中带血，吐血，鼻衄，咽喉肿痛，肝胃气痛，疝痛，痛经。

11. 淫羊藿

【来源】 本品为小檗科植物淫羊藿 *Epimedium brevicornu* Maxim.、箭叶淫羊藿 *Epimedium sagittatum* （Sieb. et Zucc.）Maxim.、柔毛淫羊藿 *Epimedium pubescens* Maxim. 或朝鲜淫羊藿 *Epimedium koreanum* Nakai 的干燥地上部分。主产于陕西、辽宁、山西、湖北、四川、广西等地。药材以梗少、叶多、色黄绿、不碎者为佳，其中西北所产小叶淫羊藿质量最佳。

【炮制】 淫羊藿：取原药材，除去杂质及枝梗，摘取叶片，喷淋清水，稍润，切5分丝，干燥。

炙淫羊藿：取羊脂油置热锅内，用文火加热，炒至熔化后，加入淫羊藿拌炒至微黄色，表面发亮均匀有光泽，出锅，摊凉。

每淫羊藿 10 kg，用羊脂油 2 kg。

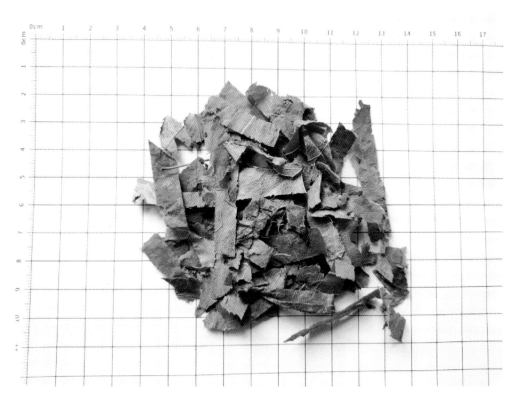

【成品性状】 淫羊藿呈丝片状，表面黄绿色，光滑，可见网纹状叶脉，背面灰绿色，中脉及细脉凸出，边缘有细刺状锯齿。无臭，味苦。

炙淫羊藿形如淫羊藿，表面微黄色，油润有光泽，有香气。

【性味与归经】 辛、甘，温。归肝、肾经。

【功能与主治】 补肾阳，强筋骨，祛风湿。用于阳痿遗精，筋骨痿软，风湿痹痛，麻木拘挛，更年期高血压。

12. 石斛

【来源】 本品为兰科植物金钗石斛 *Dendrobium nobile* Lindl.、霍山石斛 *Dendrobium huoshanense* C. Z. Tang et S.J.Cheng、鼓槌石斛 *Dendrobium chrysotoxum* Lindl. 或流苏石斛 *Dendrobium fimbriatum* Hook. 的栽培品及其同属植物近似种的新鲜或干燥茎。主产于广西、广东、贵州、云南及长江流域各地。

【商品规格】 商品可按来源品种分为环草石斛、黄草石斛、马鞭石斛、金钗石斛、耳环石斛、鲜石斛等。铁皮石斛：植物铁皮石斛的茎。茎圆，外皮呈铁绿色，质优。主产于安徽、河南、山西、陕西、浙江、云南、贵州、广东、广西、福建等地。霍山石斛：又名霍石斛、霍斗，为产于安徽霍山地区的铁皮石斛。龙头鼠尾，金黄色，柔软。品质最优，为道地药材。金钗石斛：植物金钗石斛的茎。茎扁，外皮黄绿色。主产于四川、云南、贵州、湖北、广西、台湾等地。品质亦优。耳环石斛：石斛的嫩尖加工而成。生津而不寒凉，可以代茶。以肥满、色鲜艳、有龙头凤尾（茎根部粗，称作龙头；茎末梢细，称作凤尾）、嚼之即碎并发黏者为佳。西枫斗：耳环石斛的一种。为石斛的嫩尖扭曲成螺旋状或弹簧状者。圆枫斗：耳环石斛的一种。为石斛的嫩尖卷曲成圆形呈钟表发条状者。结子斗：耳环石斛的一种。为石斛的嫩尖加工成组结状者。马鞭石斛：同属植物马鞭石斛（金兰）的茎。主产于广西、云南、四川等地。黄草石斛：铁皮石斛、罗河石斛、广东石斛、细茎石斛等的加工品，湖北产的质量差一些，称木斗，比川石斛质地泡一些。四川产的鲜石斛称吊篮花，多用来泡茶，湖北通城产的鲜石斛称枣篮。鲜药材以色绿、粗壮、肥嫩者为佳。干药材以色金黄、有光泽、质柔韧者为佳。

现行规格标准如下。

（1）环草石斛：①一级，足干，色金黄，身幼细坚实，柔软，横直纹如蟋蟀翅脉，无白衣，无芦头、须根，无杂质。②二级标准与一级基本相同，但有部分质地较硬。③三级，足干，色黄，条较粗，身较硬，无芦头、须根，无杂质。

（2）马鞭石斛：①小马鞭石斛，足干，色黄身结实，无枯死草，无芦头、须根，无霉坏，条粗直径在 0.3 cm 以内。②大马鞭石斛，足干，色黄身结实，无枯死草，无芦头、须根，无霉坏，条粗直径超过 0.3 cm。

（3）黄草石斛：①黄草节，足干，色黄结实，无捶破，无枯死草，无芦头、须根，无霉坏，条长 1.5 cm 左右，粗 0.5 cm 以内。②小黄草标准与黄草节基本相同，条长 30 cm 左右，条粗 0.3 cm 以内。③大黄草标准与黄草节基本相同，条长 30 cm 以上，条粗 0.3 cm 以上。

（4）耳环石斛：①一级，足干，螺旋形紧贴，2～4 个旋纹，身幼细结实，全部具有"龙头凤尾"，黄绿色或金黄色，无杂质，无霉坏。②二级，足干，螺旋形稍松不紧贴，2～4 个旋纹，身稍粗较结实，其余与一级相同。③三级，足干，螺旋形较松散不紧贴，身粗不甚结实，不具"龙头凤尾"，其余与一级相同。

（5）金钗石斛：统货，足干，色黄，无须根，无枯死草，无捶破，无霉坏。

（6）圆钗石斛：统货，足干，色金黄，茎圆形，无须根，无霉坏。条长 30 cm 以下。

（7）圆石斛：统货，足干，色淡黄或黄色，质松泡，无须根，无霉坏，无捶破。

（8）金黄洋：统货，足干，大瓜饱满，金黄色，无须根，无霉坏，无捶破。

（9）有瓜石斛：统货，足干，有瓜，色金黄，无捶破，无枯死草。

【炮制】 石斛：取原药材，除去杂质，用水泡至约八成透，捞起，沥干水分，放缸中闷润，除去残根及黑枝，切段，撞去薄膜，晒干。

鲜石斛：临用时剪下，搓去膜质叶鞘，洗净，剪段，配方。

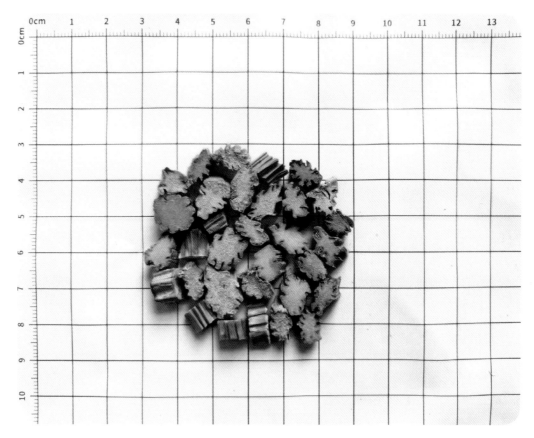

【成品性状】　石斛为圆形小段，直径 1 ～ 3 mm，金黄色或黄绿色，多数有节，表面有显著的纵皱纹，断面黄白色。味微苦。

鲜石斛形如石斛段，表面青绿色，有纵纹，质肥嫩多汁，易折断，断面青绿色，味苦。

【性味与归经】　甘、淡，微寒。归胃、肾经。

【功能与主治】　养阴清热，益胃生津。用于胃阴虚，饥不欲食，消渴干呕，舌光无苔，或热病伤津，口干烦渴及病后虚热等症。

13. 苦丁茶

【来源】　本品为冬青科植物枸骨 *Ilex cornuta* Lindl.ex Paxt. 的嫩叶经蒸制后的干燥品。主产于安徽、河南、浙江、江苏等地。药材以叶肥、完整、干燥、色棕褐、无杂质者为佳。

【炮制】　取原药材，除去杂质，过筛。

【成品性状】　叶片呈卵圆形，先端短尖，基部圆形，上面光滑，革质而厚，棕褐色，味苦。

【性味与归经】　苦、甘、大寒。归肝、胆、胃经。

【功能与主治】　散风热，清头目，除烦渴。用于头痛，齿痛，目赤，耵耳，热病烦渴，痢疾。

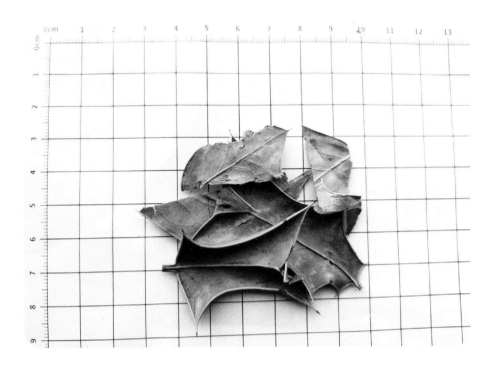

14. 石见穿

【来源】本品为唇形科植物紫参 *Salvia chinensis* Benth. 的干燥地上部分。主产于江苏。以叶多、色绿、带花者为佳。

【炮制】 取原药材，除去杂质，喷淋清水，润透，除去残根，切段，干燥，筛去碎屑。

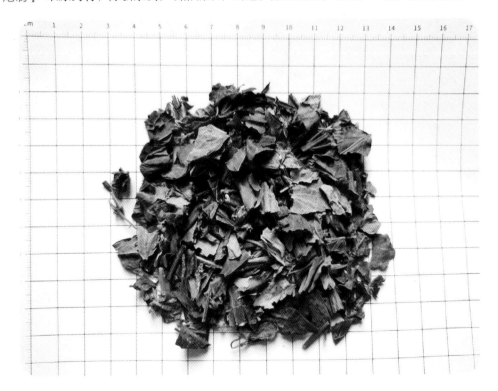

【成品性状】　为不规则的小段，茎、叶混合。茎方形，表面灰绿色或暗紫色，有白色长柔毛，质脆，切面髓部白色或褐黄色。叶片多卷曲破碎，两面有白色长柔毛，叶下面及叶脉上较明显。气微，味微苦涩。

【性味与归经】　苦、辛，凉。归肝、脾经。

【功能与主治】　活血化瘀，清热利湿，消肿止痛。用于急慢性肝炎，脘胁胀痛，湿热带下，乳腺炎，疖肿。

15. 大蓟

【来源】　本品为菊科植物蓟 *Cirsium japonicum* Fisch.ex DC. 的干燥地上部分或根。全国大部分地区有产。药材全草以色绿完整、质嫩、叶多、带有花序、无杂质者为佳；根以粗壮、无须根、芦头者为佳。

【炮制】　大蓟草：取原药材，拣去杂质，抢水洗去泥沙，捞起，沥干水分，润软，切段，晒干，筛去碎屑。

　　大蓟根：取原药材，除去杂质，洗净，捞起，沥干水分，放筐中润透，切薄片，晒干，筛去碎屑。

　　大蓟炭：取大蓟段或根片，置热锅内，用武火加热翻炒至表面约七成显焦黑色，喷淋少许清水，灭尽火星，微炒干，取出，摊凉。

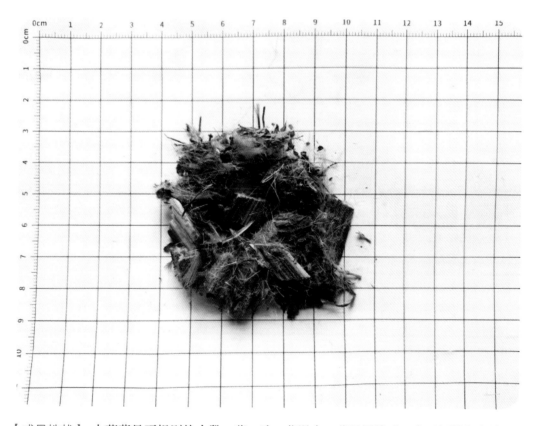

【成品性状】　大蓟草呈不规则的小段，茎、叶、花混合。茎呈圆柱形，表面绿褐色或棕褐色，有数条纵棱，被丝状毛；切面灰白色，髓部疏松或中空。叶皱缩，多破碎，边缘具针刺；两面均具灰白色丝状毛。头状花序，球形或椭圆形，总苞黄褐色，羽状冠毛灰白色。气微，味淡。

　　大蓟根为类圆形薄片，表面暗褐色，有皱纹。质硬而脆，切面灰白色。气微，味甘、微苦。

大蓟炭形如大蓟，表面焦黑色。

【性味与归经】 甘、苦，凉。归心、肝经。

【功能与主治】 凉血止血，祛瘀消肿。用于衄血，吐血，尿血，便血，崩漏下血，外伤出血，痈肿疮毒。

16. 小蓟

【来源】 本品为菊科植物刺儿菜 *Cirsium setosum*（Willd.）MB.的干燥地上部分。全国大部地区有产。药材以身干、色灰绿、质嫩、叶多、无杂质者为佳。

【炮制】 小蓟：取原药材，除去杂质，抢水洗去泥沙，捞起，沥干水分，稍润，切段，晒干，筛去碎屑。

小蓟炭：取小蓟段，置热锅内，用中火加热翻炒至表面显焦褐色，喷淋少许清水，灭尽火星，微炒干，取出，摊凉。

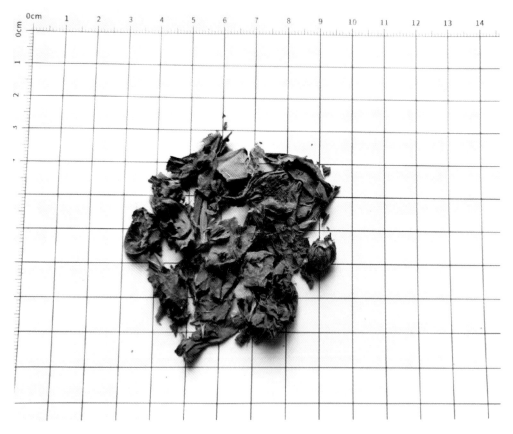

【成品性状】 小蓟为不规则小段，茎、叶、花混合。茎圆柱形，表面绿色或紫棕色，被柔毛，切面黄色，纤维状。叶多破碎或卷曲，黄绿色至暗绿色，边缘具针刺。头状花序，总苞钟状，苞片黄绿色，线形或披针形；花冠常脱落，冠毛羽状，白色，常外露。气微，味甘。

【性味与归经】 甘、苦，凉。归心、肝经。

【功能与主治】 凉血，止血，祛瘀，消肿。用于吐血，衄血，尿血，崩漏，创伤出血，急性传染性肝炎，痈肿疮毒。

17. 广金钱草

【来源】 本品为豆科植物广金钱草 *Desmodium styracifolium* （Osb.）Merr. 的干燥地上部分。主产于广东、广西、福建等地。药材以色绿、叶多者为佳。

【炮制】 取原药材，除去杂质，抢水洗去泥沙，捞起，沥干水分，晾至六成干时，切段，晒干，筛去碎屑。

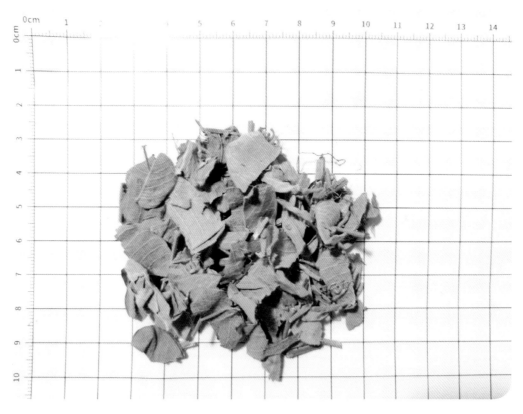

【成品性状】 为不规则小段，茎、叶混合。茎呈圆柱形，密被黄色伸展的短柔毛，质稍脆，切面中部有髓。叶圆形或矩圆形，直径 2 ～ 4 cm；先端微凹，基部心形或钝圆，全缘；上表面黄绿色或灰绿色，无毛，下表面具灰白色紧贴的茸毛，侧脉羽状；叶柄长 1 ～ 2 cm；气微香，味微甘。

【性味与归经】 甘、淡、凉。归肝、肾、膀胱经。

【功能与主治】 清热除湿，利尿通淋。用于热淋，石淋，小便涩痛，水肿尿少，黄疸尿赤，尿路结石。

18. 广藿香

【来源】本品为唇形科植物广藿香 *Pogostemon cablin*(Blanco)Benth. 的干燥地上部分。主产于广东。商品分以下几种。广藿香：又名枝香、南藿香，为植物广藿香的地上部分，产于广东。一般认为本品品质较优。正香：广藿香中产于广州市郊者，品质最优。石牌香：广藿香中产于广东石牌地区者。高要香：又名肇庆藿香、禄步香、禄步藿香，为广藿香中产于广东高要地区者。海南香：又名海南藿香，为广藿香中产于海南万宁者。湛江藿香：广藿香中产于广东湛江者。以上均以身干、整齐、茎枝青绿、叶多、叶厚柔软、不带根及泥土、香气浓者为佳。

【商品规格】　依产地分为以下几种。石牌香：统货。干货。除净根，枝叶相连。老茎多呈圆形，茎节较密；嫩茎略呈方形，密被毛茸。断面白色，髓心较小，叶面灰黄色，叶背灰绿色。气纯香、味微苦而凉。散叶不超过 10%。无死香、杂质、虫蛀、霉变。高要香：统货。干货。全草除净根。枝叶相连。枝干较细，茎节较密；嫩茎方形，密被毛茸。断面白色，髓心较大。叶片灰绿色。气清香，味微苦而凉。散叶不超过 15%。无枯死、杂质、虫蛀、霉变。海南香：统货。干货。全草除净根。枝叶相连。枝干粗大，近方形，茎节密；嫩茎方形，具稀疏毛茸。断面白色，髓心大，叶片灰绿色，较厚。气香浓，叶微苦而凉。散叶不超过 20%。无枯死、杂质、虫蛀、霉变。

【炮制】　广藿香：取原药材，除去残根及杂质，先抖下叶，筛净另放；茎洗净，捞起，沥干水分，放筐中润透，切段，晒干，再与叶混匀。

藿香梗：取藿香老梗，除去杂质及残根，放清水中稍浸泡 1～2 h，捞起，沥干水分，润透，切斜片，晒干。

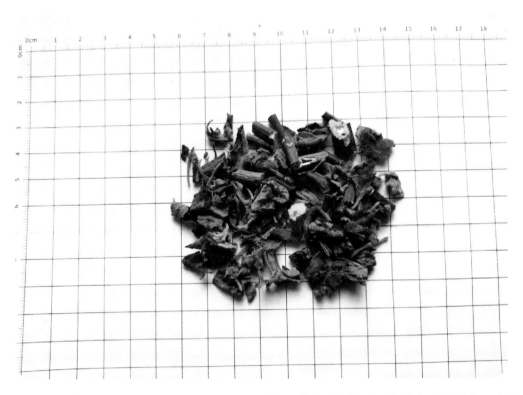

【成品性状】　广藿香为不规则小段，茎、叶混合。茎略呈方柱形，灰黄色或灰褐色，表面被柔毛；切面中部有髓；质脆，易折断。叶皱缩成团，展平后叶片呈卵形或椭圆形，长 4～9 cm，宽 3～7 cm；两面均被灰白色茸毛；先端短尖或钝圆，基部楔形或钝圆，边缘具大小不规则的钝齿；叶柄细，长 2～5 cm，被柔毛。气香特异，味微苦。

藿香梗为类方形斜片，表面棕色或灰褐色，切面黄白色，中间髓部白色。

【性味与归经】　辛，微温。归脾、胃、肺经。

【功能与主治】　芳香化浊，开胃止呕，发表解暑。用于湿浊中阻，脘痞呕吐，暑湿倦怠，胸闷不舒，寒湿闭暑，腹痛吐泻，鼻渊头痛。

19. 马齿苋

【来源】　本品为马齿苋科植物马齿苋 *Portulaca oleracea* L. 的干燥地上部分。全国各地都有生产。药材以株小、质嫩、整齐少碎、叶多、青绿色无杂质者为佳。

【炮制】　取原药材，拣净杂质，除去残根，抢水洗去泥沙，捞起，沥干水分，晒八成干，切段，晒干，筛去碎屑。

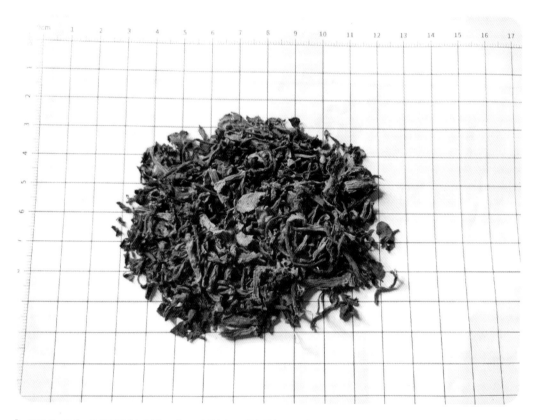

【成品性状】　为不规则小段，茎、叶混合。茎圆柱形，表面黄褐色至棕黑色，有纵沟纹。叶破碎脱落，完整叶片呈倒卵形，绿褐色，多卷曲，气微弱，味微酸而带黏性。

【性味与归经】　酸，寒。归大肠、肝经。

【功能与主治】　清热解毒，凉血止血。用于热痢脓血，热淋，血淋，带下，痈肿恶疮，丹毒，瘰疬。

20. 马鞭草

【来源】　本品为马鞭草科植物马鞭草 *Verbena officinalis* L. 的干燥全草。主产于湖北、江苏、广西、贵州。药材以色青绿、带花穗、无杂质者为佳。

【炮制】　取原药材，除去残根及杂质，抢水洗去泥沙，捞起，沥干水分，润透，切段，晒干，筛去碎屑。

【成品性状】　为不规则小段，茎、叶、花混合。茎呈方柱形，四面均有纵沟，表面绿褐色或灰绿色，粗糙；质硬而脆，易折断，断面中间有髓或中空。叶皱缩或破碎，绿褐色。穗状花序，有多数黄棕色的花。无臭，味苦。

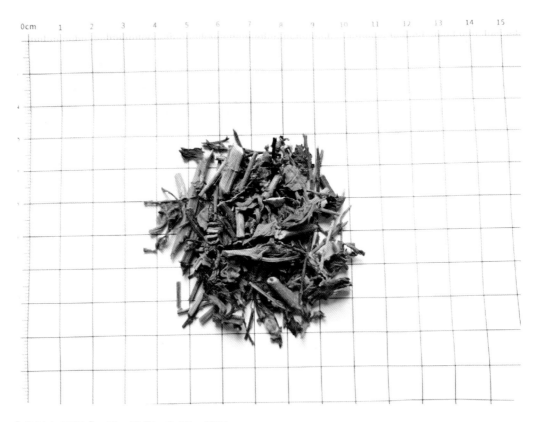

【性味与归经】　苦，微寒。归肝、脾经。

【功能与主治】　活血散瘀，截疟，解毒，利水消肿。用于癥瘕积聚，经闭痛经，疟疾，喉痹，痈肿，水肿，热淋。

21. 木贼

【来源】　本品为木贼科植物木贼 *Equisetum hyemale* L. 的干燥地上部分。主产于东北、河北、山西、内蒙古、陕西、甘肃、湖北及四川。药材以茎粗长、色绿、质厚、不脱节者为佳。

【炮制】　取原药材，拣净杂质，除去残根，洗去泥土，随即捞出，晾干水分，稍润，切 0.3～0.4 cm 小段，晒干。

【成品性状】　呈小段状，多有节，表面灰绿色或黄绿色，有细纵棱，平直排列，棱脊上有 2 行细小的疣状突起，触之稍挂手。节上着生鳞片状合生的筒状叶鞘，叶鞘基部和先端具 2 圈棕黑色较宽的环。质脆，切面中空。边缘有 20～30 个小空腔，排列成环状，内有灰白色或浅绿色的薄瓤。气微，味微涩，嚼之有沙粒感。

【性味与归经】　甘、苦，平。归肺、肝经。

【功能与主治】　散风热，退目翳。用于目赤肿痛，迎风流泪，角膜炎，目生云翳。

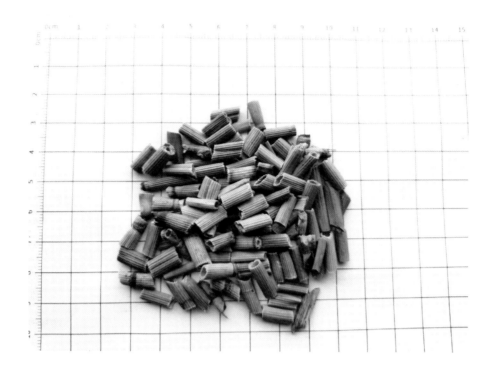

22. 车前草

【来源】本品为车前科植物车前 *Plantago asiatica* L. 或平车前 *Plantago depressa* Willd. 的干燥全草。全国大部地区有产。药材以身干、绿色、无杂草、无泥土者为佳。

【炮制】取原药材，除去杂质，抢水洗去泥沙，捞起，沥干水分，晒八成干，切段，晒干，筛去碎屑。

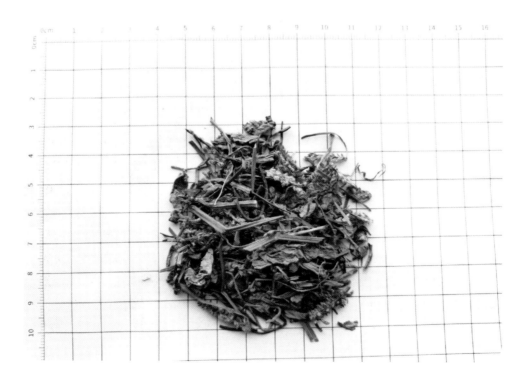

【成品性状】为不规则小段，根、叶、花混合。叶片皱缩卷曲或破碎，呈灰绿色或污绿色，具明显纵脉。常见长条穗状花序。气微香，味微苦。

【性味与归经】甘，寒。归肝、肾、肺、小肠经。

【功能与主治】清热利尿，祛痰，凉血，解毒。用于水肿尿少、热淋涩痛、暑湿泻痢、痰热咳嗽，吐血衄血，痈肿疮毒。

23. 凤尾草

【来源】本品为蕨类凤尾蕨科植物凤尾草 *Pteris multifida* Poir. 的全草或根茎。主产于云南、四川、广东、广西、湖南、江西、浙江、安徽、江苏、福建、台湾等地。药材以色绿、叶多、干燥无杂质者为佳。

【炮制】取原药材，除去杂质，洗净，沥干水分，晒八成干，切段，晒干。

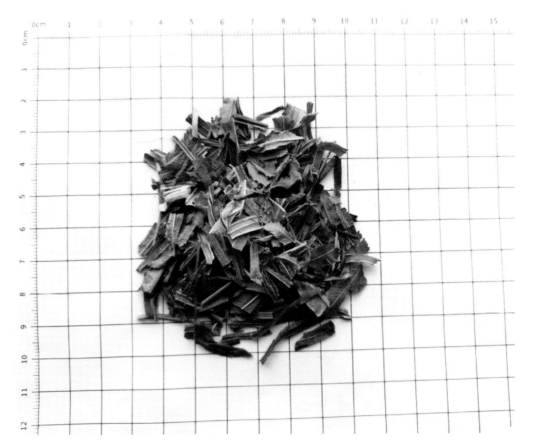

【成品性状】为不规则段，根、茎、叶混合。根茎黄绿色，叶片灰绿色或草绿色，叶柄细而有棱，光亮，黄绿色或暗棕绿色；偶有棕色孢子囊群。气微，味淡或稍涩。

【性味与归经】微苦，凉。归肝、胃、大肠经。

【功能与主治】清热利湿，凉血止血，消肿解毒。用于痢疾，黄疸，肝炎，胃肠炎，乳腺炎，带下，崩漏，外伤出血，烧、烫伤。

24. 仙鹤草

【来源】　本品为蔷薇科植物龙牙草 *Agrimonia pilosa* Ledeb. 的干燥地上部分。主产于浙江、江苏、湖北。药材以茎紫红色、质嫩、叶多者为佳。

【炮制】　取原药材，除去残根及杂质，用清水洗净，捞起，沥干水分，润透，切成 0.9～1.5 cm 长段，晒干，筛去灰屑。

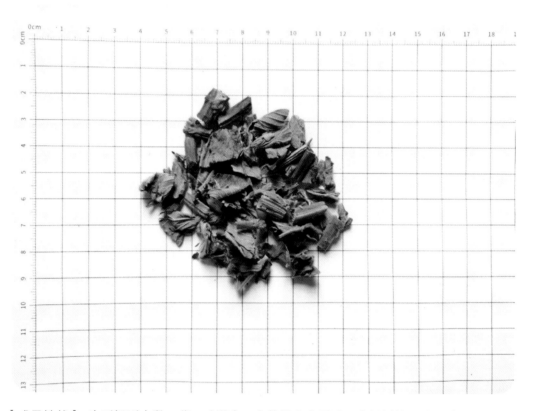

【成品性状】　为不规则小段，茎、叶混合。全体被白色柔毛，茎呈圆柱形或方柱形，表面红棕色或绿褐色，有纵沟及棱线，体轻，质硬，切面淡红棕色，中空。叶皱缩卷曲，暗绿色，质脆，易碎。气微，味微苦。

【性味与归经】　苦、涩，平。归心、肝经。

【功能与主治】　收敛止血，截疟，止痢，解毒。用于咯血，吐血，崩漏下血，疟疾，血痢，脱力劳伤，痈肿疮毒，阴痒带下。

25. 半边莲

【来源】　本品为桔梗科植物半边莲 *Lobelia chinensis* Lour. 的干燥全草。主产于湖北、湖南、江西、安徽、四川、江苏、浙江、广东等地。药材以干燥、叶绿、根黄、无泥杂者为佳。

【炮制】　取原药材，拣去杂质，抢水洗净泥土，捞起，沥干水分，晒八成干，切 0.5～1 cm 段，晒干，筛去碎屑。

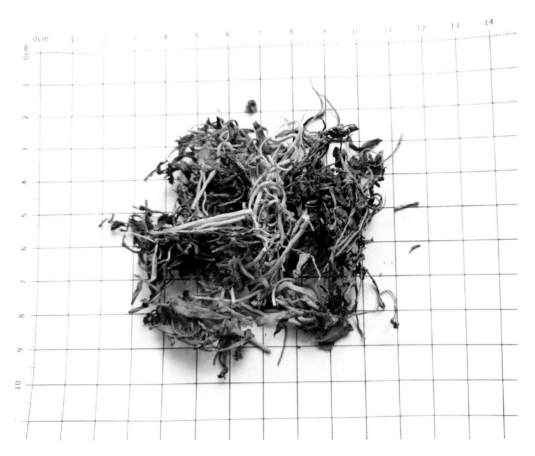

【成品性状】 为不规则小段，根、茎、叶、花混合。根圆柱形，表面淡黄色，光滑或有细纵纹，生有须根。茎细长多节，灰绿色或淡紫色，节上有残留须根。叶多皱缩或脱落，绿褐色。花基部筒状，花瓣5，花筒内密生白色毛茸。气微，味初微甘，后稍辛辣。

【性味与归经】 辛、微寒。归心、肺、小肠经。

【功能与主治】 清热解毒，利水消肿。用于大腹水肿，面足浮肿；外用于毒蛇咬伤，疔疮痈肿等。

26. 半枝莲

【来源】本品为唇形科植物半枝莲 *Scutellaria barbata* D.Don 的干燥全草。主产于江苏、浙江、湖北、安徽、福建、广东、广西、山西、陕西、云南等地。药材以干燥、均匀整齐、深绿色、味苦者为佳。

【炮制】 取原药材，除去杂质，抢水洗去泥沙，捞起，沥干水分，晒六成干，切段，晒干，筛去碎屑。

【成品性状】 为不规则小段，茎、叶、花、果实混合。茎方柱形，表面暗紫色或棕绿色。叶片多皱缩，暗绿色，花萼裂片钝或较圆；花冠二唇形，棕黄色或浅蓝紫色。果实扁球形，浅棕色。气微，味微苦。

【性味与归经】 辛、苦，寒。归肺、肝、肾经。

【功能与主治】 清热解毒，化瘀利尿。用于疔疮肿毒，咽喉肿痛，毒蛇咬伤，跌扑伤痛，水肿，黄疸。

【成品性状】　为不规则小段，茎表面棕色或暗棕红色，有纵纹，通常无毛，切面实心，下部茎节上有时具须根。叶对生，多褶皱，展平后呈宽卵形或心形，全缘，上面灰绿色或棕褐色，下面色较浅，主脉1条，明显凸起。用水浸后，对光透视，可见黑色或褐色条纹，有时可见花，花黄色。蒴果球形，光滑，带宿萼。气微，味淡。

【性味与归经】　甘、咸，微寒。归肝、胆、肾、膀胱经。

【功能与主治】　清热利湿，通淋，消肿。用于热淋，石淋，黄疸尿赤，痈肿疔疮，毒蛇咬伤，肝胆结石等。

36. 泽兰

【来源】　本品为唇形科植物毛叶地瓜儿苗 *Lycopus lucidus* Turcz. var. *hirtus* Regel 的干燥地上部分。主产于江苏、浙江、安徽等地。药材以身干、茎短、叶多、色灰绿、质嫩、完整不碎者为佳。

【炮制】　取原药材，切除残根，拣去杂质，放清水中洗净泥屑，捞起竖放，稍润至梗软，切0.5～1 cm段片，晒干，筛去碎屑。

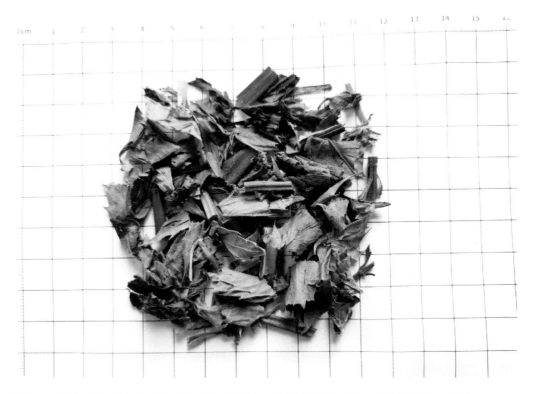

【成品性状】　为不规则小段，茎、叶、花混合。茎呈方柱形，四面均有浅纵沟，直径0.2～0.6 cm，表面黄绿色或带紫色，有白色毛茸；切面黄白色，髓部中空。叶片多皱缩，展平后呈披针形或长圆形；上表面黑绿色，下表面灰绿色，密具腺点，两面均有短毛，先端尖，边缘有锯齿，花簇生叶腋成轮状，花冠多脱落，苞片及花萼宿存，黄褐色。无臭，味淡。

【性味与归经】　苦、辛，微温。归肝、脾经。

【功能与主治】　活血化瘀，行水消肿。用于月经不调，经闭，痛经，产后瘀血腹痛，水肿。

37. 卷柏

【来源】 本品为卷柏科植物卷柏 *Selaginella tamariscina* （Beauv.）Spring 或垫状卷柏 *Selaginella pulvinata*（Hook.et Grev.）Maxim. 的干燥全草。主产于山东、辽宁、河北等地。药材以色绿、叶多、完整不碎者为佳。

【炮制】 卷柏：取原药材，除去残留须根及杂质，洗净，捞起，沥干水分，切段，晒干，筛去碎屑。

卷柏炭：取净卷柏，置热锅中，用中火加热，不断翻动，炒至表面显焦黑色，喷淋清水少许灭尽火星，取出，晾干。

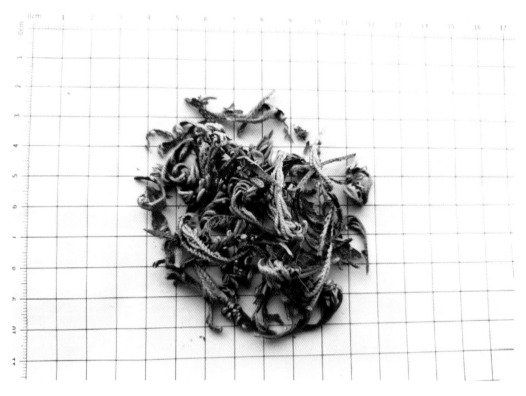

【成品性状】 为不规则小段，表面绿色或棕黄色，枝扁，枝上密生鳞片状小叶，叶先端具长芒，叶缘膜质，有不整齐的细锯齿。质脆，易折断。无臭，味淡。

卷柏炭形如卷柏段，外表黑色，内部黑褐色，质脆易碎。

【性味与归经】 辛，平。归肝、心经。

【功能与主治】活血通经。用于经闭痛经、癥瘕痞块、跌扑损伤。卷柏炭化瘀止血；用于吐血，崩漏，便血，脱肛。

38. 荆芥

【来源】 本品为唇形科植物荆芥 *Schizonepeta tenuifolia* Briq. 的干燥地上部分。主产于江苏、浙江、江西、河北、湖北等地。麻荆芥是道地药材，其以质量优良、香气浓烈而著称于国内外。药材以茎细、色紫、穗多而密、香气浓者为佳。

【炮制】　荆芥：取原药材，除去杂质及残根，喷淋清水，润透，切段，晒干，筛去碎屑。

荆芥穗：摘取花穗，除去杂质，筛去碎屑。

荆芥炭：取荆芥段，置热锅中，用中火加热，不断翻动，炒至表面黑褐色，喷淋清水少许灭尽火星，炒干后出锅，凉透。

荆芥穗炭：取净荆芥穗，置热锅中，用中火加热，不断翻动，炒至表面焦黑色，喷淋清水少许灭尽火星，炒干后出锅，凉透。

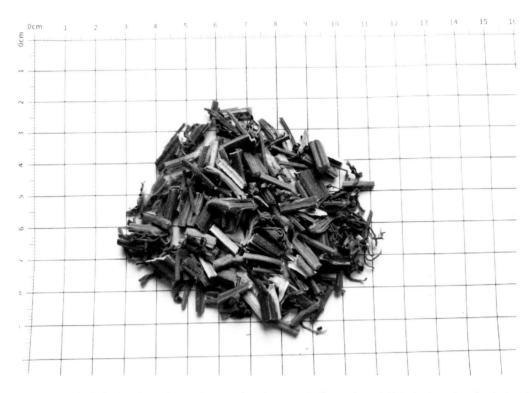

【成品性状】　荆芥为不规则小段，茎、叶、穗混合。茎呈方柱形，表面淡黄绿色或淡紫红色，被短柔毛；体轻，切面类白色。叶皱缩卷曲，破碎。花穗淡棕色或黄绿色，被短柔毛；小坚果棕黑色。气芳香，味微涩而辛凉。

荆芥穗为不规则小段，花轮生成环，层层上升，花瓣多已脱落，花萼黄绿色，内有 4 个棕黑色小坚果。质脆易碎。具强烈香气，味辛香，有清凉感。

荆芥炭形如荆芥段，表面黑褐色，内部焦黄色，味苦而稍辛香。

荆芥穗炭形如荆芥穗，表面焦黑色，内部黑褐色，味苦而辛香。

【性味与归经】　辛，微温。归肺、肝经。

【功能与主治】　解表散风，透疹；用于感冒，头痛，麻疹，风疹，疮疡初起。炒炭用于便血，崩漏，产后血晕。

39. 茵陈

【来源】　本品为菊科植物滨蒿 *Artemisia scoparia* Waldst.et Kit. 或茵陈蒿 *Artemisia capillaris* Thunb.

的干燥幼苗。全国大部分地区有生产。茵陈蒿主产于陕西、山西、安徽、湖北、河南等地。滨蒿主产于东北地区及河北、山东等地。药材以身干、质嫩、灰白色或灰绿色、无杂草、质绵软如绒、气清香浓郁者为佳。

【炮制】　取原药材，除去残根及杂质，搓碎或置石臼中捣碎，筛去灰屑。或取茵陈，除去杂质及残根，抖散，放干净水泥地面上，喷淋清水少许，拌匀，润 30 min，切碎，晾干。

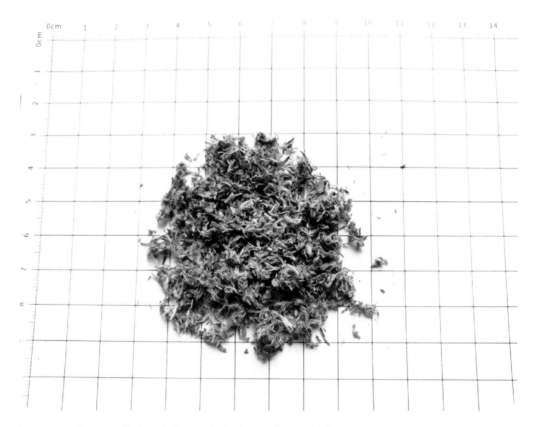

【成品性状】　呈松散的团块状，灰白色或灰绿色，全体密被白色茸毛，绵软如绒。茎细小，除去表面白色茸毛后可见明显纵纹；质脆，易折断。叶具柄，小裂片卵形或稍呈倒披针形、条形，先端锐尖。气清香，味微苦。

【性味与归经】　苦、辛，微寒。归脾、胃、肝、胆经。

【功能与主治】　清湿热，退黄疸。用于黄疸尿少，湿疮瘙痒，传染性黄疸性肝炎。

40. 香薷

【来源】　本品为唇形科植物石香薷 *Mosla chinensis* Maxim. 或江香薷 *Mosla chinensis* 'Jiangxiangru' 的干燥地上部分。主产于江西、河南、山西、江苏、浙江、云南、四川等地。商品分为以下几种。江香薷：产于江西、河南、河北者，产量大，品质佳，销往全国，并供出口。西香薷：产于江西宜春者，品质最佳，主要供出口。药材以身干、质嫩、茎基紫红、叶青绿色、气香辛烈者为佳。

【炮制】　取原药材，除去残根及杂质，用水喷淋后，稍润，切段，晒干。

【功能与主治】 发汗散寒，宣肺平喘，利水消肿。用于风寒感冒，胸闷喘咳，风水浮肿，支气管哮喘。蜜麻黄润肺止咳；多用于表证已解，气喘咳嗽。

45. 鹿衔草

【来源】 本品为鹿蹄草科植物鹿蹄草 *Pyrola calliantha* H.Andres 或普通鹿蹄草 *Pyrola decorata* H.Andres 的干燥全草。主产于浙江、安徽、贵州、陕西。药材以叶片红棕色、无杂质者为佳。

【炮制】 取原药材，拣去杂质，抢水洗去泥沙，捞起，沥干水分，稍润，切段，晒干，筛去碎屑。

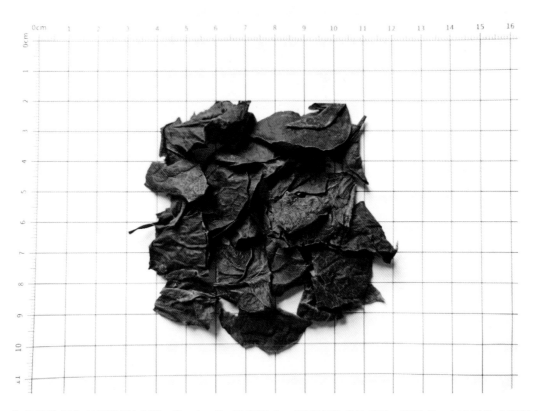

【成品性状】 为不规则小段，茎、叶、花、果实混合。茎圆柱形或具纵棱，紫褐色。叶暗绿色或紫褐色，上表面有时沿脉具白色的斑纹，下表面有时具白粉。有时可见到红褐色的花或扁球形的蒴果，气微，味淡、微苦。

【性味与归经】 甘、苦，温。归肝、肾经。

【功能与主治】 祛风湿，强筋骨，止血。用于风湿痹痛，腰膝无力，月经过多，久咳劳嗽。

46. 淡竹叶

【来源】 本品为禾本科植物淡竹叶 *Lophatherum gracile* Brongn. 的干燥茎叶。主产于浙江、江苏、安徽、湖南、四川、湖北、广东、江西。习惯以浙江杭州产叶长、色绿者为佳，俗称"杭竹叶"。药材以身干，色绿，叶片大，梗少，不带根、花穗及杂质者为佳。

【炮制】 取原药材，除去杂质及残根，抢水洗净，捞起，沥干水分，晒六成干，切段，晒干，筛去碎屑。

【成品性状】 为不规则小段，茎、叶混合，表面浅绿色或黄绿色。叶脉平行，具横行小脉，形成长方形的网格状，下表面尤为明显。体轻，质柔韧。气微，味淡。

【性味与归经】 甘、淡，寒。归心、胃、小肠经。

【功能与主治】 清热除烦，利尿。用于热病烦渴，小便短赤涩痛，口舌生疮。

47. 萹蓄

【来源】 本品为蓼科植物萹蓄 *Polygonum aviculare* L. 的干燥地上部分。全国大部分地区有产，以东北、河北、北京、河南、山西、湖北等地产量较大。药材以肥壮、叶多、质嫩、干燥、色绿、无杂质者为佳。

【炮制】 取原药材，去净杂质及根，抢水洗去泥沙，捞起，沥干水分，润软，切段晒干，筛去碎屑。

【成品性状】 为不规则小段，茎、叶、花混合。茎呈圆柱形，稍扁，表面灰绿色或棕红色，具有明显的节及致密微凸起的纵纹，节处稍膨大，有浅棕色的薄膜托叶鞘。质脆，切面有白色髓部。叶披针形至狭长椭圆形，深绿色，全缘，无毛，近无柄，但多有纵皱纹。气微弱，味稍苦。

【性味与归经】 苦，微寒。归膀胱经。

【功能与主治】 利尿通淋，杀虫，止痒。用于膀胱热淋，小便短赤，淋沥涩痛，皮肤湿疹，阴痒带下。

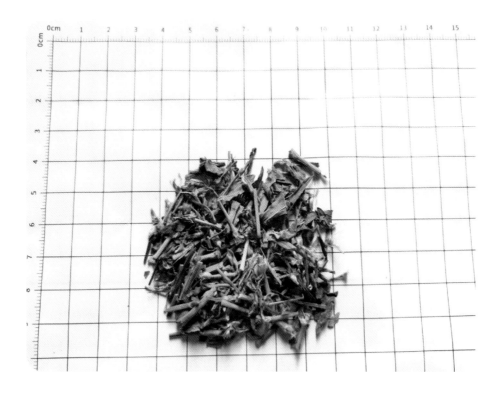

48. 鹅不食草

【来源】　本品为菊科植物鹅不食草 *Centipeda minima*（L.）A.Br.et Aschers. 的干燥全草。夏、秋二季花开时采收，洗去泥沙，晒干。主产于浙江、湖北、江苏、湖南、广东等地。药材以身干、色青绿、有花蕾、无杂质、闻之作嚏者为佳。

【炮制】　取原药材，除去杂质，抢水洗去泥沙，捞起，沥干水分，晒六成干，切段，晒干，筛去碎屑。

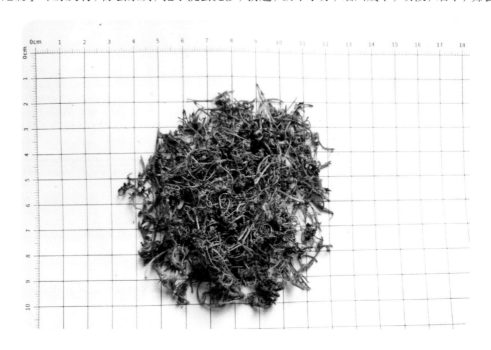

【成品性状】　为不规则小段，须根纤细，淡黄色。茎细，质脆，切面黄白色。叶小，多皱缩或破碎，灰绿色或棕褐色，头状花序黄色或黄褐色。气微香，久闻有刺激感，味苦、微辛。

【性味与归经】　辛，温。归肺、肝经。

【功能与主治】　通鼻窍，止咳。用于风寒头痛，咳嗽痰多，鼻塞不通，鼻渊。

49. 锁阳

【来源】　本品为锁阳科植物锁阳 *Cynomorium songaricum* Rupr. 的干燥肉质茎。主产于甘肃、新疆、内蒙古。药材以粗壮、质硬、体重、断面油润者为佳。

【炮制】　取原药材，除去杂质，洗净，捞起，沥干水分，放缸中闷润透，切薄片，晒干。

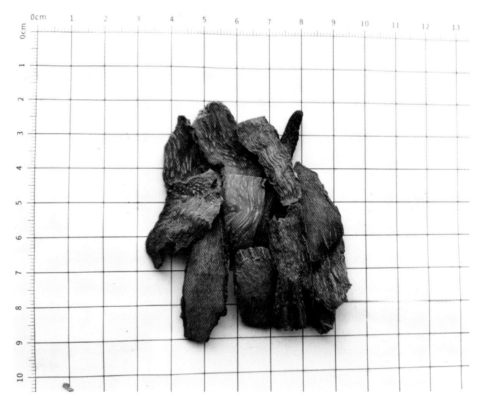

【成品性状】　为不规则或类圆形薄片，表面棕色或棕褐色，粗糙，具明显纵沟及不规则凹陷，切面浅棕色或棕褐色，较平坦，角质样，有黄色三角状维管束。质硬，气微，味甘而涩。

【性味与归经】　甘，温。归脾、肾、大肠经。

【功能与主治】　补肾阳，益精血，润肠通便。用于腰膝痿软，阳痿滑精，肠燥便秘。

50. 蒲公英

【来源】　本品为菊科植物蒲公英 *Taraxacum mongolicum* Hand. –Mazz.、碱地蒲公英 *Taraxacum borealisinense* Kitam. 或同属数种植物的干燥全草。全国大部分地区有产。药材以叶多、色灰绿、花黄、根完整、干燥、无杂质者为佳。

【炮制】　取原药材，除去杂质，抢水洗去泥沙，换清水再洗一次，捞起，沥干水分，晒六成干，扎把，切段，晒干，筛去碎屑。

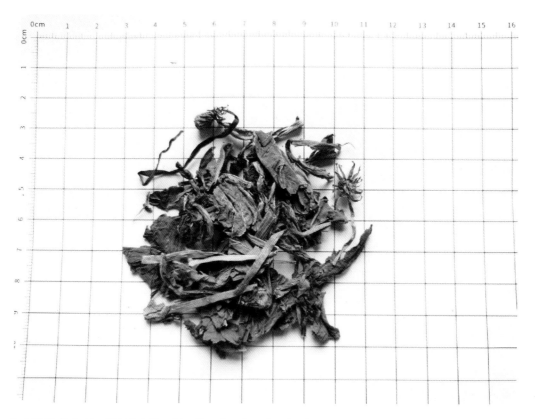

【成品性状】　为不规则小段，根、茎、叶、花混合。根棕褐色，皱缩，根头部有棕色或黄白色的茸毛。叶皱缩，绿褐色或暗灰绿色，叶背主脉明显。头状花序黄褐色或淡黄色。瘦果长椭圆形。气微，味微苦。

【性味与归经】　苦、甘，寒。归肝、胃经。

【功能与主治】　清热解毒，利尿通淋，消痈散结。用于疔毒疮肿、瘰疬目赤、便血、咳嗽、感冒等症。

51. 豨莶草

【来源】　本品为菊科植物豨莶 *Siegesbeckia orientalis* L.、腺梗豨莶 *Siegesbeckia pubescens* Makino 或毛梗豨莶 *Siegesbeckia glabrescens* Makino 的干燥地上部分。全国各地均产。药材以叶多、色深绿、枝嫩者为佳。

【炮制】　豨莶草：取原药材，除去杂质、残根及老梗，先抖下叶另放，将梗洗净，用水浸泡 2 ～ 4 h，捞起，沥干水分，放竹箩筐中，用麻袋覆盖，润透，切段，晒干，再与叶和匀。

酒豨莶草：取豨莶草段，加酒和蜂蜜及适量清水拌匀，稍闷，待酒、蜜水吸净后，置木甑或蒸笼内，放锅中隔水蒸，武火加热蒸透至黑色（4 ～ 5 h），取出，干燥。

每豨莶草 10 kg，用白酒 1 kg，蜂蜜 1 kg，水 2 kg。

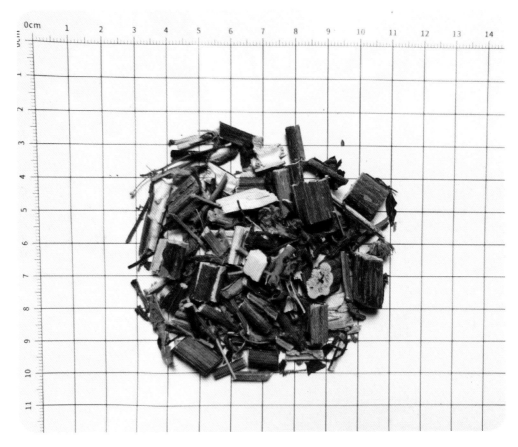

【成品性状】　豨莶草为不规则小段，茎、叶、花混合。茎呈方柱形，表面灰绿色、黄棕色或紫棕色，有纵沟及细纵纹，被灰色柔毛；节明显，略膨大；质脆，切面黄白色或带绿色，髓部宽广，类白色，中空。叶片多皱缩、卷曲，灰绿色，边缘有钝锯齿，两面皆有白色柔毛，主脉三出，有的可见黄色头状花序，总苞片匙形。气微，味微苦。

酒豨莶草形如豨莶草，表面黑色，有酒香气。

【性味与归经】　苦，寒。归肝、肾经。

【功能与主治】　祛风湿，通经络，清热解毒。用于风湿痹痛，骨节疼痛，四肢麻木，痈肿疮毒，湿疹瘙痒。

52. 墨旱莲

【来源】　本品为菊科植物鳢肠 *Eclipta prostrata* L. 的干燥全草。主产于江苏、浙江、江西、湖北、广东等地。药材以身干、色绿、叶多、无杂质者为佳。

【炮制】　取原药材，拣去杂质，除去残根，抢水洗去泥屑，捞起摊开晾六成干，切段，晒干，筛去碎屑。

【成品性状】　为不规则小段，茎、叶、花混合，全体被白色茸毛。茎圆柱形，有纵棱，表面墨绿色或绿褐色，有节，质脆，切面中央有白色的髓。叶片常皱缩、卷曲或已破碎，墨绿色，全绿或具细小锯齿，两面均被白色短毛。头状花序黄色，瘦果椭圆形而扁，棕色。气微弱，味微咸。

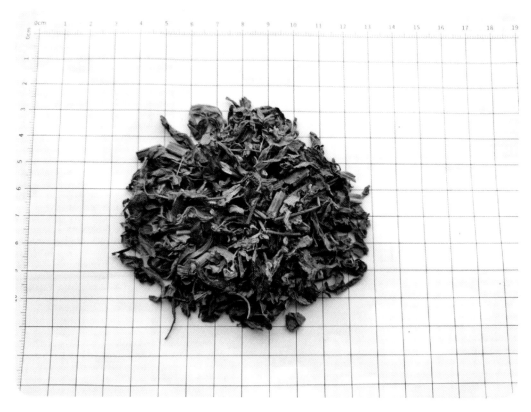

【性味与归经】 甘、酸,寒。归肝、肾经。

【功能与主治】 滋补肝肾,凉血止血。用于牙齿松动,须发早白,眩晕耳鸣,腰膝酸软,阴虚血热,吐血,衄血,尿血,血痢,崩漏下血,外伤出血等。

53. 薄荷

【来源】 本品为唇形科植物薄荷 *Mentha haplocalyx* Briq. 的干燥地上部分。主产于江苏、江西、安徽、河北、河南、四川等地。商品分为以下几种。太仓薄荷:产于江苏太仓,为道地药材,品质最优。苏薄荷:产于江苏苏州、常熟、南通等地,品质亦优。河南禹州初伏产叶色绿质厚,气特香质佳。杭薄荷:产于浙江杭州地区者。药材以叶多而肥、色绿、无根、干燥、香气浓者为佳。

【商品规格】 现在薄荷的商品规格分为一等、二等和统货。

一等:干货。茎多呈方柱形,呈紫棕色或绿色,棱角处有茸毛,质脆,断面白色,髓部中空,叶上表面深绿色,下表面黄绿色,揉搓后有浓郁的特殊清凉香气,味辛。无根、老茎;无杂质,无虫蛀、霉变;叶不得少于50%。

二等:干货。茎多呈方柱形,呈绿色,棱角处有茸毛,质脆,断面白色,髓部中空,叶上表面深绿色,下表面黄绿色,揉搓后有清凉香气,气淡,味辛。无根、老茎;无杂质,无虫蛀、霉变;叶不得少于50%。

统货:干货。茎多呈方柱形,呈紫棕色,棱角处有茸毛,质脆,断面白色,髓部中空,叶呈黄棕色,揉搓后清凉香气,气淡,味辛。无根、老茎;稍有杂质,无虫蛀、霉变;叶不得少于40%。

【炮制】　薄荷叶：拣尽杂质及粗梗，用簸箕簸起薄荷叶，用筛筛去细梗及灰尘。

薄荷梗：抢水洗去泥沙，捞起，置筐中润透后取出，切3 cm段，于通风处晾干。

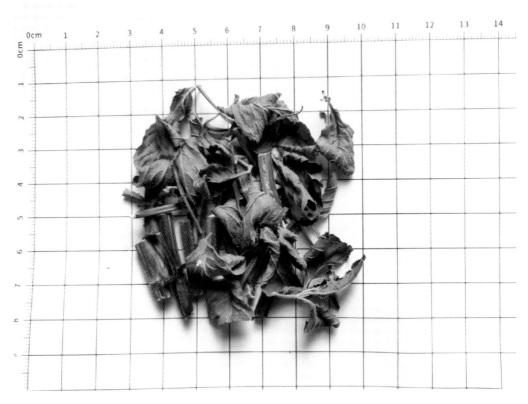

【成品性状】　薄荷叶叶片卷曲而皱缩，多破碎，上面深绿色，下面浅绿色，具白色茸毛；质脆。气香，味辛。

薄荷梗为不规则小段，方柱形，黄褐色带紫，或绿色，有节，表面被白色茸毛，棱角处较密，质脆，切面类白色，中空。花冠黄棕色。气香，味辛。

【性味与归经】　辛、凉。归肺、肝经。

【功能与主治】　疏散风热，清利咽喉，透疹。用于感冒风热、温病初起有表证者，咽喉红肿疼痛，麻疹透发不畅。

注：过去武汉市薄荷入药，只用叶。苏州产薄荷又称龙脑薄荷，以整枝用纸包裹好，单枝销售，茎呈螺旋状或扁牙状，叶多绿色，分枝呈红褐色，质稍软。商品薄荷中时常掺有同科植物留兰香，药材形状相似，唯叶柄非常短，上、下表面棕色，有浓郁的留兰香气味，味辛。购买使用时要注意。

54. 瞿麦

【来源】　本品为石竹科植物瞿麦 *Dianthus superbus* L.或石竹 *Dianthus chinensis* L.的干燥地上部分。主产于河北、东北、江苏、浙江、河南、湖北等地。药材以茎嫩、色青绿、穗多、叶密者为佳。

【炮制】　取原药材，拣去杂质，除去残留须根，清水洗净泥屑，捞起，沥干水分，润软，切0.3～0.5 cm段，晒干，筛去碎屑。

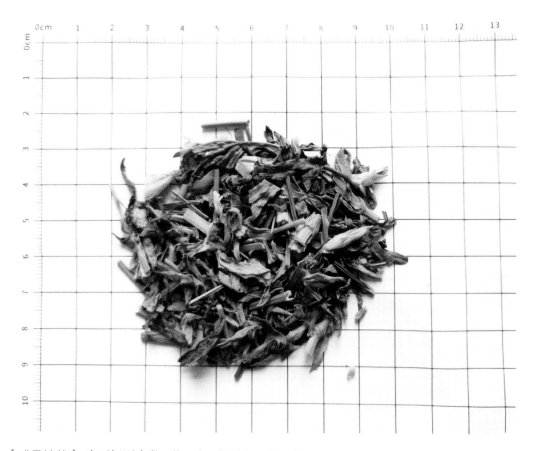

【成品性状】　为不规则小段，茎、叶、花混合。茎圆柱形，表面淡绿色或黄绿色，光滑无毛，节明显，略膨大，切面中空。叶多皱缩，展平叶片呈条形至条状披针形。花萼筒状，花瓣棕紫色或棕黄色，卷曲，先端深裂成丝状。蒴果长筒形，与宿萼等长。种子细小，多数。气臭，味淡。

【性味与归经】　苦，寒。归心、小肠经。

【功能与主治】　利尿通淋，破血通经。用于热淋，血淋，石淋，小便不通，淋沥涩痛，经闭。

55. 鱼腥草

【来源】　本品为三白草科植物蕺菜 *Houttuynia cordata* Thunb. 的干燥地上部分。夏季茎叶茂盛、花穗多时采割，除去杂质，晒干。主产于江苏、浙江、江西、安徽、河南、湖北、四川、云南、贵州、广东、广西。药材以干燥无根、茎软、淡红褐色，茎叶完整，无泥土，鱼腥气浓，无杂草者佳。

【炮制】　取原药材，拣去杂质及残根，抢水洗净，捞起摊晾八成干，切 0.3～0.5 cm 段片，晒干，筛去碎屑。

【成品性状】　为不规则小段，茎、叶、花混合。茎棕黄色或灰绿色，扁圆柱形，皱缩中空。叶多皱缩破碎。花序穗状，有鱼腥气，味微涩。

【性味与归经】　辛，微寒。归肺经。

【功能与主治】　清热解毒，消痈排脓，利尿通淋。用于肺痈吐脓，痰热喘咳，热痢，热淋，痈肿疮毒。

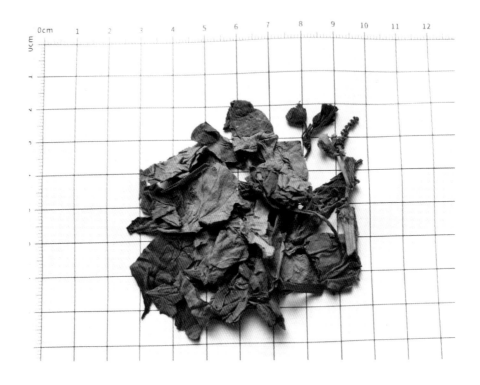

56. 千里光

【来源】　本品为菊科植物千里光 *Senecio scandens* Buch.–Ham. 的地上部分。夏、秋季枝叶茂盛、花将开放时采割，晒干。产于江苏、浙江、广西、四川。药材以色绿、叶多者为佳。

【炮制】　取原药材，摘除杂草，除去残根，洗净，捞起放筐中沥干水分，伏润透，切5分长段，晒干。

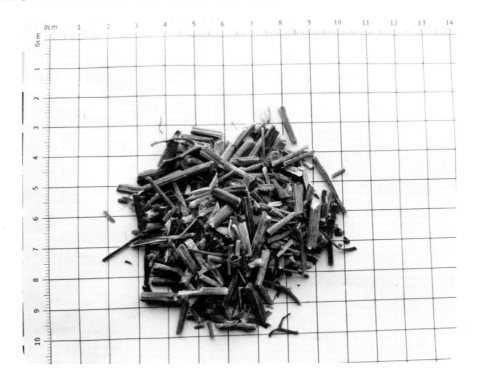

【成品性状】 为段片，茎圆柱状，表面棕黄色；质坚硬，断面髓部发达，白色。叶多皱缩，破碎，完整者为椭圆状三角形或卵状披针形，基部戟形或截形，边缘有不规则缺刻，暗绿色或灰棕色，质脆。头状花序黄色。

【性味与归经】 苦，寒。归肺、肝经。

【功能与主治】 清热解毒，凉血消肿，清肝明目。用于风热赤眼，疮疖肿毒，皮肤湿疹及痢疾腹痛等症。

57. 杠板归

【来源】 本品为蓼科植物杠板归 *Polygonum perfoliatum* L. 的干燥地上部分。夏季开花时采割，晒干。产于山东、江苏、浙江、福建、江西、广东、广西、四川、湖南、贵州。药材以叶多者为佳。

【炮制】 取原药材，摘除杂草，洗净，捞起放筐中沥干水分，晒至八成干时，切5分长段，晒干。

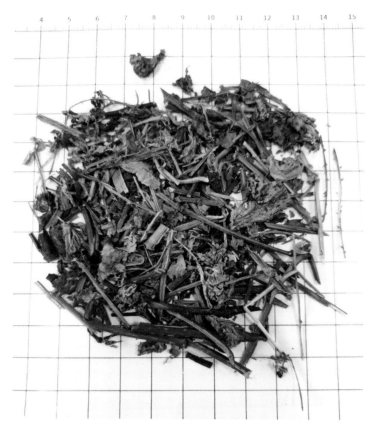

【成品性状】 为段片，茎方柱形，有棱角，紫红色或紫棕色，棱角上有倒生钩刺，节略膨大；切面黄白色，有髓心或中空。叶片多皱卷，展平后近等边三角形，灰绿色至红棕色，下面叶脉及叶柄均有倒生钩刺。总状花序顶生或生于上部叶腋；花小，多卷缩或脱落。气微，味微酸。

【性味与归经】 酸，寒。归肺、膀胱经。

【功能与主治】 清热解毒，利咽祛湿。用于热毒咽喉肿痛，肺热咳嗽，湿热黄疸，水肿，慢性湿疹，瘰疬，疥癣，下肢关节肿痛，淋浊，痢疾等。

58. 垂盆草

【来源】　本品为景天科植物垂盆草 *Sedum sarmentosum* Bunge 的新鲜或干燥全草。夏、秋二季采收，除去杂质。鲜用或干燥。主产于辽宁、河北、山西、陕西、江苏、安徽、浙江、江西、福建、河南、湖北、湖南、四川、贵州。药材以茎淡红褐色、粗壮、无杂质者为佳。

【炮制】　取原药材，摘除杂草，洗净，捞起沥干水分，晒至八成干时，切 5 分长段，晒干。

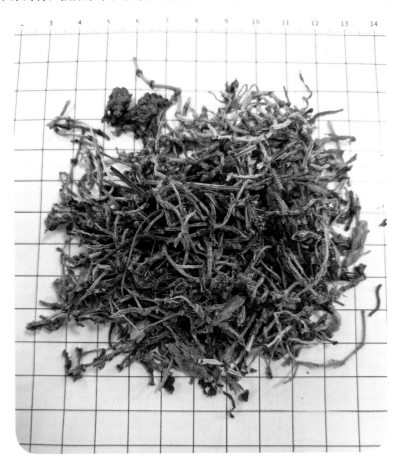

【成品性状】　为段片，茎纤细，表面黄绿色或淡褐色，部分节上可见纤细的不定根。3 叶轮生，叶片倒披针形至矩圆形，绿色，肉质，先端近急尖，基部急狭，有距。气微，味微苦。

【性味与归经】　甘、淡，凉。归肝、胆、小肠经。

【功能与主治】　清利湿热，解毒。用于湿热黄疸，小便不利，痈肿疮疡，急、慢性肝炎。

59. 鬼针草

【来源】　本品为菊科植物鬼针草 *Bidens bipinnata* L. 的全草。在夏、秋二季开花盛期，收割地上部分，拣去杂草，鲜用或晒干。全国大部分地区有产。药材以色绿、叶多者为佳。

【炮制】　取原药材，除去杂质及残根，洗净，根部朝下，按顺序摆放在洁净水泥地面上，经常淋水润透，切 5 分长段，晒干。

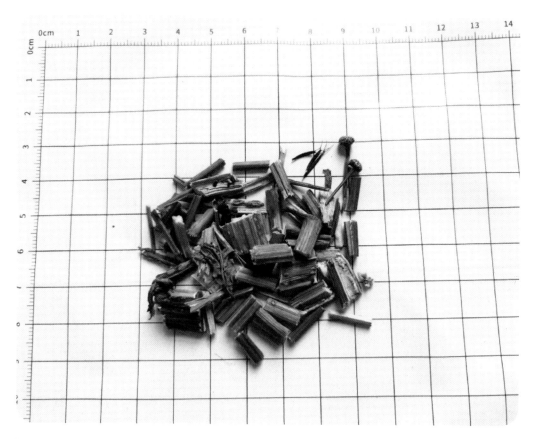

【成品性状】　为段片，茎略呈方形，紫褐色，有纵向棱槽。叶多皱缩、破碎，常脱落。瘦果长圆柱形，具多数倒生的小刺，有时带有头状花序。气微，味淡。

【性味】　苦、平。

【功能与主治】　清热，解毒，散瘀，消肿。用于疟疾，腹泻，痢疾，肝炎，急性肾炎，胃痛，噎膈，肠痛，咽喉肿痛，跌打损伤，蛇虫咬伤。

60. 穿心莲

【来源】　本品为爵床科植物穿心莲 *Andrographis paniculata*（Burm. f.）Nees 的干燥地上部分。秋初茎叶茂盛时采割，晒干。主产于广东。湖北有产。药材以色绿、叶多者为佳。

【炮制】　取原药材，除去杂质，抢水洗净，放蒲包内淋水润透，切5分长段，晒干。

【成品性状】　为段片，茎呈方柱形，节稍膨大，表面绿色，质脆，易折断。叶片皱缩、易碎，完整者展开后呈披针形或卵状披针形，先端渐尖，基部楔形下延，全缘或波状；上表面绿色，下表面灰绿色，两面光滑。气微，味极苦。

【性味与归经】　苦，寒。归心、肺、大肠、膀胱经。

【功能与主治】　清热解毒，凉血，消肿。用于感冒发热，咽喉肿痛，口舌生疮，顿咳劳嗽，泄泻痢疾，热淋涩痛，痈肿疮疡，毒蛇咬伤。

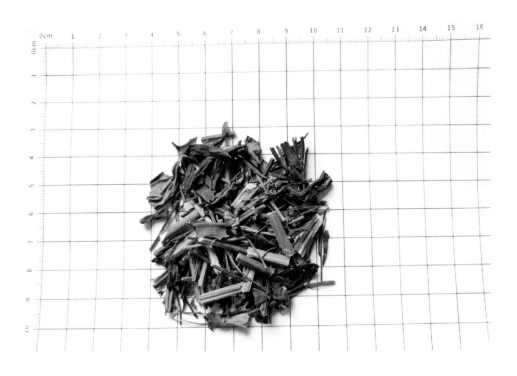

61. 海金沙草

【来源】本品为海金沙科植物海金沙 *Lygodium japonicum*（Thunb.）Sw. 的干燥全草。秋季采割藤叶，打下孢子（海金沙），将藤叶扎把，晒干。主产于华东、中南、西南各地，湖北有产。药材以无杂质者为佳。

【炮制】取原药材，拣净杂草，抢水洗净，捞起，置筐中沥干水分，晒八成干时，切寸许长段，晒干。

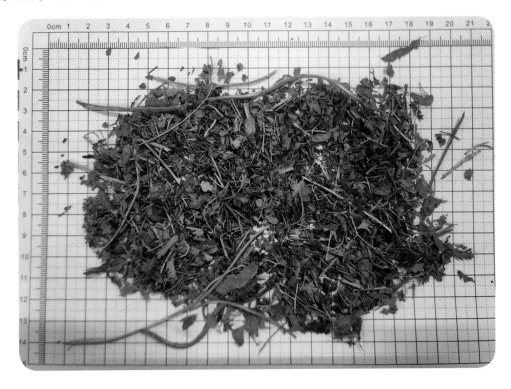

【成品性状】　为段片，茎纤细，扭曲，禾秆色。叶草质皱缩。营养叶尖三角形，二回羽状，孢子叶卵状三角形，体轻，质脆，易折断，断面中央黄色。气微，味淡。

【性味与归经】　甘，寒。归膀胱、小肠经。

【功能与主治】　清热解毒，利水通淋。用于尿路感染，尿路结石，白浊带下，小便不利，肾炎水肿，湿热黄疸，感冒发热，咳嗽，咽喉肿痛，肠炎，痢疾，烫伤，丹毒。

62. 猪殃殃

【来源】　本品为茜草科植物猪殃殃 *Galium spurium* L. 的干燥全草。夏季采收，鲜用或晒干。全国大部分地区有产。药材以带花果、无杂质者为佳。

【炮制】　取原药材，拣净杂草，清水洗净，捞起，置筐中沥干水分，晒八成干时，切寸许长段，晒干。

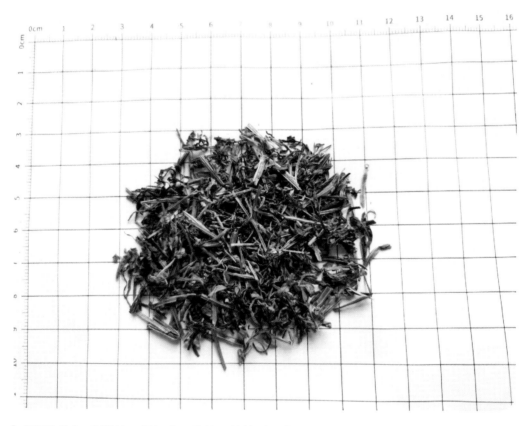

【成品性状】　为段片，根细小，茎呈四棱柱形，表面灰绿色或绿褐色，棱上有侧生刺毛；质脆，易折断，断面中空。叶片多卷缩或破碎，完整者呈线状披针形或近倒披针形，边缘及下面中脉有倒生刺毛。花小，易脱落。果小，由2个球形分果爿组成，绿褐色，密生白色钩毛。气微，味淡。

【性味】　辛、苦，凉。

【功能与主治】　清热解毒，利尿消肿。用于感冒，牙龈出血，急、慢性阑尾炎，泌尿系感染，水肿，痛经，崩漏，带下，癌症，白血病；外用于乳腺炎初起，痈疖肿毒，跌打损伤。

63. 紫金牛

【来源】 本品为紫金牛科植物紫金牛 *Ardisia japonica*（Thunb.）Blume 的干燥全草。全年可采，洗净，晒干。主产于陕西、福建、江西、湖南、四川、江苏、浙江、贵州、广西、云南等地。药材以茎红棕色、叶绿色者为佳。

【炮制】 取原药材，除去杂质，摘去根，洗净捞起，置筐中伏润透，切5分长段，晒干。

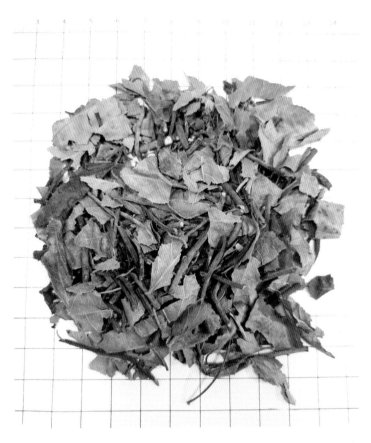

【成品性状】 为茎、叶混合段片。茎略呈扁圆柱形，表面红棕色，有细纵纹、叶痕及节；质硬，易折断。叶互生，集生于茎梢；叶片略卷曲或破碎，完整者展平后呈椭圆形，灰绿色、棕褐色或浅红棕色；先端尖，基部楔形，边缘具细锯齿，近革质。核果红色球形。气微，味微涩。

【性味与归经】 苦、辛，平。归肺、肝经。

【功能与主治】 止咳平喘，清利湿热，活血化瘀。用于咳喘，湿热黄疸，水肿，血瘀经闭，风湿痹痛，跌打损伤。

64. 辣蓼类

【来源】 红辣蓼：本品为蓼科蓼属植物辣蓼 *Persicaria orientalis* （L.）Spach 的全草。水蓼：本品为蓼科植物水蓼 *Persicaria hydropiper* （L.）Spach 的地上部分。夏、秋二季开花时采挖，除去杂质，晒干。全国大部分地区有产，药材以叶多、带花、辣味浓者为佳。

【炮制】 取原药材，除去杂质，剪去残根，清水洗净，捞起，沥干水分，晒六成干时，切寸许长段，晒干。

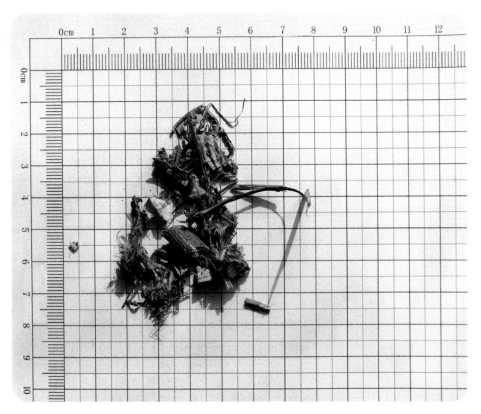

【成品性状】 为茎、叶、花混合段片。茎圆柱形，表面灰棕色或棕红色，有细棱线，节膨大；质脆，易折断，断面浅黄色，中空。叶片皱缩或破碎，完整者展平后呈披针形，先端渐尖，基部楔形，全缘，上表面棕褐色，下表面褐绿色，两面有棕黑色斑点及细小腺点；托叶鞘筒状，紫褐色，总状花序呈穗状，花被片密被腺点。气微，味辛、辣。

【性味】 辛，温。

【功能与主治】 祛风利湿，散瘀止痛，解毒消肿，杀虫止痒。用于痢疾，胃肠炎，腹泻，风湿关节痛，跌打肿痛，功能性子宫出血；外用于毒蛇咬伤，皮肤湿疹。

第六章　叶　　类

1. 紫苏叶

【来源】　本品为唇形科植物紫苏 *Perilla frutescens*（L.）Britt. 的干燥嫩枝叶。主产于江苏、湖北、湖南、浙江等地。药材以叶完整、色紫、分枝少、香气浓者为佳。

【炮制】　取原药材，除去杂质及老梗，置筐中喷淋清水，润透，切段，晒干。

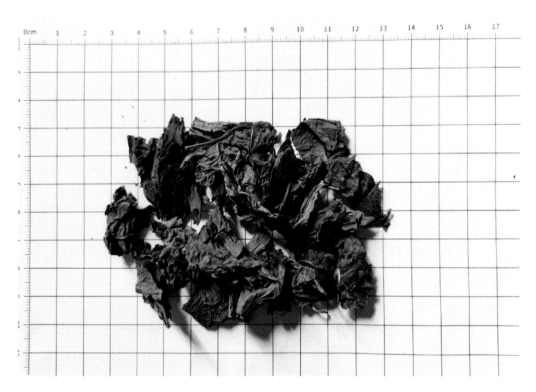

【成品性状】　为不规则小段，茎、叶混合。茎方形，紫绿色，切面中部有髓，白色。叶多皱缩卷曲、破碎，边缘具圆锯齿，两面紫色或上表面绿色，疏生灰白色毛，质脆。气清香，味微辛。

【性味与归经】　辛，温。归肺、脾经。

【功能与主治】　解表散寒，行气和胃。用于风寒感冒，咳嗽呕恶，妊娠呕吐，鱼蟹中毒。

2. 棕榈

【来源】　本品为棕榈科植物棕榈 *Trachycarpus fortunei*（Hook.f.）H.Wendl. 的干燥叶鞘纤维及叶柄。主产于湖南、四川、广东、广西、福建等地。药材棕榈以片大、质厚、棕红色者为佳。棕毛以深黑、陈久者为佳。

【炮制】 棕榈：取原药材，用皂角水或碱水浸泡后，漂洗干净，晒干。

棕榈炭：取净棕榈置锅中，棕榈的量约占 2/3，上扣一口径较小的锅，两锅接合处用盐泥封固，上压重物，用武火加热，加热过程中，随时用盐泥封堵漏气的地方，至贴在扣锅边上的纸变焦黄色，放在锅顶的大米变焦黄色，停火，放 12 h，完全冷却后，去盐泥，揭开扣锅，取出棕榈炭。

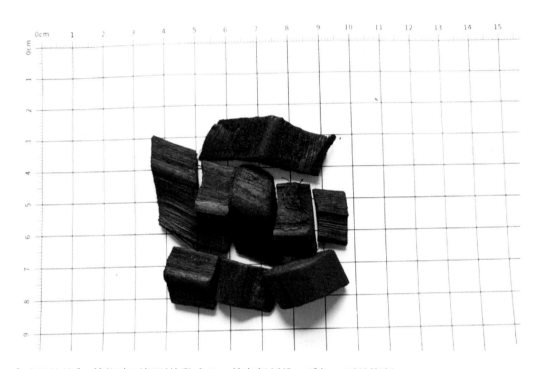

【成品性状】 棕榈为不规则的段或丝，棕色粗纤维，质韧，不易撕断。

棕榈炭形如棕榈，表面黑色，有光泽，可见纵直纹及细斜纹，质轻脆，味微苦。

【性味与归经】 苦、涩，平。归肺、肝、大肠经。

【功能与主治】 收涩止血。用于吐血，衄血，尿血，便血，崩漏下血。

注：过去入药的棕榈均为回收的陈棕榈，煅炭前均用皂角水或碱水浸泡，反复漂洗晒干后煅制。

3. 大青叶

【来源】 本品为十字花科植物菘蓝 *Isatis indigotica* Fort. 的干燥叶。主产于江苏、安徽、浙江、河南、河北、山东等地。药材以叶大、不破碎、无柄、净叶、色黑绿者为佳。

【炮制】 取原药材，除去杂质，抢水洗去泥沙，捞起，沥干水分，晒六成干，切段，晒干。

【成品性状】 大青叶为不规则破碎叶片，多皱缩卷曲，上表面暗灰绿色，有的可见色较深稍凸起的小点；全缘或微波状，质脆。气微，味微酸、苦、涩。

【性味与归经】 苦，寒。归心、胃经。

【功能与主治】 清热解毒，凉血消斑。用于温邪入营，高热神昏，发斑发疹，黄疸，热痢，痄腮，喉痹，丹毒，痈肿。

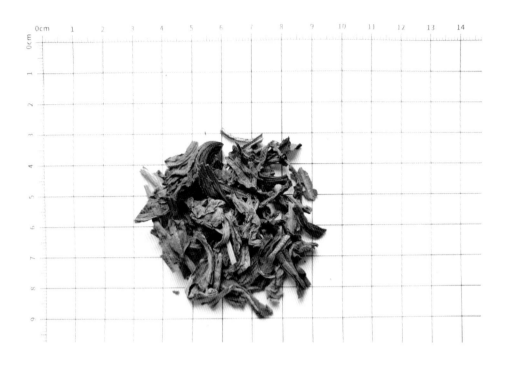

4. 功劳叶

【来源】　本品为冬青科植物枸骨 *Ilex cornuta* Lindl.ex Paxt. 的干燥叶。主产于江苏苏州、河南信阳、湖北、安徽等地，以江苏产量最大，药材以叶大完整、色绿者为佳。

【炮制】　取原药材，除去杂质，洗净，捞起，放在竹筐内，上盖湿麻袋，润透，切丝，晒干，筛去碎屑。

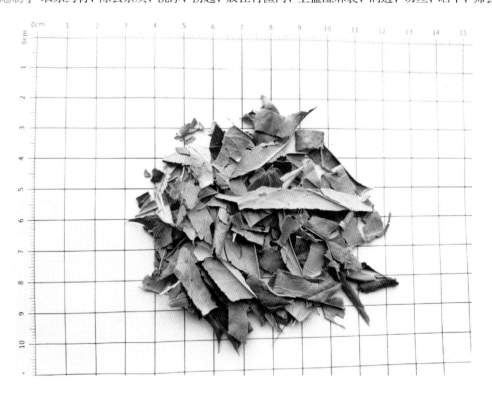

【成品性状】　为不规则丝片状，多卷曲，表面黄绿色而有光泽，背面灰黄色或暗灰色。叶缘带刺。气无，味微苦。

【性味与归经】　苦，凉。归肝、肾经。

【功能与主治】　凉血平肝，益肾阴。用于头昏头痛，耳鸣目眩，腰痛，高血压。

5. 艾叶

【来源】　本品为菊科植物艾 *Artemisia argyi* Lévl. et Vant. 的干燥叶。主产于山东、安徽、湖北、河北等地。商品分以下几种。五月艾：五月叶片肥盛、尚未开花时采集，品质较佳。陈艾：叶片背面呈灰白色，茸毛较多，香气浓郁，放置陈久者，习以为佳。蕲艾：湖北蕲州产者为佳，品质最优。北艾：产于河南汤阴，品质亦优。药材均以干燥、叶下表面灰白色，茸毛多、香气浓郁、无杂质者为佳。

【炮制】　艾叶：取原药材，拣净杂质，去梗，筛去泥屑。

醋艾炭：取净艾叶，将团块掰散，置热锅内，用武火加热，翻炒至表面七成变黑色，喷淋米醋，再微炒拌匀，取出并喷淋清水少许，灭尽火星，过铁丝筛，摊凉，干燥。

每艾叶 10 kg，用米醋 1.5 kg。

艾绒：取新鲜艾叶，晒六成干，摘去梗及杂质，放石臼中擂后，取出，挤去水，晒干为艾绒。晒干品不易捣成绒，在石臼中擂后易成碎片；半干品在石臼中擂后易成绒。

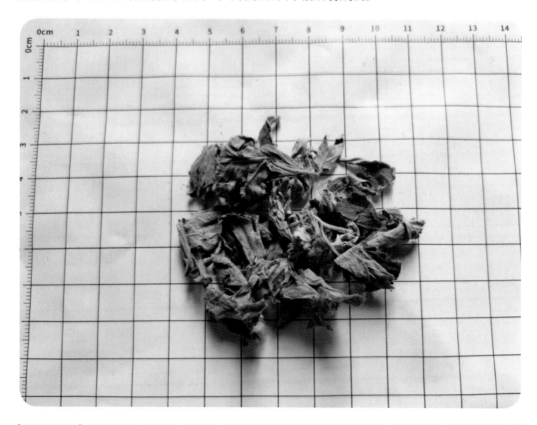

【成品性状】　艾叶的叶多皱缩，破碎。完整叶片展开后呈卵状椭圆形，羽状深裂，裂片椭圆状披针形，边缘有不规则粗锯齿。上表面灰绿色或深黄绿色，疏生蛛丝状柔毛及白色腺点，下表面密生灰白色茸毛。

有短柄。质柔软。气清香，味苦。

醋艾炭形如艾叶，表面焦黑色，呈条状，具醋气味。

艾绒呈团绒状，灰绿色，质柔软而韧，用手捻之似棉花。

【性味与归经】　辛、苦，温；有小毒。归肝、脾、肾经。

【功能与主治】　散寒止痛，温经止血。用于小腹冷痛，经寒不调，宫冷不孕，吐血，崩漏经多，妊娠下血；外用于皮肤瘙痒。

6. 石韦

【来源】　本品为水龙骨科植物庐山石韦 *Pyrrosia sheareri*（Bak.）Ching.、石韦 *Pyrrosia lingua*（Thunb.）Farwell 或有柄石韦 *Pyrrosia petiolosa*（Christ）Ching 的干燥叶。主产于江苏、河南、湖北、四川、安徽、广东、山东、浙江等地。商品中按叶的大小分为大叶石韦和小叶石韦两类，庐山石韦、石韦及毡毛石韦为大叶石韦，有柄石韦及北京石韦为小叶石韦。药材以身干、叶大、质厚、洁净者为佳。

【炮制】　取原药材，拣净杂质，洗去泥沙，用清水再透洗一次，捞起，沥干水分，润透，切丝，晒干，筛去碎屑。

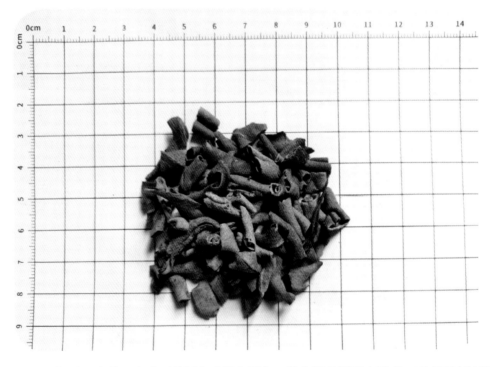

【成品性状】　为丝条状，上表面黄绿色或淡灰绿色，散布黑色圆形小凹点，下表面密被淡棕色、中心具棕红色点的星芒状鳞毛，毛较密，几乎布满整个叶片。中脉明显，在下表面凸出。叶片厚而呈革质。气微，味苦涩。

【性味与归经】　苦、甘，微寒。归肺、膀胱经。

【功能与主治】　利尿通淋，清热止血。用于热淋，血淋，石淋，小便不通，淋沥涩痛，吐血，衄血，尿血，崩漏，肺热咳嗽。

7. 石楠叶

【来源】　本品为蔷薇科植物石楠 *Photinia serrulata* Lindl. 的干燥叶。主产于江苏。药材以叶片完整、绿棕色者为佳。

【炮制】　取原药材，除去杂质，洗净，捞起，沥干水分，稍润，切丝，晒干，筛去碎屑。

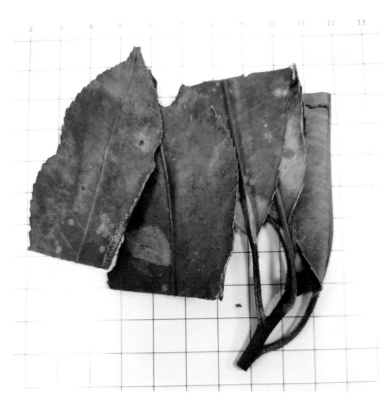

【成品性状】　呈丝片状，上面浅绿棕色至紫棕色，较光滑，主脉处稍凹陷；下表面色较浅，主脉凸起。革质，脆而易破碎。气微，味苦、涩。

【性味】　辛、苦，平；有小毒。

【功能与主治】　祛风，通络，益肾。用于风湿痹痛，腰背酸痛，足膝无力，偏头痛。

8. 枇杷叶

【来源】　本品为蔷薇科植物枇杷 *Eriobotrya japonica*（Thunb.）Lindl. 的干燥叶。主产于广东连州、清远，广西平乐、恭城、苍梧，江苏震泽、南通，浙江萧山、永嘉。商品分以下几种。广杷叶：产于广东，形大而厚，表面光滑，背面茸毛易除去，品质较佳。苏杷叶：产于江苏，产量较大，形状稍小而较薄，表面稍缩，凹凸不平，茸毛不易除去，品质较次。药材均以叶大、干燥、色绿或红棕、无黄叶、不破碎者为佳。

【炮制】　枇杷叶：取原药材，除去杂质，用板刷刷去茸毛，清水洗净，捞起，放竹箩筐中，沥干水分，润透，切丝，晒干，筛去碎屑。这种方法去毛时到处都是茸毛，易飞入人的鼻孔和粘在身体表面，对人体有影响，后来改为以下步骤。取枇杷叶，清水洗一次，捞起，沥干水分，用板刷刷去叶背面的茸毛，洗净，捞起，置筐中，润透，切丝，晒干。

蜜枇杷叶：取蜂蜜过滤，置热锅中，用文火加热，沸腾后投入净枇杷叶丝，不断翻动，炒至表面黄色，不粘手，取出，放凉。

每枇杷叶丝 10 kg，用蜂蜜 2.5 ～ 3 kg。

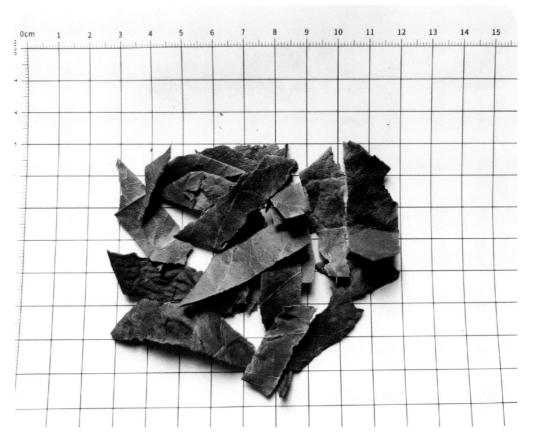

【成品性状】　枇杷叶：呈丝片状，边缘有疏锯齿，上表面灰绿色、黄棕色或红棕色，较光滑；下表面无茸毛，主脉于下表面显著凸起，侧脉羽状；革质而脆，无臭，味微苦。

蜜枇杷叶：形如枇杷叶，表面显老黄色，微显光泽，略带黏性，味微甜。

【性味与归经】　苦，微寒。归肺、胃经。

【功能与主治】　清肺止咳，降逆止呕。用于肺热咳嗽，气逆喘急，胃热呕逆，烦热口渴。

注：过去，武汉浙宁帮的葆和堂、同心堂药铺等曾自制枇杷叶膏（以枇杷叶为原料，加冰糖熬制而成），用于肺热咳嗽、胸闷等症。

9. 侧柏叶

【来源】　本品为柏科植物侧柏 *Platycladus orientalis*（L.）Franco 的干燥枝梢及叶。全国大部分地区有产，药材以枝嫩、色深绿者为佳。

【炮制】 侧柏叶：取原药材，除去硬梗及杂质，筛去碎屑。

侧柏炭：取净侧柏叶，置热锅内用武火加热，不断翻动，炒至表面七成呈焦褐色，内部焦黄色，喷淋清水少许，灭尽火星，取出，晾干。

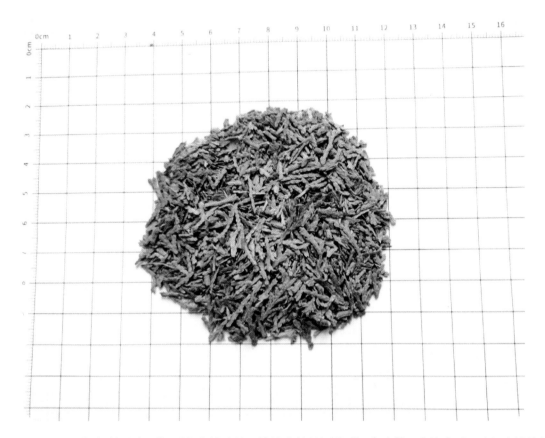

【成品性状】 侧柏叶为不规则多节枝叶片，枝梢中轴呈圆柱形，多分枝，小枝扁平。叶细小鳞片状，交互对生，贴伏于枝上，深绿色或黄绿色，先端钝圆。质脆，易折断，断面黄白色。气清香，味苦、涩、微辛。

侧柏炭形如侧柏叶，表面焦黑色，微有光泽。

【性味与归经】 苦、涩，寒。归心、肝、大肠经。

【功能与主治】 凉血，止血，止咳。用于咳嗽痰中带血，支气管炎，衄血，吐血，便血，崩漏，关节炎。

10. 竹节参叶

【来源】 本品为五加科植物竹节参 *Panax japonicus* C.A.Mey. 的干燥茎叶。主产于四川、陕西等地。药材以干燥、色绿、完整、气香者为佳。

【炮制】 取原药材，除去杂质及茎梗，抢水洗净，捞起，沥干水分，晒六成干，切丝，晒干，筛去碎屑。

【成品性状】 呈不规则的丝状，上表面黄绿色，下表面灰绿色，两面有毛，边缘及叶脉部分较密。气微香，味微苦。

【性味与归经】 苦、甘，微寒。归心、肺、胃经。

【功能与主治】　清热生津，润咽利咽，安神。用于肺热口渴，喉干舌燥，暑热伤津，头晕目眩，心烦神倦。

11. 人参叶

【来源】　本品为五加科植物人参 *Panax ginseng* C.A.Mey. 的干燥叶。主产于吉林、辽宁、黑龙江。药材以干燥、色绿、完整、气香者为佳。

【炮制】　取原药材，除去杂质，抢水洗去泥沙，捞起，沥干水分，晒六成干，切丝，晒干，筛去碎屑。

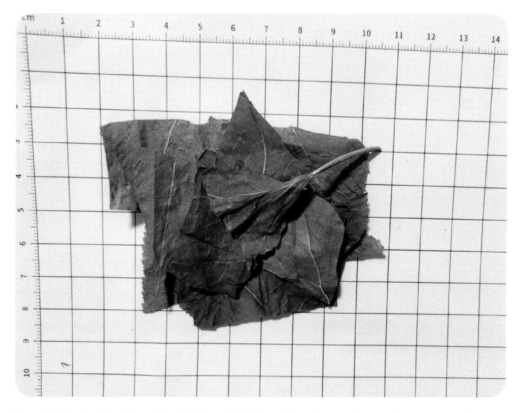

【成品性状】　呈不规则的丝状，暗绿色，边缘具细锯齿及刚毛，上表面叶脉生刚毛，下表面叶脉隆起。纸质，易碎。气清香，味微苦而甘。

【性味与归经】　苦、甘，寒。归肺、胃经。

【功能与主治】　补气，益肺，祛暑，生津。用于气虚咳嗽，暑热烦躁，津伤口渴，头目不清，四肢倦乏。

12. 荷叶

【来源】　本品为睡莲科植物莲 *Nelumbo nucifera* Gaertn. 的干燥叶。全国大部分地区有产，药材以色青绿、干燥洁净、完整者为佳。

【炮制】　荷叶：取原药材，以水洗净，剪去蒂，稍润，卷成筒状，切丝，晒干，筛去碎屑。

荷叶炭：取净荷叶，置锅内，上扣一口径略小的锅，并压以重物，扣锅上贴白纸，两锅交接处用盐黄泥封固，用武火加热煅至白纸呈焦黄色，停火，待锅凉后取出。

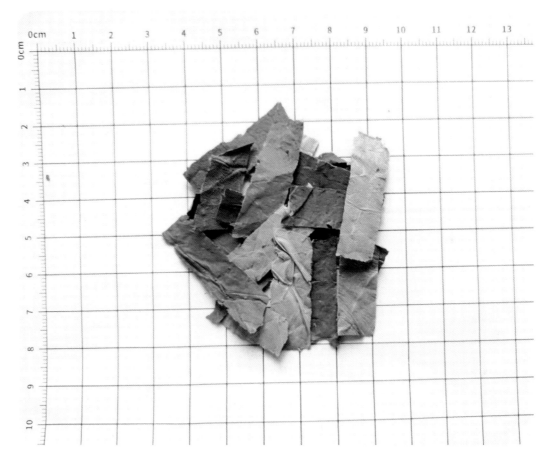

【成品性状】　荷叶呈不规则的丝状，宽 5 ～ 10 mm，上表面深绿色或黄绿色，较粗糙，下表面淡灰棕色，较光滑，全缘或稍呈波状。质脆易破碎。稍有清香气，味微苦。

荷叶炭形如荷叶，表面乌黑色。

【性味与归经】　苦，平。归肝、脾、胃经。

【功能与主治】　清热解暑，升发清阳，凉血止血。用于暑热烦渴，暑湿泄泻，脾虚泄泻，血热吐衄，便血崩漏。荷叶炭收涩化瘀止血，用于多种出血症及产后血晕。

13. 桑叶

【来源】　本品为桑科植物桑 *Morus alba* L. 的干燥叶。全国大部分地区有产，以南方育蚕区产量较大。药材以叶大、完整、干燥、色黄绿、无黑点、无霉者为佳。商品分以下几种。冬桑叶：又名霜桑叶、晚桑叶、老桑叶，为晚秋至初冬经霜后采收的桑叶，以叶大而肥、色黄橙者为佳。嫩桑叶：又名新桑叶，为春季桑叶茂盛时采收的桑叶，长于清肝明目，药材以叶大而肥、色碧绿者为佳。

【炮制】　桑叶：取原药材，除去杂质，搓碎，拣去梗柄，筛去灰屑。

炙桑叶：将锅洗净，倒适量蜂蜜于锅中，用文火加热，至蜂蜜沸腾时，加入桑叶，不断翻动，至表面焦黄色发亮，不粘手时，出锅，摊凉。

每桑叶 10 kg，用蜂蜜 2.5 kg。

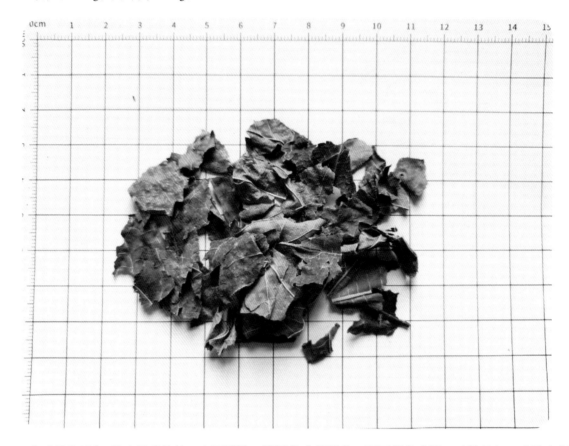

【成品性状】　桑叶呈碎片状，上面平滑，棕绿色或黄绿色，下面颜色略浅，叶脉凸起，小脉交织成网状，有时沿叶脉被短柔毛。质脆易碎。气微，味淡、微苦涩。

炙桑叶形如桑叶，表面焦黄色，油润发亮，味甜。

【性味与归经】　甘、苦，寒。归肺、肝经。

【功能与主治】　疏风解热，清肝明目，清肺润燥。用于风热外感，肺热咳嗽，目赤，眩晕。

14. 番泻叶

【来源】　本品为豆科植物狭叶番泻 *Cassia angustifolia* Vahl 或尖叶番泻 *Cassia acutifolia* Delile 的干燥小叶。主产于印度、埃及、苏丹。商品分以下几种。印度番泻叶：又名丁内末利番泻叶，为植物狭叶番泻的干燥小叶，主产于印度。埃及番泻叶：又名亚历山大番泻叶，为植物尖叶番泻的干燥小叶，主产于埃及，我国海南及云南有栽培。以上药材均以干燥、色绿、叶狭尖而片大完整、枝梗少者为佳。

【商品规格】　以前常分为以下几等。

特号叶：叶尖长，色绿，无叶轴、小枝、破碎叶片及杂质。一号叶：叶大而尖，色绿无黄叶，无叶轴、小枝及破碎叶片，杂质不超过 5%。二号叶：叶片色绿，其中含破碎叶片、黄叶及杂质不超过 8%。

时分批采收，阴干或焙干，或熏、蒸后晒干。主产于浙江、河南、安徽、河北、湖北。商品分以下几种。白菊：主产于安徽亳州，称亳菊，品质最佳。怀菊（河南）、祁菊（河北）、川菊（四川）也属于白菊，但质量较次。滁菊：主产于安徽滁州，品质亦佳。贡菊：主产于安徽歙县，亦称徽菊。过去浙江德清亦产，称德菊。杭菊：又分杭白菊和杭黄菊。本品以身干、色白（黄）、花朵完整不散瓣、香气浓郁、无杂质者为佳。以亳菊和滁菊品质较优，入药以杭菊和白菊为主。

【商品规格】 过去菊花商品主要按其产地划分为不同品别，在该基础上再划分等级，现行菊花规格标准如下。

亳菊：①一等干货，呈圆盘或扁扇形。花朵大、瓣密、肥厚、不露心，花瓣长宽、白色，近基部微带红色。体轻，质柔软。气清香，味甘、微苦。无散朵、枝叶、杂质、虫蛀，无霉变。②二等干货，呈圆盘或扁扇形。花朵中个，色微黄，近基部微带红色。气芳香，味甘、微苦。无散朵、枝叶、杂质、虫蛀、霉变。③三等干货，呈圆盘或扁扇形。花朵小，色黄或暗。间有散朵。叶棒不超过5%，无杂质、虫蛀、霉变。

滁菊：①一等干货，呈绒球状或圆形（多为头花），朵大，色粉白，花心较大，黄色。质柔。气芳香，味甘、微苦。不散瓣，无枝叶、杂质、虫蛀、霉变。②二等干货，呈绒球状圆形（即二水花）。色粉白。朵均匀，不散瓣。无枝叶、杂质、虫蛀、霉变。③三等干货，呈绒球状，朵小，色次（即尾花）。间有散瓣、并条，无杂质、虫蛀、变质。

贡菊：①一等干货，花朵较小，圆形，花瓣密、白色。花蒂绿色，花心小，淡黄色，均匀不散朵，体轻、质柔软。气芳香，味甘、微苦。无枝叶、杂质、虫蛀、霉变。②二等干货，花朵较小，圆形，色白，花心淡黄色，朵欠均匀。气芳香，味甘、微苦。无枝叶、杂质、虫蛀、霉变。③三等干货，花朵小，圆形，白色，花心淡黄色，朵不均匀。气芳香，味甘、微苦。间有散瓣。无枝叶、杂质、虫蛀、霉变。

杭白菊：①一等干货，蒸花呈压缩状。朵大肥厚，玉白色。花心较大，黄色。气清香，味甘、微苦。无霜打花、浦汤花、生花、枝叶、杂质、虫蛀、霉变。②二等干货，蒸花呈压缩状。花朵厚，较小，玉白色，心黄色，气清香，味甘、微苦。无霜打花、浦汤花、枝叶、杂质、虫蛀、霉变。

汤菊花：①一等干货，蒸花呈压缩状。朵大肥厚，色黄亮。气清香，味甘、微苦。无严重的霜打花和浦汤花、生花、枝叶、杂质、虫蛀、霉变。②二等干货，蒸花呈压缩状。花朵小，较瘦薄，黄色。气清香，味甘、微苦，间有霜打花和浦汤花。无黑花、枝叶、杂质、虫蛀、霉变。

药菊（怀菊、川菊、资菊）：①一等干货，呈圆盘或扁扇形，朵大、瓣长、肥厚。花黄白色，间有浅红色或棕红色。质松而柔。气芳香，味微苦。无散朵、枝叶、杂质、虫蛀、霉变。②二等干货，呈圆盘或扁扇形。朵较瘦小，色泽较暗。味微苦。间有散朵。无杂质、虫蛀、霉变。

【炮制】 杭菊：取菊花饼，除去杂质，置盆中，喷淋适量清水，拌匀，露润12 h，中途注意上下翻动，润透后用手将菊花一朵朵掰开，放簸箕内摊开，于通风处晾干。

白菊：取原药材，除去杂质，摘去梗柄，过筛。

【成品性状】 杭菊：为扁球形，直径15～40 mm，总苞由3～4层苞片组成，苞片卵形或长椭圆形，外围为数层舌状花，类白色或黄色，中央为管状花。气清香，味甘、微苦。

白菊：呈倒圆锥形或圆筒形，有时稍压扁呈扇状，离散。舌状花位于外围，类白色或淡黄白色，劲直、上举，管状花多数，两性，位于中央，常为舌状花所隐藏，黄色，顶端5齿裂。体轻，质柔润。气清香，味甘、微苦。

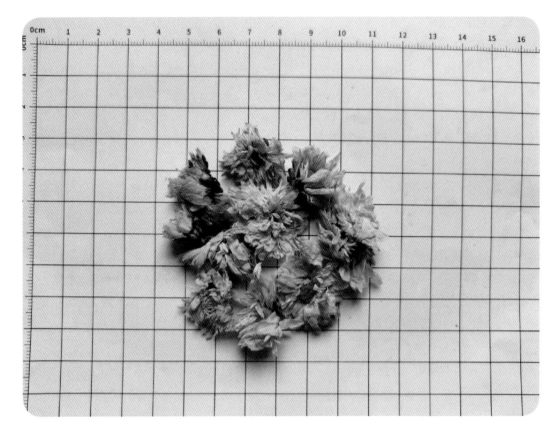

【性味与归经】　甘、苦，微温。归肺、肝经。

【功能与主治】　疏风清热，平肝明目。用于风热感冒，头痛，眩晕，目赤肿痛，眼目昏花。

4. 合欢花

【来源】　本品为豆科植物合欢 *Albizia julibrissin* Durazz. 的花序或花蕾。夏季花开放时择晴天采收，及时晒干。主产于浙江、安徽、江苏、四川等地。商品分以下几种。合欢花：又名夜合花，为植物合欢的干燥花序。呈团块状，似棉絮。药材以干燥、色淡黄棕、无泥杂、花不碎、洁净者为佳。为合欢花正品。合欢米：又名夜合米，为植物合欢的干燥花蕾。呈米粒状，不散瓣，青绿色。药材以干燥、色黄绿、无杂质、花不碎者为佳。山合花：又名山合欢花。为植物山合欢的花和花蕾，其花也作合欢花入药。

【炮制】　取原药材，除去杂质及残留的叶片及枝梗，筛去碎屑。

【成品性状】　为皱缩成团的头状花序。花细长而弯曲，长 0.7～1 cm，淡黄棕色至淡黄褐色，具短梗；花萼筒状，先端有 5 小齿；花丝细长，黄棕色至黄褐色，下部合生，上部分离，伸出花冠筒外。气微香，味淡。

【性味与归经】　甘，平。归心、肝经。

【功能与主治】　解郁安神。用于心神不安，忧郁失眠。

注：1949 年以前武汉市使用的合欢花为植物合欢的花蕾，呈黄绿色，粒状。

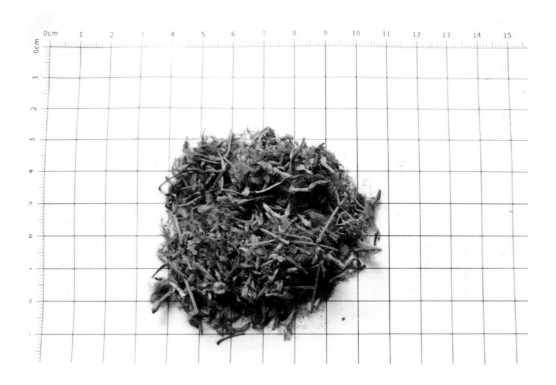

5.厚朴花

【炮制】　本品为木兰科植物厚朴 *Magnolia officinalis* Rehd.et Wils. 或凹叶厚朴 *Magnolia officinalis* Rehd. et Wils. var. *biloba* Rehd. et Wils. 的干燥花蕾。春季花未开放时采摘，稍蒸后，晒干或低温干燥。主产于四川、湖北、浙江等地。药材以完整、色棕红、香气浓者为佳。

【炮制】　取原药材，拣净杂质，去梗，抢水洗，放入米汤中稍泡，捞起，晒干，筛去碎屑。

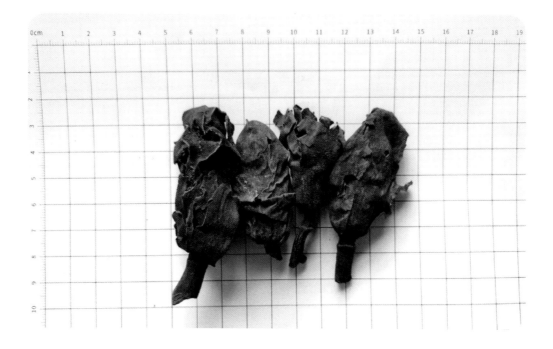

【成品性状】　呈长圆锥形，长4～7 cm，基部直径1.5～2.5 cm。红棕色至棕褐色。花被多为12片，肉质，外层的呈长方倒卵形，内层的呈匙形。雄蕊多数，花药条形，淡黄棕色，花丝宽而短。心皮多数，分离，螺旋状排列于圆锥形的花托上。质脆，易破碎。气香，味淡。

【性味与归经】　苦，微温。归脾、胃经。

【功能与主治】　理气，化湿。用于胸脘痞闷胀满，纳谷不香。

注：厚朴花花瓣紧密抱合。商品药材厚朴花个完整，不破碎，花托细长呈圆锥形，若有切为两瓣者，多为玉兰花掺入所致。玉兰花花瓣多包不紧，花托椭圆形，购买使用时要注意。

6. 月季花

【来源】　本品为蔷薇科植物月季 *Rosa chinensis* Jacq. 的干燥花。夏、秋二季选晴天采收半开放的花朵，及时摊开晾干，或用微火烘干。全国大部分地区有生产。药材以花蕾或初开花朵完整、干燥、色鲜艳、气清香者为佳。

【炮制】　取原药材，拣去杂质，摘去梗，筛去灰屑即得。

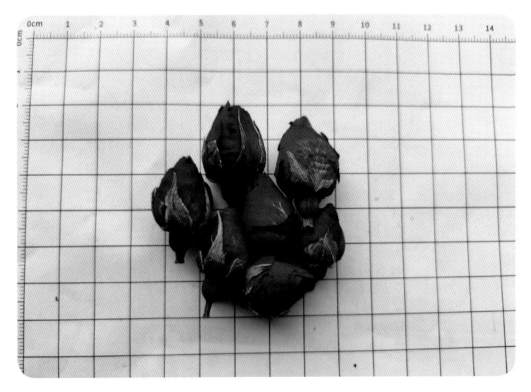

【成品性状】　本品呈类球形，直径1.5～2.5 cm。花托长圆形，萼片5，暗绿色，先端尾尖；花瓣呈覆瓦状排列，有的散落，长圆形，紫红色或淡紫红色；雄蕊多数，黄色。体轻，质脆。气清香，味淡、微苦。

【性味与归经】　甘，温。归肝经。

【功能与主治】　活血调经。用于月经不调，痛经。

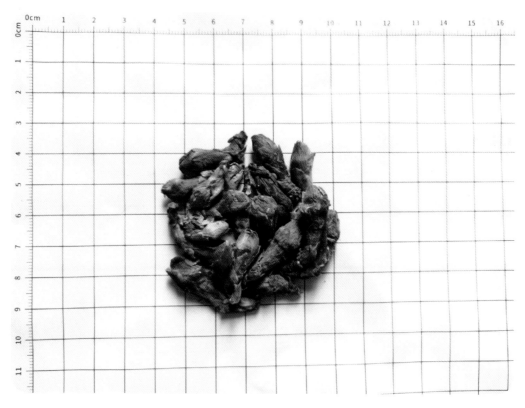

【成品性状】　款冬花：呈长圆形棒状，长 1 ～ 2 cm，直径 0.6 ～ 1 cm。色泽鲜艳，呈紫红棕色或粉紫棕色，上端较粗大、丰满而充实，向下渐细，外被鳞片状苞片，错综环抱，其内表面布满白色絮状如丝的绵毛。稍有香气，味微苦、辛，嚼之显棉絮状。

蜜款冬花：形如款冬花，表面棕黄色，有焦斑，具光泽，略带黏性，味甜。

【性味与归经】　辛、微苦，温。归肺经。

【功能与主治】　润肺下气，止咳化痰。用于新久咳嗽，喘咳痰多，劳嗽咯血。蜜款冬花偏于润肺止咳。

12. 丁香

【来源】　本品为桃金娘科植物丁香 *Eugenia caryophyllata* Thunb. 的干燥花蕾，通常在 9 月至次年 3 月，花蕾由青转为鲜红色时采收，晒干。主产于坦桑尼亚的奔巴岛和桑给巴尔岛，以及马来西亚、印度尼西亚、马达加斯加等地。我国广东有少数出产。药材以花蕾干燥、个大、饱满、色棕紫而新鲜、香气浓烈、油性足者为佳。

【商品规格】　过去，公丁香分大花、中花两种规格。大花公丁香花柄呈红棕色，朵粒饱满，俗称"玫瑰子"（有人认为产于东非及印度尼西亚、马来西亚等热带地区）；中花公丁香则花柄呈灰褐色，花蕾黄褐，朵粒瘦小（有人认为产于越南等东南亚地区）。

现丁香商品已不分等级，均为统货。

【炮制】　取原药材，除去杂质，筛去灰屑。

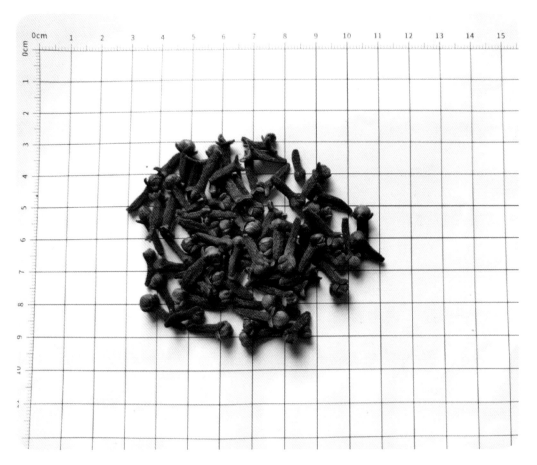

【成品性状】 呈短棒状，长 10 ~ 15 mm，上端呈圆球形，直径约 6 mm，下部圆柱形，略扁，表面红棕色或紫棕色，有细的皱纹。质坚实，断面有油性。气浓郁芳香，味辛辣麻舌。

【性味与归经】 辛，温。归胃、脾、肾经。

【功能与主治】 温中降逆，温肾助阳。用于脾胃虚寒，呃逆，呕吐，反胃，痢疾，心腹冷痛，疝气。

注：丁香商品中，有的经蒸提油后出售或掺在丁香中出售。丁香提油后，表面皱缩，色较浅，质轻，放在水中漂在水面，用指甲刻画现油少，购买时要注意。

13. 木槿花

【来源】 本品为锦葵科植物木槿 *Hibiscus syriacus* L. 的干燥花。夏、秋二季选晴天早晨，花半开时采摘，晒干，全国大部地区有生产，主产于湖北、江苏、河南、河北、陕西等地。药材以身干、朵大、个完整、萼绿瓣白者为佳。

【炮制】 取原药材，拣去杂质，摘除梗柄，筛去灰屑。

【成品性状】 花呈皱缩团状。长约 3 cm，宽约 1.5 cm。苞片 6 ~ 7 枚，线状。花萼钟状，灰绿色，先端 5 齿裂，苞片、花萼外面均被有细毛及星状毛。花瓣皱缩卷折，白色，其底部有白毛，单瓣或重瓣；中间有雄蕊多数，花丝基部联合成筒状。香气微弱，味甘。

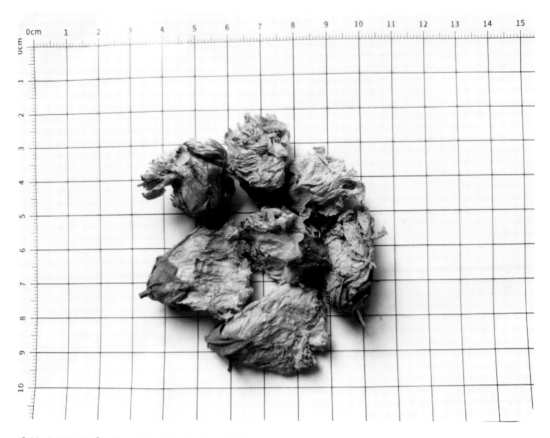

【性味与归经】　甘、苦，凉。归脾、肺经。

【功能与主治】　清热，利湿，凉血。用于肠风血痢，带下，便血，风痰壅逆，反胃吐食。

14. 梅花

【来源】　本品为蔷薇科植物梅 *Prunus mume*（Sieb.）Seib. et Zucc. 的干燥花蕾。1—2 月采集含苞待放的花蕾，摊置席上，晒干。雨天可用炭火烘干。主产于江苏、浙江等地。商品分家梅与野梅，均可入药。家梅为白花绿萼，花瓣多，俗称"白梅花"或"绿萼梅"，其质量较佳。亦有为红衣、黄萼者，俗称"红梅花"，药用较少。野梅为白花黄萼，花瓣少，质量较次。药材以身干、匀净、颜色鲜艳、含苞未放、萼绿花白、气味芳香者为佳。

【炮制】　取原药材，拣去杂质，摘去梗，筛去灰土。

【成品性状】　花蕾呈圆球形，直径 4～8 mm，苞片 3～4 层，褐色鳞片状，萼片 5 枚，灰绿色或淡黄褐色，卵圆形，覆瓦状排列，基部与花托愈合。花瓣通常卷折皱缩，白色或黄白色，倒广卵形，有红棕色脉纹从基部射出。内有多数雄蕊着生于花托边缘，中心有长卵形子房，密生细毛，并有一细长花柱，质轻。气清香，味淡、微涩。

【性味与归经】　酸、涩，平。归肝、肺经。

【功能与主治】　疏肝，和胃，化痰。用于梅核气，肝郁气滞，食欲不振，头晕，瘰疬。

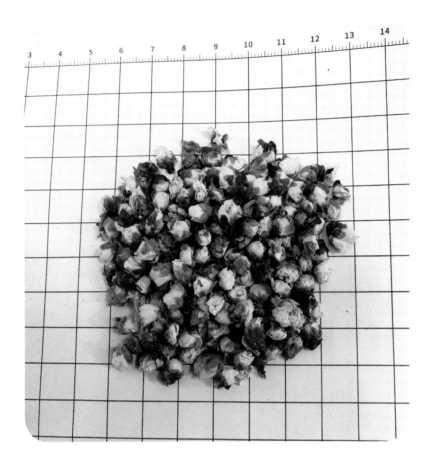

15. 红花

【来源】本品为菊科植物红花 *Carthamus tinctorius* L. 的干燥花。夏季花由黄变红时采摘，取管状花，注意勿伤基部的子房，除去杂质，阴干或微火烘干，此时质较软、色深红最佳（采收花朵时，应趁早晨露水未干、苞叶锐刺较软时进行，但不宜过早）。主产于河南、浙江、四川、新疆等地。

【商品规格】过去红花商品仅按产地不同划分。商品分以下几种。杜红花：产于浙江宁波，质佳。怀红花：又名淮红花，产于河南温县、沁阳、武陟一带，质亦佳，为道地药材。散红花：产于河南商丘、延津一带，质亦佳。大散红花：产于山东。川红花：产于四川简阳。南红花：产于我国南方（一说指产于四川南充）。西红花：产于陕西。云红花：产于云南大理、楚雄、凤庆、永胜一带，红花色多金黄，油足色润。草红花：产于新疆，红花具特异香气，味微苦。花片长、色鲜红、质柔软。药材均以花色红黄、鲜艳、干燥、质柔软者为佳。

现行红花标准如下。

一等品：干货。管状花皱缩弯曲，成团或散在。表面深红色或鲜红色，微带黄色。质柔软。有香气，味微苦。无枝叶、杂质、虫蛀、霉变。二等品：干货。管状花皱缩弯曲，成团或散在。表面浅红色、暗红色或淡黄色。质较软。有香气，味微苦。无枝叶、杂质、虫蛀、霉变。

【炮制】取原药材，拣去杂质，除去茎叶、蒂头，筛去灰屑。

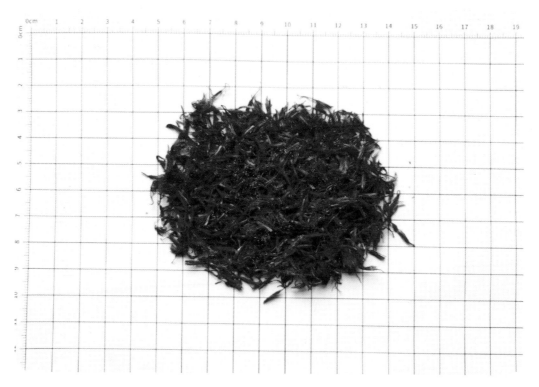

【成品性状】　为散乱的花朵，长约 1.5 cm，橙红色，花管狭细，先端 5 裂。裂片狭线形，长 5 ～ 7 mm，雄蕊 5 枚，花药黄色，联合成管，高出裂片之外，其中央有柱头露出。具特异香气，味微苦。

【性味与归经】　辛，温。归心、肝经。

【功能与主治】　活血通经，祛瘀止痛。用于经闭，癥瘕，难产，死胎，产后恶露不行，瘀血作痛，痈肿，跌扑损伤。

16. 谷精草

【来源】　本品为谷精草科植物谷精草 *Eriocaulon buergerianum* Koern. 的干燥带花茎的头状花序。秋季采收，将花序连同花茎拔出，晒干。主产于江苏苏州、宜兴、溧阳，浙江吴兴、湖州，湖北黄冈、咸宁、孝感等地。药材以身干、花序大而紧密、色灰白、花茎短、黄绿色、无杂质者为佳。

【炮制】　取原药材，拣去杂质，用清水洗去泥沙，捞起，晾干水分，晒六成干，切 6 ～ 10 mm 长的小段，晒干。也可以在拣去杂质之后，筛去灰屑，捆成 6 g、10 g 的小坨，供配方。

【成品性状】　为不规则小段或小坨，长约 10 mm，茎纤细，表面淡黄棕色或淡黄绿色，有数条扭曲的棱线。质柔软，头状花序呈半球形，直径 3 ～ 5 mm。被粉质。花序底部有半膜质黄白色总苞，总苞片呈倒卵形，紧密排列成盘状。气香，味淡，久嚼成团。

【性味与归经】　辛、甘，平。归肝、肺经。

【功能与主治】　疏风散热，明目，退翳。用于风热目赤，肿痛羞明，眼生翳膜，风热头痛。

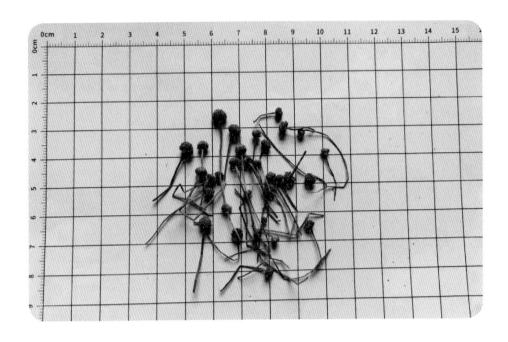

17. 辛夷

【来源】　本品为木兰科植物望春花 *Magnolia biondii* Pamp.、玉兰 *Magnolia denudata* Desr. 或武当玉兰 *Magnolia sprengeri* Pamp. 的干燥花蕾。冬末春初花未开放时采收，除去枝梗，阴干。全国大部分地区有产，主产于河南、四川、安徽、浙江、陕西、湖北等地。药材以花蕾硕大、肉瓣紧密、未开放、色黄绿、香气浓、无杂质者为佳。

【炮制】　取原药材，拣净枝梗及杂质，筛去灰屑。

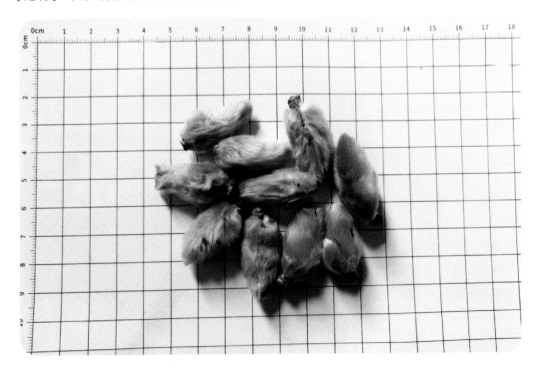

【成品性状】 呈倒圆锥状，形如毛笔头，花蕾长 1～4 cm，中部直径 0.7～2 cm。外裹苞片 2 枚成两层，两层之间尚可见小芽鳞。苞片表面密被黄绿色柔软长毛，内表面平滑，棕紫色。除去苞片后可见 3 片花萼与 6～12 片紧密相包的棕紫色花瓣，其内有多数棕黄色雄蕊与 1 枚褐色雌蕊。质脆易破碎。有特殊香气，味辛而稍苦。

【性味与归经】 辛，温。归肺、胃经。

【功能与主治】 散风寒，通鼻窍。用于风寒头痛，鼻渊，鼻塞不通，牙痛。

18. 鸡冠花

【来源】 本品为苋科植物鸡冠花 *Celosia cristata* L. 的干燥花序。8—10 月，花序充分长大，并有部分果实成熟时，剪下花序，晒干。全国大部分地区有产，商品分以下几种。白鸡冠花：鸡冠花序呈白色。红鸡冠花：鸡冠花序呈红色。药材鸡冠花：各种鸡冠花的统称。均以花朵大、色泽鲜者为佳。

【炮制】 鸡冠花：取原药材，除去杂质及残茎，切段，筛去灰屑。

鸡冠花炭：取净鸡冠花，置热锅中，用中火加热，不断翻动，炒至表面大部分焦黑色时，喷淋清水少许，灭尽火星，取出，凉透。

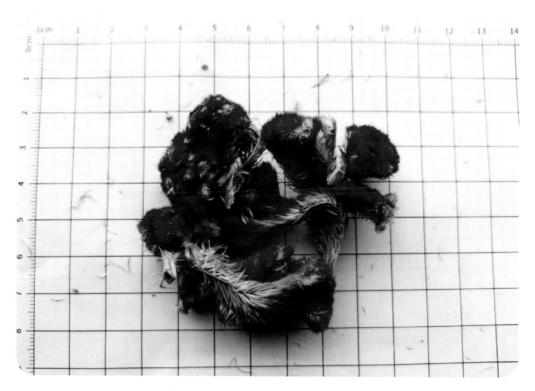

【成品性状】 鸡冠花为不规则块状，表面红色、紫红色或黄白色；果实盖裂，种子扁圆肾形，黑色，有光泽。体轻，质柔韧。无臭，味淡。

鸡冠花炭形如鸡冠花，表面焦黑色，内部焦黄色。质轻，易碎。味苦。

【性味与归经】 甘、涩，凉。归肝、大肠经。

【功能与主治】 收敛止血，止带，止痢。用于吐血，崩漏，便血，痔血，赤白带下，久痢不止。

19. 金银花

【来源】　本品为忍冬科植物忍冬 *Lonicera japonica* Thunb. 的干燥花蕾。主产于河南、山东、河北等地。5—6 月，在晴天清晨露水刚干时摘取花蕾，摊席上晾晒或阴干，并注意翻动，否则容易变黑。忌在烈日下暴晒。药材以花蕾未开放、干燥、黄白色者为佳。

【商品规格】　商品分以下几种。南银花：又名密银花，主产于河南新密、登封、荥阳、尉氏等地。色泽青白、花冠较厚、握之有顶手感的银花，均属此类，品质最优，但产量较小，主供出口。东银花：又名济银花。主产于山东费县、平邑、苍山等地。产量较大，品质亦佳。销往全国，并供出口。怀银花：又名淮银花。产于河南温县、博爱、沁阳、武陟一带，品质亦佳，销往全国，并有出口。现在分为密银花、东银花两种规格。

密银花：①一等：干货。花蕾呈棒状，上粗下细，略弯曲。表面绿白色，花冠厚，质稍硬，握之有顶手感。气清香，味甘、微苦。无开放花朵，破裂花蕾及黄条不超过 5%。无黑条、黑头、枝叶、杂质、虫蛀、霉变。②二等：开放花朵不超过 5%，破裂花蕾及黄条不超过 10%。余同一等。③三等：干货。花蕾呈棒状，上粗下细，略弯曲。表面绿白色或黄白色，花冠厚，质硬，握之有顶手感。气清香，味甘、微苦。开放花朵、黑条不超过 30%。无枝叶、杂质、虫蛀、霉变。④四等：干货。花蕾或开放花朵兼有。色泽不分。枝叶不超过 3%。无杂质、虫蛀、霉变。

东银花：①一等：干货。花蕾呈棒状、肥壮、上粗下细，略弯曲。表面黄色、白色、青色。气清香，味甘、微苦。开放花朵不超过 5%。无嫩蕾、黑头、枝叶、杂质、虫蛀、霉变。②二等：花蕾较瘦，开放花朵不超过 5%。破裂花蕾及黄条不超过 10%。余同一等。③三等：花蕾瘦小，开放花朵不超过 25%。黑头不超过 5%，枝叶不超过 1%。余同一等。④四等：干货。花蕾或开放的花朵兼有。色泽不分，枝叶不超过 3%。无杂质、虫蛀、霉变。

出口商品：分甲、乙两级。

甲级：色泽青绿微白，花针均匀，有香气，散花不超过 2%，无枝叶，无黑头和油条，身干。乙级：色泽白绿，花针均匀，有香气，散花、枝、叶不超过 5%，无黑头和油条，身干。

【炮制】　金银花：取原药材，筛去泥沙，拣净杂质及梗叶。

金银花炭：取净金银花，置锅内用中火加热，不断翻动，炒至表面大部分焦褐色，喷淋清水，灭尽火星，取出，晒干。

【成品性状】　金银花花蕾呈棒槌形，上粗下细，略弯曲，长 1.3～3.5 cm，上部膨大处直径约 3 mm，下部直径约 1.5 mm。花冠外表面黄白色、绿白色或棕黄色，密被毛茸，内表面色较浅，冠筒上部密生长毛，中部以下毛渐少。花萼灰绿色或棕绿色，光滑无毛；开放者花冠筒状，先端二唇形。气清香，味淡、微苦。

金银花炭形如金银花，表面棕褐色或黑褐色。气无，味涩、微苦。

【性味与归经】　甘、寒。归肺、胃、心、脾、大肠经。

【功能与主治】　清热解毒，疏散风热。用于热病，头痛，口渴，咳喘，咽喉肿痛，疮痈肿毒，泻痢便血等症。

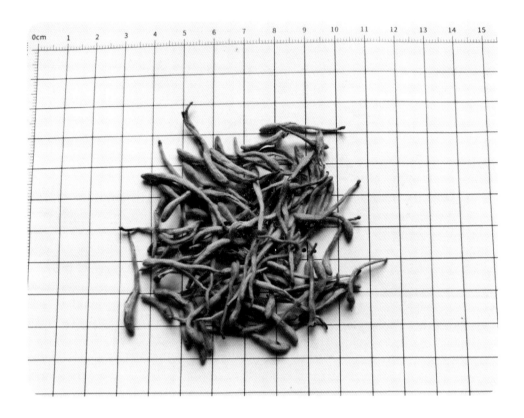

20. 山银花

【来源】　本品为忍冬科植物灰毡毛忍冬 *Lonicera macranthoides* Hand.–Mazz.、红腺忍冬 *Lonicera hypoglauca* Miq.、华南忍冬 *Lonicera confusa* DC.或黄褐毛忍冬 *Lonicera fulvoto–mentosa* Hsu et S.C.Cheng 的干燥花蕾或初开的花。5—6 月，在晴天清晨露水刚干时摘取花蕾，摊席上晾晒或阴干，并注意翻动，否则容易变黑。忌在烈日下暴晒。产于四川、湖北、湖南、广东、广西、湖南、贵州、云南等地。药材以花蕾未开放、干燥、黄绿色者为佳。

【商品规格】　一等：花蕾呈棒状，上粗下细，略弯曲，花蕾瘦小。表面黄白色或青白色，气清香，味淡微苦。开放花朵不超过 20%，无梗叶、杂质、虫蛀、霉变。二等：花蕾或开放的花朵兼有，色泽不分，枝叶不超过 10%。其余标准同一等。

【炮制】　山银花：取原药材，拣去梗叶，过筛。

山银花炭：取净药材，置热锅中，用中火加热，不断翻动，拌炒至表面大部分焦褐色，喷淋清水，熄灭火星，炒干，出锅，摊凉。

【成品性状】　花蕾棒状，略弯曲，长 1～3 cm。表面黄绿色、红棕色或灰棕色，唇部与冠部近相等，被短糙毛，萼筒亦密生灰白色或淡黄色小硬毛。气清香，味微苦。

山银花炭形如山银花，表面棕褐色。

【性味与归经】　甘、寒。归肺、胃、心、脾、大肠经。

【功能与主治】　清热解毒，疏散风热。用于热病，头痛，口渴，咳喘，咽喉肿痛，疮痈肿毒，泻痢便血等症。

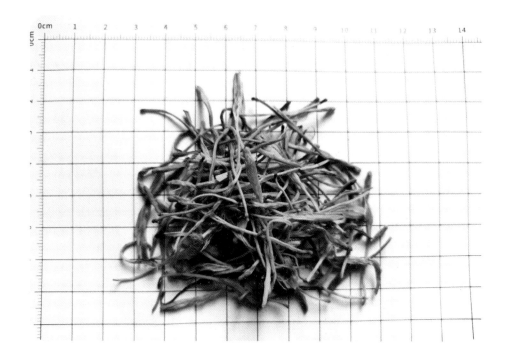

21. 玳玳花

【来源】 本品为芸香科植物玳玳花 *Citrus aurantium* L.var.*amara* Eng. 的干燥花蕾。5—6 月花未开放时分批采摘，及时干燥。主产于江苏苏州、扬州，以及浙江黄岩等地。药材以身干、色黄白、气香浓、无破碎者为佳。

【炮制】 取原药材，除去杂质，筛去灰屑。

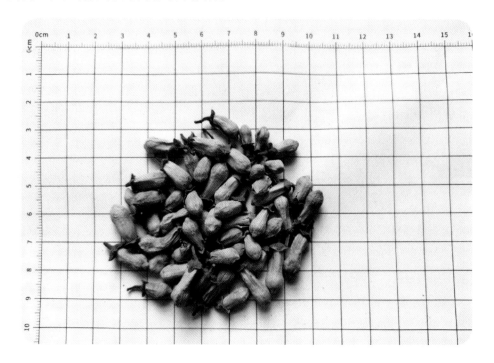

【成品性状】　花蕾呈长卵形，顶端稍膨大。长 1 ～ 2 cm，直径 6 ～ 8 mm。具花萼及花柄，花萼 5 裂，灰绿色，有凹陷小油点。花瓣 5 片，覆瓦状抱合，黄白色或灰黄色，有纵纹及棕色油点。雄蕊多数，花丝基部联合成数束，子房倒卵形。气香，味微苦。

【性味与归经】　甘、微苦，平。归肝、胃经。

【功能与主治】　疏肝和胃，理气止痛。用于肝郁不舒，胃脘疼痛，胸腹胀满，恶心呕吐。

22. 扁豆花

【来源】　本品为豆科植物扁豆 *Dolichos lablab* L. 的干燥初开放的花。7—8 月采摘未完全开放的花，迅速晒干或烘干，晒时要经常翻动，至干足为止。鲜用时随用随采。全国大部分地区有生产。主产于浙江平阳、富阳、建德、吴兴（俗称杜豆花），安徽亳州及河南商丘、开封、武陟（俗称亳豆花）。药材以身干、整朵、朵大、气香、洁净、无杂质、未完全开放者为佳。

【炮制】　取原药材，除去杂质及梗，摘除黑色花朵，筛去灰屑。

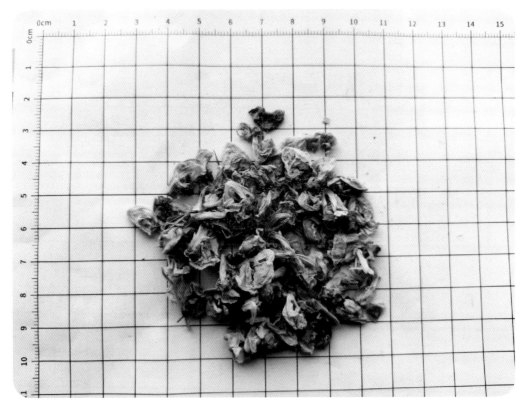

【成品性状】　呈不规则扁三角形，长 1 ～ 1.5 cm。花萼宽钟状，稍二唇形，黄色至黄棕色，外被白色短毛，花冠蝶形，黄白色至黄棕色，龙骨瓣抱合成舟状，上弯几成直角；雄蕊 10，其中 1 个单生，另 9 个花丝基部合生成管状；雌蕊 1，黄色或微带绿色，上弯，柱头顶生，下方有短须毛，体轻。气微，味微甘。

【性味与归经】　甘、平。归脾、胃、大肠经。

【功能与主治】　清暑化湿，和中，止泻，止带。用于暑湿泄泻，痢疾，带下。

23. 莲须

【来源】　本品为睡莲科植物莲 *Nelumbo nucifera* Gaertn. 的干燥雄蕊。夏季花开时选晴天采收，盖纸晒干或阴干。主产于湖南、湖北、福建、江苏、浙江、江西等地。商品分以下几种。杜莲须：产于浙江，花蕊长而色黄，品质优良。客莲须：产于洪泽湖和微山湖，花蕊短而色淡，品质稍次。药材以身干、质软、完整、花蕊长而色黄、花粉多、无杂质者为佳。

【炮制】　取原药材，除去杂质，筛去灰屑。

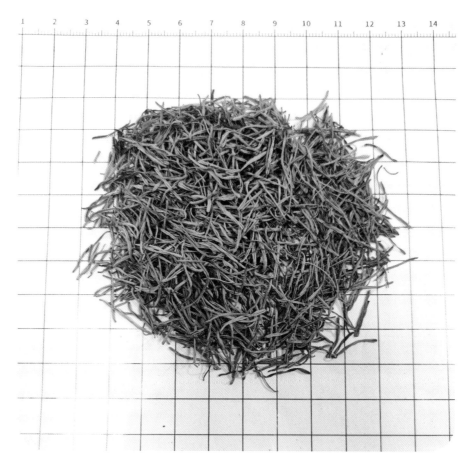

【成品性状】　呈线形，花药扭转，纵裂，长 1.2 ～ 1.5 cm，直径约 0.1 cm，淡黄色或棕黄色。花丝纤细，稍弯曲，长 1.5 ～ 1.8 cm，淡紫色。气微香，味涩。

【性味与归经】　甘、涩，平。归心、肾经。

【功能与主治】　固肾涩精。用于遗精滑精，带下，尿频。

24. 玉米须

【来源】　本品为禾本科植物玉蜀黍 *Zea mays* L. 的花柱和柱头。秋季收获玉米时采收。全国各地均产。药材以柔软、光亮者为佳。

【炮制】　取原药材，除去杂质，过筛。

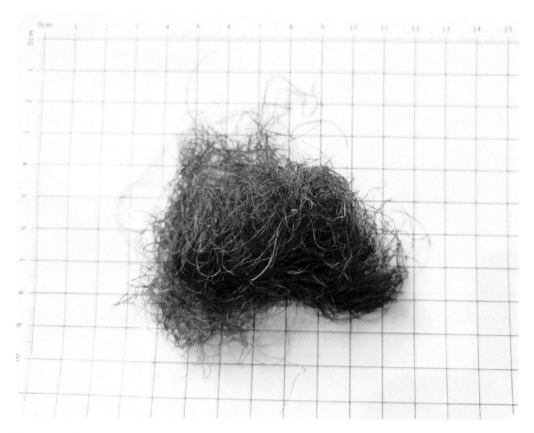

【成品性状】 呈线状或团状，花柱线状或须状，淡绿色、黄绿色至棕红色，有光泽，略透明，质柔软。气无，味淡。

【性味与归经】 甘、淡，平。归膀胱、肝、胆经。

【功能与主治】 利尿，泄热，平肝，利胆。用于肾炎水肿，脚气，黄疸性肝炎，高血压，胆囊炎，胆结石，糖尿病，吐血衄血，鼻渊，乳痈。

25. 佛手花

【来源】 本品为芸香科植物佛手 *Citrus medica* L.var.*sarcodactylis* Swingle 的花朵和花蕾。4—5 月早晨日出前疏花时采摘，或拾取落花，晒干或烘干。主产于四川、浙江。药材以朵大、完整、香气浓厚者为佳。

【炮制】 取原药材，除去杂质，去柄，筛去灰沙。

【成品性状】 花萼杯状，淡黄棕色或淡棕褐色，常有凹陷的油点；花瓣 5，长披针形，多反卷，淡黄色，散生棕褐色的小油点，质厚，易脱落；雄蕊多数，黄白色，着生于花盘周围；两性花花柱分裂呈指头状。花蕾色较深。体轻，质脆。气香，味微苦。

【性味与归经】 辛、微苦，温。归肺、脾经。

【功能与主治】 理气，散瘀。用于肝胃气滞，头痛，月经不调。

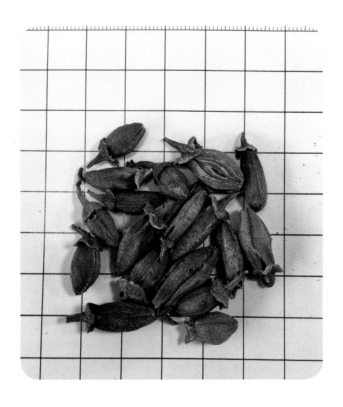

26. 西红花

【来源】　本品为鸢尾科植物番红花 *Crocus sativus* L. 的干燥柱头。主产于西班牙、希腊、法国、意大利、印度、伊朗等国家。过去我国西红花由印度经西藏进口，故又称"藏红花"。11 月开花期晴天的早晨，将花朵采集后，用镊子摘下柱头（弃花朵），通风晾干，或用文火烘干（40 ～ 50 ℃），即得干红花。在加工的过程中，加入甘油、硼砂等辅料，使其油润、光亮，即为湿红花。商品分干红花（生晒品）和湿红花（加工品）两种。药材均以色紫红、黄色花柱少者为佳。

【商品规格】　西红花主要分为极品、特级、一级、二级四个等级，其主要区别在于西红花花蕊的粗壮程度、采摘部位、花蕊长度、完整度、干湿程度、制度、新鲜度、断碎程度、混杂成色这几个方面。

极品西红花：西红花花蕊粗壮、全红、无黄根、全为柱头顶端部分。特级西红花：全红、无黄根、全为柱头顶端部分。一级西红花：全红加黄根，即带有一点黄色的花杆。二级西红花：黄根部分占整体重量大约三分之二。

【炮制】　取原药材，除去杂质。

【成品性状】　干红花为弯曲细丝状，暗红褐色，体轻，质松软，无油润光泽。柱头呈三叉状。长 2.1 ～ 3.2 cm，基部窄，向顶端渐宽并内卷成筒，顶端边缘为不整齐的齿状，入水则柱头膨胀呈喇叭状，将水染成黄色。有特异香气，味微苦。

湿红花为疏松团块，红棕色，有油润光泽。

【性味与归经】　甘，平。归心、肝经。

【功能与主治】　活血化瘀通经，凉血解毒。用于经闭癥瘕，产后瘀阻，温毒发斑，忧郁痞闷，惊悸发狂。

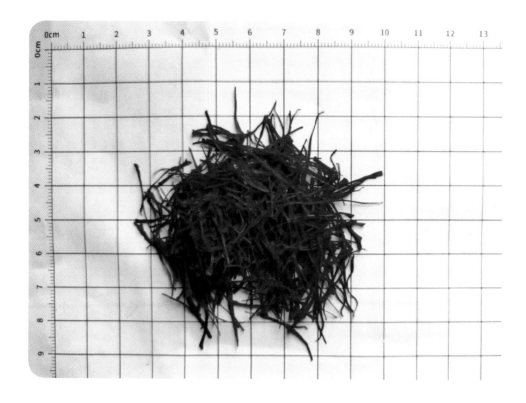

27. 松花粉

【来源】 本品为松科植物马尾松 *Pinus massoniana* Lamb.、油松 *Pinus tabulieformis* Carr. 或同属数种植物的干燥花粉。春季花刚开时，采摘花穗，晒干，收集花粉，除去杂质。主产于浙江、江苏、辽宁、吉林、湖北等地。药材以体轻、色淡黄、无杂质、流动性强者为佳。

【炮制】 取原药材，除去杂质。

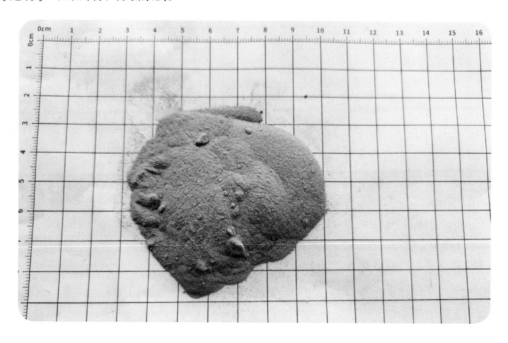

【成品性状】 为淡黄色的细粉末，用放大镜观察，呈均匀的小圆粒。体质轻飘，易飞扬，手捻有滑润感，不沉于水。气微香，味有油腻感。

【性味】 甘，温。

【功能与主治】 燥湿，收敛止血。用于湿疹，黄水疮，皮肤糜烂，脓水淋漓，外伤出血，尿布性皮炎。

28. 夏枯草

【来源】 本品为唇形科植物夏枯草 *Prunella vulgaris* L. 的干燥带花果穗。夏季果穗呈棕红色时采收，除去杂质，晒干。主产于江苏南京、镇江，安徽滁州、安庆，浙江兰溪、义乌、嵊州，湖北孝感，河南南阳、信阳等地。以江苏、安徽、湖北、河南产量大。江苏所产果穗长柄短，棕红色，质量最佳。药材以穗大、棕紫色者为佳。

【炮制】 取原药材，拣去杂质，去柄和叶，筛去泥土。

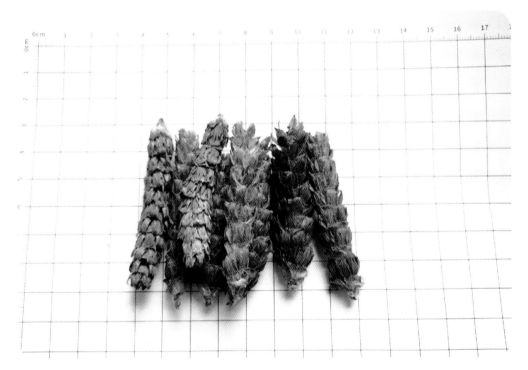

【成品性状】 呈长圆柱形，长 2～6 cm，直径 0.8～1.5 cm。棕色至淡紫褐色。果穗有多枚苞片和萼片，排列成覆瓦状。苞片淡黄褐色，横肾形，长约 0.8 cm，宽约 1.2 cm，两枚对生，轮状排列，膜质，有明显的深褐色脉纹，基部狭小呈楔状，顶端尖长尾状，外表面有白色粗毛。花萼唇形，长约 1 cm，宽约 0.5 cm，褐色；上唇 3 齿裂，有粗毛，具短突尖，两侧向内卷曲，下唇 2 裂，裂片三角形，平滑，侧面具粗毛。小坚果卵圆形，淡褐色，有光泽，长约 1.5 mm，直径约 1 mm，顶端有小突起。质轻。气微，味淡。

【性味与归经】 苦、辛，寒。归肝、胆经。

【功能与主治】 清肝火，散郁结。用于头痛眩晕，目赤肿痛，瘰疬，瘿瘤，乳痈，甲状腺肿大，淋巴结结核，高血压。

29. 旋覆花

【来源】　本品为菊科植物旋覆花 *Inula japonica* Thunb. 或欧亚旋覆花 *Inula britannica* L. 的干燥头状花序。夏、秋二季采摘即将开放的花序，晒干。全国大部分地区有生产。主产于河南、河北、江苏、浙江、广东等地。药材以色浅黄、朵大、花丝长、毛多、不破碎、无杂质者为佳。

【炮制】　取原药材，拣净杂质，除去梗叶，筛去泥土。

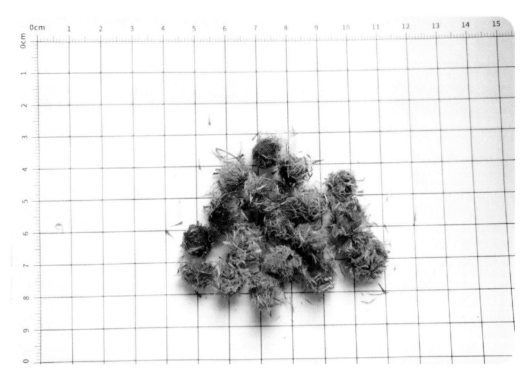

【成品性状】　呈类圆球形，略扁，直径 1 ～ 2 cm。总苞由多数苞片组成，呈覆瓦状排列，苞片长条形或披针形，灰黄色或灰褐色，长 4 ～ 12 mm；苞片表面被白茸毛。舌状花 1 列，黄色，长约 1 cm，先端 3 齿裂。管状花多数，棕黄色，长约 5 mm，先端 5 齿裂。子房先端着生多数白色冠毛，约与管状花等长。体轻，易散碎。气微，味微苦。

【性味与归经】　苦、辛、咸，微温。归肺、脾、胃、大肠经。

【功能与主治】　降气，消痰，行水，止呕。用于风寒咳嗽，痰饮蓄结，胸膈痞闷，喘咳痰多，呕吐噫气，心下痞硬。

注：我省有将同科植物湖北旋覆花 *Inula hupehensis* (Y. Ling) Y. Ling 或水朝阳旋覆花 *Inula helianthus-aquatilis* C. Y. Wu ex Y. Ling 的干燥头状花序作旋覆花者。其干燥花序略呈半球形，不易散落，直径 1 ～ 2 cm。总苞黄绿色或绿色，被白色短毛。舌状花 1 层，细长，长可达 2 cm，黄色或淡棕色；中央为管状花，冠毛 5 ～ 10 条，长约 2 mm。购买和使用时要注意。

30. 密蒙花

【来源】　本品为马钱科植物密蒙花 *Buddleja officinalis* Maxim. 的干燥花蕾及花序。春季花未开放时采收，除去杂质，干燥。主产于湖北郧西、恩施，四川金堂、广汉、江油，陕西安康，河南商城，云南等地。药材以色灰黄、花蕾密聚、茸毛多者为佳。

【炮制】 取原药材，除去杂质，筛去灰屑。

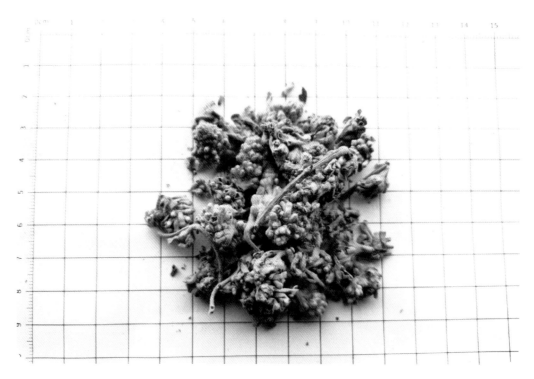

【成品性状】 花蕾多数密聚排列成圆锥花序，呈团块状。长 3 ～ 5 cm。表面灰绿色至棕黄色，密生锈色茸毛。单个花蕾呈短棒状，上粗下细。长 0.3 ～ 1 cm。花萼钟状，先端 4 齿裂；花冠筒状，与花萼等长或稍长，先端钝圆，稍膨大，4 裂，裂片卵形。雄蕊 4 枚，着生于花冠管中部。质脆易碎。气微香，味微甘、辛。

【性味与归经】 甘，微寒。归肝经。

【功能与主治】 清热养肝，明目退翳。用于目赤肿痛，多泪羞明，眼生翳膜，肝虚目暗，视物昏花。

注：我省有以瑞香科植物结香 *Edgeworthia chrysantha* Lindl. 的花蕾或头状花序作密蒙花入药者，药材称为新蒙花或蒙花珠。花多单朵散在，亦有数十朵紧密集合而呈头状花序者。花序半球形，直径约 2 cm，下具苞片，多至 7 ～ 8 枚，轮状排列，苞片披针形，长 1 cm，直径 0.5 cm，总花梗钩状弯曲，花序全部被黄色或浅黄色茸毛。单花呈短棒状，稍弯曲，为单被花，萼筒直径约 4 mm，黄色，先端 4 裂，易与密蒙花相区别。

31. 葛花

【来源】 本品为豆科植物野葛 *Pueraria lobata*（Willd.）Ohwi 和甘葛 *Pueraria thomsonii* Benth. 的干燥花。立秋后当花未完全开放时采收，去掉梗叶，晒干。主产于广西、湖南、河南、广东、浙江、四川、安徽等地。药材以朵大、淡紫色、花未全开放、无梗叶、无杂质者为佳。

【炮制】 取原药材，除去杂质，摘除梗柄，筛去灰屑。

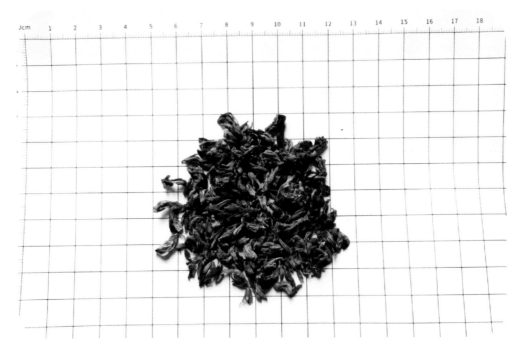

【成品性状】　花蕾呈扁长圆形。开放的花皱缩，花萼灰绿色至灰黄色，萼齿 5，披针形，内、外均有灰白色毛，花冠蓝色至蓝紫色，久置则呈灰黄色。旗瓣近圆形或长圆形，高 6～15 mm，宽 6～12 mm，翼瓣窄三角形，长 6～12 mm，宽 2～5 mm，龙骨瓣长 5～13 mm，宽 3～5 mm，花药长 0.6～0.9 mm，宽 0.3～0.5 mm。无臭、味淡。

【性味与归经】　甘，平。归胃经。

【功能与主治】　解酒毒，除胃热。用于酒后烦渴，头痛，呕吐，便血。

32. 槐花

【来源】　本品为豆科植物槐 *Sophora japonica* L. 的干燥花及花蕾。夏季花开放或花蕾形成时采收，及时干燥，除去枝、梗及杂质。前者习称"槐花"，后者习称"槐米"。我国大部分地区有生产。以河北、山东、河南、湖北、湖南、江苏、广东、广西、辽宁等地为主产区。商品分以下几种。槐花：花初开时采收。以花初开、干燥、色浅黄、无破碎、无梗叶、无杂质者为佳。槐米：花蕾幼小时采收。以花蕾幼小如米、色黄绿、干燥、无杂质者为佳。陈槐米：槐米陈久者。习以为佳。

【炮制】　槐花：取原药材，除去杂质，簸去梗柄及残叶，筛去灰屑。

炒槐花：取净槐花，置热锅中，用文火加热，不断翻动，炒至表面深黄色，取出，晾凉。

槐花炭：取净槐花，置热锅内，用中火加热，不断翻动，炒至表面大部分呈焦褐色或黄黑色时，喷淋清水少许灭尽火星，取出，晾干。

【成品性状】　槐花皱缩而卷曲，花瓣多散落。完整者花萼呈钟状，黄绿色，先端 5 浅裂；花瓣 5，黄色或黄白色，1 片较大，近圆形，先端微凹，其余 4 片长圆形。体轻，无臭，味微苦。槐米呈卵形或椭圆形，长 2～6 mm，直径约 2 mm。花萼下部有数条纵纹。萼的上方为黄白色未开放的花瓣。体轻，手捻即碎。无臭，味微苦涩。

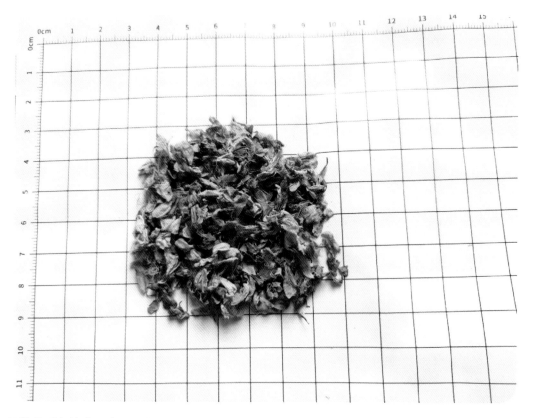

炒槐花形如槐花，表面深黄色。

槐花炭形如槐花，表面焦褐色。

【性味与归经】　苦，微寒。归肝、大肠经。

【功能与主治】　凉血止血，清肝泻火。用于便血，血痢，崩漏，吐血，衄血，肝热目赤，头痛眩晕。

第八章　皮　类

1. 苦楝皮

【来源】　本品为楝科植物川楝 *Melia toosendan Sieb*.et Zucc. 或楝 *Melia azedarach* L. 的干燥树皮及根皮。全国大部地区有生产，主产于四川、湖北、安徽、江苏、河南、贵州、甘肃等地。商品分以下几种。苦楝皮：植物楝的树皮或根皮。川楝皮：植物川楝的树皮或根皮。以上药材均以皮厚、条大、干燥、无粗皮者为佳。

【炮制】　取原药材，除去杂质，洗净，稍浸泡，捞起，沥干水分，用刨刀刮去粗皮，洗净，润透，切丝，晒干，筛去灰屑。

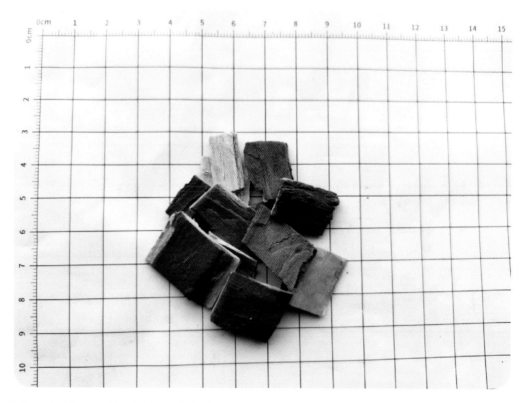

【成品性状】　呈不规则槽状或半卷筒状片，嫩皮外表面灰棕色或灰褐色，有交织的纵皱纹及点状灰棕色皮孔，除去粗皮者淡黄色；内表面类白色或淡黄色。质韧，切面纤维性，呈层片状，易剥离。无臭，味苦。

【性味与归经】　苦，寒；有毒。归肝、脾、胃经。

【功能与主治】　驱虫，疗癣。用于蛔虫病，蛲虫病，虫积腹痛；外用于疥癣瘙痒。

2. 海桐皮

【来源】　本品为豆科植物刺桐 *Erythrina variegata* L. 或乔木刺桐 *Erythrina arborescens* Roxb. 的干燥树皮。主产于浙江、福建、湖南、湖北、广东、广西、贵州及云南等地。药材以皮薄、带钉刺者为佳。

【炮制】　取原药材，除去杂质，洗净，浸泡 2～4 h，捞起，放筐中润透后，取出，切丝，晒干。

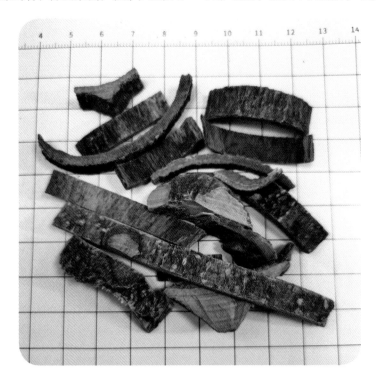

【成品性状】　呈丝片状，外表面黄棕色至棕黑色，有纵沟纹。有的呈丝状、带有钉刺，或除去钉刺后有圆形疤痕，钉刺长圆锥形，顶锐尖，内表面黄棕色，较平坦，有细密纵网纹。质坚韧，易纵裂，切面浅棕色，裂片状。气微，味微苦。

【性味与归经】　苦，平。归肝经。

【功能与主治】　祛风湿，通经络，散瘀止痛。用于腰膝疼痛。外用于湿疮癣。

注：武汉市过去使用的海桐皮为柳树的树皮，表面棕褐色，有细皱纹，光滑；1949 年后改用五加科植物刺楸的树皮，表面灰褐色或浅灰黑色，钉刺为纵向扁长乳头状，均不是药典收载正品，为地区习用品，购买使用时要注意。

3. 椿皮

【来源】　本品为苦木科植物臭椿 *Ailanthus altissima*（Mill.）Swingle 的根皮或树皮。全国大部分地区有分布。商品分以下几种。椿根白皮：植物臭椿树根的内皮。椿树白皮：植物臭椿树干的内皮。药材均以肉厚、无粗皮、色黄白、油腥臭、干燥者为佳。

【炮制】　椿皮：取原药材，除去杂质，洗净，捞起，润 1～2 天，润透后刮去外表粗皮，洗净，沥干水分，切丝或厚片，晒干。

麸炒椿皮：先将蜜麸撒入热锅内，用中火加热，至冒浓烟时，将椿皮倒入拌炒至焦黄色，取出，筛去麸皮，放凉。

每椿皮 10 kg，用蜜麸皮 1 kg。

炒椿皮：取椿皮片或丝，置热锅中，用文火加热，不断翻动，炒至表面呈黄色，略见焦斑时，取出摊晾。

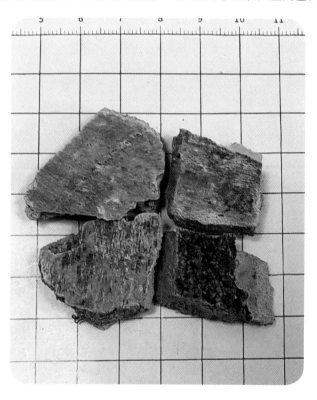

【成品性状】　椿皮呈不规则的丝状或厚片，外表面棕白色，粗糙，皮孔极明显，内表面淡黄色至棕黄色，较平坦，密布点状或线状突起，有时破裂成小孔，切面颗粒状，棕黄色，内侧纤维性。质坚而脆。气油腥臭，味极苦，嚼之带砂性。

麸炒椿皮形如椿皮，表面黄色，微具麸香气。

炒椿皮形如椿皮，表面黄色，略有焦斑。

【性味与归经】　苦、涩，寒。归大肠、胃、肝经。

【功能与主治】　清热燥湿，涩肠止泻，收敛止血，固精摄带。用于湿热所致的带下稠黏、泻痢日久不止，肠风便血，痔疮肿痛出血，崩漏带下，遗精白浊等症。

注：椿树皮为楝科植物香椿 *Toona sinensis*（Juss.）Roem. 的根皮或干皮，习称香椿皮。在湖北有应用。其根皮外表面红棕色，断面棕红色，纤维性，可成条片状层层剥离。干皮呈长形片状，外表面红棕色，有顺纹及裂隙，内表面黄棕色，有细纵纹。质坚硬，断面亦呈纤维性。稍有香气，味淡。嚼之有香味，与臭椿皮明显不同，应注意鉴别。

4. 地骨皮

【来源】　本品为茄科植物枸杞 *Lycium chinense* Mill. 或宁夏枸杞 *Lycium barbarum* L. 的干燥根皮。

全国大部分地区有产，主产于山西、河南、浙江、江苏、河北、宁夏。药材以块大、肉厚、无木心与杂质者为佳。

【炮制】 地骨皮：取原药材，除去杂质及残余木心，淘洗干净，捞起，沥干水分，润透，切 1 ～ 2 cm 长段片，晒干，筛去碎屑。

鲜地骨皮：取原药材，洗净，沥干水分，用锤子锤破，剥去心，剪断入药。

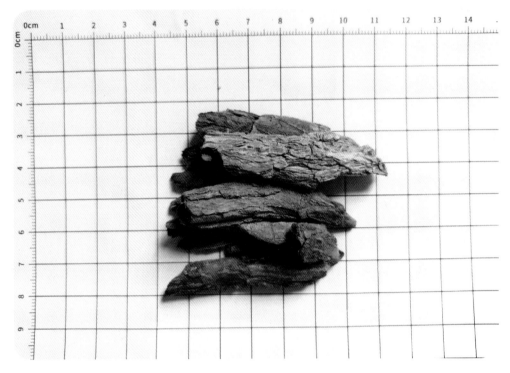

【成品性状】 呈筒状或槽状，外表面灰黄色至棕黄色，粗糙，有不规则纵裂纹，内表面黄白色至灰黄色，较平坦，有细纵纹。切面不平坦，外层黄棕色，内层灰白色。质轻脆，易折断，气微，味微甘而后苦。

【性味与归经】 甘，寒。归肺、肝、肾经。

【功能与主治】 凉血除蒸，清肺降火。用于阴虚潮热，骨蒸盗汗，肺热咳嗽，咯血，衄血，内热消渴。

5. 合欢皮

【来源】 本品为豆科植物合欢 Albizia julibrissin Durazz. 的树皮。我国大部分地区有生产。药材以皮细嫩、无栓皮、干燥、皮孔明显者为佳。

【炮制】 取原药材，除去杂质，清水浸泡洗净泥沙，捞起，晾干水分，润透后，开 5 分（1 分约为 0.33 cm）宽条，刮去粗皮地衣斑，洗净，再切成丝片，晒干或烘干，筛尽碎屑。

【成品性状】 呈丝片状，外表面粗糙，灰绿色或灰褐色，散布横细裂纹，稍有纵皱纹，皮孔密生，圆点状或横长圆形，红黄色或棕红色，习称"珍珠疙瘩"。内表面淡棕色或淡黄色，有细密纵纹。切面淡黄色，纤维状。质硬而脆，气微香，味淡。

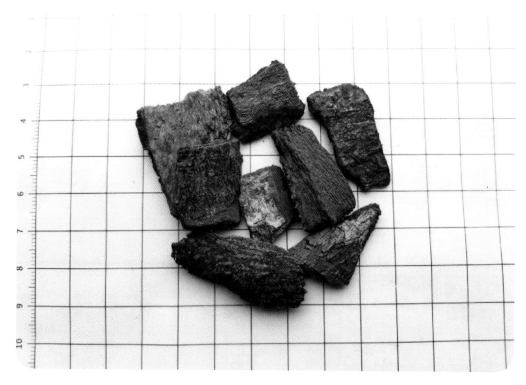

【成品性状】 呈不规则的碎块状，外表面灰棕色至深棕色，有的可见灰白色地衣斑，粗皮易剥离或脱落，脱落处棕红色。内表面棕色或棕红色，具明显的细纵皱纹。质松脆，易折断，断面颗粒状。泡水后无黏液渗出。气微香，味微涩。

【性味与归经】 微辛、涩，温；有小毒。归膀胱、肾经。

【功能与主治】 祛风除湿，行气止痛。用于风湿痹痛，腰肌劳损。

9. 肉桂

【来源】 本品为樟科常绿乔木肉桂 *Cinnamomum cassia* Presl 的干燥树皮。国内主产于广西、广东、云南、福建、台湾等地，以广西产量最大，其中大瑶山区所产野生桂质量最佳，旧称黄瑶桂；国外主产于越南（旧称安南），称安南桂、安桂，其中清化所产野生桂为最上品，称清化桂，然产量较小。商品分以下几种。官桂：肉桂中品质优良者。高山肉桂：进口肉桂中的野生品。外表皮细薄，肉厚体重，内表面细而润滑，油分足，油黑色，用指甲划显油；香气浓，甜味重，辣味轻；刮取细粉置沸水中，水显淡绿色，俗称"甜油绿水"。低山肉桂：进口肉桂中的栽培品。外表皮粗糙，肉薄体轻；内表面粗而不润滑，油棕色；香气差，辣味重，甜味轻。企边桂：越南北圻清化所产的野生桂，又分为高山企边桂、低山企边桂等规格。板桂：又名桂楠、平板桂。为 15 年以上老肉桂树的外皮。多压成板状。广肉桂：产于广西、广东的肉桂。安南桂：又名安肉桂、安桂。产于越南（旧称安南）的肉桂，嚼之味甘、微辛、无渣。黄瑶肉桂：又名黄瑶桂。为产于大瑶山区的肉桂。蒙自肉桂：又名蒙自桂。产于北圻与滇边接近的孟山，因在蒙自出售，故名蒙自肉桂，气清香，嚼之味甘、略辛，削成细片置水中，水变绿色。桂心：刮去栓皮，表面较平滑，红棕色者，通称桂心。以上药材均以皮细肉厚、腻滑如玉、断面紫红色、油性足、气香浓、味甜而辛、嚼之渣少者为佳。

【炮制】　蒙自桂、安桂临用时刮去粗皮，挫成细末或用刀削成薄片。

肉桂：取原药材，刮去外粗皮，洗净内、外灰尘，取出，放缸内润透，开5分宽长条，切斜片，晒干。或将肉桂放蜂蜜缸中浸泡3～5天，取出，洗去蜂蜜，润透，开条，切斜片，晒干。

桂通：取原药材，除去杂质，刷去灰尘，切5分厚片，筛去碎屑。

肉桂末：取肉桂片或碎片，刮去外粗皮，置研槽中研成细末，过筛备用。

注：肉桂切片后不宜暴晒，否则易走油变色。用蜂蜜浸泡后开条切片，色泽好看，显油性。

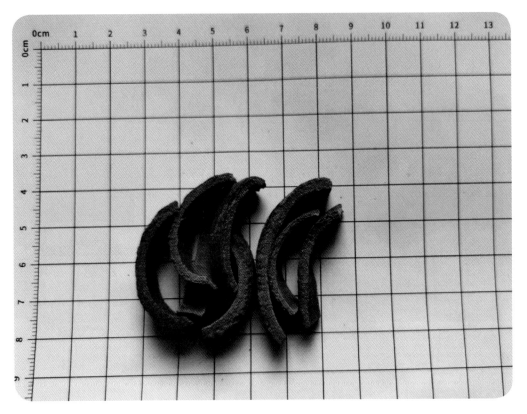

【成品性状】　肉桂呈丝片状，外表面灰棕色，有不规则的细皱纹、小裂纹及横向凸起的皮孔，有的可见地衣附着的灰白色斑纹；内表面红棕色或暗红棕色，略光滑，有细纵纹，划之显油痕。切面稍带颗粒性，外侧棕色，内侧红棕色而油润，中间有1条浅黄棕色的线纹。质硬而脆，易折断。气芳香，味甜、微辛辣。

肉桂末为黄棕色粉末，气芳香，味甜、微辛辣。

【性味与归经】　辛、甘，大热。归肾、心、脾、肝经。

【功能与主治】　补火助阳，引火归元，散寒止痛，活血通经。用于畏寒肢冷，阳痿尿频，虚寒吐泻，脘腹冷痛，虚火牙痛，寒痹腰痛，经闭痛经等症。

10. 五加皮

【来源】　本品为五加科植物细柱五加 *Acanthopanax gracilistylus* W.W.Smith 的干燥根皮。主产于陕西、河南、安徽、湖北等地。药材以粗长、皮厚、色灰棕、气香、无木心者为佳。

【炮制】　取原药材，拣净杂质，用水洗净，捞起，沥干水分，润透后，除去残留木心，切1分厚片，晒干，筛去碎屑。

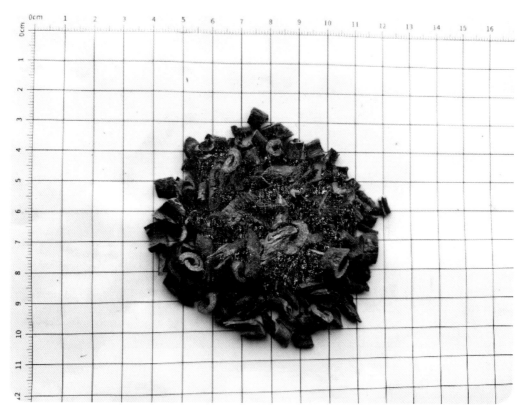

【成品性状】　呈丝片状，外表面灰褐色，有横向皮孔及纵皱纹，内表面淡黄色。切面不整齐，灰白色。质脆，气微香，味微苦涩。

【性味与归经】　辛、苦，温。归肝、肾经。

【功能与主治】　祛风湿，补肝肾，强筋骨。用于风湿痹痛，肝肾不足，腰膝酸痛，脚膝痿弱无力，小儿行迟等症。

11. 香加皮

【来源】　本品为萝藦科植物杠柳 *Periploca sepium* Bge. 的干燥根皮。主产于山西、河南、河北、山东、甘肃、湖南等地。药材以条粗、皮厚、呈卷筒状、无木心、香气浓浊、味苦者为佳。

【炮制】　取原药材，除去杂质，洗去泥沙，捞起，沥干水分，润透，切5分厚片，晒干，筛去碎屑。

【成品性状】　为不规则的厚片，外表面灰棕色或黄棕色，栓皮松软常呈鳞片状，易剥落；内表面淡黄色或淡黄棕色，较平滑，有细纵纹。切面淡黄色。体轻，质脆，有特异香气，味苦。

【性味与归经】　辛、苦，温；有毒。归肝、肾、心经。

【功能与主治】　祛风湿，强筋骨，利水消肿。用于风寒湿痹，腰膝酸软，心悸气短，下肢浮肿。

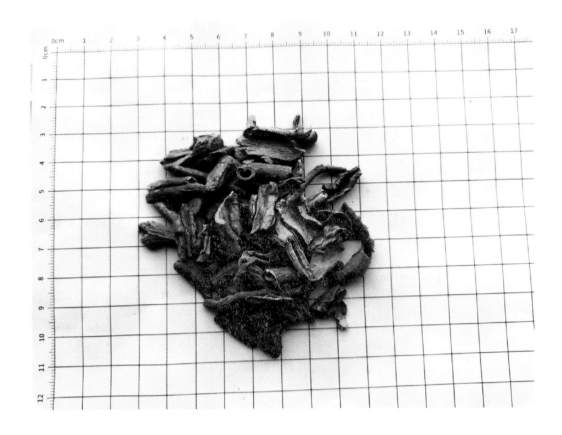

12. 牡丹皮

【来源】　本品为毛茛科植物牡丹 *Paeonia suffruticosa* Andr. 的干燥根皮。主产于安徽、四川、甘肃、陕西、湖北、湖南、山东、贵州。商品分以下几种。原丹皮: 植物牡丹未刮去外皮的较粗大的根皮。刮丹皮: 又名粉丹皮, 为植物牡丹根皮刮去外皮者。凤丹皮: 产于安徽铜陵凤凰山者, 品质最优, 被奉为道地药材。瑶丹皮: 产于安徽南陵者, 品质亦优。川丹皮: 产于四川等地者, 品质较好。西丹皮: 产于甘肃、陕西及四川等地者, 品质较次。西昌丹皮: 产于四川西昌者, 品质较次。湖丹皮: 产于湖南邵阳等地者, 内色粉红, 抽骨而未去皮者称为丹通; 祁阳产者内色白, 连皮抽骨而扎成把, 称为把丹。东丹皮: 产于山东等地者。云丹皮: 产于云南的多种牡丹皮的统称。以上药材均以根条粗长、皮厚、干燥、无木心、无须根、断面粉白色、粉性足、香气浓、亮银星多者为佳。

【商品规格】　过去牡丹皮规格等级众多, 除有野生栽培品及产地区分外, 各种牡丹皮还有细致的等级划分: 连丹皮(即原丹皮)有秋货、冬货之分; 秋货中有特丹王、丹王、散条、把丹、丹须; 冬货中有上街丹王、丹王、上街散条、出口散条、把丹、丹须。刮丹皮分刮丹王和刮皮丹两种。

现行牡丹皮标准如下。

凤丹: ①一等干货, 呈圆筒形, 条均匀微弯, 两端剪平, 纵形隙口紧闭, 皮细肉厚。表面褐色, 质硬而脆。断面粉白色, 粉质足, 有亮银星, 香气浓, 味微苦涩。长 6 cm 以上, 中部围粗 2.5 cm 以上。无木心、青丹、杂质、霉变。②二等干货, 长 5 cm 以上, 中部围粗 1.8 cm 以上。其余同一等。③三等干货, 长 4 cm 以上, 中部围粗 1 cm 以上。无木心、杂质、霉变。其余同一等。④四等干货, 凡不合一、

二、三等的细条及断支碎片，均属此等。但最小围粗不低于 0.6 cm，无木心、碎末、杂质、霉变。

连丹：①一等干货，呈圆筒状，条均匀，稍弯曲，表面灰褐色或棕褐色，栓皮脱落处呈粉棕色。质硬而脆，断面粉白色或淡褐色，有粉性，有香气，味微苦涩，长 6 cm 以上，中部围粗 2.5 cm 以上，碎节不超过 5%。去净木心，无杂质、霉变。②二等干货，长 5 cm 以上，中部围粗 1.8 cm 以上，碎节不超过 5%。无青丹、木心，无杂质、霉变。其余同一等。③三等干货，长 4 cm 以上，中部围粗 1 cm 以上，碎节不超过 5%。无木心，无杂质、霉变。其余同一等。④四等干货，凡不合一、二、三等的细条及断支碎片，均属此等。但最小围粗不低于 0.6 cm，无木心、碎末、杂质、霉变。

刮丹：①一等干货，呈圆筒状，条均匀，刮去外皮。表面粉红色，在节疤、皮孔根痕处，偶有未去净的栓皮，形成棕褐色的花斑。质坚硬，断面粉白色，有粉性。气香浓，味微苦涩，长 6 cm 以上，中部围粗 2.4 cm 以上。皮刮净，色粉红，碎节不超过 5%。无木心、杂质、霉变。②二等干货，长 5 cm 以上，中部围粗 1.7 cm 以上。余同一等。③三等干货，长 4 cm 以上，中部围粗 0.9 cm 以上。余同一等。④四等干货，凡不合一、二、三等长度的断支碎片均属此等。无木心、碎末、杂质、霉变。

【炮制】 牡丹皮：取原药材，拣去杂质，除去木心，抢水洗净，捞入筐内沥干水分，装缸中盖严闷润至透心时，取出，剥去残余木心，切斜片，放簸箕中于通风处晾干。

牡丹皮炭：取牡丹皮片，放入热锅内，用中火加热，不断翻动，炒至焦黑色，喷淋清水，灭尽火星，取出，凉透。

注意：牡丹皮切成饮片后，不能暴晒，以免变色。

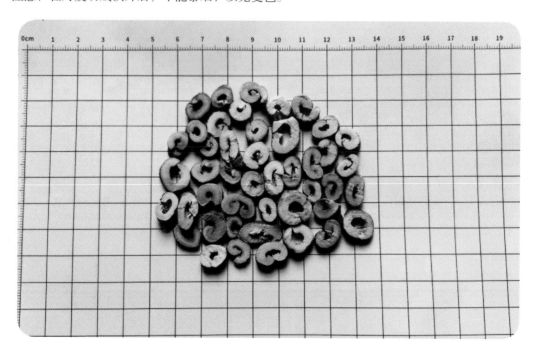

【成品性状】 牡丹皮为类圆形或长圆形薄片，外表面褐色或黄褐色，有横长皮孔及细根痕，刮丹皮粉红色，内表面淡灰黄色或浅棕色，有细纵纹，常见发亮的结晶。切面淡粉红色。质硬脆，气芳香，粉性，味微苦而涩。

牡丹皮炭形如牡丹皮，表面呈黑褐色，气芳香，味微苦而涩。

【性味与归经】 苦、辛，寒。归心、肝、肾经。

【功能与主治】 清热凉血，活血行瘀。用于温毒发斑，吐血，衄血，便血，骨蒸劳热，经闭痛经，痈肿疮毒，跌扑伤痛。

注：牡丹皮一般在冬季气候干燥时加工，切出的牡丹皮经风吹干，断面多出现明亮星点，颜色粉白，气味浓郁，质佳；如在其他季节加工，就不起粉，且颜色较差。

13. 杜仲

【来源】 本品为杜仲科植物杜仲 *Eucommia ulmoides* Oliv. 的干燥树皮。主产于四川、陕西、湖北、河南、贵州、云南。商品分以下几种。绵杜仲：又名厚杜仲。皮质厚，折断时白丝多而如绵者，质佳。川杜仲：产于四川大巴山脉及贵州大娄山者，品质最优，为道地药材。汉杜仲：产于陕西、湖北，而集散于汉口者，品质亦佳。药材均以皮厚、块整、干燥、无粗皮、断面白丝多、内表面黑褐色者为佳。

【商品规格】 过去，杜仲除按产地不同划分为川杜仲、贵州货、陕西货外，又可分为福、禄、寿等规格。现行标准如下。
①特等干货，呈平板状，两端切齐，去净粗皮。表面呈灰褐色，里面黑褐色，质脆。断处有胶丝相连，味微苦。整张长 70～80 cm，宽 50 cm 以上。厚 0.7 cm 以上，碎块不超过 10%。无卷形、杂质、霉变。②一等干货，整张长 40 cm 以上，宽 40 cm 以上。厚 0.5 cm 以上，碎块不超过 10%。无卷形、杂质、霉变。余同特等。③二等干货，呈板片状或卷曲状。表面呈灰褐色，里面青褐色，质脆。断处有胶丝相连，味微苦。整张长 40 cm 以上。碎块不超过 10%。无杂质、霉变。④三等干货。凡不符合特等、一等、二等标准，厚度最薄不小于 0.2 cm 者，包括枝皮、根皮、碎块，均属此等。无杂质、霉变。

【炮制】 杜仲：取原药材，放入清水盆中，用板刷刷去灰尘，沥干水分，用刨刀刮去表面残留粗皮，洗净，用刀开成 1 寸（1 寸约为 3.33 cm）宽小条，再横切成 1 寸 2 分的块，干燥，筛去碎屑。

盐杜仲：取杜仲块，置热锅中，用中火加热，不断翻动，炒至表面焦黑色，丝易断时，取出，放入清水盆中，抢水洗去灰尘，捞起，沥干水分，放盆中，拌洒盐水，拌匀，经常翻动，使盐水吸尽，再放入锅中，用文火加热，炒干，取出放凉。

每杜仲块或丝 10 kg，用食盐 0.15 kg，化水 1200 ml。

砂炒杜仲：取油砂置锅内加热，倒入杜仲块，不断翻动，用武火加热炒至焦褐色、断丝，取出，筛去砂，放入盆中，趁热喷盐水，拌匀，吸尽后，晾干。

每杜仲块 10 kg，用食盐 0.15 kg

清炒杜仲：其四角均被炒掉，损耗大。若用油砂拌炒，则饮片完好，边角完整，损耗小，炒药时间缩短。

【成品性状】 杜仲呈小方块或丝片状，外表面淡棕色或灰褐色，有明显的皱纹或纵裂槽纹，可见明显的皮孔；内表面暗紫色，光滑。质脆，易折断，断面有细密、银白色、富弹性的橡胶丝相连。气微，味稍苦。

盐杜仲形如杜仲，表面焦黑色或灰棕色，断面白丝易断，略有咸味。

砂炒杜仲形如杜仲，表面焦黑色，味微咸。

【性味与归经】 甘，温。归肝、肾经。

【功能与主治】 补肝肾，强筋骨，安胎。用于肾虚腰痛，筋骨无力，妊娠漏血。

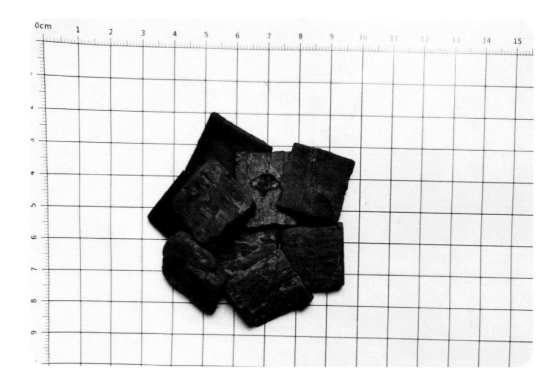

14. 白鲜皮

【来源】　本品为芸香科植物白鲜 *Dictamnus dasycarpus* Turcz. 的干燥根皮。主产于辽宁、河北、四川、江苏、浙江、安徽等地。药材以抽净木心、条大、肉厚、色灰白者为佳。

【炮制】　取原药材，拣净杂质及残留的木心，除去粗皮，洗净，稍润，切片，晒干。

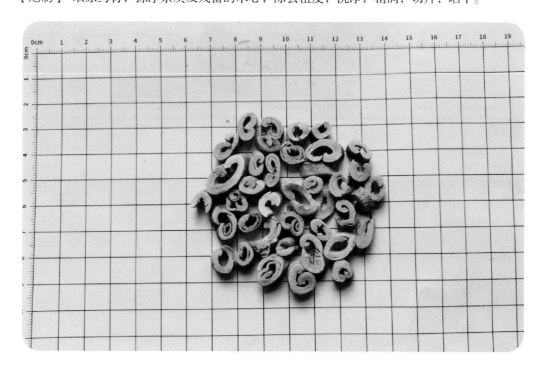

【成品性状】 为圆形厚片，表面灰白色或灰黄色，具纵皱纹及侧根痕，常有凸起的颗粒状小点，内表面淡黄色或类白色，有细纵纹。切面类白色，略呈层片状。质轻而脆，有羊膻味，味微苦。

【性味与归经】 苦，寒。归脾、胃经。

【功能与主治】 清热燥湿，祛风解毒。用于湿热疮毒，湿疹，风疹，疥癣，风湿痹痛，黄疸尿赤等症。

15. 土荆皮

【来源】 本品为松科植物金钱松 *Pseudolarix amabilis*（Nelson）Rehd. 的干燥根皮或近根树皮。主产于江苏、浙江、安徽、江西、湖南、广东等地。药材以块大、黄褐色、有纤维质而无栓皮者为佳。

【炮制】 取原药材，除去杂质，洗净，浸泡 1 ～ 2 h，捞起，沥干水分，放缸中润透，切丝，晒干，筛去碎屑。

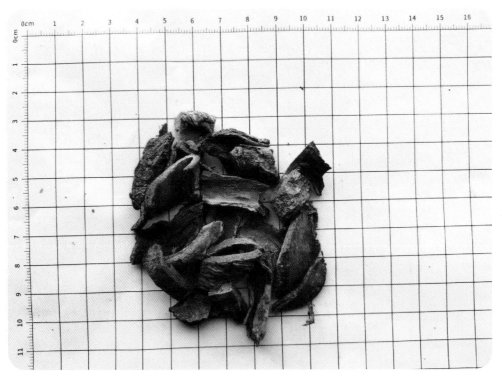

【成品性状】 为不规则丝片状，外表面黄白色或灰白色，粗糙，外皮易呈鳞片状脱落，脱落处红棕色或黄棕色；内表面黄棕色或红棕色，切面可层层剥落。质韧，气微，味苦而涩。

【性味与归经】 辛，温；有毒。归肺、脾经。

【功能与主治】 杀虫，止痒。用于疥癣瘙痒。

16. 桑白皮

【来源】 本品为桑科植物桑 *Morus alba* L. 的干燥根皮。主产于河南商丘，安徽阜阳、亳州，浙江临安、建德，江苏泰兴等地，以河南、安徽产量大。商品分以下几种。亳桑皮：产于安徽亳州一带者。严桑皮：产于浙江者。北桑皮：产于江苏者。桑白皮为各地所产白皮的总称。药材以皮厚、色白、质柔韧、粉性足者为佳。

【炮制】 桑白皮：取原药材，除去杂质，洗净，用清水浸泡 1～2 h，捞起，刮去残留的粗皮，洗净，稍润，切丝，晒干，筛去灰屑。

蜜桑白皮：取蜂蜜过滤，置热锅中，用文火加热至沸，投入净桑白皮丝，炒至表面黄色，不粘手时，取出，晾凉。密闭储藏。

每桑白皮 10 kg，用蜂蜜 3 kg。

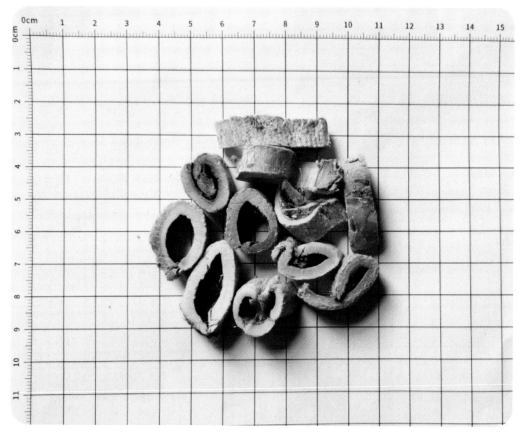

【成品性状】 桑白皮呈丝片状，宽 3～5 mm，外表面白色或淡黄白色，较平坦，内表面黄白色或灰黄色，有细纵纹。体轻，质韧，纤维性强，撕裂时有粉尘飞扬。气微，味微甘。

蜜桑白皮形如桑白皮，表面黄色，味甜。

【性味与归经】 甘，寒。归肺经。

【功能与主治】 泻肺平喘，利水消肿。用于肺热喘咳，水肿胀满尿少，面目肌肤浮肿。

17. 黄柏类

【来源】 黄柏（川黄柏）：本品为芸香科植物黄皮树 *Phellodendron chinense* Schneid. 的干燥树皮。关黄柏（黄柏）：本品为芸香科植物黄檗 *Phellodendron amurense* Rupr. 的干燥树皮。川黄柏主产于四川、云南、贵州、湖北等地；关黄柏主产于吉林、辽宁、黑龙江等地。药材以皮厚、断面色鲜黄、皮张均匀、纹细、体洁者为佳。药用以川黄柏质量较好，习惯认为贵州黄柏质量最佳。用于出口的黄柏主要是川黄柏。关黄柏树皮较松泡，色黄较淡，质量逊于川黄柏。

【商品规格】 川黄柏：①一等：干货。呈平板状，去净粗栓皮。表面黄褐色或黄棕色。内面暗黄色或淡棕色。体轻，质较坚硬。断面鲜黄色。味极苦。长 40 cm 以上，宽 15 cm 以上，无枝皮、粗栓皮、杂质、虫蛀、霉变。②二等：干货。树皮呈板片状或卷筒状。表面黄褐色或黄棕色。内表面暗黄色或黄棕色。体轻，质较坚硬，断面鲜黄色。味极苦。长宽、大小不分，厚度不得薄于 0.2 cm。间有枝皮。无粗栓皮、杂质、虫蛀、霉变。

关黄柏：统货，干货。树皮呈片状。表面灰黄色或淡黄棕色，内表面淡黄色或黄棕色。体轻，质较坚硬。断面鲜黄色、黄绿色或淡黄色，味极苦。无粗栓皮及死树的松泡皮。无杂质、虫蛀、霉变。

【炮制】 黄柏：取原药材，除去杂质，用水洗净，捞出，润透，刮去残留的粗皮，洗净，沥干水分，切方形咬口片或横切片丝，晒干或烘干。黄柏饮片不能暴晒，否则变色。

盐黄柏：取黄柏片，投入热锅中，用文火加热，不断翻动，随炒随喷盐水，炒干后出锅，晾干。

每黄柏片 10 kg，用食盐 0.3 kg，加 1200 ml 开水溶化，澄清。

酒黄柏：取黄柏片，放盆中，喷淋白酒，拌匀，盖上盖，闷润，待酒吸尽后，晾干。

每黄柏 10 kg，用白酒 1 kg。

黄柏炭：取黄柏片，置热锅中，武火加热，不断翻动，炒至表面焦黑色，内黄褐色，喷淋少许清水，熄灭火星，炒干，出锅，凉透。

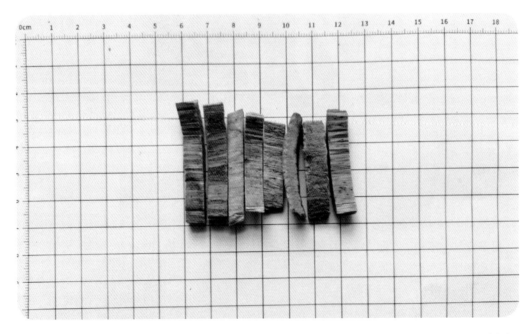

【成品性状】 黄柏呈微卷曲的丝状或方形片，外表面黄绿色或灰黄色，有不规则的纵皱纹，内表面黄色或近淡棕黄色，有细纵皱纹。体轻，质较坚韧，切面鲜黄色或黄绿色，纤维性，可成片剥离。气微，味甚苦，嚼之有黏性。

盐黄柏形如黄柏，深黄色，偶有焦斑，略具咸味。

酒黄柏形如黄柏，略有酒香气。

黄柏炭形如黄柏，表面焦黑色，内黄褐色，略有焦香气。

【性味与归经】　苦，寒。归肾、膀胱经。

【功能与主治】　清热燥湿，泻火除蒸，解毒疗疮。用于湿热泻痢、黄疸，带下，热淋，脚气，痿躄，骨蒸劳热，盗汗，遗精；外用于疮疡肿毒，湿疹，瘙痒，口疮，黄水疮，烧、烫伤。

18. 紫荆皮

【来源】　本品为豆科植物紫荆 *Cercis chinensis* Bunge 的树皮。主产于浙江、福建、安徽、四川等地。药材以身干、条长、皮厚者为佳。

【炮制】　取原药材，拣净杂质，用水浸泡 2 ～ 4 h，捞出，放竹箩筐中润透，切丝或块，晒干，筛去灰屑。

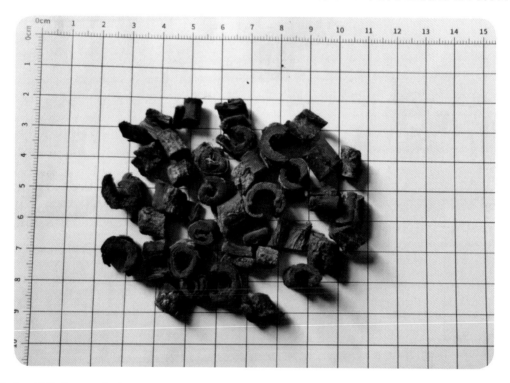

【成品性状】　呈丝状或块片状，外表面灰棕色或灰黄色，粗糙。内表面暗棕色，可见纵向的细纤维。质坚脆，切面纤维性。气香，味苦涩而有辛凉感。

【性味与归经】　辛，温。归肝、脾、胃经。

【功能与主治】　理气活血，消肿解毒。用于气滞腹胀，胃痛，筋骨疼痛，月经痛，痛风及蛇虫、狂犬咬伤。

注：湖北省过去使用的紫荆皮为豆科植物美丽胡枝子 *Lespedeza formosa*（Vog.）Koehne 的根皮，产于湖北，根皮呈单卷或双卷筒状；外表面灰棕色至棕黑色，粗糙，具棕色横长皮孔，栓皮疏松，易脱落，露出棕红色皮层。内表面黄棕色至棕色，具细纵纹理。质韧，纤维性。气微，味淡而涩。

第九章　藤　木　类

1. 木通

【来源】　本品为木通科植物白木通 *Akebia trifoliata*（Thunb.）Koidz.var.*australis*（Diels）Rehd. 或三叶木通 *Akebia trifoliata*（Thunb.）Koidz.、木通 *Akebia quinata*（Thunb.）Decne. 的干燥藤茎。主产于江苏、湖南、湖北。药材以条匀、内色黄者为佳。

【炮制】　取原药材，洗净，清水浸泡30 min，捞起，置筐中，上盖湿麻袋，润透，切斜薄片，干燥。

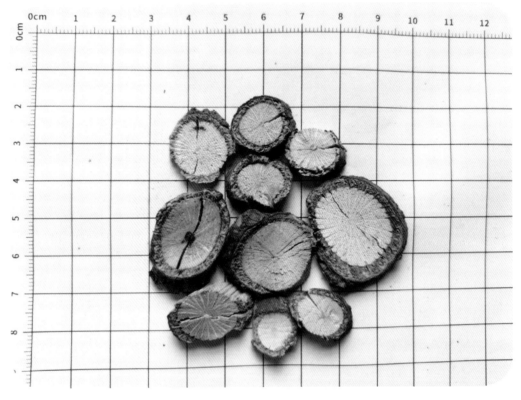

【成品性状】　木通为圆形薄片，表面灰褐色或灰棕色，粗糙，有裂纹，切面皮部较薄，黄褐色、灰棕色或红棕色，易与木部分离，木部黄白色，密布具细孔洞的导管，夹有灰黄色放射状花纹，中央具小形的髓。气微弱，味苦而涩。

【性味与归经】　苦，寒。归心、小肠、膀胱经。

【功能与主治】　清心火，利小便，通经，下乳。用于口舌生疮，心烦尿赤，水肿，热淋涩痛，带下，经闭，乳少，湿热痹症。

注：过去用马兜铃科植物东北马兜铃 *Aristolochia manshuriensis* Kom. 的干燥藤茎，俗称关木通，主

产于吉林、黑龙江、辽宁等地，为道地药材，炮制时头刀师傅切片。炮制方法：取原药材，洗净，清水浸泡 30 min，捞起，置筐中，上盖湿麻袋，润透（药材不能润太过，太过则切出的饮片为翘片），切横薄片，用木块压平，放簸箕内摊开，到晚上放在一个簸箕里，上盖布，用米压平，反复至饮片晾干。切出饮片为圆形薄片，表面黄色或黄白色，木部宽广，有多层排列成环状的小孔及放射状纹理，髓部不明显，皮部薄，周边灰黄色或淡棕黄色，粗糙，体轻，质硬。气微，味苦。因关木通含有马兜铃酸，有肾毒性，2005 年版《中华人民共和国药典》一部已不再收载，不准作木通入药。

2. 川木通

【来源】　本品为毛茛科植物小木通 *Clematis armandii* Franch. 或绣球藤 *Clematis montana* Buch.-Ham. 的干燥藤茎。主产于安徽、湖北、四川、陕西、贵州、云南等地。以茎条均匀、断面色黄白、无黑心者为佳。

【炮制】　取原药材，除去杂质，洗净，清水浸泡 30 min，捞起，刮去粗皮，洗净，置筐中，上盖湿麻袋，伏润透，切斜薄片，干燥，过筛。

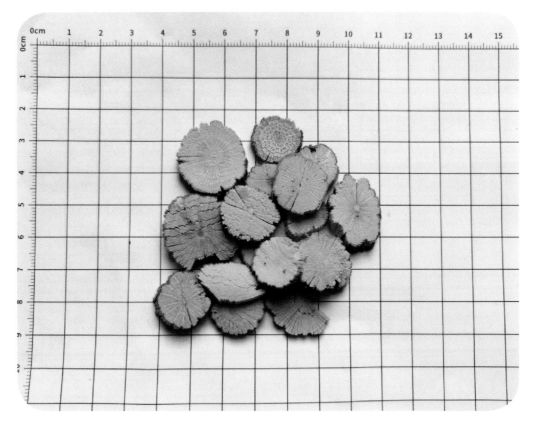

【成品性状】　为类圆形薄片，表面黄棕色或黄褐色，有纵向凹沟及棱线，切面皮部黄棕色，木部浅黄棕色或浅黄色，有黄白色放射状纹理及裂隙，其间布满小孔，髓部较小，类白色或黄棕色。质坚硬，不易折断。无臭，味淡。

【性味与归经】　苦，寒。归心、小肠、膀胱经。

【功能与主治】　清心火，利小便，通经，下乳。用于口舌生疮，心烦尿赤，水肿，热淋涩痛，带下，经闭，乳少，湿热痹痛。

3. 青风藤

【来源】　本品为防己科植物青藤 *Sinomenium acutum*（Thunb.）Rehd.et Wils. 及毛青藤 *Sinomenium acutum*（Thunb.）Rehd.et Wils.var.*cinereum* Rehd.et Wils.的干燥藤茎。主产于浙江、江苏、湖北、湖南等地。药材以身干、条匀、外皮绿褐色者为佳。

【炮制】　取原药材，除去杂质，清水浸泡 1～2 h，捞起，放竹箩筐中润透，切斜厚片，晒干。

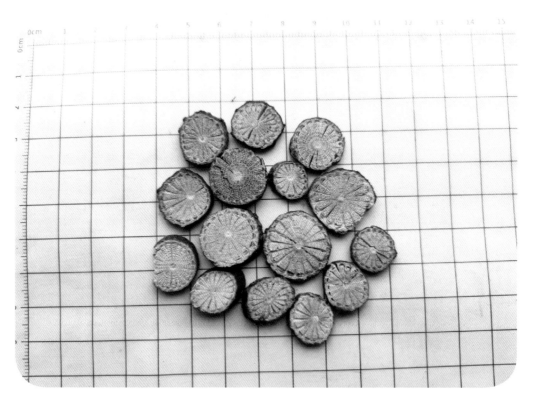

【成品性状】　为类圆形或长圆形的斜厚片，表面绿褐色至棕褐色，有的灰褐色，有细纵纹及皮孔。切面灰黄色或淡灰棕色，皮部窄，木部射线呈放射状排列（俗称"车轮纹"），髓部淡黄白色或黄棕色。体轻，质硬脆。气微，味苦。

【性味与归经】　苦、辛，平。归肝、脾经。

【功能与主治】　祛风湿，通经络，利小便，活血止痛，消疮肿。用于风湿痹痛，关节肿痛，流注，鹤膝风，麻痹瘙痒。

注：武汉市以前将青风藤中枝条细小、均匀的作青风藤使用，枝条粗的切斜片作大风藤使用。

4. 络石藤

【来源】　本品为夹竹桃科植物络石 *Trachelospermum jasminoides*（Lindl.）Lem. 的干燥带叶藤茎。

主产于浙江、江苏、湖北、安徽、江西、山东等地。药材以身干、条长、叶多、色绿者为佳。

【炮制】　取原药材，拣净杂质，剪去须根，用水浸 1 ～ 2 h，洗净泥屑捞起，润 4 ～ 8 h，待润透后取出切 1 ～ 2 cm 小段，晒干，筛去灰屑。

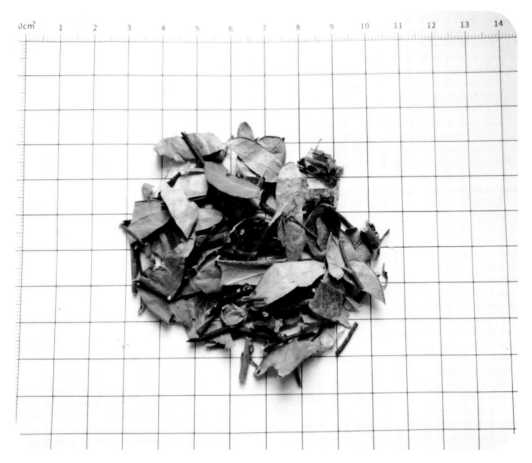

【成品性状】　为圆柱形的小段，茎、叶混合。茎直径 1 ～ 5 mm，表面红褐色，有点状皮孔及不定根痕；叶片呈椭圆形或卵状披针形，全缘，略反卷，上表面暗绿色或棕绿色，下表面色较浅，革质。质硬，切面淡黄白色，常中空。气微，味微苦。

【性味与归经】　苦，微寒。归心、肝、肾经。

【功能与主治】　祛风通络，凉血消肿。用于风湿热痹，筋脉拘挛，腰膝酸痛，喉痹，痈肿，跌扑损伤。

注：武汉市以前使用的络石藤为桑科植物薜荔 Ficus pumila L. 的不育幼嫩茎枝，药材饮片茎呈圆柱形，直径 1 ～ 5 mm，表面棕褐色或灰棕色，节处附近可见很多点状凸起的根痕。切面浅黄色，可见髓部圆点状，偏于一侧。叶片椭圆形，常卷折，革质，较厚，叶表面光滑，棕绿色，全缘，下表面叶脉网状凸起，形成许多小凹窝，黄褐色。无臭，味淡。现已更正为夹竹桃科植物络石的干燥带叶藤茎，购买使用时要注意。

5. 石南藤

【来源】　本品为胡椒科植物石南藤 Piper wallichii（Miq.）Hand.–Mazz. 的干燥藤茎。主产于四川、湖南、云南等地。药材以枝条均匀、色灰褐、叶片完整者为佳。

【炮制】 取原药材，除去杂质，洗净，润透，切小段，干燥，过筛。

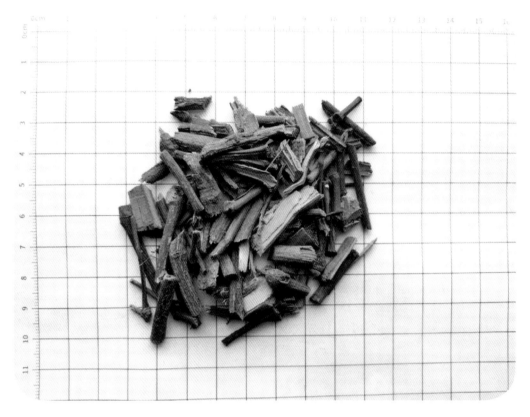

【成品性状】 为不规则的小段，茎、叶混合。茎枝扁圆形，直径 1～3 mm，表面灰褐色或灰棕色，有纵纹，节膨大，质轻而脆。叶灰绿色，皱缩。气清香，味辛辣。

【性味与归经】 辛，温。归肝、脾、小肠经。

【功能与主治】 祛风湿，舒筋络，强腰膝，除痹痛，止咳。用于风寒湿痹，筋骨疼痛，腰膝无力，咳嗽气喘，肾虚咳嗽。

6. 檀香

【来源】 本品为檀香科植物檀香 *Santalum album* L. 树干的干燥心材。药材主产于印度、印度尼西亚等地。商品分黄檀香和白檀香两种。白檀香：表面呈黄白色或淡黄色者。黄檀香：表面呈淡棕色者。老山檀：印度所产者，品质最优。老山块：老山檀商品加工成块状者。老山条：老山檀商品加工成条状者。老山片：老山檀商品加工成片者。以上药材均以色黄、质坚实致密、油性大、香气浓厚者为佳。

【炮制】 取原药材，擦净灰尘，锯成寸许长段，镑片或先劈成块，再劈成小片。

【成品性状】 为不规则的条形，表面淡黄棕色，纹理纵直整齐，质致密，光滑细致，具异香，燃烧时更为浓烈，味微苦。黄檀香色深，味较浓；白檀香质坚，味稍淡。

【性味与归经】 辛，温。归脾、胃、肺经。

【功能与主治】 行气，温中，和胃止痛。用于心腹疼痛，寒凝气滞，胸膈不舒。

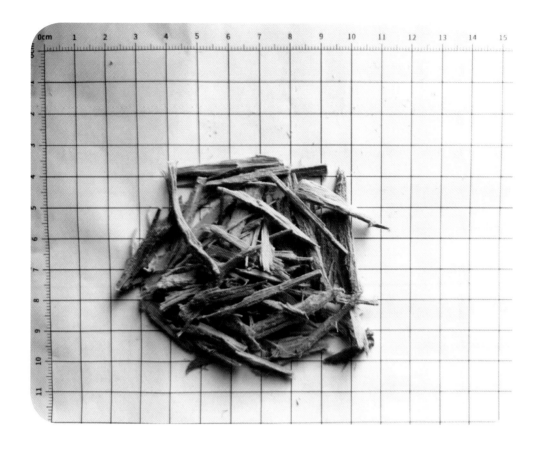

7. 沉香

【来源】　本品为瑞香科植物白木香 *Aquilaria sinensis*（Lour.）Gilg 含有树脂的木材。主产于广东、广西、福建、印度、马来西亚。商品分以下几种。进口沉香：植物沉香含有黑色树脂的木材。主产于印度、马来西亚等地。国产沉香：植物白木香含有黑色树脂的木材。主产于海南。伽南香：又名奇南香、琪南、奇楠、伽南沉。为植物沉香近根部含树脂量较多的木材，棕黑色，油脂多，用玻璃刮成泥状，用手能搓成坨，入口感觉咽部特别舒服，香气特别浓，入水沉。绿油伽南香：外表呈绿褐色的伽南香。紫油伽南香：外表呈紫褐色的伽南香。盔沉香：又名盔沉。进口沉香药材多呈盔帽形，故名。以上药材均以质坚体重、含树脂多、香气浓者为佳。

【商品规格】　国产沉香按商品质地以及表面树脂部分（俗称油格）所占的比例分为四等。

一等：身重结实，油色黑润，油格占整块80%以上。二等：油色黑润或棕黑色，油格占整块60%以上。三等：油格占整块40%以上。四等：质地疏松轻浮，油格占整块25%以上。

进口沉香一般分为二等：一等醇浸出物在25%～30%之间。二等醇浸出物在15%～25%之间。

【炮制】　取原药材，除去枯废白木，劈成小块。用时捣碎或研成细粉。

【成品性状】　沉香为不规则的极薄片或小碎块或细粉，表面黄棕色或灰黑色，密布断续棕黑色的细纵纹（即含树脂的部分），有时可见黑棕色树脂斑痕。质坚硬而重，能沉水或半沉水，粉末棕褐色，油润，气味较浓，燃之发浓烟，香气强烈。

【性味与归经】　辛、苦，微温。归肾、脾、胃经。

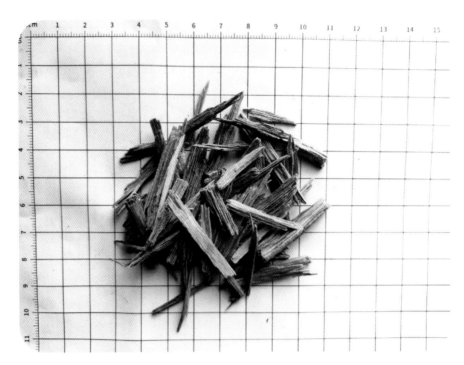

【功能与主治】 行气止痛，温中止呕，纳气平喘。用于胸腹胀闷疼痛，胃寒呕吐呃逆，肾虚喘急。

注：过去海南沉香易打粉，主要用作加工用配料。

附：沉香曲。

处方：沉香1两、广木香3两，广藿香3两、檀香2两、降香1两、枳实1两、广陈皮1两5钱、川朴3两、春砂仁8钱、乌药3两。以上十味，计19两3钱。

制法：将以上各药分别研成细粉，混合均匀。另取面粉6两、六神曲10两加适量冷开水调成稀薄浆糊，放盆内和上述药粉揉合均匀，做成软材，取出，放案板上按扁，压入模型中，然后取出阴干。

作用：祛风散寒，健脾消积，宽中理气。用于感冒，风寒，腹泻，呕吐，胃脘痛。

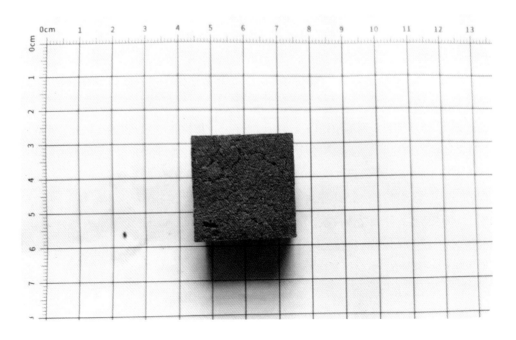

8. 通草

【来源】 本品为五加科植物通脱木 *Tetrapanax papyrifer*（Hook.）K.Koch 的干燥茎髓。主产于云南、贵州、四川、广西、福建、湖北、台湾等地。过去福建所产方通草定量为1钱、1.5钱和2钱规格，质柔软，品质优良。川方通：产于贵州、云南而在四川加工的方通草。凤尾通草丝：加工方通草时头刀裁下的毛丝。药材以茎髓粗壮、干燥、洁白、空心、有隔膜者为佳。

【炮制】 通草：取原药材，拣去杂质，切厚片，筛去碎屑。

朱通草：取通草片，置盆内喷水少许，微润，加朱砂细粉，撒布均匀，并随时翻动，至外面匀布朱砂为度，取出，晾干。

每通草片10 kg，用朱砂0.6 kg。

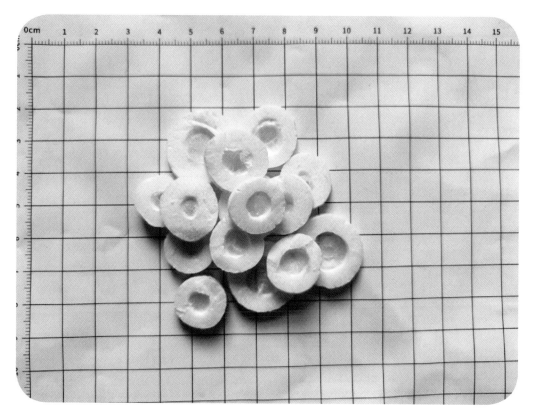

【成品性状】 通草为圆柱形厚片，直径1～2.5 cm，表面洁白色或稍带黄色，有浅纵沟纹。体轻，质柔软，有弹性，易折断，切面整齐，外圈银白色光泽，中部有直径0.3～1.5 cm的空心或白色半透明的薄膜，纵剖时可见薄膜呈梯状排列。无气味。

方通草：呈方形的薄片，微透明，平滑，洁白，形似纸，质软。

丝通草：呈不整齐的细长条片状，微透明，平滑，洁白，形似白纸细条。

朱通草形如通草，表面有红色细粉。

【性味与归经】 甘、淡，微寒。归肺、胃经。

【功能与主治】 清热，利尿，通气下乳。用于湿热尿赤，淋病涩痛，水肿尿少，乳汁不下。

9. 小通草

【来源】　本品为旌节花科植物喜马山旌节花 *Stachyurus himalaicus* Hook.f.et Thoms.、中国旌节花 *Stachyurus chinensis* Franch. 或山茱萸科植物青荚叶 *Helwingia japonica*（Thunb.）Dietr. 及其同属植物的茎髓。主产于四川、陕西、湖北等地，药材以色白、干燥、无斑点者为佳。

【炮制】　小通草：取原药材，拣去杂质，除去未去尽的外皮，切段，筛去碎屑。

朱小通草：取小通草段，置盆内喷水少许，微润，加朱砂细粉，撒布均匀，并随时翻动，至外面匀布朱砂为度，取出，晾干。

每小通草 10 kg，用朱砂 0.6 kg。

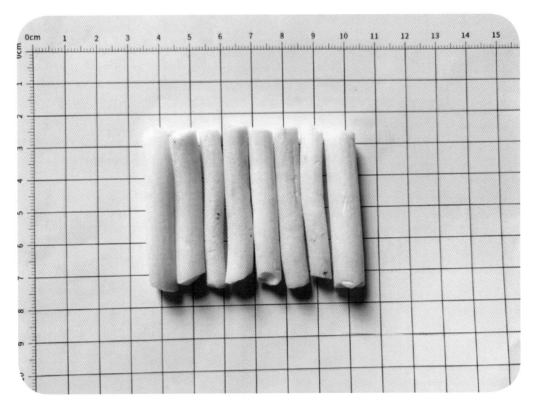

【成品性状】　小通草呈圆柱形小段，直径 0.5 ～ 1 cm。表面白色或微黄色，平坦无纹理。质松软，捏之能变形，易折断，或质较硬，捏之不易变形。断面平坦，显银白色，无空心。水浸后外表及断面有或无黏滑感。无臭，味淡。

朱小通草形似小通草，表面有红色细粉。

【性味与归经】　甘、淡，微寒。归肺、胃经。

【功能与主治】　清热，利尿，通气下乳。用于湿热尿赤，淋病涩痛，水肿尿少，乳汁不下。

10. 皂角刺

【来源】　本品为豆科植物皂荚 *Gleditsia sinensis* Lam. 的棘刺。全年均可采收，干燥，或趁鲜切片，干燥。主产于甘肃、陕西、河北、山东、山西、安徽、江苏、湖北、广东、广西、四川、贵州等地。药材以棘刺完整、坚硬、红棕色、无老茎者为佳；饮片以片薄、刺多、表面红棕色、质结实、有光泽者为佳。

【炮制】 取原药材，拣去杂质，去除老茎，用水浸泡 4～6 h，捞起，润透后切斜厚片，或用专用剪刀剪成斜厚片，晒干。已切片者，拣尽杂质，筛去灰屑。

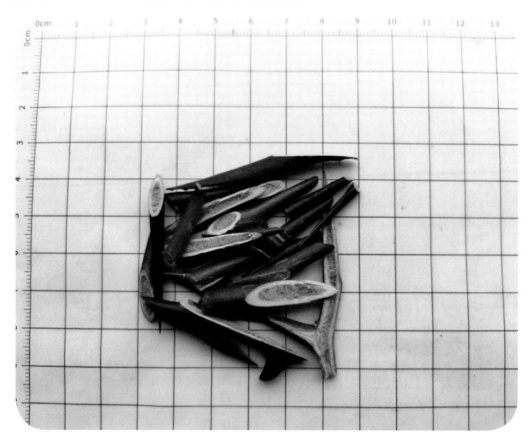

【成品性状】 为不规则的斜厚片，表面紫棕色或棕褐色，常带有尖细的刺端。切面木部黄白色，髓部疏松，淡红棕色。质脆，易折断。无臭，味淡。

【性味与归经】 辛、温。归肝、脾、胃、大肠经。

【功能与主治】 消肿脱毒，排脓，杀虫。用于疮疽初起或脓成不溃；外用于疥癣麻风。

11. 竹茹

【来源】 本品为禾本科植物青秆竹 *Bambusa tuldoides* Munro、大头典竹 *Sinocalamus beecheyanus*（Munro）McClure var.*pubescens* P.F.Li 或淡竹 *Phyllostachys nigra*（Lodd.）Munro var.*henonis*（Mitf.）Stapf ex Rendle 的茎秆的干燥中间层。主产于江苏、浙江、江西、湖北、四川等地，过去以浙江宁波所产竹茹质量好，竹节稀，皮嫩，为道地药材。加工竹茹用专用竹茹刀（张同兴打造），先刨去青皮，再刮二青，绕成团。药材以丝细均匀、干燥、色绿、质柔软、有弹性者为佳。

【炮制】 竹茹：取原药材，除去杂质，拣去篾片，过筛，揉成小团（约 10 g）。

姜竹茹：取净竹茹团，加姜汁拌匀，稍闷并上下翻动，待姜汁吸尽后，置热锅中，用文火加热，翻动，至竹茹团表面显黄色、带焦斑时，取出，晾干，过筛。

每竹茹 10 kg，用生姜 1 kg，榨姜汁 2000 ml。

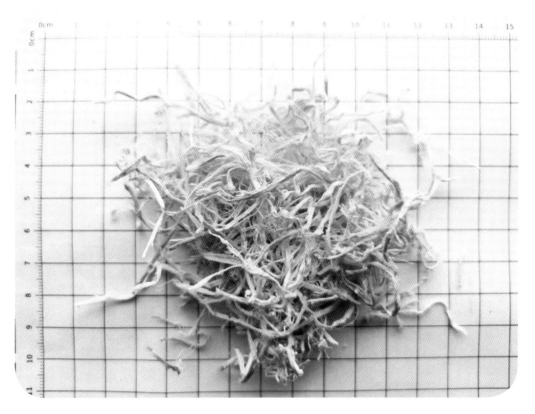

【成品性状】　竹茹呈卷曲的团状，表面浅绿色或黄绿色，体轻泡，质柔韧，有弹性。气微，味淡。姜竹茹形如竹茹，绿黄色，有焦斑，微具姜的气味。

【性味与归经】　甘，微寒。归肺、胃经。

【功能与主治】　清热化痰，除烦止呕。用于痰热咳嗽，胆火挟痰，烦热呕吐，惊悸失眠，中风痰迷，舌强不语，胃热呕吐，妊娠恶阻，胎动不安。

12. 鬼箭羽

【来源】　本品为卫矛科植物卫矛 *Euonymus alatus*（Thunb.）Sieb. 的带翅嫩枝或枝翅。主产于湖北、河北、浙江、安徽、江苏、山东、陕西、贵州。药材以羽翅整齐、均匀、洁净、淡棕色者为佳。

【炮制】　取原药材，除去杂质，洗净，捞起，沥干水分，放筐内，伏润透，切段或厚片，晒干。

【成品性状】　为圆柱形小段或厚片，表面灰绿色，有纵皱纹，四面生有灰褐色片状羽翅，形如箭羽，质松脆，易切断或剥落，断面呈棕色，枝条木质，质硬，切面黄白色。无臭，味微苦、涩。

【性味与归经】　苦，寒。归肝经。

【功能与主治】　活血散瘀，杀虫。用于经闭，产后瘀血腹痛，虫积腹痛。

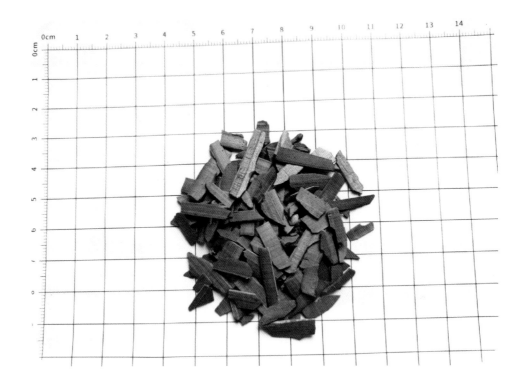

13. 桑寄生

【来源】　本品为桑寄生科植物桑寄生 *Taxillus chinensis*（DC.）Danser 的干燥带叶茎枝。主产于广东、广西、河北、山东、辽宁、吉林等地。药材以条匀、枝嫩、色红褐、带叶、整齐不碎者为佳。

【炮制】　取原药材，清水洗净灰土，捞起，沥干水分，用蒲包包好，每天淋水两次，润透后，切斜片，晒干。

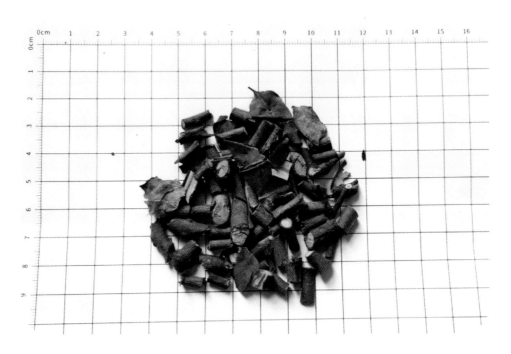

【成品性状】 为椭圆形斜片，表面红褐色或灰褐色，具细纵纹，并有多数细小凸起的棕色皮孔，嫩枝有的可见棕褐色茸毛；质坚硬，断面不整齐，皮部红棕色，木部色较浅。叶多卷曲，具短柄。无臭，味涩。

【性味与归经】 甘、苦，平。归肝、肾经。

【功能与主治】 补肝肾，强筋骨，祛风湿，安胎元。用于风湿痹痛，腰膝酸软，筋骨无力，崩漏经多，妊娠漏血，胎动不安，高血压。

14. 槲寄生

【来源】 本品为桑寄生科植物槲寄生 *Viscum coloratum*（Komar.）Nakai 的干燥枝叶。主产于河北、辽宁、吉林、安徽、内蒙古、湖南、浙江、河南等地。药材以身干、条匀、枝嫩、色黄绿、带叶、嚼之发黏者为佳。

【炮制】 取原药材，除去杂质，用清水洗净灰土，捞起，沥干水分，润透，切5分横厚片，晒干，筛去碎屑。

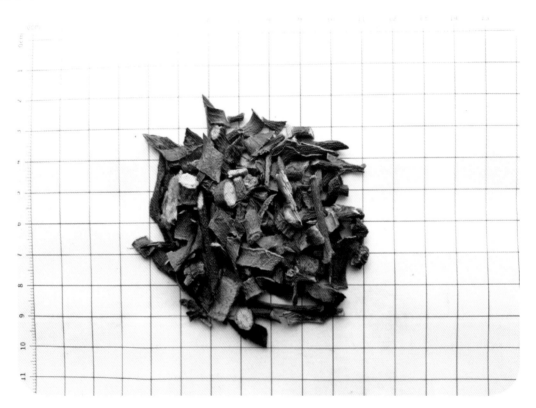

【成品性状】 为不规则厚片，表面黄绿色，金黄色或黄棕色，有纵皱纹，切面皮部黄色，木部色较浅，射线呈放射状，髓部常偏向一侧。体轻，质脆。叶片呈长椭圆状披针形，先端钝圆，基部楔形，全缘，表面黄绿色，有细皱纹。革质。主脉5出，皱缩。无臭，味微苦，嚼之有黏性。

【性味与归经】 苦，平。归肝、肾经。

【功能与主治】 祛风湿，补肝肾，强筋骨，安胎。用于风湿痹痛，腰膝酸软，胎动不安，胎漏血崩，产后乳汁不下。

15. 大血藤

【来源】 本品为木通科植物大血藤 *Sargentodoxa cuneata*（Oliv.）Rehd.et Wils. 的干燥藤茎。主产于湖北、四川、江西、河南、江苏。药材以藤茎均匀、不老不嫩、粗如拇指、无枝叶者为佳。

【炮制】 取原药材，除去杂质，用水浸泡 4～6 h，洗净泥屑，捞起，放筐中，沥干水分，伏润透，斜切薄片，晒干。

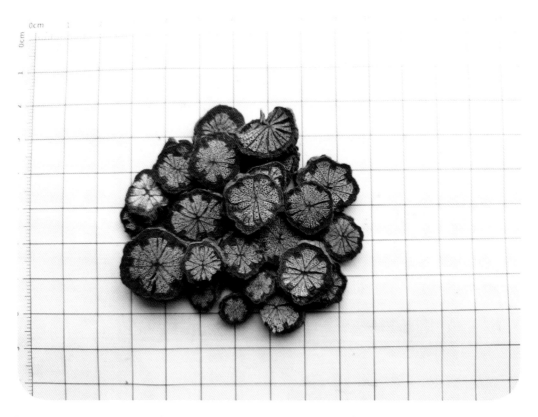

【成品性状】 为长椭圆形薄片，表面灰棕色，粗糙，切面皮部红棕色，有数处向内嵌入木部，木部黄白色，有多数细孔状导管，射线呈放射状排列。质硬，气微，味微涩。

【性味与归经】 苦，平。归大肠、肝经。

【功能与主治】 清热解毒，活血，祛风。用于肠痈腹痛，经闭痛经，风湿痹痛，跌扑肿痛。

16. 苏木

【来源】 本品为豆科植物苏木 *Caesalpinia sappan* L. 的干燥心材。在我国主产于广西、云南、台湾、广东、海南等地，在国外主产于印度及马来西亚。药材以粗大、质坚、色黄红者为佳。

【炮制】 取原药材，除去杂质，锯成寸许长段，再劈成 1 cm 厚块，劈成薄片或用刨刀刨成薄片。

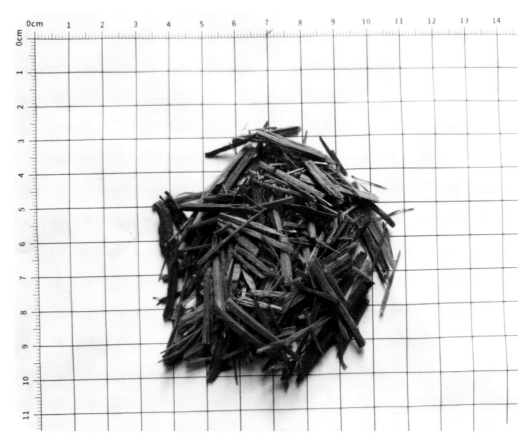

【成品性状】 为不规则薄片，表面暗红棕色或黄棕色，有的中央可见一条黄白色的髓，并有点状的闪光结晶体。质坚硬，气微香，味微甘涩。

【性味与归经】 甘、咸、微辛，平。归心、肝、脾经。

【功能与主治】 活血通经，消肿止痛。用于瘀血腹痛，经闭，痛经，产后瘀阳，外伤肿痛。

17. 忍冬藤

【来源】 本品为忍冬科植物忍冬 *Lonicera japonica* Thunb. 的干燥茎枝。主产于浙江、四川、江苏、河南、陕西、山东、广西、湖南等地。药材以外皮枣红色、质嫩带叶者为佳。

【炮制】 取原药材，除去杂质，用清水洗净，稍加浸泡后取出，润透，切去残根，切约 3 cm 长段，晒干，筛尽灰屑。

【成品性状】 为不规则小段，直径 1.5 ～ 6 mm。表面棕红色至暗棕色，有的灰绿色，光滑或被茸毛，外皮易剥落。有残叶及叶痕。质脆，切面黄白色，中空。无臭，老枝味微苦，嫩枝味淡。

【性味与归经】 甘，寒。归肺、胃经。

【功能与主治】 清热解毒，疏风通络。用于温病发热，热毒血痢，痈肿疮疡，风湿热痹，关节红肿热痛。

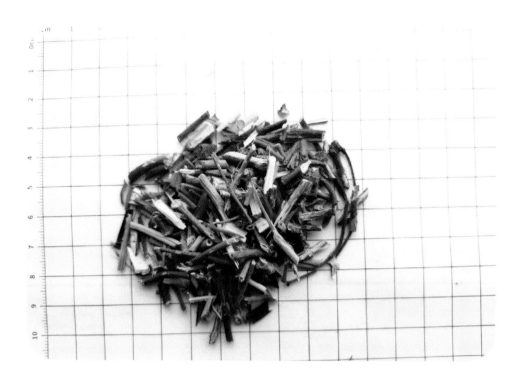

18. 鸡血藤

【来源】　本品为豆科植物密花豆 *Spatholobus suberectus* Dunn 的干燥藤茎。主产于广东、广西、云南。药材以条匀、色棕红、断面棕红色渗出物多者为佳。

【炮制】　取原药材，除去杂质，大小分档，分别置水中浸泡，春、冬二季浸泡 8 ～ 10 h，夏、秋二季浸泡 4 ～ 6 h，洗净捞起，放竹篓中润透，取出，切厚片，晒干，筛去灰屑。

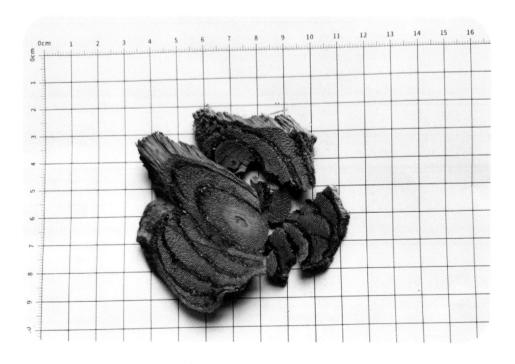

【成品性状】 为椭圆形或不规则碎片，表面灰棕色，粗糙，切面木部呈红棕色或棕色，导管孔多数；韧皮部有树脂状分泌物，呈红棕色至黑棕色，与木部相间排列，呈 3～8 个偏心性半圆形环；髓部偏向一侧。质坚硬。气微，味涩。

【性味与归经】 辛、微甘，温。归肝经。

【攻能与主治】 补血活血，舒筋活络。用于腰膝酸痛，肢体麻木，风湿麻痹，经闭，痛经，月经不调。

19. 首乌藤

【来源】 本品为蓼科植物何首乌 *Polygonum multiflorum* Thunb. 的干燥藤茎。主产于河南、湖北、广西、广东、贵州、四川、江苏等地。药材以身干、粗壮、皮紫红色者为佳。

【炮制】 取原药材，除去杂质，清水洗净，浸泡 2～4 h，捞出，润透后，切段，晒干，筛去碎屑。

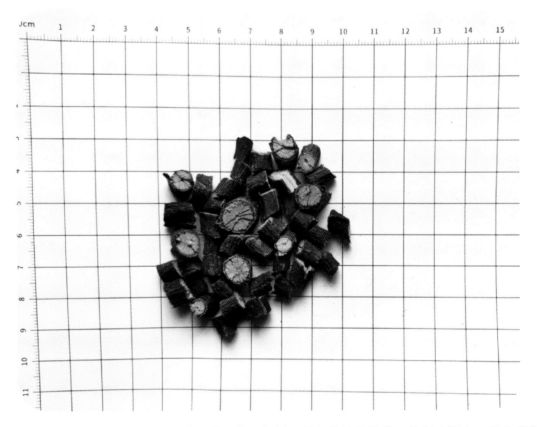

【成品性状】 为不规则小段，表面紫红色，粗糙，具扭曲的纵皱纹。节部略膨大，外皮菲薄，可剥离。质脆，切面皮部紫红色，木部黄白色或淡棕色，导管孔多数明显，髓部疏松，类白色。无臭，味微苦涩。

【性味与归经】 甘，平。归心、肝经。

【功能与主治】 养血安神，祛风通络。用于失眠多梦，血虚身痛，风湿痹痛，外用于皮肤瘙痒。

第十章 树 脂 类

1. 乳香

【来源】 本品为橄榄科植物乳香树 *Boswellia carterii* Birdw. 及同属植物 *Boswellia bhaw-dajiana* Birdw. 皮部渗出的干燥油胶树脂。主产于利比亚、苏丹、索马里、叙利亚、土耳其等地。商品分以下几种。原乳香：长达 5 cm 的乳香块状物。滴乳：长达 2 cm 的卵形滴乳状乳香块。以色淡黄、半透明、嚼之粘牙、香气浓、无杂质者为佳。

【炮制】 乳香：取原药材，除去杂质，将大块者砸碎。

炒乳香：取净乳香，置洗净的锅内，用中火加热（火力要控制好），炒至发泡、放亮、有油渗出时，加入灯心草拌炒，至药物酥松，取出，晾凉，筛去灯心草。

文帮炒乳香：取净乳香，置洗净的锅内，用中火加热（火力要控制好），炒至发泡、放亮、有油渗出时，投入净稻壳拌炒，继续拌炒至油被稻壳吸尽，药体发胀呈珠状为度，取出，晾凉，簸去稻壳。用稻壳炒乳香，成品泡，颜色好，稻壳容易簸去。

每乳香 10 kg，用稻壳 3 kg。

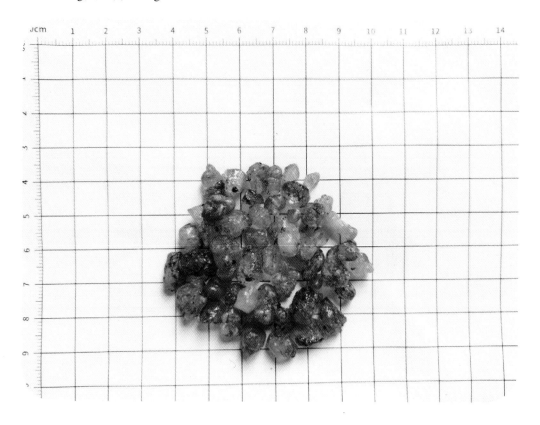

醋乳香：取净乳香，置锅内，用文火加热，炒至表面熔化时，喷洒米醋，继续炒至表面明亮光透，取出放凉。

每乳香 10 kg，用米醋 5 kg。

炒原乳香：取原药材，除去杂质，砸碎，投入洗净的锅中，中火加热，翻炒至发亮、有油渗出时，出锅，晾凉。

【成品性状】　乳香呈不规则颗粒或小团块，表面深黄色，半透明，稍有光泽，附有白色粉尘。质坚脆，有黏性。有特异香气，味苦、辛。

炒乳香形如乳香，表面油黄色，略透明。质坚脆。有特异香气。

醋乳香形如乳香，表面深黄色，显油亮，略有醋酸气。

炒原乳香为不规则小块或粉状，表面棕黄色，质脆，有特异香气。

【性味与归经】　辛、苦，温。归心、肝、脾经。

【功能与主治】　活血止痛，消肿生肌。用于脘腹疼痛，痛经，经闭，跌扑损伤。醋乳香偏于理气散瘀止痛。炒乳香偏于活血止痛。

2. 藤黄

【来源】　本品为藤黄科植物藤黄 *Garcinia hanburyi* Hook.f. 的胶树脂。主产于印度、泰国、越南。药材以色红黄、断面蜡质样、半透明、无杂质者为佳。

【炮制】　藤黄：取原药材，除去杂质，打成小块或研成细粉。

制藤黄：取藤黄 60 g，用鲜荷叶两片，包两层，麻线捆好，用两块豆腐包裹，置砂罐里，加清水同煮 2 h，中间注意添加水，取出，待冷却凝固后，去荷叶，打碎，晒干。

每藤黄 10 kg，用豆腐 40 ～ 50 kg。

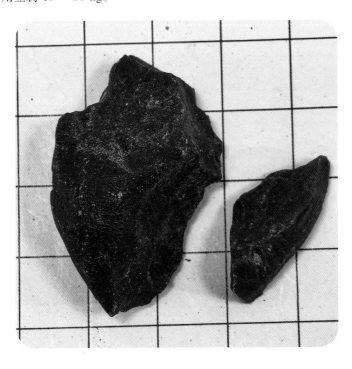

【成品性状】 藤黄呈不规则碎块或细粉状，碎块外表红黄色或橙棕色，平滑。质脆易碎。气微，味辛辣。

制藤黄为细粉末或颗粒状，红黄色或橙棕色，味辛。

【性味与归经】 酸、涩、寒；有大毒。归胃、大肠经。

【功能与主治】 消肿排脓，散瘀解毒，杀虫止痒。用于痈疽肿毒，顽癣，跌扑损伤。

3. 琥珀

【来源】 本品为古代松科植物的树脂埋藏地下经年久转化而成的树脂化石。主产于云南、广西、福建、河南、贵州等地。商品有以下几种。琥珀：从地层中挖出者。呈不规则块状或颗粒状，色红黄，质佳。血珀：琥珀中呈血红色者，质最佳。煤珀：从煤矿层中采掘而来。体重坚硬，色棕黑，燃之冒黑烟并有煤味，质次。药材琥珀以色红、质脆、断面光亮者为佳，煤珀以色黄棕、断面有玻璃样光泽者为佳。其鉴别方法为将琥珀置手心摩擦，能吸灯心草或白纸为真。

【炮制】 取原药材，除去杂质，置研槽中加灯心草同研碎（加灯心草同研，琥珀不跑出），过100目筛，放乳钵中加水水飞，至放在舌上舔、无渣滓为度，上用白纸覆盖，晒干，研细，过120目筛。或取琥珀研细，加灯心草同研过筛，再研1次，研细过筛后，置乳钵中，加水超过药面5 cm，水飞至无声、放在舌上无渣滓为度，先澄清1夜，然后吸出上层清水，将琥珀倒在纸或布上，纸盖晒干，再研细即可。

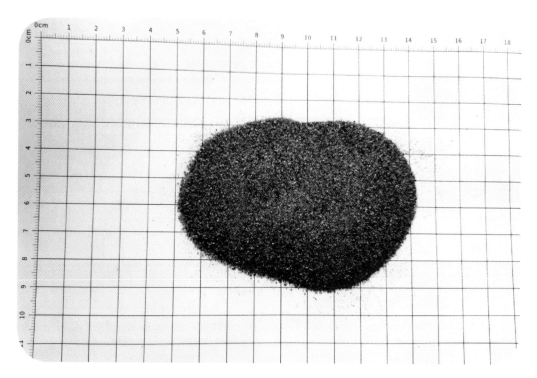

【成品性状】 为细粉末，灰黄色。无臭，味淡。

【性味与归经】 甘，平。归心、肝、膀胱经。

【功能与主治】 安神，散瘀，行水。用于惊风癫痫，瘀血腹痛，癥瘕疼痛，小便不利。

4. 干漆

【来源】　本品为漆树科植物漆树 *Toxicodendron verniciſluum*（Stokes）F.A.Barkl. 的树脂加工后的干燥品。主产于四川、湖北、陕西、河南、云南、贵州等地。取漆桶中的角料晒干。药材以块整、色黑、坚硬、漆味浓者为佳。

【炮制】　干漆：取原药材，除去杂质，砸成小块。

干漆炭：①取净干漆小块，直接放在火上烧枯，停火，放凉（后来发现干漆中含漆酚多，不能用明火烧）。

②取净干漆，置锅中用武火加热，不断翻动至黑褐色、干枯，取出，放凉。

③取净干漆砸成小块，置煅锅内，上盖一口径较小的锅，上贴白纸，两锅接合处用黄泥封固，武火加热，煅至贴在扣锅上的白纸呈焦黄色为度，停火闷凉，取出打碎即成。

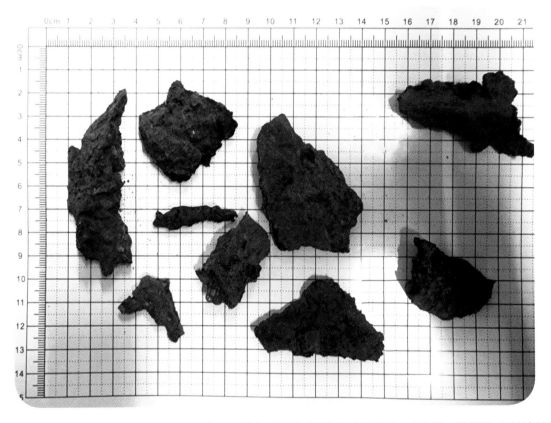

【成品性状】　干漆呈不规则块状，表面黑褐色，粗糙，颗粒状或蜂窝状，有光泽。质坚硬，不易折断，断面不平坦，微有漆臭。

干漆炭形如干漆，表面焦黑色，质松泡，有空孔隙。煅制品质松脆，断面多孔隙，气微，味淡，嚼之有沙粒感。

【性味与归经】　辛，温，有毒。归肝、脾经。

【功能与主治】　破瘀，消积，杀虫。用于妇女经闭，癥瘕，瘀血，虫积。

5. 血竭

【来源】 本品为棕榈科植物麒麟竭 *Daemonorops draco* Bl. 果实中渗出的树脂，主产于印度尼西亚及马来西亚等地，国产血竭为百合科植物剑叶龙血树 *Dracaena cochinchinensis*（Lour.）S. C. Chen 或柬埔寨龙血树 *Dracaena cambodiana* Pierre ex Gagnep. 的含脂木材经提取得到的树脂。商品麒麟血为植物麒麟竭果实中渗出的树脂，主产于印度尼西亚及马来西亚等地，品质优良，为血竭正品。按质量好坏依次分为麒麟牌、手牌、皇冠牌、五星牌四种规格。过去习用品有手牌、皇冠牌血竭，在血竭的底部印贴有金色商标。药材以外色黑如铁、研粉红如血、火燃呛鼻者为佳。

【炮制】 取原药材，除去杂质，打成碎粒或研成细末。

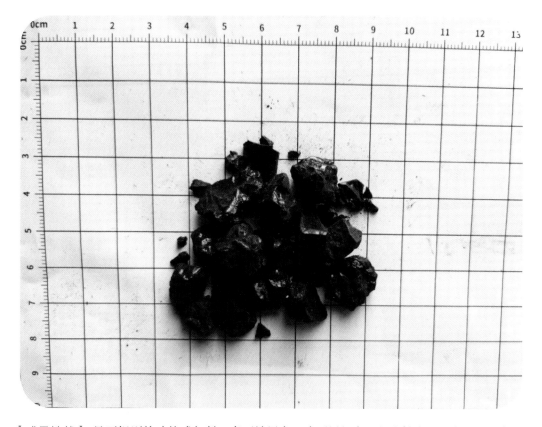

【成品性状】 呈不规则的碎块或细粉，表面铁黑色，碎面黑红色，研成粉末血红色。嚼之有砂样感。无臭，味淡。在水中不溶，在热水中软化。将血竭细粉放在纸上，下面用火烤即熔化，无扩散的油迹，对光照视呈鲜艳的红色。燃烧时有呛鼻的烟气。

【性味与归经】 甘、咸，平。归心、肝经。

【功能与主治】 散瘀生新，活血止痛，外用止血生肌。用于跌打损伤，心腹瘀痛，外伤出血，疮疡不敛等症。

6. 安息香

【来源】 本品为安息香科植物遥罗安息香树 *Styrax tonkinensis*（Pierre）Craib ex Hartwick、安息

香树 *Styrax benzoin* Dryand 和白花树（越南安息香）*Styrax tonkinensis*（Pierre）*Craib* ex Hart. 的树干割伤后渗出的香树脂。暹罗安息香习称"泰国安息香"，系进口。另有安息香科植物青山安息香 *Styrax macrothyrsus* Perk. 树干渗出的香树脂，也可作安息香药用，为国产安息香。进口安息香主产于泰国、越南、老挝、印度尼西亚等地。国产安息香主产于广西，广东、云南亦有。现进口商品主要为泰国安息香，有水安息（呈紫棕色，液体样，用椭圆形小木罐包装，每罐重约 30 g）、旱安息（球状、颗粒状或块状，红棕色或灰棕色，粗糙不平，遇热软化）、白胶香（颗粒状或块状，黄白色，气清香，似檀香味）等规格。药材以表面黄棕色、断面乳白色、显油润、香气浓、无杂质者为佳。

【炮制】　取原药材，除去杂质，粉碎或研粉。

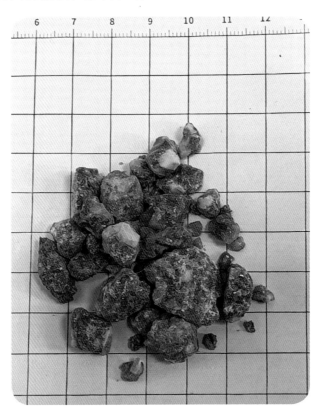

【成品性状】　为橙黄色至黄棕色粉末，油润，气芳香，味微辛，嚼之有沙粒感。

【性味与归经】　辛、苦，平。归心、脾经。

【功能与主治】　开窍行气，活血止痛。用于中风痰厥，气郁暴厥，中恶昏迷，心腹疼痛，产后血晕。

7. 芦荟

【来源】　本品为百合科植物库拉索芦荟 *Aloe barbadensis* Miller、好望角芦荟 *Aloe ferox* Miller 或其他同属近缘植物叶的汁液浓缩干燥物。库拉索芦荟习称"老芦荟"（收集流出的叶汁，置铜锅中用文火加热浓缩成稠膏状，干燥后表面红褐色或深红色，遇热不熔，体轻质硬，断面粗糙或有麻纹），以气味浓、溶于水后无杂质及泥沙者为佳。好望角芦荟习称"新芦荟"（武火炼制品，为暗褐色，遇热易熔，断面玻璃样显层纹）。主产于南美洲、非洲等地，我国广东、广西、福建有产。药材以色墨绿、质脆、有光泽、气味浓烈、溶于水后无杂质及泥沙者为佳。

【炮制】　取原药材，除去杂质，捣碎。

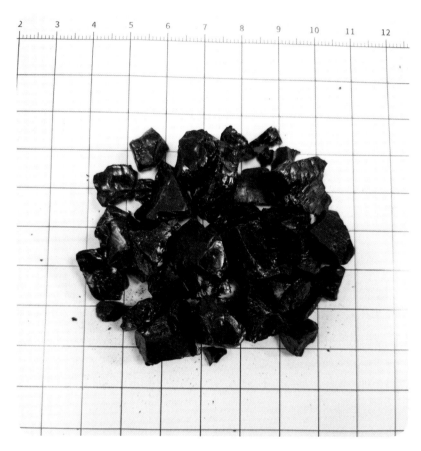

【成品性状】　为不规则碎块或破碎的颗粒，棕褐色或墨绿色。质松脆，破碎面具玻璃样光泽。有特异臭气，味极苦。老芦荟为多角形碎块，表面呈暗红褐色或深褐色，无光泽。体轻，质硬，不易破碎，断面粗糙或显麻纹，富吸湿性，有特殊臭气。

【性味与归经】　苦，寒。归肝、胃、大肠经。

【功能与主治】　清肝热，通便，杀虫。用于便秘，小儿疳积，惊风。外用于湿癣。

8. 苏合香

【来源】　本品为金缕梅科植物苏合香树 *Liquidambar orientalis* Mill. 的树干渗出的香树脂，经加工精制而成。主产于印度、土耳其等地。商品分天然苏合香和精制苏合香。药材以棕黄色或暗棕色、半透明、无杂质者为佳。

【成品性状】　本品为半流动性的浓稠液体，棕黄色或暗棕色，半透明。质黏稠，挑起呈胶样，连绵不断，较水为重。气芳香，味略苦辣，嚼之粘牙。

【性味与归经】　辛，温。归心、脾经。

【功能与主治】　开窍，辟秽，止痛。用于中风痰厥，猝然昏倒，胸腹冷痛，惊痫。

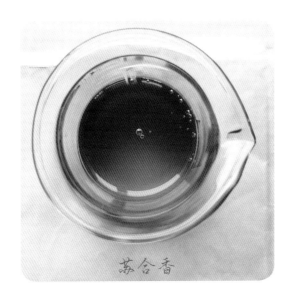

苏合香

9. 没药

【来源】　本品为橄榄科植物地丁树 *Commiphora myrrha* Engl. 或哈地丁树 *Commiphora molmol* Engl.的干燥树脂。产于非洲东北部索马里，埃塞俄比亚以及阿拉伯半岛南部。以索马里所产没药质量最佳，行销世界各地。我国进口的商品有两种：一种称天然没药，直接由索马里和埃塞俄比亚进口。另一种称胶质没药，原植物与上种不同，但品种尚不清楚。过去商品分为以下几种。明没药：红褐色至紫棕色块状物，略透明，无杂质，质佳。克香：红棕色，颗粒状，略透明，香味浓，无杂质，质佳。狗没药：又名狗皮没药、马没药、马皮没药。为用狗皮或马皮包裹者。混有杂质，质次。药材均以微透明、显油润、香气浓、味苦、无杂质者为佳。

【炮制】　没药：取原药材，拣去杂质，打成小碎块或颗粒。狗皮没药打碎，置蒸笼内放锅中隔水蒸至上汽，取出，剥去皮，切成丁块。

炒没药：取净没药，置锅内，用中火加热，炒至表面微熔，出油时，撒入稻壳或麸皮，继续拌炒至油被吸尽、发泡呈珠状时，取出，簸去稻壳或麸皮，放凉。

每没药 10 kg，用稻壳或麸皮 3 kg。

醋没药：取净没药，置锅内用文火加热，炒至表面微熔，出油时，喷洒米醋，继续炒至表面明亮光透、发泡呈珠状时，取出放凉。

每没药 10 kg，用醋 0.6 kg。

【成品性状】　没药呈不规则颗粒状或碎块状，表面黄棕色或红棕色，有的半透明或不透明，部分显棕黑色，富油性，被有黄色粉尘。质坚而脆，破碎面不整齐。有特异香气，味苦而微辛。

炒没药呈小碎块状或类圆形颗粒状，表面黑褐色或棕褐色，有光泽，质脆轻泡，气微香。

醋没药呈小碎块状或类圆形颗粒状，表面黑褐色或棕褐色，油亮，略有醋酸气。

【性味与归经】　苦、辛，温。归脾、胃经。

【功能与主治】　行气活血，消肿止痛。用于痈疽肿痛，损伤瘀血，经闭癥瘕，胸腹诸痛。外用于敛疮生肌。

让热的水蒸气冲进鹿茸孔内，约 10 min，使茸体均匀受热，待质软后用润好的厚朴块夹紧切极薄片，选出厚朴片，同上法干燥。

每 10 kg 鹿茸，用白酒 2 kg。

注：鹿茸为动物角类，质地坚硬，常采用灌白酒润透后切片的方法进行加工。白酒作为一种良好的溶媒，既能使鹿茸润透，同时也能防腐，在鹿茸灌酒润制过程中，以灌热白酒（温度 50～60 ℃）为宜，热酒穿透力强，鹿茸润透更快。若灌酒后常温润透，则时间长，须 7～10 天，冬季气温低，则时间更长。用布带或麻线缠绕捆紧，是为了防止鹿茸切片掉边，保持切制饮片完整好看。鹿茸为角质，皮肉易分离，不用布带缠绕捆紧易掉边。

彭氏鹿茸炮制法的工序缩减，鹿茸易蒸软，且用润好的厚朴夹紧趁热一同切制，制成品片面平整，片形均匀，不脱皮掉边，省去布带或麻线缠绕的时间，且切成的饮片状如云片，薄如绢帛，放置舌尖，可顷刻融化，厚朴饮片易于摘出。

马茸切片：取原药材，锯成 15～16 cm 小筒，去毛，灌酒，余步骤同关茸（过去马茸多切片打粉作丸、散配料用）。

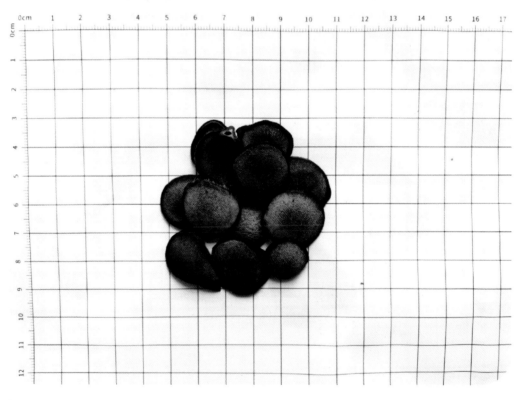

【成品性状】 关茸为圆形极薄片，状如云片，薄如绢帛，表面浅棕色或浅黄白色，中间有蜂窝状细孔，半透明，微显光泽，外皮无骨质，周边红棕色或棕色，质坚韧。气微腥，味微咸。

马茸为圆形或类圆形薄片，表面淡黄棕色至深棕红色，中间有蜂窝状细孔，外皮有骨质，周边暗灰棕色，质坚韧，气微腥，味微咸。

【性味与归经】 甘、咸，温。归肝、肾经。

【功能与主治】 补肾阳，益精髓，强筋骨，调冲任，托疮毒。用于阳痿遗精，宫冷不孕，羸瘦、神疲、畏寒、眩晕，耳鸣耳聋，腰脊冷痛，筋骨痿软，崩漏下血，阴疽不敛。

　　注：鹿茸蜡片为关茸或马茸主枝或眉枝顶端（过去称一握）切制仅数片的茸片，分关茸蜡片和马茸蜡片。关茸蜡片为类圆形或略呈不规则形，切面淡黄棕色至深棕红色，质地致密而细腻，平滑且具光泽，切面可显隐约可见的层状纹理，呈半透明的蜡状，边缘平整，茸皮薄，周边棕褐色。马茸蜡片直径较大，边缘茸皮暗褐棕色，茸皮较厚，内皮与茸皮部分分明，余同关茸。

2. 鹿筋

　　【来源】　本品为鹿科动物梅花鹿 *Cervus nippon* Temminck 或马鹿 *Cervus elaphus* Linnaeus 的四肢的干燥筋。梅花鹿主产于吉林、辽宁、黑龙江，河北、北京等地亦产。马鹿主产于黑龙江、吉林、内蒙古、新疆、青海、甘肃、云南、湖南、西藏等地。药材以身干、条长、粗大、金黄色或棕黄色、有光泽而透明者为佳。

　　【炮制】　取原药材，用米泔水浸3天，再用清水浸漂1天，捞起，切去蹄甲后，切2～3 cm长段，干燥。

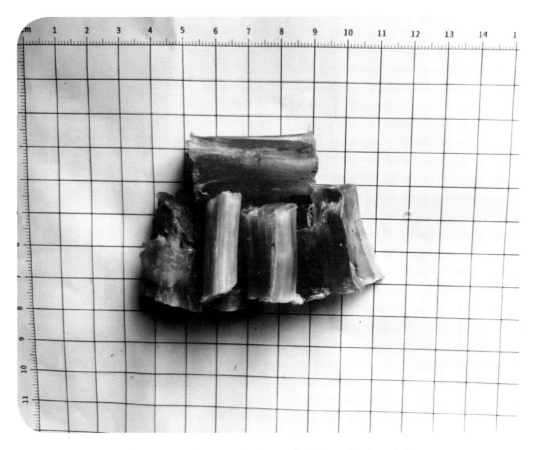

　　【成品性状】　为扁圆柱形小段，棕黄色，半透明，有光泽，质坚韧，气微腥。

　　【性味与归经】　微咸，温。归肾经。

　　【功能与主治】　强筋骨。用于腰膝酸软，痿软无力。

3. 鹿角

【来源】　本品为鹿科动物梅花鹿 *Cervus nippon* Temminck 或马鹿 *Cervus elaphus* Linnaeus 的干燥角。梅花鹿主产于吉林、辽宁、黑龙江，马鹿主产于黑龙江、吉林、内蒙古、新疆、青海、甘肃、云南、湖南、西藏等地。分脱角和砍角。梅花鹿角商品有三叉和四角，马鹿角有三叉、五角和六角。药材以粗壮坚实、无枯朽者为佳。

【炮制】　鹿角片：锯成长段，用热水浸泡，除去血水，蒸热取出，趁热镑成薄片后晒干。

鹿角粉：取热水泡去血水的鹿角段干燥品，挫成粉末。或取鹿角片，放烘箱中烤脆，研粉。

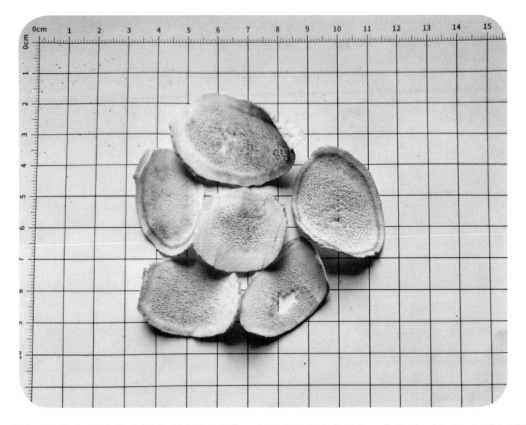

【成品性状】　鹿角片为圆形或椭圆形薄片，表面灰黄色或黄棕色，有光泽，切面灰色或灰褐色，中部有细蜂窝状小孔。体轻，质脆。无臭，味微咸。

鹿角粉为淡黄色或棕黄色粉末，气腥，味微咸。

【性味与归经】　咸，温。归肝、肾经。

【功能与主治】　温肾阳，强筋骨，行血消肿。用于阳痿遗精，腰膝冷痛，阴疽疮疡，乳痈初起，瘀血肿痛。

4. 望月砂

【来源】　本品为兔科动物东北兔 *Lepus mandschuricus* Radde 和华南兔 *Lepus sinensis* Gray 等的干燥粪便。主产于河北、安徽、江苏、湖北等地。药材以干燥、色黄、不碎、无泥沙等杂质者为佳。

【炮制】 取原药材，除去杂质、筛取灰屑，另取蜜麸置热锅内，待冒浓烟时投入净望月砂，不断翻动，炒至黄色，麸皮焦褐色，取出，筛去麸皮，晾凉。

每望月砂 10 kg，用蜜麸 1 kg。

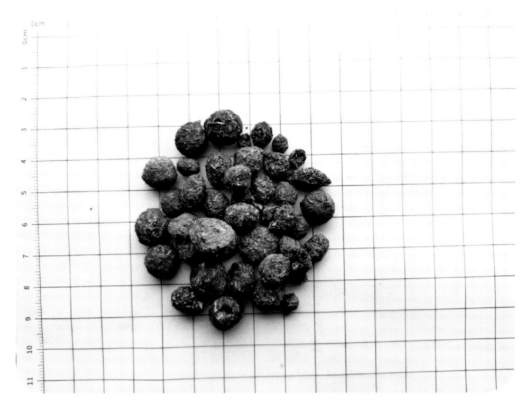

【成品性状】 为圆球形而略扁，表面粗糙，有草质纤维，金黄色或黄褐色，质松脆易破碎，气腥，有麸香气。

【性味与归经】 辛，平。归肝经。

【功能与主治】 明目，杀虫。用于目暗生翳，疳疾，痔瘘。

5. 白丁香

【来源】 本品为文鸟科动物麻雀 *Passer montanus saturatus* Stejneger 的干燥粪便。全国大部分地区有产。以前商品白丁香用雄麻雀的粪便。药材以干燥、一端钝圆、一端较尖、无杂质、无泥土者为佳。

【炮制】 取原药材，除去杂质，筛去灰屑，放盆中将煎好的甘草水洒在上面，簸动均匀，晒干。

每白丁香 10 kg，用甘草 1 kg。

【成品性状】呈圆柱形，有时稍弯曲，长 5～8 mm，直径 1～2 mm，表面灰白色或灰棕色。质稍硬，易折断，断面棕色，呈粒状。气微腥臭。

【性味与归经】 苦，温。归肝、肾经。

【功能与主治】 化积，消翳明目，解毒消肿。用于积聚，疝气，目翳，胬肉，龋齿。

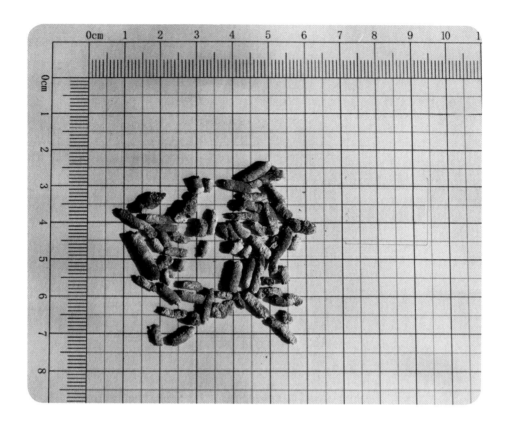

6. 僵蚕

【来源】　本品为蚕蛾科昆虫家蚕 *Bombyx mori* Linnaeus 4 ～ 5 龄的幼虫感染（或人工接种）白僵菌 *Beauveria bassiana*（Bals.）Vuillant 而致死的干燥体。主产于江苏、浙江、四川、湖北等地。药材以条直肥壮、色白、质硬、断面明亮者为佳。

【炮制】　僵蚕：取原药材，除去杂质及蚕丝，筛去石灰，用甘草煎水兑适量清水至 30 ～ 40 ℃浸泡 15 ～ 30 min，再用清水洗去石灰，并用清水透洗两次，捞起置筐中，沥干水分，晒干。

麸炒僵蚕：取蜜麸置热锅内，用中火加热，投入净僵蚕，不断翻动，至表面金黄色，取出，筛去麸皮，晾凉。

每 10 kg 僵蚕，用甘草 0.3 kg，蜜麸 0.02 kg。

注：僵蚕虫体加石灰拌制，具有收干、解毒、防腐作用，炮制时要洗净表面的石灰，保证炮制品质量和患者服药安全。

【成品性状】　僵蚕呈圆柱形，多弯曲而皱缩。长 2 ～ 5 cm，直径 4 ～ 7 mm。表面灰白色或浅棕色，头、足及各节均清晰可辨。头部灰黄色，类圆形。足 8 对，呈突起状。质硬而脆，易折断；断面平坦，色棕黑不一，多光亮，外层为白色，显粉性，内有 4 个褐色的亮圈。微有腐臭气，味微咸。

麸炒僵蚕形如僵蚕，表面金黄色，有麸香气。

【性味与归经】　辛、咸，平。归肝、肺经。

【功能与主治】　祛风解痉，化痰散结。用于中风失音，惊痫，头风，喉风，瘰疬结核，丹毒，乳房肿痛。

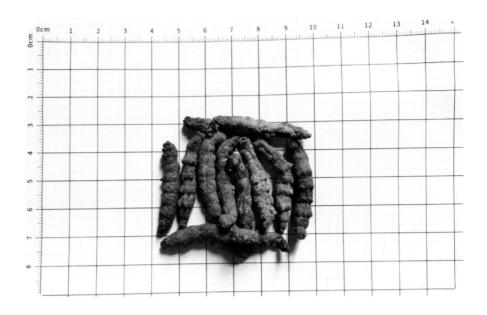

7. 土鳖虫

【来源】本品为鳖蠊科昆虫地鳖 *Eupolyphaga sinensis* Walker 或冀地鳖 *Steleophaga plancyi*（Boleny）的雌虫干燥体。主产于江苏、浙江、河南、湖北等地。商品分以下几种。苏土元：个小、体轻、腹中无泥者，产于浙江、江苏一带，质优。大土元：又名汉土元，个大、体重、腹中有泥者，质次。药材以个小、体肥、干燥、色红褐、质轻、无泥、不破碎者为佳。

【炮制】取原药材，除去杂质，用甘草煎水兑适量清水至30～40℃浸泡15 min，再用清水洗去污层，洗净后捞起置筐中，沥干水分，晒干。

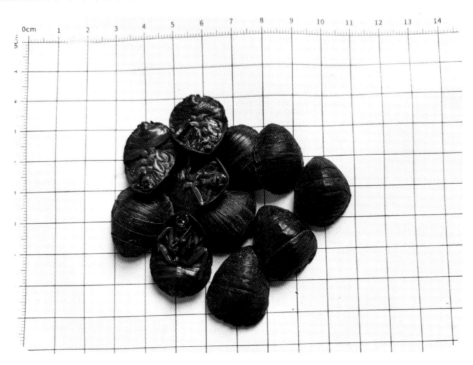

【成品性状】　呈扁平卵形，长 13 ～ 30 mm，宽 12 ～ 24 mm。前端狭窄，后端较宽，背面紫褐色，具光泽，前胸背板发达，盖住头部，腹背板 9 节，呈覆瓦状排列。腹面红棕色，头部较小，胸部有足 3 对，腹部有环节。质松脆，易碎。气微腥，味微咸。

【性味与归经】　咸，寒；有小毒。归肝经。

【功能与主治】　破瘀血，续筋骨。用于筋伤骨折，瘀血经闭，癥瘕痞块。

8. 斑蝥

【来源】　本品为芫青科昆虫南方大斑蝥 *Mylabris phalerata* Pallas 或黄黑小斑蝥 *Mylabris cichorii* Linnaeus 的干燥全体。斑蝥一般生于黄豆田内，在早晨露水未干时，最易捕捉。在捕捉时应戴手套，以防皮肤受刺激而发疱。将捕获的斑蝥用开水烫死，晒干。主产于湖北、江西、辽宁、河南、江苏等地。药材以虫体大而完整、颜色鲜明、干燥、无败油气味者为佳。

【炮制】　斑蝥：取原药材，除去头、足、翅及杂质。

米炒斑蝥：先将锅烧红，撒入湿米，用文火加热，待冒浓烟时投入净斑蝥，拌炒至黄色，米呈棕色时，取出，筛去米，晾凉。

每斑蝥 10 kg，用米 2 kg。

注：炒斑蝥及去头、足、翅时，要戴口罩、手套，人要站在上风处，以防接触斑蝥而手起疱肿胀，炒时闻其气可引起中毒。

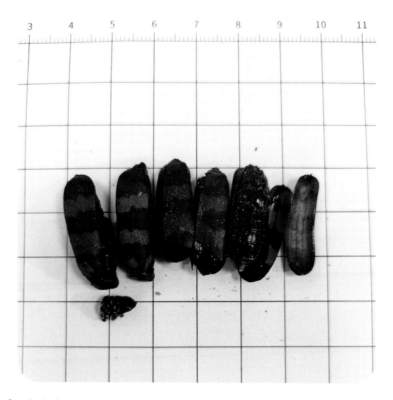

【成品性状】　南方大斑蝥为去头、足、翅的干燥躯体，略呈长圆形，长 10 ～ 25 mm，宽 5 ～ 10 mm，背部有三条黄色或棕黄色横纹，胸腹部乌黑色，有特异气味。

黄黑小斑蝥：体形较小，长 10～15 mm，宽 5～7 mm。

米炒斑蝥形如斑蝥，略显光泽。

【性味与归经】　辛，寒；有大毒。归肝、胃、肾经。

【功能与主治】　破血消癥，攻毒蚀疮，引赤发疱。用于癥瘕肿块，积年顽癣，瘰疬，赘疣，痈疽不溃，恶疮死肌。

9. 五谷虫

【来源】　本品为丽蝇科昆虫大头金蝇 *Chrysomyia megacephala* Fabricius 或其他近缘昆虫的干燥幼虫。主产于广东、湖北、浙江、安徽等地。药材以体轻、干净、淡黄白色、无臭味者为佳。

【炮制】　取原药材，除去杂质，过筛，放冷甘草水中泡 1 h，捞起，用清水漂洗 3 次，沥干水分，置簸箕中于露天处日晒夜露 3 昼夜，另取油砂置热锅中，武火加热，投入净五谷虫，拌炒至金黄色，鼓起，取出，筛去砂，晾凉。

每五谷虫 10 kg，用甘草 0.6 kg。

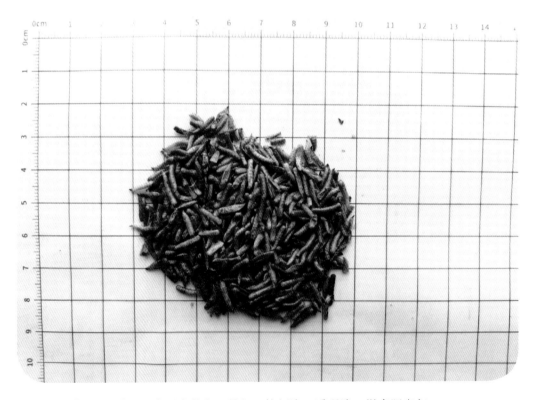

【成品性状】　呈圆柱形，表面金黄色，鼓起，体轻泡，质酥脆，微有腥臭气。

【性味与归经】　咸，寒。归脾、胃经。

【功能与主治】　清热，消食。用于疳积腹胀，疳疮。

附：文帮八仙糕

组方：党参 10 钱（1 钱＝5 g），茯苓 10 钱，山药 10 钱，薏苡仁 10 钱，莲子 10 钱，芡实 10 钱，五谷虫 10 钱，熟米粉 60 斤（1 斤 =500 g），白糖 30 斤，合计 94 斤 7 两（1 两 =50 g），米粉、药、

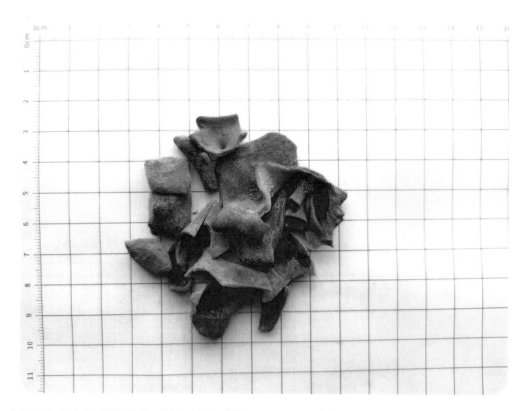

【功能与主治】　敛肺降火，涩肠止泻，敛汗止血，收湿敛疮。用于肺虚久咳，久痢，脱肛，盗汗，遗精，便血，衄血，崩漏，外伤出血，肿毒，疮疖。

附：百药煎为五倍子同茶叶等经发酵制成的块状物。

处方：五倍子 1 斤，酒曲 4 两，红茶叶 1 两。

制法：取五倍子，洗净，晒干，研末过 80 目筛，酒曲研末过 80 目筛，混合均匀。另取红茶叶加水煎煮两次，煎液浓缩至适量，倒入盆中，加入五倍子和酒曲细粉，揉捏成团，放案板上压成 2 分厚软材，用刀切成 5 分见方的丁块，置簸箕内，用麻袋覆盖，放温暖处，待 5～7 天发酵产生霉衣，取出，晒干。

文帮制法：取五倍子，洗净，晒干，研末过 80 目筛，白矾、酒曲研末过 80 目筛，混合均匀。另取红茶叶、乌梅加水煎煮两次，煎液浓缩至适量（约 400 ml），倒入盆中，加入五倍子、白矾和酒曲细粉，揉捏成团，放案板上压成 2 分厚软材，用刀切成 5 分见方的丁块，置簸箕内，用麻袋覆盖，放温暖处，待 5～7 天发酵产生霉衣，取出，晒干。五倍子 500 g，乌梅 31 g，白矾 31 g，酒曲 125 g，红茶叶 31 g。

成品性状：为灰褐色的小方块，表面有黄白色斑点，微具香气。

性味与归经：酸、甘、平。归肺、胃经。

功能与主治：润肺化痰，生津止渴，解毒疗疮，止血固脱。用于久咳痰多，咽痛，便血，久痢脱肛，口疮，牙疳，痈肿疮疡。

15. 蛤蚧

【来源】　本品为壁虎科动物蛤蚧 *Gekko gecko* Linnaeus 除去内脏的干燥体。主产于广西、贵州、云南等地。蛤蚧的捕捉方法如下。①光照：晚间趁蛤蚧外出觅食时，用较强的灯光照射，蛤蚧见强光则立即不动，便可捕获。②引出：在小竹竿一端绑上破布，伸向石缝或树洞中引出，待蛤蚧遇布咬住不放，迅速拉出，即可捕入笼中。③针刺：在竹竿上扎铁针，趁蛤蚧夜出时刺之。蛤蚧捕得后，用锤击毙，剖腹取出内脏，用干布抹干，再以竹片将其四肢、头、腹撑开，然后用微火焙干，成对出售，大的为雄，小的为雌。以体大、肥壮、尾全、不破碎者为佳。

【商品规格】 蛤蚧是以对为单位的。原为一雌体和一雄体配对扎在一起。实际上在分级的时候并不是如此，现在多以一只长尾的和一只短尾的搭配出售。国内产的蛤蚧可根据《广东省地产药材商品规格质量标准》分为三个等级，即一等、二等、三等。

一等：干品，全形完尾，不烂身，近前肢腹面横量宽度 9 cm 以上，无虫蛀、无霉变、无烘焦。二等：近前肢腹面横量宽度 8 cm 以上，其余的要求与一等相同。三等：近前肢腹面横量宽度 7 cm 以上，其余的要求与一等相同。

出口规格：①特装：1 对 1 装，近前肢腹面横量宽度在 9.5 cm 以上。②5 装：5 对 1 装，近前肢腹面横量宽度在 8.5 cm 以上。③10 装：10 对 1 装，近前肢腹面横量宽度在 8 cm 以上。④20 装：20 对 1 装，近前肢腹面横量宽度在 7.5 cm 以上。⑤30 装：30 对 1 装，近前肢腹面横量宽度在 7 cm 以上。

进口规格：①特大：近前肢腹面横量宽度在 12 cm 以上。②大：近前肢腹面横量宽度 10.5～12 cm。③中：近前肢腹面横量宽度在 9.0～10.5 cm。④小：近前肢腹面横量宽度在 6.5～9.0 cm。

【炮制】 酒蛤蚧：取原药材，除去头、鳞片、爪及竹片，沿脊骨切下，用刀切成小段，用白酒浸润后，闷润，待酒吸尽后，烘干。

每蛤蚧 1 对，用白酒 30 g。

蛤蚧粉：取原药材，除去头、鳞片、爪及竹片，沿脊骨切下，用刀切成小段，另取少量麻油置锅中，微火加热，投入净蛤蚧段，翻动至黄色，取出，摊冷，研粉。

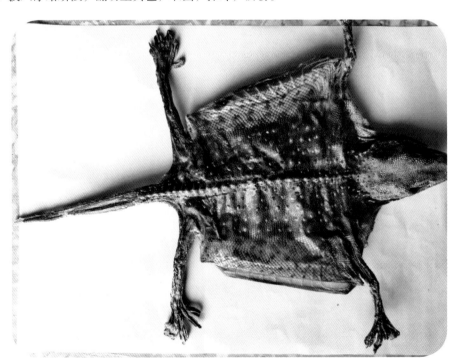

注：制作油酥蛤蚧时，用少许麻油在锅里荡一下，至蛤蚧酥脆。研粉为黄色。若油放太多，则不易研粉；若不加油焙，易焦糊。

【成品性状】 酒蛤蚧为不规则的小段，表面灰黑色或银灰色，尾部有明显的银灰色环带，切面黄白色或灰白色，稍具腥气，味微咸，微有酒香气。

蛤蚧粉为黄褐色粉末，稍具腥气。

【性味与归经】 咸、平。归肺、肾经。

【功能与主治】 补肺益肾，纳气定喘，助阳益精。用于虚喘气促，肺痨，喘嗽，咯血，阳痿。

16. 壁虎

【来源】 本品为壁虎科动物无蹼壁虎 *Gekko swinhonis* Güenther、多疣壁虎 *Gekko japonicus*（Dumeril et Bibron）、蹼趾壁虎 *Gekko subpalmatus* Güenther 等的干燥全体。主产于河北、山西、内蒙古等地，药材以体壮、尾全、不破碎者为佳。

【炮制】 壁虎：取原药材，除去头、足及鳞片，切成小块。

炒壁虎：取壁虎块，投入热砂中，武火加热，不断翻炒至鼓起、焦黄色、酥脆，出锅，筛去砂。

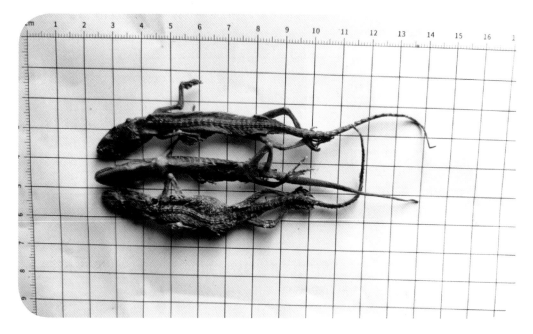

【成品性状】 壁虎为干瘪皱缩的小块，体背灰棕色，脊柱骨隆起，肋骨斜向整齐排列，胸腹面鳞片较大，灰黄色或棕黄色，多除去，气腥，味微咸。

炒壁虎形似壁虎，外焦黄色或棕褐色，质松酥脆。

【性味】 咸，寒；有小毒。

【功能与主治】 祛风，活络，散结，解毒。用于中风瘫痪，风痰惊痫，瘰疬，恶疮，风湿关节痛，骨髓炎，淋巴结结核，肿瘤。

17. 水蛭

【来源】 本品为水蛭科动物蚂蟥 *Whitmania pigra* Whitman、水蛭 *Hirudo nipponica* Whitman 或柳叶蚂蟥 *Whitmania acranulata* Whitman 的干燥全体。野生或人工饲养，全国大部分地区有生产。商品分以下几种。小水蛭：动物水蛭的干燥全体。宽水蛭：动物蚂蟥的干燥全体。长条水蛭：动物柳叶蚂蟥的干燥全体。以虫体整匀、黑褐色、干燥、无泥沙者为佳。

【炮制】 水蛭：取原药材，除去杂质，洗净，晒干。

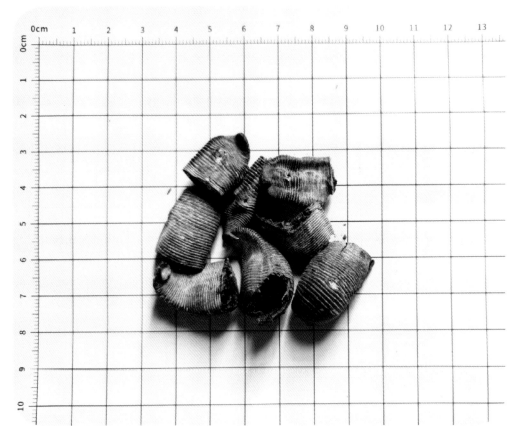

制水蛭：取原药材，洗净，晒干。取油砂或滑石粉置锅内，用中火加热至油砂或滑石粉滑利容易翻动时，加入净水蛭，炒至鼓起，取出，筛去油砂或滑石粉，放凉。

【成品性状】 水蛭呈扁平纺锤形，有多数环节，长 4～10 cm，宽 0.5～2 cm。背部黑褐色或黑棕色，稍隆起，用水浸泡后，可见黑色斑点排成 5 条纵纹；腹面平坦，棕黄色。两侧棕黄色，前端略尖，后端钝圆，两端各具 1 吸盘，质脆，易折断，断面胶质状。气微腥。

制水蛭形似水蛭，表面黑褐色或黄褐色（用滑石粉炒者灰白色），鼓起，质松脆，易碎，气微腥，味微苦。

【性味与归经】 咸、苦，平；有毒。归肝经。

【功能与主治】 破血，逐瘀，通经。用于蓄血，癥瘕，积聚，经闭，跌扑损伤。

22. 珍珠

【来源】 本品为珍珠贝科动物马氏珍珠贝 *Pteria martensii*（Dunker），蚌科动物三角帆蚌 *Hyriopsis cumingii*（Lea）、褶纹冠蚌 *Cristaria plicata*（Leach）或背角无齿蚌 *Anodonta woodiana*（Lea）等受刺激形成的珍珠。主产于广东连州、合浦，质量较佳，粒小如芥子，细珠如粟，色白光泽透亮，颗粒整圆，有宝光，质坚硬，打之不碎，又称连珠。印度及巴西等地所产者称港珠，颗粒较连珠大，珠圆形或卵圆形，色泽不如连珠，大小不一，有如芥子大，有如豆子大，黄、白、蓝、黑、褐珠种，坚硬、透光，有如银质光泽，或放美丽的色彩。以颗粒大而圆、色白光亮、破开面有层纹、无硬核者为佳。

【炮制】 取原药材，洗净，晒干，用纱布包好，放在铜锅或砂锅中，用豆腐两块，上、下各一块，加清水淹过豆腐高出两寸，或用豆浆兑水同煮 4 h，取出，晒干，打碎，研粉过 100 目筛，水飞至用手沾少许珍珠粉液在舌上不疹舌，尝之无渣为度。连同乳钵盖上白纸，晒干，研细。

注：制丸药用珍珠粉，要用豆腐煮制，若用豆浆煮制，因豆浆中含油，制后的珍珠粉放较长时间后易黏结成团，泛丸时泛不上去，影响泛丸质量。

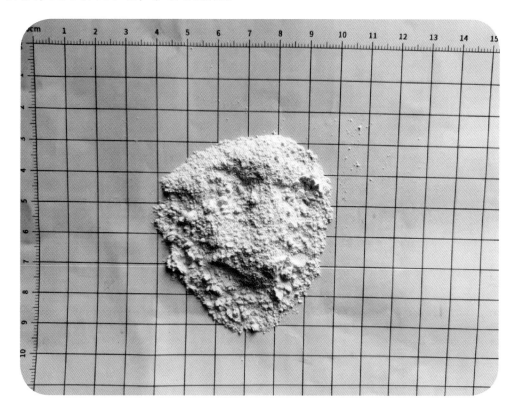

【成品性状】 为细粉状，类白色，细粉中无光点，手捻之无沙粒感，无臭，无味。

【性味与归经】 甘、咸，寒。归心、肝经。

【功能与主治】 安神定惊，明目消翳，解毒生肌。用于惊悸失眠，惊风癫痫，目生云翳，疮疡不敛。

23. 石决明

【来源】 本品为鲍科动物杂色鲍（光底海决）*Haliotis diversicolor* Reeve、皱纹盘鲍（毛底海决）

Haliotis discus hannai Ino、羊鲍（大海决）*Haliotis ovina* Gmelin、澳洲鲍 *Haliotis ruber*（Leach）、耳鲍 *Haliotis asinina* Linnaeus 或白鲍 *Haliotis laevigata*（Donovan）的贝壳。主产于浙江、广东，浙江产的大，广东产的小，质量比浙江产的好。商品分以下几种。光底石决明：动物杂色鲍的贝壳。主产于广东、广西、海南沿海，品质最好。毛底石决明：动物皱纹盘鲍的贝壳。主产于我国山东、辽宁、台湾。药材以壳厚、个大、匀整、无破碎、洁净而内面光彩鲜艳者为佳。

【炮制】　石决明：取原药材，除去杂质，洗净，晒干，研碎。

煅石决明：取净石决明，直接放无烟火上煅至微红，取出，放凉，研细。

盐石决明：取净石决明，直接放无烟火上煅至微红，取出，放锅中，喷洒盐水，取出，晒干，研碎。

注：煅石决明时要掌握火候，不能煅红透，红透为煅太过，研粉为白色，要煅至微红离火，冷后研粉为灰色，煅制时不能离人，一个一个地煅，碎的要放锅中煅制。

每石决明 10 kg，用食盐 200 g，化水 1200 ml。

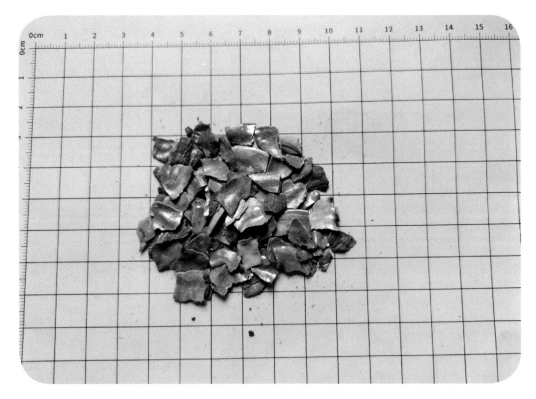

【成品性状】　石决明呈不规则的碎块或颗粒状，灰白色，有珍珠样光泽，质重，无臭，味微咸。

煅石决明呈不规则的碎块或颗粒细粉状，灰白色，无光泽，质酥，无臭，味微咸。

盐石决明呈不规则的碎块或颗粒细粉状，灰白色，无光泽，质酥，无臭，味咸。

【性味与归经】　咸，寒。归肝经。

【功能与主治】　平肝潜阳，清肝明目。用于头痛眩晕，惊搐，目赤翳障，视物昏花，青盲，雀盲。

24. 蜈蚣

【来源】　本品为蜈蚣科动物少棘巨蜈蚣 *Scolopendra subspinipes mutilans* L.koch. 的干燥体。主产

于江苏、浙江、湖北、湖南、安徽等地。商品分以下几种。赤足蜈蚣：足呈棕红色者。质优。大蜈蚣：个大身长者，质佳。药材以条大、完整、腹干瘪者为佳。

【炮制】 蜈蚣：取原药材，除去竹片及头、足，用时剪成段配方。

焙蜈蚣：取蜈蚣，先将竹片及头、足除去，用文火焙，焙至黑褐色，不得焦糊，研粉。

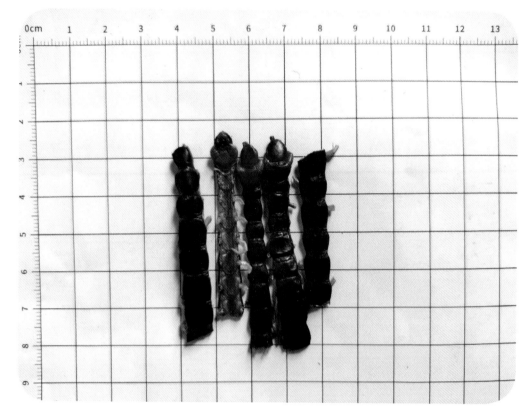

【成品性状】 蜈蚣为去头、足的干燥躯体，呈扁平的小段，背部棕绿色或墨绿色，有光泽，腹部棕黄色或淡黄色，质脆。具有特殊的刺鼻腥气，味辛而微咸。

焙蜈蚣为棕褐色细粉，具有特殊的刺鼻腥气，味辛而微咸。

【性味与归经】 辛，温；有毒。归肝经。

【功能与主治】 息风镇痉，攻毒散结，通络止痛。用于小儿惊风，抽搐痉挛，中风口喎，半身不遂，破伤风，风湿顽痹，疮疡，瘰疬，毒蛇咬伤。

25. 五灵脂

【来源】 本品为鼯鼠科动物复齿鼯鼠 *Trogopterus xanthipes* Milne-Edwards 的干燥粪便。主产于河北、山西、陕西、青海、甘肃、四川、云南、西藏、湖北等地。商品分为两种：灵脂块与灵脂米。灵脂块又称糖灵脂，为春季的粪便结成的块状物，为粪便与尿黏结在一起的粪块，质量较好；灵脂米多为秋季的粪便，呈长椭圆柱状颗粒。药材以黑褐色、块状、有光泽、显油润、无杂质者为佳。

【炮制】 五灵脂：取原药材，拣去杂质，筛去灰屑。若为糖灵脂，则拣净砂粒等杂质，用刀切或用铁锤敲击成小块。

醋灵脂：取净五灵脂，置锅内，用文火加热，不断翻动，炒热后随即喷醋，再炒至微干并有光泽时，取出放凉。

每净五灵脂 10 kg，用醋 1.8 kg。

酒灵脂：取净五灵脂，置锅内，用文火加热，炒至有腥气逸出，色黄黑时立即取出，趁热均匀喷酒，晾干。

每五灵脂 10 kg，用白酒 1 kg。

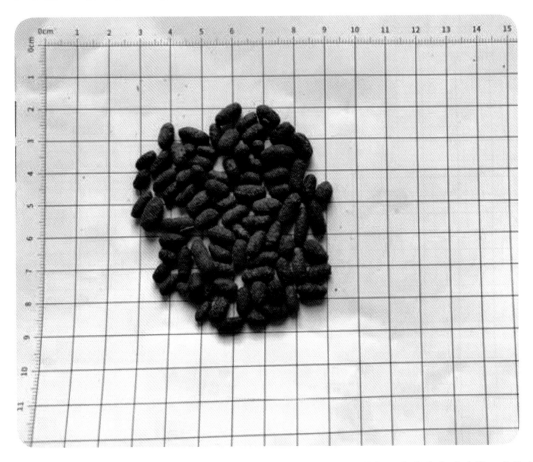

【成品性状】 灵脂块为不规则碎块，表面黑棕色、红棕色或灰棕色，有的发亮或油润，由许多小粒黏结而成，位于表面的小粒多破裂，裂碎面呈黄褐色，显纤维性。质硬，断面棕褐色或黄棕色，不平坦，可见黑豆大小的粒纹痕迹，有的间有黄棕色树脂状物质。气腥臭。

灵脂米为长椭圆形颗粒，表面粗糙，黑棕色或灰棕色，可见淡黄色的纤维斑点，有的略具光泽。体轻，质松，易折断，断面黄绿色或黄褐色，不平坦，显纤维性。微臭，味微苦。

醋灵脂形如五灵脂，表面灰褐色或焦褐色，有光泽，内面黄褐色或棕褐色，体轻，质松。略有醋酸气。

酒灵脂形如五灵脂，表面黄褐色，体轻，质松，略有酒香气。

【性味与归经】 苦、甘，温。归肝经。

【功能与主治】 活血、化瘀、止痛。用于胸胁、脘腹刺痛，痛经，经闭，产后血瘀疼痛，跌扑肿痛，蛇虫咬伤。

注：鉴别五灵脂时，一般认为内含松柏种子的油质与香味是其重要特征。

26. 紫草茸

【来源】 本品为胶蚧科动物紫胶虫 *Laccifer lacca* Kerr. 的雌体寄生于豆科檀属 *Dalbergia* L.f. 和梧桐科火绳树属 *Eriolaena* DC. 等为主的多种植物的树干上所分泌的胶质。在国内主产于云南的思茅、玉溪等地，以及四川等地。在国外主产于印度、缅甸，印度尼西亚亦有培养。药材以块大、色紫、质坚者为佳。

【炮制】 取原药材，除去枝梗及杂质，刷去灰尘。

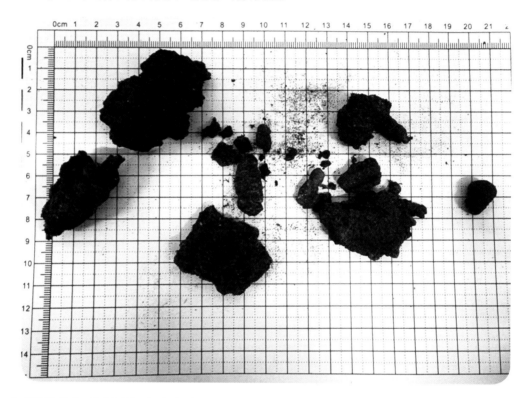

【成品性状】 呈半圆柱形，长短宽狭不一，紫褐色或紫红色，表面凹凸不平，有皱纹及小虫眼孔隙，一面凹入成沟，边缘钝圆。质硬而脆，可折断。断面可见平行排列的长圆形或圆形虫窝，内有长卵形或类圆形死虫，褐色或暗红色。气微臭。

【性味】 苦，寒。

【功能与主治】 清热，凉血，解毒。用于斑疹不透，麻疹不出，痈肿疮毒等症。

27. 红娘子

【来源】 本品为蝉科红娘子属动物黑翅红娘子 *Huechys sanguinea* De Greer、短翅红娘子 *H.thoracica* Distant、褐翅红娘子 *H.philaemata* Fabricius 的干燥全体。主产于湖南、河南、湖北、江苏、四川和安徽等地。药材以身干、翅黑、腹红、色鲜艳、完整不碎、新鲜者为佳。

【炮制】 红娘子：取原药材，拣净杂质，除去头、足及翅。

米炒红娘子：将锅烧红，撒湿米于锅中，使米均匀贴锅上，待冒烟时，投入净红娘子，轻轻翻动，炒至米呈黄棕色，取出，筛去米粒，放凉。

每红娘子 10 kg，用米 2.5 kg。

【成品性状】 红娘子呈长圆形，尾部较狭。颈部棕黑色，两肩红色。背部黑棕色，胸部棕黑色，腹部红色，可见 8 个环节，尾部尖。质松而轻，剖开后可见体内呈淡黄色。气微臭。

米炒红娘子形如红娘子，表面呈老黄色。

【性味与归经】 苦、辛，平；有毒。归肝、胃经。

【功能与主治】 活血祛瘀，攻毒破积。外用于瘰疬，癣疮；内服用于血瘀经闭，血蛊，目生云翳，狂犬咬伤。

注：7—8 月是捕捉红娘子的最佳时节。一般在清晨露水未干，红娘子翅湿不能起飞时捕捉。可用蝇拍轻轻将其打落，用竹筷子夹入布袋内。因其有一种能刺激皮肤、黏膜和眼睛的气味，在捕捉和炮制时宜戴上手套及口罩，以免中毒。捕捉到的红娘子连布袋放入沸水中烫死，取出摊在太阳下晒至全干；炮制后的米要埋掉，防止误食而中毒。

28. 鼠妇虫

【来源】 本品为卷甲虫科平甲虫属动物普通卷甲虫 *Armadillidium vulgare*（Latreille）或潮虫科鼠妇属动物鼠妇 *Porcellio scaber* Latreille 的干燥全体。主产于江苏等地，药材以个整、只大、身干、蜷缩、灰白色、无杂质者为佳。

【炮制】 取原药材，除去杂质，筛净灰尘。

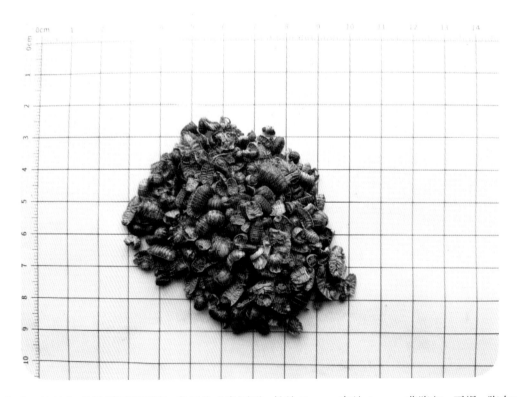

【成品性状】 呈椭圆形而稍扁，多屈曲成半圆形，长约 7 mm，宽约 6 mm。背隆起，平滑，腹向内陷，

全长约 10 mm。灰白色，由许多近于平行的环节构成。头部呈长方形，胸部分 7 节，每节有同形的脚一对，由前向后逐渐变长。腹部较短，呈宽圆形，分五节，最末节基部较宽，至后部渐狭小。质脆易碎。气腥臭。

【性味】 酸，温。

【功能与主治】 破瘀血，消癥瘕，利水。用于经闭癥瘕，腹痛，久疟疟母，小便不利，水肿等症。

29. 蛴螬

【来源】 本品为鳃金龟科动物东北大黑鳃金龟 *Holotrichia diomphalia* Bates 或其近缘动物铜绿丽金龟、黄褐丽金龟、棕黑鳃金龟等的干燥幼虫。主产于江苏、安徽、四川、河北、山东、河南和东北等地。药材以干燥、色黄、条大、完整者为佳。

【炮制】 蛴螬：取原药材，筛去泥土，洗净晒干。

麸炒蛴螬：将蜜麸撒入热锅中，用中火加热，待冒浓烟时，投入净蛴螬，不断翻动，炒至表面黄色，取出，筛去麸皮，晾凉。

每蛴螬 10 kg，用蜜麸 1 kg。

米炒蛴螬：将锅烧红，撒湿米于锅中，使米均匀贴锅上，待冒烟时，投入净蛴螬，轻轻翻动，炒至米呈焦黑色，取出，筛去米粒，放凉。

每蛴螬 10 kg，用米 2.5 kg。

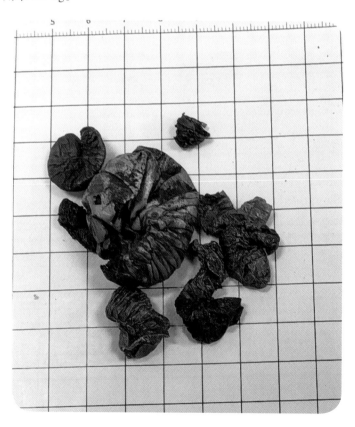

【成品性状】蛴螬呈长圆柱形或弯曲成扁肾形，长约 3 cm，宽 1～1.2 cm。棕黄色、棕褐色或黄白色。全体有环节，头部小，棕褐色，体壳较硬而脆，体内呈空泡状。气微臭。

麸炒蛴螬形如蛴螬，表面黄色，有麸香气。

米炒蛴螬形如蛴螬，表面黄棕色。

【性味与归经】 咸，微温。归肝经。

【功能与主治】 破血，行瘀，散结，通乳。用于跌损瘀痛，痛风，破伤风，喉痹，目翳，丹毒，痈疽，痔漏。

30. 蟋蟀

【来源】 本品为蟋蟀科动物蟋蟀 *Scapsipedus aspersus* Walker 的干燥虫体。主产于江苏、上海、浙江、河北等地。药材以身干、完整、色黑、腿壮、无泥、无虫蛀者为佳。

【炮制】 蟋蟀：取原药材，除去杂质，筛去灰屑。

米炒蟋蟀：将锅烧红，撒湿米于锅中，使米均匀贴锅上，待起烟时，投入蟋蟀，缓缓翻动 3～4 遍后，至米焦黄色，取出，拣取蟋蟀，晾凉。

每净蟋蟀 10 kg，用米 3 kg。

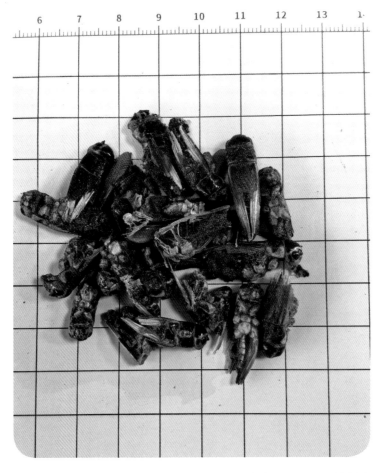

【成品性状】 蟋蟀虫体呈长圆形，全身黑色，有光泽，头略呈三角形，棕褐色，腹部灰黄色，腿淡黄色。气臭。

第十二章　矿　物　类

1. 朱砂

【来源】　本品为硫化物类矿物辰砂，主含硫化汞（HgS）。药材主产于贵州、湖南、四川、广西、云南等地。商品过去分以下几种。红面砂（含白岩）：熟透制品，剥之呈一层层的鲜红的片块状，片块呈斜方形或不规则长方形，大者长2～3 cm，薄者鲜艳，稍有裂纹，光滑如镜而透明，质松脆，易破碎，为一等片砂，用小木盒包装，每盒6～7层，约5两重。青面砂（含铁质）：质坚硬，色暗红，质较红面砂次，价稍低。豆瓣砂：在加工除去石质后，将朱砂劈成块粒状，如赤豆大小者，分为一、二、三等，用木盒包装。朱宝砂（盔砂）：在加工除去石质后，将朱砂劈成碎小片块状或颗粒状者，分一、二等品，5斤包装。以体重、色红、鲜艳、微透明、有光泽、无细粉、不染手、无杂石者为佳。

【炮制】　取原药材，用吸铁石吸去铁屑，放研槽中研粉，过120目筛，将粉末倒入乳钵中，加适量清水乳一周，反复乳成糊状，至用手沾少许朱砂液在舌上不疹舌，尝之无渣为度。用棉条或吸水纸吸去水分，上盖白纸，晒干，研细。

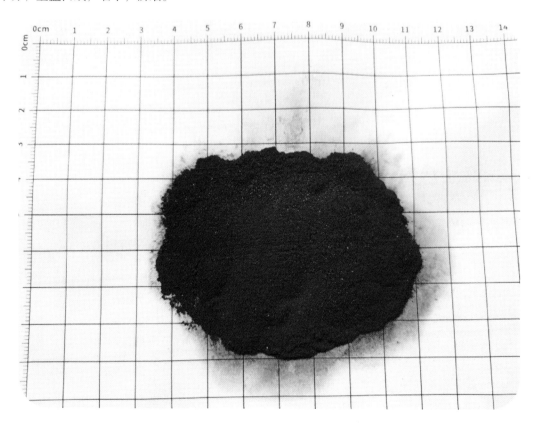

【成品性状】　为鲜红色或暗红色细粉，体重，无臭，无味。

【性味与归经】　甘，微寒；有毒。归心经。

【功能与主治】　清心镇惊，安神解毒。用于心悸易惊，失眠多梦，癫痫发狂，小儿惊风，视物昏花，口疮，喉痹。

注：灵砂，过去为采未成熟青色朱砂，先提炼水银，再加硫黄同炼而成，色红紫，有镜面直纹，质脆易碎。武汉市不用灵砂入药，多作染料用。

2. 自然铜

【来源】　本品为硫化物类矿物黄铁矿族黄铁矿。主含二硫化铁（FeS_2）。采挖后，除去杂质。主产于四川、河北、辽宁、广东、湖南、云南、湖北等地。习惯认为产于四川的自然铜质量最优。自然铜：为各地所产自然铜的统称。药材以块整齐、色黄而光亮、断面有金属光泽者为佳。

【炮制】　自然铜：取原药材，筛去灰土，洗净，干燥，砸碎。

醋自然铜：取净自然铜小块，装在带盖的瓦罐内，盖上盖，放武火中煅至红透，取出，趁热倒入醋中淬透至表面呈黑褐色、光泽消失并酥松，冷后取出，晾干，研粉。

每自然铜 10 kg，用醋 2.5 kg。

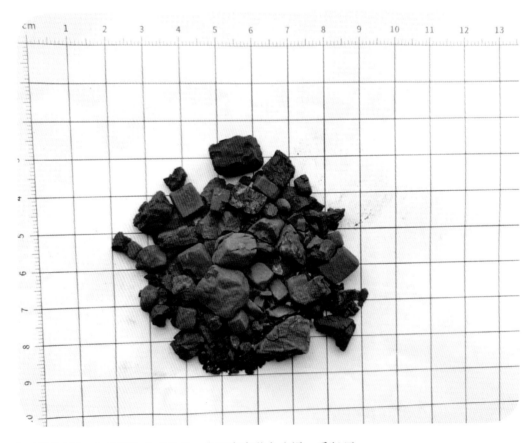

【成品性状】　自然铜为小方块状，表面有亮黄色光泽，质坚硬。

醋自然铜为不规则的碎粒或细粉，灰黑色、红棕色，无金属光泽，粉末呈绿褐色，略具醋气。

【性味与归经】　辛，平。归肝经。

【功能与主治】　散瘀止痛，接骨续筋。用于跌打损伤，筋断骨折，血瘀疼痛。

3. 芒硝

【来源】　本品为天然产的硫酸盐类矿物经精制而成的结晶体芒硝，主含含水硫酸钠（$Na_2SO_4 \cdot 10 H_2O$）。主产于碱土地区。芒硝分以下几种。川硝：制玄明粉多用川硝，天热不溶化，含泥多。会硝：制出的玄明粉天热易溶化，含泥少。商品以色青白、清洁、透明块状结晶、无杂质者为佳。

【炮制】　芒硝：①取萝卜，洗净切片，置锅内加水煮透后，加入芒硝共煮，至全部溶化，取出过滤，滤液置适宜容器内，放冷后芒硝逐渐析出，捞出晶体，余液经浓缩、放冷再结晶，捞出晾干。

②文帮制法：取芒硝置锅内，加适量清水和适量萝卜（萝卜洗净，切两瓣），加热同煮至萝卜熟后，取出，过滤，倒入盆中，放 20 ～ 30 根粟草或稻草，于露天处使其结晶，捞起结晶，去草，用清水洗一次，沥干，置筥箕中于通风处吹干（表面起白霜就表示干），倒入缸中密封。提结晶后的液体再加芒硝同煮后结晶，至提净。

每芒硝 50 kg，加水 100 kg，加萝卜 10 kg。

注：炮制芒硝宜在冬季，选晴天，加萝卜炮制。加萝卜同煮是为了判断芒硝是否煮好，还可以使药材变纯净，具有协同药物发挥功效的作用。加粟草或稻草是为了使冷后析出的结晶更大、更长。

玄明粉：取精制的芒硝，打碎，用纸或适宜材料包裹悬挂于阴凉通风处，使其自然风化成白色粉末。

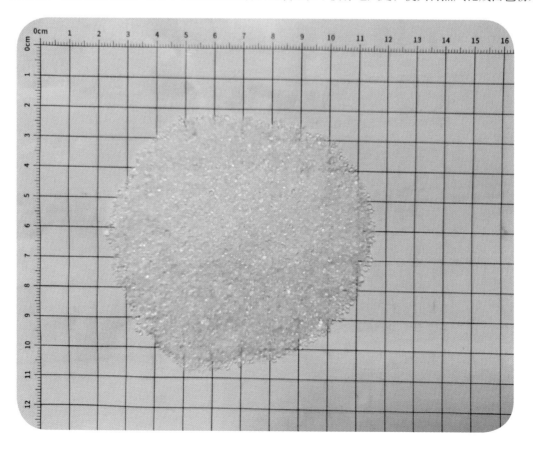

【成品性状】 芒硝为棱柱状、长方形或不规则形的结晶，大小不一，无色透明，置空气中则表面渐风化而覆盖一层白色粉末，质脆易碎，断面常不整齐，显玻璃样光泽。无臭，味苦、咸。

玄明粉为白色粉末，用手搓之微有涩感，有引湿性。无臭，味咸而微苦。

【性味与归经】 咸、苦，寒。归胃、大肠经。

【功能与主治】 泻下通便，润燥软坚，清火消肿。用于实热便秘，积滞腹痛，肠痈肿痛。芒硝外用于乳痈，痔疮肿痛。玄明粉外用于咽喉肿痛，口舌生疮，牙龈肿痛，目赤，痈肿，丹毒。

4. 寒水石

【来源】本品为硫酸盐类石膏族矿物石膏或碳酸盐类方解石族矿物方解石，主产于安徽、河南、江苏、浙江、湖北等地，在湖北省产于恩施、孝感等地。药材以色白、透明、易碎者为佳。

【炮制】 寒水石：取原药材，除去杂质，洗净，晒干，打成小块，研成颗粒或细粉状。

煅寒水石：取寒水石，洗净，晒干，打成小块，置罐中，盖上盖，放无烟武火中加热，煅制红透，取出，放凉，研粉。

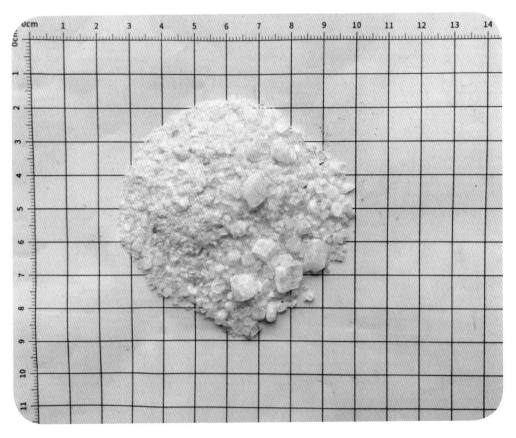

【成品性状】 寒水石为不规则碎块、小颗粒或细粉状，无色或黄白色，透明或半透明，质硬，易碎，气微，味淡。

煅寒水石形如寒水石，质酥松，无光泽。

【性味与归经】 辛、咸，寒。归心、胃、肾经。

【功能与主治】　清热泻火，除烦止渴。用于发热烦渴，咽喉肿痛，口舌生疮，牙痛；外用于烧、烫伤。

5. 白矾

【来源】　本品为硫酸盐类矿物明矾石经加工提炼制成的结晶。主含硫酸铝钾 $[KAl(SO_4)_2 \cdot 12H_2O]$。主产于安徽、浙江、福建、山西、河北、湖北等地。以块大、无色透明、无杂质者为佳。

【炮制】　白矾：取原药材，除去杂质，砸成小块。

枯矾：取净白矾打碎，置锅内，用武火加热至熔化，继续煅至膨胀松脆水尽，煅枯后，稍放凉，待结块与锅分离后，翻面置烧红的炭火中，烧透，离火，放凉，打成小块。

注：①煅明矾要一次煅透，加热中途不能停火，否则煅不透，煅枯后，翻面置烧红的炭火中继续煅烧，使其水分去除完全，煅制的枯矾轻泡。②煅制过程中不要搅拌，搅拌会令药物的表面温度下降，结晶水不易除去，内热不断蓄积，传热性能降低，局部温度过高，而使枯矾呈黄色。③煅锅不应加盖，以免影响水分蒸发。④煅制时易放出腐蚀性气体，因此应注意操作者的劳动保护，保持良好的通风。

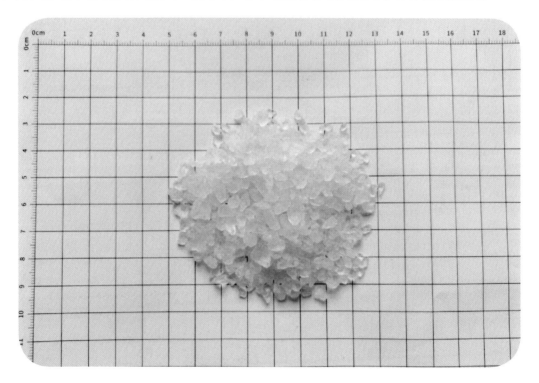

【成品性状】　白矾呈不规则块状或粒状，无色，透明或半透明，表面略平滑或凹凸不平，具细密纵棱，有玻璃样光泽。质硬而脆，易砸碎。气微，味微甜而涩。

枯矾呈蜂窝状或粉状，表面白色，有光泽，质轻泡。

【性味与归经】　酸、涩，寒。归肺、脾、肝、大肠经。

【功能与主治】　白矾消痰，燥湿，止泻，止血，解毒，杀虫。用于癫痫，喉痹，痰涎壅盛，黄疸，带下，泻痢，衄血，口舌生疮，疮痔疥癣，水、火、虫伤。枯矾收湿敛疮，止血，化腐。用于湿疮，湿疹，阴痒带下。

6. 阳起石

【来源】 本品为硅酸盐类矿物阳起石，含硅酸钙镁 $[Ca_2(Mg,Fe)_5(Si_4O_{11})_2(OH)_2]$。主产于湖北、河南等地。药材以色灰白、质松软、有光泽、易撕碎、无杂质者为佳。

【炮制】 阳起石：取原药材，除去杂质，洗净，晒干，打碎。

酒阳起石：拣尽杂质，装入罐中，盖住，置炭火中煅至红透，取出，倒入锅中加入白酒及适量清水，淬透，捞起置罐中盖住，如上法煅 7 次，取出，放凉，研粉。

每阳起石 10 kg，用白酒 2.5 kg。

注：阳起石含石棉多，需反复煅烧，将石棉煅烧透。

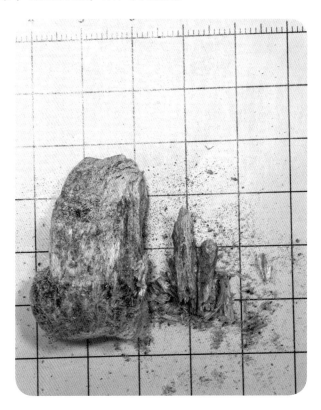

【成品性状】 阳起石为不规则颗粒状，表面白色、浅灰白色或淡绿白色，具丝样光泽。体较重，质较硬脆，有的略疏松。可折断，碎断面不整齐，研之呈丝状，粘于皮肤上发痒。气无，味淡。

煅阳起石为黄灰色颗粒或细粉状，纤维明显分离，质较酥，用手可研碎，纤维有光滑感，无光泽，有酒香气。

【性味与归经】 咸，微温。归肾经。

【功能与主治】 温肾壮阳。用于腰膝酸软，阳痿。

7. 阴起石

【来源】 本品为滑石片岩，系一种短纤维的石棉类矿石。主产于湖北、河南、河北等地。药材以银白色而微绿、断面显层状纹、无杂质者为佳。

【炮制】　阴起石：取原药材，除去杂质，碾碎。

酒阴起石：取净阴起石块，置罐中，用无烟武火加热，煅至红透，取出后，立即倒入酒中淬酥，取出，晾干，研碎。

每阴起石 10 kg，用白酒 2 kg。

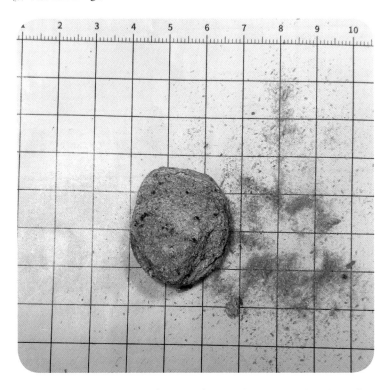

【成品性状】　阴起石呈不规则块状或粒状，全体银白色而微绿。具光泽，表面光滑而不平坦，断面显层状纹。质软而疏松，易碎，用手可捻成薄鳞片状或短纤维状。粉末附于手上有光滑感，且不易掉落。以火烧之不变红，易传热。气微，味淡。

酒阴起石呈灰白色粉末，略有酒香气。

【性味与归经】　咸，温。归肾经。

【功能与主治】　补气，祛寒。用于肾气不足，子宫寒冷，虚寒腹痛，带下白浊。

8. 赭石

【来源】　本品为氧化物类矿物赤铁矿，主含三氧化二铁（Fe_2O_3），或混有氢氧化物矿物赤铁矿——水针铁矿。前者习称"钉头代赭石"，主产于广东、浙江、江西、湖北等地，为层层乳头状靴丁，质硬易碎，碎后为赤色粉末；后者习称"无钉头代赭石"。无钉赭石（无钉头代赭石）：表面无乳头状突起。表面平滑，质次。为赭石副品。商品以浙江所产，断面层叠状显著，每层多有钉头、色褐，有光泽，有靴钉突起，无杂石者为佳。

【炮制】　赭石：取原药材，除去杂质，用清水洗去灰尘，晒干，砸碎，研粉。

醋赭石：取原药材，除去杂质，用清水洗去表面灰尘，取出，沥干水分，晒干，打成小块，装罐中，盖上盖，放无烟武火中烧红透，离火，趁热倒入醋盆中，醋淬，捞出，摊凉，研细。

每赭石 10 kg，用醋 2.5 kg。

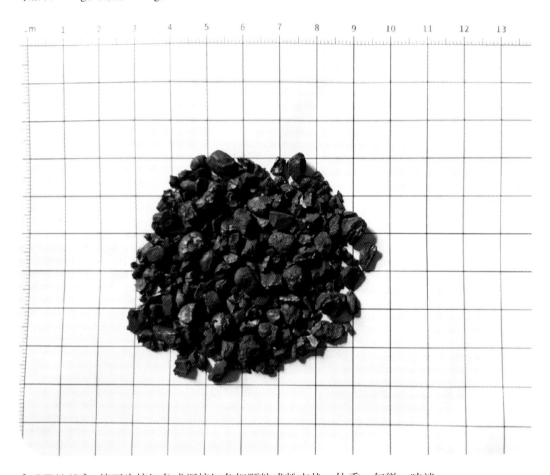

【成品性状】　赭石为棕红色或深棕红色细颗粒或粉末状，体重，气微，味淡。

醋赭石为褐色或暗红棕色颗粒或粉末状，体重，质疏松，略有醋气。

注：煅赭石时，瓦罐外面要用铁丝网包住，防止煅时瓦罐炸裂。

【性味与归经】　苦，寒。归肝、心经。

【功能与主治】　平肝潜阳，降逆，凉血止血。用于眩晕耳鸣，噫气呕逆，噎膈反胃，喘息，惊痫，吐血，肠风，痔瘘，崩漏带下。

9. 礞石类

【来源】　本品为变质岩类蛭石片岩或水黑云母片岩或绿泥石化云母碳酸盐片岩的石块或碎粒。前者为金礞石，主产于河南、河北等地，商品以块整、色金黄为佳；后者为青礞石，主产于湖南、湖北等地，商品以色青、块齐整、断面有星点为佳。

【炮制】　礞石：取原药材，除去杂质，研细。

煅礞石：取净礞石，放研槽中研细，装入瓦罐中，备盖，放武火中煅红透，取出，摊凉，研细。

火硝煅礞石：取净礞石，放研槽中研细，取出，加适量火硝拌匀，装入瓦罐中，备盖，放武火中煅红透，

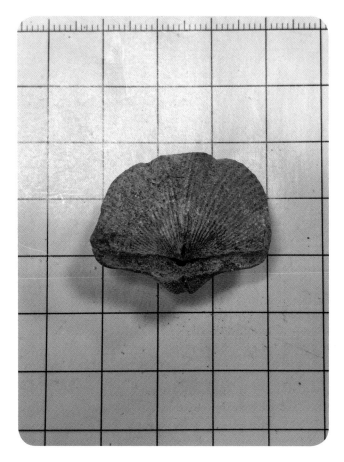

每石燕 10 kg，用醋 2.5 kg。

【成品性状】 石燕为不规则碎块，青灰色或土黄棕色，有的具瓦楞状纵横相间的放射状纹理；质地坚硬如石，断面灰青色，有部分白色碎石夹杂其间。气无，味淡。

醋石燕为不规则颗粒或粗粉，青灰色，略有醋酸气。

【性味与归经】 咸，凉。归肾、膀胱经。

【功能与主治】 清热，利尿，明目。用于淋病，小便不利，湿热带下，尿血便秘，肠风痔漏，眼目障翳。

14. 玛瑙

【来源】 本品为氧化物类石英族矿物石英的亚种玛瑙。主产于火山岩裂隙及空洞中。药材产于河南、湖北、安徽、江苏、陕西、甘肃、四川、云南、浙江、台湾、新疆、辽宁等地。药材以色红、透明、无杂石及泥沙者为佳。

【炮制】 玛瑙：取原药材，除去杂质，洗净，晒干，碾粉过 120 目筛，置乳钵中，加平面清水，乳至无声，用手搓无疹或粘在舌尖上无疹时，晒干，乳细。

【成品性状】 玛瑙呈细粉状，浅红色或橙红色或深红色，具光泽，无臭，味淡。

【性味与归经】 辛，寒。归肝、心经。

【功能与主治】 清热解毒，除障明目。用于目生翳障，目赤烂。

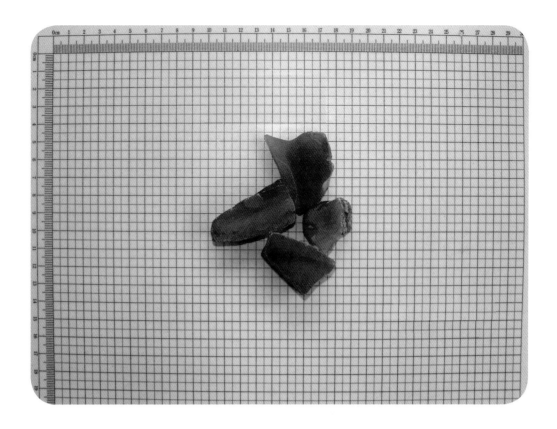

15. 硇砂

【来源】 本品为氯化物类卤砂族矿物卤砂（硇砂）的晶体或人工制成品。分为白硇砂（主含氯化铵）及紫硇砂（主含氯化钠）。紫色石盐矿石称紫硇砂，亦称红硇砂。产于青海、甘肃、新疆等地。紫硇砂药材以块整齐、色紫红、断面明亮、无杂质者为佳。白硇砂以块整齐、色白、不含杂质者为佳。

【炮制】 硇砂：取原药材，除去杂质，砸成小块。

醋硇砂：取净硇砂，捣碎，研细过罗筛，加热水溶化，用滤纸过滤，将滤液倒入铜锅或搪瓷盆内，加入适量醋，将盆或锅放在水锅内，隔水加热蒸发，随时捞起液面上析出的结晶，直至无结晶为止，干燥；或将上法滤过获得的清液置锅中，加入适量醋，加热蒸发至干，刮下霜，置木盘内，上盖白纸晒干或烘干取出。

每硇砂 10 kg，用醋 5 kg。

【成品性状】 白硇砂为白色结晶体，呈不规则的碎块状或粒状，表面白色，有的稍带淡黄色。质较脆，易碎，用指甲即可刮下白色粉末，断面显束针状纹理，有光泽。微臭，用舌舔之，味咸苦而刺舌。

紫硇砂为不规则碎块状结晶体，表面紫红色或暗紫色，稍有光泽。质重、硬而脆，断面平滑，光亮。臭气浓，味咸，可溶于水。

【性味与归经】 咸、苦、辛，温；有毒。归肝、脾、胃经。

【功能与主治】 软坚消肿，消积化瘀。用于经闭癥瘕，痰稠，咳逆，目翳胬肉，赘疣及痈肿疮毒等症。

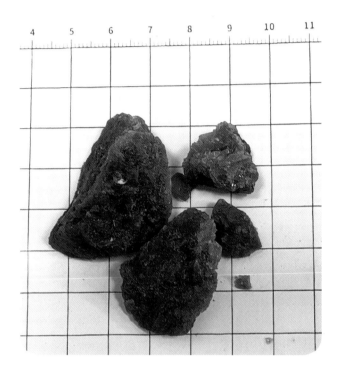

16. 玄精石

【来源】　本品为我国西部地区盐池地带之卤水经年久所结成的小形片状硫酸盐类矿物石膏的晶体。因其状如龟背，故又称龟背玄精石。主产于内蒙古阿拉善盟的盐池附近，以及青海、四川、云南、陕西等地。药材以色青白、片薄、纯洁无杂质者为佳。

【炮制】　玄精石：取原药材，除去杂质，洗净泥土，晒干打碎。

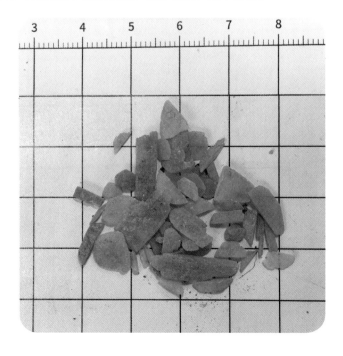

煅玄精石：将净玄精石装入瓦罐内，盖上盖，置炉火中煅至红透，取出放凉，碾碎即成。

【成品性状】 玄精石呈不规则的碎块状，表面灰白色，有的中间显黑色，形似龟背，不透明或略透明。质硬而脆，易砸碎，微带土腥气，味微咸。

煅玄精石形如玄精石，灰褐色。

【性味与归经】 咸，寒。归肾经。

【功能与主治】 滋阴，降火，软坚，消痰。用于阳盛阴虚，壮热烦渴，头风脑痛，目赤翳障，重舌，木舌，咽喉生疮。

17. 紫石英

【来源】 本品为氟化物类矿物萤石族萤石。主含氟化钙（CaF_2）。主产于浙江、江苏、广东、辽宁、黑龙江、甘肃、湖北、湖南等地。以色纯紫、透明、无杂石者为佳。

【炮制】 紫石英：取原药材，除去杂石，洗净，晒干，砸成碎块，碾碎。

醋紫石英：取净紫石英块，砸成小块，放入有盖的瓦罐内，加盖，置无烟的炉火上煅红透，取出，或先用砖砌成一圆圈，内放1层木炭1层紫石英，最多3层，将木炭燃烧，煅透，扬去灰尘倒入醋盆中醋淬，放凉，取出，晒干。

每紫石英 10 kg，用醋 2.5 kg。

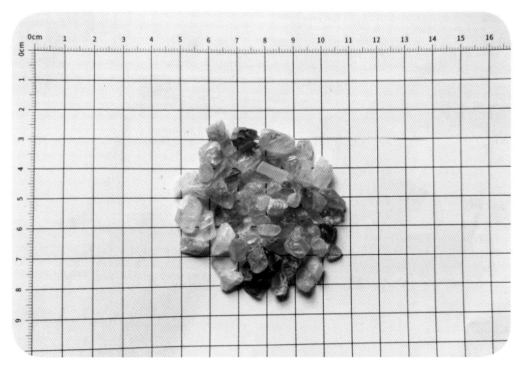

【成品性状】 紫石英呈不规则的碎块状，表面紫色、淡紫色或浅绿色。色泽深浅不匀，具玻璃样光泽，半透明。质坚硬而脆，易砸碎，断面棱角锋利。气无，味淡，不溶于水，可溶于浓硫酸。

煅紫石英形如紫石英，表面紫黑色或赭色，质酥脆，无光泽，略有醋酸气。

【性味与归经】 甘，温。归心、肺、肾经。

【功能与主治】　镇心安神，暖子宫，温肺肾。用于虚劳惊悸，子宫寒冷，咳逆气喘。

18. 白石英

【来源】　本品为氧化物类矿物石英，主含二氧化硅。主产于江苏、山东、广东、贵州、福建、浙江等地。药材以色白、微透明、具光泽、体重、质坚硬、无杂色及杂质者为佳。

【炮制】　白石英：取原药材，除去杂质，洗净，晒干，打碎。

醋白石英：取净白石英，捣成小块，装入瓦罐内，用无烟武火加热，煅至红透，取出后立即投入醋盆中淬酥，捞出，干燥，粉碎成粗末。

每白石英 10 kg，用醋 2.5 kg。

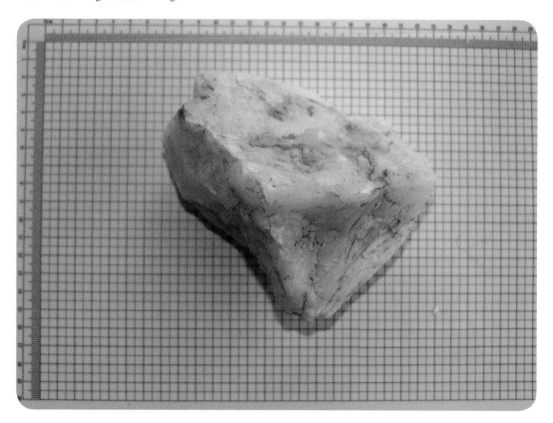

【成品性状】　白石英呈不规则的碎块状，表面乳白色至灰白色，微透明或不透明，有玻璃样或脂肪样光泽。体重，质坚硬，砸断面不平，边缘较锋利，可刻划玻璃。气无，味淡。

煅白石英呈细粉状，黄白色，质重，具醋气。

【性味与归经】　甘，微温。归心、肺经。

【功能与主治】　镇心安神，利水，止咳降逆。用于惊悸不安，虚寒咳喘，小便不利。

19. 禹粮石

【来源】　本品为氢氧化物类矿物褐铁矿，主含碱式氧化铁〔FeO（OH）〕。主产于河南禹州，江苏苏州、镇江等地。药材以整齐不碎、赭褐色、断面显层纹、无杂石者为佳。

　　【炮制】　禹粮石：取原药材，除去杂质，洗净，晒干，敲击成小块即可。

　　煅禹粮石：取净禹粮石，捣成小块，装入瓦罐内，用无烟武火加热，煅至红透，取出后立即投入醋盆中淬酥，捞出，干燥，碾碎。

　　每禹粮石 10 kg，用醋 2.5 kg。

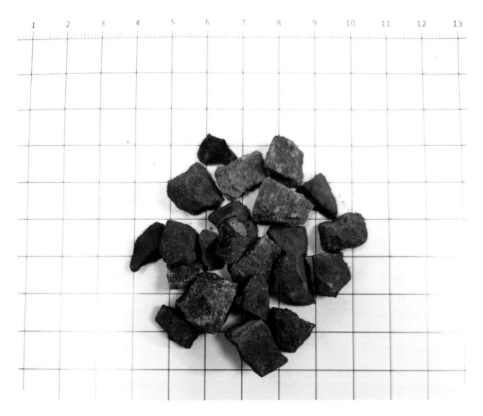

　　【成品性状】　禹粮石为不规则小块状，表面淡棕色或红棕色，有黄色粉末。质坚硬，但易击碎，断面显深棕色或淡棕色相间的层次，有土腥气，味淡，嚼之无沙粒感。

　　煅禹粮石呈细粉状或粒状，灰棕色或褐色，具醋气。

　　【性味与归经】　甘、涩，平。归脾、胃、大肠经。

　　【功能与主治】　涩肠止泻，收敛止血。用于体虚久泻，女子崩漏带下，痔漏等症。外用于疮疡久不敛口。

20. 蛇含石

　　【来源】　本品为对硫化物类矿物黄铁矿（或白铁矿）结核或褐铁矿化黄铁矿结核。黄铁矿，产于山西、江苏、浙江、河南、广东、四川等地。褐铁矿，主要产区有河北、江苏、浙江、河南。褐铁矿主含含水三氧化二铁（$Fe_2O_3 \cdot H_2O$）。黄铁矿主含硫化铁（FeS_2）。药材以形圆、铁黄色、体质坚重者佳。

　　【炮制】　蛇含石：取原药材，除去杂质，洗净，晒干，砸碎。

　　醋蛇含石：取净蛇含石，敲碎，置瓦罐内，用武火煅烧至红透，趁热倒入盛醋的盆中醋淬，取出，干燥，碾碎。

每蛇含石 10 kg，用醋 2.5 kg。

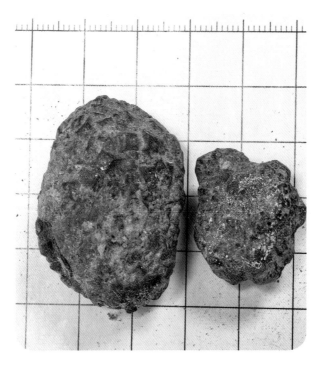

【成品性状】　蛇含石呈不规则的碎块状，黄棕色或深棕色，表面粗糙，凹凸不平，外被一层粉状物，手染之呈黄棕色。质坚硬，较难砸碎，断面黄白色，有金属光泽，有的断面中央黄白色，边缘暗棕色或深黄棕色，最外层黄棕色，粉质。气微，味淡。

煅蛇含石为不规则碎粒状或粗粉状，深黄棕色，质酥脆，无光泽。

【性味与归经】　甘，寒。归心包、肝经。

【功能与主治】　安神镇惊，止血止痛。用于心悸惊痫，肠风血痢，心痛，骨节酸痛。

21. 赤石脂

【来源】　本品为硅酸盐类矿物多水高岭石族多水高岭石，主含四水硅酸铝 $[Al_4(Si_4O_{10})(OH)_8 \cdot 4H_2O]$。主产于山西、陕西、山东、河南、江苏、湖北、福建、广东等地。药材以色红、干爽光滑、细腻、无杂质、舌舔之黏性强者为佳。

【炮制】　赤石脂：取原药材，除去杂质，碾细，过 80 目筛。

醋赤石脂：取净赤石脂，碾成细粉，用醋和匀，搓条切段，晒干，置瓦罐内，在无烟的炉火中煅红透，取出，放凉，碾细。

每赤石脂 10 kg，用醋 3 kg。

【成品形状】　赤石脂为细粉状，粉红色、红色至紫红色，吸湿性强。具黏土气，味淡，嚼之无沙粒感。

醋赤石脂为深红色或红褐色细粉，具醋气。

【性味与归经】　甘、涩、温。归脾、胃、大肠经。

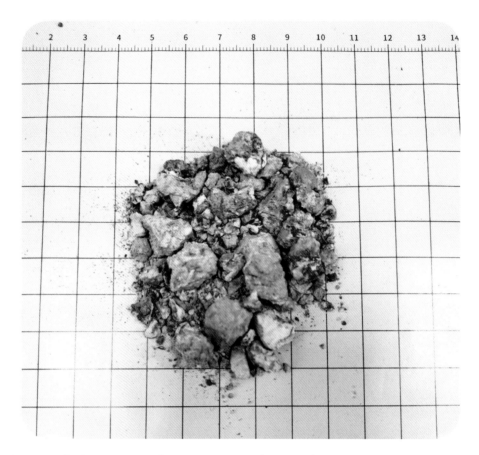

【功能与主治】 涩肠，止血，收湿，生肌。用于久泻，久痢，便血，脱肛，遗精，崩漏，带下，溃疡不敛。

22. 钟乳石

【来源】 本品为碳酸盐类矿物方解石族方解石，主含碳酸钙（CaCO$_3$）。主产于广东、广西、湖北、四川、贵州、云南、陕西、甘肃、山西等地。常生于山岩洞穴中。商品分以下几种。钟乳石：呈圆柱或圆锥形，粗如酒杯者。滴乳石：又名鹅管石、钟乳鹅管石。呈圆柱状或笔管状，细如笔管。药材以质坚重、断面透明、发亮者为佳。

【炮制】 钟乳石：用水洗净，打碎成小块。

醋钟乳石：取净钟乳石，打碎，置瓦罐内，用武火煅烧至红透，趁热倒入盛醋的盆中醋淬，取出，干燥，碾碎。

每钟乳石 10 kg，用醋 2.5 kg。

【成品性状】 钟乳石为不规则碎块状，表面土灰色、灰白色或棕黄色，凹凸不平，有瘤状突起，体重，质坚硬，断面略平整，浅橙黄色，放射状结晶排列成多层，环状；结晶常显亮光，中央有一圆孔。气无，味微咸。遇冷稀盐酸可产生气泡。

醋钟乳石形如钟乳石，灰白色或灰黄色，质酥松。

【性味与归经】 甘，温。归肺、胃、肾经。

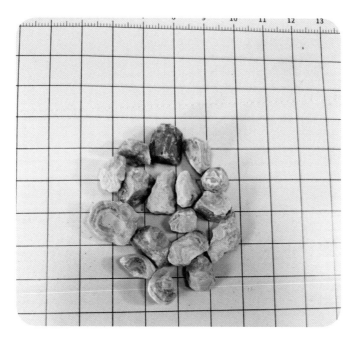

【功能与主治】　温肺，壮阳，通乳，制酸。用于寒痰咳喘，阴虚冷喘，腰酸冷痛，产后乳汁不通，胃痛泛酸。

23. 鹅管石

【来源】　本品为海产腔肠动物树珊瑚科的栎珊瑚的石灰质骨骼或碳酸盐类矿物方解石族方解石的滴乳石。栎珊瑚主产于海南、西沙群岛，以及广东和广西沿海地区，滴乳石产于四川、云南、贵州、湖南、湖北、广东、广西。商品有两类，一为钟乳石之细如笔管者，商品名滴乳石或钟乳鹅管石，目前仅甘肃、辽宁等地使用，而大多数地区所用者为海产腔肠动物珊瑚的石灰质骨骼，可称珊瑚鹅管石。药材均以大小均匀、色白、无杂质者为佳。

【炮制】　鹅管石：取原药材，除去杂质，洗净，捣碎。

醋鹅管石：取净鹅管石，装入罐中，备盖，置武火上煅至红透，趁热倾入盛醋的盆中淬透，冷后，干燥，研碎。

每鹅管石 10 kg，用醋 2.5 kg。

【成品性状】　珊瑚鹅管石为不规则小碎块，表面粗糙，乳白色或灰白色，有凸起的节状环纹及多数纵棱线，并有较纤细的横棱线交织成小方格状。质硬而脆，易折断，断面多空隙，显菊花样花纹。气无，味微咸。

滴乳石为不规则小碎块，表面白色、灰黄色或棕黄色。颗粒状，半透明。质坚，断面有较大空洞或可见环形层次。无臭，味微咸。遇冷稀盐酸可产生气泡。

醋鹅管石形如鹅管石，灰白色或灰黄色，质酥松，具醋气。

【性味与归经】　甘，温。归肺、胃、肾经。

【功能与主治】　补肺气，壮阳，通乳。用于肺痨咳嗽气喘，阳痿，腰膝无力，乳汁不通。

注：武汉市以前使用的为钟乳石，现已更正为珊瑚鹅管石。

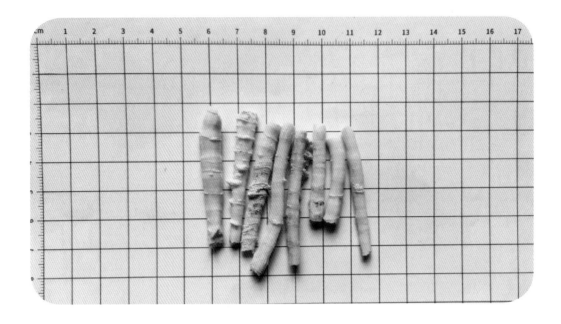

24. 花蕊石

【来源】 本品为变质岩类岩石蛇纹大理岩的石块，主含碳酸钙及含水硅酸镁。主产于山西、陕西、河南、江苏、浙江、四川等地。药材以块整匀、坚硬、有黄绿色斑纹者为佳。

【炮制】 花蕊石：取原药材，除去杂质，洗净，干燥，砸成碎块。

醋花蕊石：取净花蕊石，打碎，装入瓦罐中，备盖，置武火上煅至红透，趁热倾入盛醋的盆中淬透，冷后，干燥，研碎。

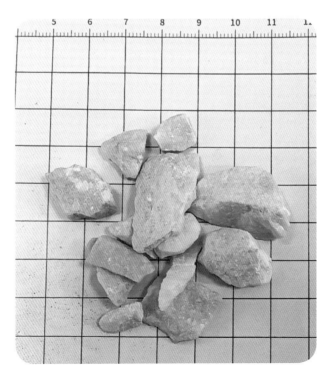

每净花蕊石 500 g，用醋 250 g。

【成品性状】　花蕊石为不规则小碎块，表面白色或淡灰白色，其中夹杂有淡黄色或淡绿色的小点或条纹，粗糙，阳光下有闪烁的星样光泽。体重，质坚硬，断面不整齐。无臭，味淡。

醋花蕊石形如花蕊石，表面黄褐色，质酥，具醋气。

【性味与归经】　酸、涩，平。归肝经。

【功能与主治】　化瘀止血。用于吐血，咯血，跌打伤痛，血晕。

25. 金精石

【来源】　本品为硅酸盐类水云母 – 蛭石族矿物水金云母 – 水黑云母 *Hydrophlogopite Hydrobiotite* 或蛭石 *Vermiculite*。主含含水硅铝酸铁镁（Mg，Fe，Al）$_3$［（Si，Al）$_4$O$_{10}$（OH）$_2$·4H$_2$O］。主产于山西、内蒙古、山东、河南、四川。药材以块大、色金黄、质柔软、无杂质者佳。

【炮制】　金精石：取原药材，除去杂质，洗净，砸碎。

醋金精石：取净金精石，打碎，装入瓦罐中，备盖，置武火上煅至红透，趁热倾入盛醋的盆中淬透，冷后干燥，研碎。

每金精石 500 g，用醋 250 g。

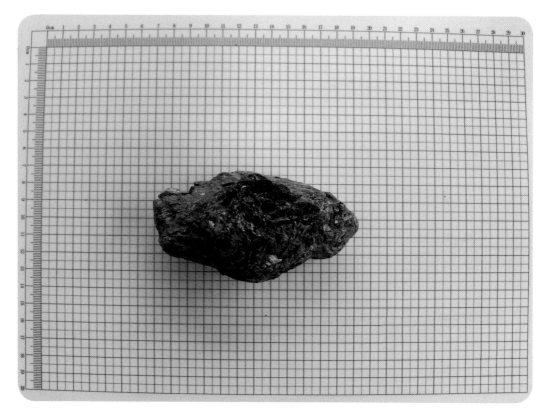

【成品性状】　金精石为不规则小碎块，表面金黄色或暗棕色至墨绿棕色，光滑，有网状纹理，具金属光泽。断面呈层状，无光泽，易剥离成薄层。质柔软。气微、味淡。

醋金精石形如金精石，表面有黄色无光的斑点，体轻，质酥松，无光泽，具醋气。

【性味与归经】 咸，寒；有小毒。归心、肝、肾经。

【功能与主治】 镇惊安神，明目去翳。用于目疾翳障，心悸怔忡，夜不安眠。

注：金精石的简单快速鉴别法如下。取本品碎片 2 ～ 3 小块，置于灼热的铁片上，碎片迅速层裂，有的渐卷曲，色泽变淡，体轻，可浮于水面上。

26. 云母石

【来源】 本品为硅酸盐类矿物白云母的片状矿石，系从花岗岩和伟晶岩中采得。主含含水硅酸铝钾。主产于新疆、内蒙古、四川、云南、河北、陕西、山东、浙江、江苏、湖北等地。药材以扁平、易剥离、无色透明、洁净者为佳。

【炮制】 云母石：取原药材，除去杂质，洗净泥沙，晒干，捣成米粒大小的粒状物入药。

煅云母石：取净云母石，捣碎成小块，置瓦罐中，盖上盖，放入火中煅至通红后，取出冷却。用时研粉入药。

醋云母石：取净云母石，捣碎成小块，置瓦罐中，盖上盖，放入火中煅至通红后，取出，倒入盛有醋的盆中醋淬，醋吸尽后晒干。临用时研粉。

每云母石 500 g，用醋 150 g。

酒云母石：取净云母石，捣碎成小块，置瓦罐中，盖上盖，放入火中煅至通红后，取出，倒入盆中，喷酒，拌匀，待酒吸尽后，晒干。临用时研粉。

每云母石 500 g，用白酒 150 g。

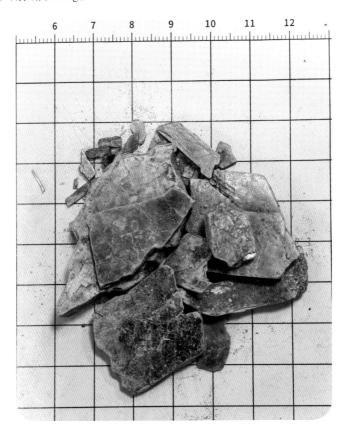

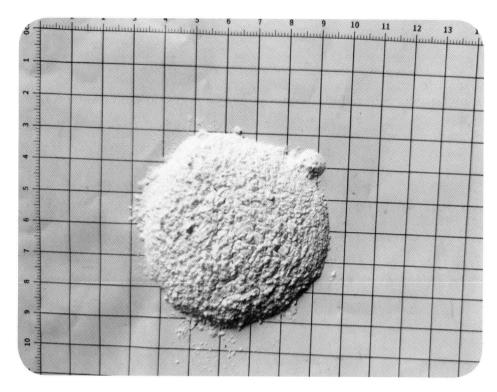

【功能与主治】　利尿通淋，清热解暑，祛湿敛疮。用于热淋，石淋，尿热涩痛，暑湿烦渴，湿热水泻；外用于湿疹，湿疮，痱子。

36. 硼砂

【来源】　本品为单斜晶系矿物硼砂，含四硼酸钠（$Na_2B_4O_7 \cdot 10\,H_2O$）。主产于青海、西藏、云南、新疆、四川等地。商品分以下几种。黄月石：旧时习用硼砂加工再制品。将硼砂加水溶化煮沸后，酌加糖色而成为黄色者。白月石：加工过程中不加糖色而成为白色者。月石坠：将煮沸的硼砂溶液倒入缸内，缸上横放数根系着麻绳的木棍，麻绳下端系铁块，使之下沉；待溶液冷却后，缸周、缸底及麻绳上均析出结晶；结于绳上者称月石坠。月石块：用上述加工法结于缸底和缸周者。月石：又名西月石，为各种硼砂的统称。药材以无色透明或白色半透明、体轻质脆、纯净者为佳。

【炮制】　硼砂：取原药材，除去杂质，敲击成小块或研成细粉。

煅硼砂（锻月石）：取硼砂小块置锅内，用武火加热，炒至鼓起小泡，呈雪白酥松的块状，取出放凉即得。

【成品性状】　硼砂为不规则的碎块，无色透明或白色透明，有玻璃光泽，日久则风化成白色粉末。体轻，质脆，易碎。无臭，微咸苦。可溶于冷水，易溶于热水。在火上加热燃烧易熔融，初成质松、膨大的海绵状体，继续加热则成透明玻璃球状。

煅硼砂呈细粉状，色白，质酥松。

【性味与归经】　甘、咸，凉。归肺、胃经。

【功能与主治】　解毒防腐，清热化痰。用于口舌糜烂、咽喉肿痛，目赤痛、鹅口疮，湿毒趾腐，肺热咳喘、痰多难咳，久咳喉痛声嘶音哑、癫痫等症。

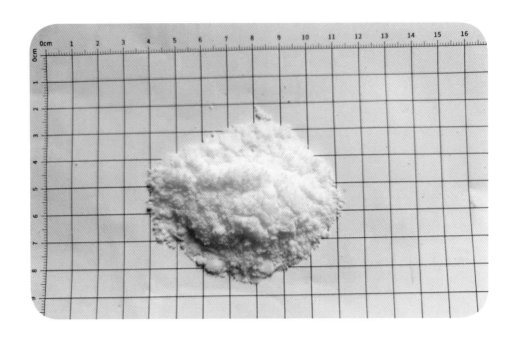

37. 磁石

【来源】 本品为氧化物类矿物尖晶石族磁铁矿，主含四氧化三铁（Fe_3O_4）。主产于江苏、山东、辽宁、广东、安徽、河北等地。商品分以下几种。灵磁石：又名活磁石，为吸铁能力强者，品质较好。呆磁石：又名死磁石，为吸铁能力弱者，品质较次。磁石：各种磁石的统称。药材以铁黑色、有光泽、吸铁能力强者为佳。

【炮制】 磁石：取原药材，拣去杂质，砸碎，过筛。

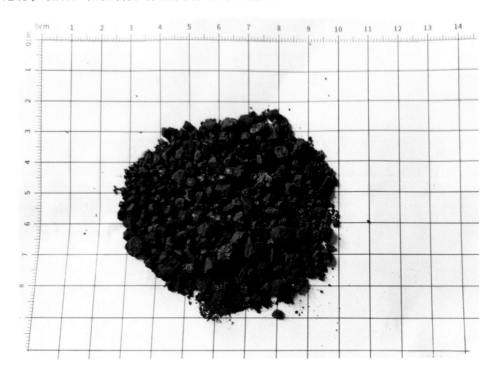

煅磁石：取净磁石，砸碎，置瓦罐内，盖上盖，在无烟的炉火中煅红透，取出，立即倒入醋盆内淬酥，捣碎，如上法再煅淬一次，取出，晒干，研成细末。

每磁石 10 kg，用醋 3 kg。

【成品性状】　磁石呈不规则的碎块状，灰黑色或棕褐色，条痕黑色，具金属光泽。体重，质坚硬，断面不整齐。具磁性。有土腥气，无味。

煅磁石为深灰黑色颗粒或细粉状，略有醋酸气。

【性味与归经】　咸，寒。归肝、心、肾经。

【功能与主治】　平肝潜阳，聪耳明目，镇惊安神，纳气平喘。用于头晕目眩，视物昏花，耳鸣耳聋，惊悸失眠，肾虚气喘。

38. 铁落

【来源】　本品为生铁煅至红赤，外层氧化时被锤落的铁屑。主含四氧化三铁（Fe_3O_4）。全国各地均产，药材以无杂质者为佳。

【炮制】　铁落：取原药材，除去杂质，清水淘洗干净，晒干。

醋铁落：取净药材，置铁锅或瓦罐中，武火加热煅至红透时，倒入装有醋的盆中醋淬，待醋吸尽后，晒干。

每铁落 10 kg，用醋 3 kg。

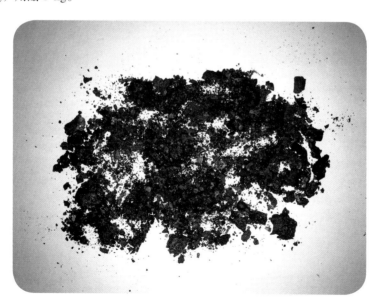

【成品性状】　铁落为不规则细碎屑。铁灰色或棕褐色，条痕铁灰色，不透明。体重，质坚硬。气微，味淡。

醋铁落形如铁落，微有醋香气。

【性味与归经】　辛，凉。归心、肝经。

【功能与主治】　平肝镇惊，解毒敛疮，补血。用于癫狂，热病谵妄，心悸易惊，风湿痹痛，贫血，疮疡肿毒。

39. 珊瑚

【来源】　本品为矶花科动物桃色珊瑚等珊瑚虫分泌的石灰质骨骼。主产于福建、台湾、广东、西沙群岛等地。以内外皆红、体重、坚脆而粗壮者为佳。

【炮制】　取原药材，洗去灰沙，晒干，放研槽中加灯心草同研，过 100 目筛，将细粉置乳钵中，加平面水反复乳至手搓无疹或手沾少许放舌上感觉不疹舌，尝之无渣为度。上盖白纸，晒干，研细。多用于配制眼药珍珠光明散。

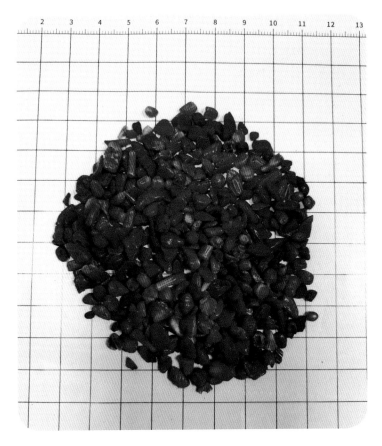

【成品性状】　为红色粉末，气无，味淡。

【性味】　甘，平。

【功能与主治】　镇惊安神，明目。用于惊风，癫痫，角膜云翳。

第十三章　加　工　类

1. 西瓜霜

【来源】　本品为葫芦科植物西瓜 *Citrullus lanatus*（Thunb.）Matsumu. et Nakai 的成熟果实与芒硝经加工而成的白色结晶粉末。全国大部分地区有产。以洁白、纯净、干燥、粉霜块状，无泥屑等杂质者为佳。

【炮制】　（1）取西瓜 1 个（约 5 kg），洗净，擦净，靠近瓜蒂处切一厚块作顶盖，挖出部分西瓜瓤，将玄明粉填入，盖上顶盖，用竹扦固定，周围用胶纸盖住，麻绳捆扎悬挂于阴凉通风处，待西瓜皮上析出白霜时，用鸡毛或鸭毛帚随时刷下，反复至无白霜析出为度。

（2）取干净西瓜约 5 kg，切开，去瓤，切成 2～3 cm 的块，加入玄明粉拌匀，置无釉瓦罐内，盖住，封严，悬挂于通风处，待析出白霜时，用鸡毛或鸭毛帚随时刷下，直至无白霜析出。

每西瓜 10 kg，用玄明粉 1 kg。

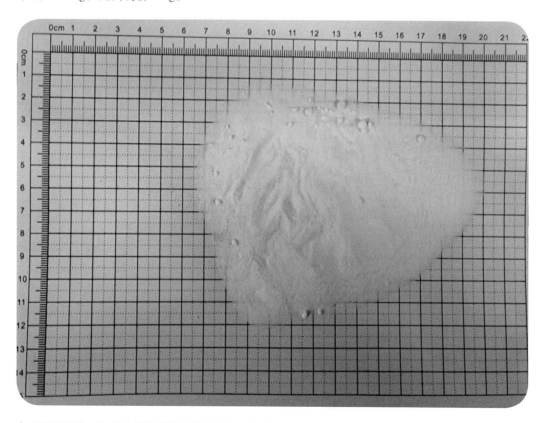

【成品性状】　为白色结晶或结晶性粉末，味咸。

【性味与归经】　咸，寒。归肺、胃经。

【功能与主治】 清火消肿。用于咽喉肿痛，喉痹，口疮，牙疳。

2. 竹沥

【来源】 本品为禾本科植物淡竹 *Phyllostachys nigra*（Lodd.）Munro var. *henonis*（Mitf.）Stapf ex Rendle、青秆竹 *Bambusa tuldoides* Munro 或大头典竹 *Sinocalamus beecheyanus*（Munro）McClure var. *pubescens* P.F.Li 的茎秆经火烤产生的液状物。主产于江苏、浙江、江西、湖北、四川等地，过去以浙江宁波所产质量好，竹节稀，皮嫩易出油。

【炮制】 将竹锯成 60～70 cm 的小段，两端竹节去掉，纵向剖开，洗净，将竹中间放炉火上，两端用容器接住滴出的竹油，竹中间烧黑后，加适量水，竹油更容易滴出，加热至油尽，合并竹油。

【成品性状】 为黄绿色的液体，黏稠，有竹香气。

【性味与归经】 甘、寒。归心、肺、胃经。

【功能与主治】 清热化痰。用于肺热咳嗽痰多、气喘胸闷、中风舌强、痰涎壅盛、小儿痰热惊风。

3. 天竺黄

【来源】 本品为禾本科植物青皮竹 *Bambusa textilis* McClure 或华思劳竹 *Schizostachyum chinense* Rendle 等秆内分泌液干燥后的块状物。主产于云南、广东、广西等地。药材以干燥、块大、淡黄白色、质脆、光亮、吸湿性强者为佳。

【炮制】 取原药材，除去杂质，筛去灰屑。

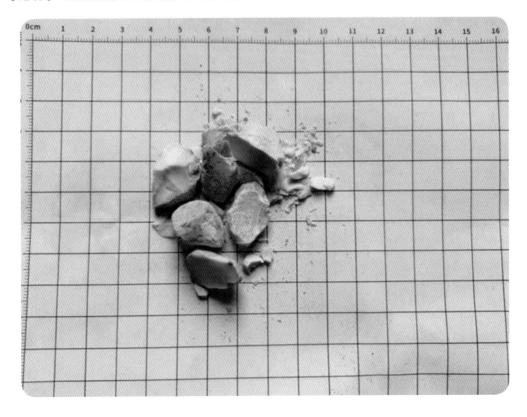

【成品性状】 为不规则的片块或颗粒状，大小不一。表面灰蓝色、灰黄色或灰白色，有的洁白色，半透明，略带光泽。体轻，质硬而脆，易破碎，吸湿性强。无臭，味淡。

【性味与归经】 甘，寒。归心、肝经。

【功能与主治】 清热化痰，清心定惊。用于小儿惊风，中风癫痫，热病神昏等痰热证。

注：还有一种植物名竹黄，为肉座菌科真菌竹黄的子座。可镇咳祛痰、舒筋活络、止痛、祛风利湿。常用于风湿痹痛、虚寒胃痛、小儿惊风、咳嗽等。竹黄、天竺黄均有祛痰作用。但竹黄以祛风湿、活络止痛为主，天竺黄则优于清热定惊，二者当区别使用。目前一些中药书籍中记载竹黄为天竺黄的简称，这是错误的。

4. 文帮六神曲

【来源】 本品为辣蓼、青蒿、杏仁等药加入面粉混合后，经发酵而成的曲剂。全国各地均产。药材以色黄棕、整块、具香气、无虫蛀者为佳。

【制法】 ①将鲜青蒿、鲜苍耳子、鲜辣蓼洗净，切段，加水煎煮两次，合并煎液，浓缩至 15 kg，放冷，备用。

②将杏仁研泥，红豆蔻、赤小豆研粉，三者混匀。

③将麸皮、面粉置盆内，加杏仁、红豆蔻、赤小豆粉拌匀，加入鲜青蒿等药汁拌匀，揉搓至手握之成团、触之即散时，置簸箕内（先撒适量面粉在簸箕上），上盖干净编织袋，踩压实，纵横用刀划成 2 cm×2 cm 的方块，上覆盖稻草，堆码，四周盖麻袋，至 5～7 天表面生黄色霉衣、有香气时，取出晒干，将小块掰开。

原料：麸皮 10 kg、面粉 5 kg、杏仁 1.25 kg、红豆蔻 0.75 kg、赤小豆 0.75 kg，鲜青蒿、鲜苍耳子、鲜辣蓼各 5 kg。

注：六神曲发酵质量要求如下。①无味：以具有芳香气，无霉烂发臭的气味者为佳。②外观：表面满布黄白色菌丝及少数黑孢子，曲块边缘呈鲜黄色。如果曲表面干燥，分生孢子甚至全部不发育，即为不良曲。③内部：良曲的块坚实，成品可整块取出而不碎，如果曲不成块，或成块不结实，都是菌丝发育不好的缘故。

【炮制】 焦六神曲：取六神曲，置热锅中，用文火加热，不断翻动，炒至焦黄色，有焦香气逸出时取出，晾凉。

麸炒六神曲：先将锅烧热，用中火加热，撒蜜麸于锅中，待冒浓烟时投入六神曲，拌炒至金黄色，取出，筛去麸皮，晾凉。

每六神曲 10 kg，用蜜麸 1.5 kg。

【成品性状】 六神曲为长方形小块，表面灰黄色，粗糙，有黄白色霉衣，质脆易折断，有香气。

焦六神曲形如六神曲，表面焦黄色，内微黄色，有焦香气。

麸炒六神曲形如六神曲，表面金黄色，质坚脆，有麸香气。

【性味与归经】 甘、辛，温。归脾、胃经。

【功能与主治】 健脾和胃，消食调中。用于饮食停滞，胸痞腹胀，呕吐泄泻，小儿腹大痞积。

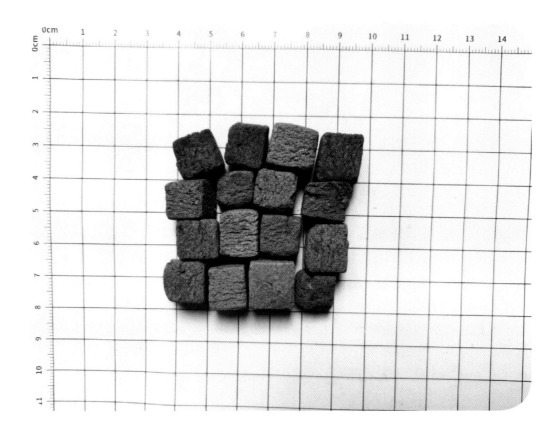

5. 建曲

【来源】　本品为麦粉、麸皮与藿香、青蒿等多种药物细粉混合后，经发酵而成的曲剂。主产于福建等地。药材以色黄绿、表面有黄色霉衣、具清香气、整块、无碎块、无杂质者为佳。

【制备】　处方：藿香4两、厚朴2两、砂仁1.5两、紫苏叶4两、香附4两、白芷2两、苍术4两、蔻仁壳2两、法半夏2两、橘根3两、陈皮4两、麦芽8两、山楂6两、甘草1两、槟榔3两、茯苓2两，以上十六味合计52.5两。取诸药共研细末过40目筛，加榆树叶粉15两，拌匀，加适量青蒿、苍耳子、辣蓼（各10两）煎出液揉搓成团块状至捏之成团、触之即散时，打曲。放入模子内做成小块，置簸箕内（先撒适量面粉在簸箕上），上盖干净编织袋，上覆盖稻草，堆码，四周盖麻袋，至5～7天表面生黄色霉衣有香气时，取出烘干，每料药约做65块，每块约重1两。

【炮制】　建曲：取原药材，打成小块。

炒建曲：取建曲置锅内，以文火加热，炒至深黄色，取出，放凉，打成碎块。

焦建曲：取建曲置锅内，以中火加热，炒至焦黄色，取出，放凉，打成碎块。

麸炒建曲：先将锅烧热，用中火加热，撒蜜麸于锅中，待冒浓烟时投入建曲，拌炒至金黄色，取出，筛去麸皮，晾凉。

每建曲10 kg，用蜜麸1.5 kg。

【成品性状】　建曲为不规则小块，表面土黄色，具清香气，味淡微苦。

炒建曲形如建曲，深黄色，具焦香气。

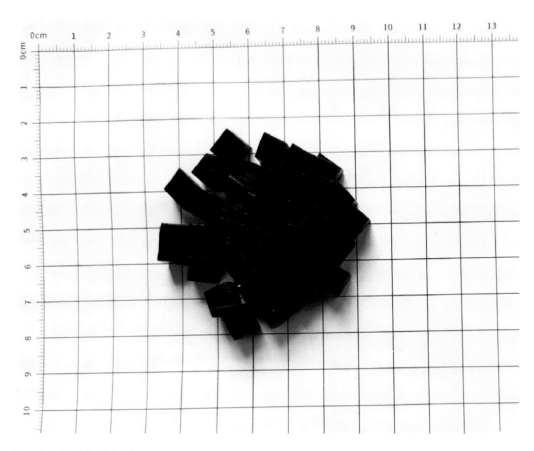

文帮传统熬胶技术如下。

（1）文帮熬胶的工具：熬胶的灶（为扯火灶，前后3口锅，一个大烟囱，就是前后灶。前一个灶烧水，余火被烟囱通过后面的灶膛"扯"到后面第二口锅、第三口锅，烟从烟囱出去。锅上接有木制瓮子）、平底锅（广锅）。大木脚盆、酥缸、瓮子、簸篓子（盛驴皮、甲角）、木笋子（两半、做隔板用）、弯刀、大铜瓢、小铜瓢、铜铲子、胶盆（铜制、锡制，其中锡盆硬度大，不易变形，方形盆）。

切胶凳：栗树做的凳。

原料：驴皮胶、绵白糖、白酒。

（2）制法：

①原料处理：将毛驴皮浸泡6～8 h，取出，层层堆码，堆放12 h，底层铺一层簸垫子，或倒于水泥地，先刨去腐肉，再铲去毛（铲子有柄，腋下夹住，前胸顶住柄铲去毛），洗净，放木脚盆中浸泡，人穿草鞋在盆中踩，踩后洗净，铺在簸垫子上，一人提水冲洗，一人用工具洗刷，刷净驴毛，放在绳上晒干，存放在仓库凉爽位置储好。

旧时熬胶原料的准备工作均在上半年进行，熬胶在下半年进行，制成品腥味淡一些，100斤毛皮得净皮约50斤。且驴皮以冬季剥取（冬板）为最佳，春、秋二季剥取的驴皮为次之，夏季剥取驴皮不入药。

②熬胶：

a.净皮处理：取净皮，每张根据净皮大小用弯刀割成4～6块（大6小4），块长40 cm左右，用清水漂24 h，将驴皮放在皂角水中揉洗（每100斤净皮用皂角4斤，捶破，煎汁去渣，兑少许清水即成），洗净后，换清水洗几遍，洗清皂角水即可。

　　b.提取胶汁：驴皮洗净后置沸水中燀5～10 min至卷起时，取出，按块平铺在专用篾篓内，每篓装25～30块，煎煮前先将瓮子磨光洗净，升火，将锅烧热后，加麻油8两于锅中，用瓢将油在锅满荡，待冒青烟后，用笤帚沾少许清水洒于锅内，待锅洒水无响声后（俗称煅锅），加水至锅沿，先将水烧开，放入木笋子，上放驴皮篓子，加清水至淹过驴皮篓子4～5寸高，一般用两道瓮子煎煮，头道、二道瓮子煎驴皮，第三道瓮子中烧开水，用于补充头道、二道瓮子煎煮过程中损失的水分，用武火加热至沸腾后，改中火加热煎熬24 h，取出篾篓子和木笋子，将煎煮液取出过滤至酥缸中，每缸存放500斤，每缸中加入明矾粉5钱，搅拌至中间起漩涡，沉淀。

　　将熬煮过的驴皮合并，置头道瓮子中，加水再煎煮24 h，取出胶水过滤至酥缸中，加明矾粉5钱搅拌沉淀。

　　c.浓缩水胶：先将锅磨光，洗净，加麻油荡锅至洒水无响声后，加胶水至距瓮子口1尺时，加热浓缩，用铜瓢搅动，俗称荡胶，不断搅拌，避免粘锅，随时用打沫瓢捞起中间聚集的浮沫杂质，随时添加待浓缩的胶水，浓缩至瓮子的接口1～2寸处（接口上），取出胶水，倒入铺有两层丝绵的篓中，过滤，存放于酥缸中（浓缩的程度以挂珠为度，即铜瓢将胶液舀起倾倒成连珠状流下），每缸存放500斤，加明矾粉5钱，绵白糖5两，搅拌至缸中起花时，沉淀12 h。

　　d.浓缩老胶：用平底锅浓缩，便于用铜铲子铲，浓缩老胶由头柜、头刀、大拌做（饮片丸、散）4人进行，升火由头柜打理，用松柴劈块，在灶中直两根，横3～4根，架着烧，开始用武火，开锅后用文火，后火力逐渐变小。其余的人或拿铜瓢荡胶（又称提胶），或拿铜铲铲胶，一人用铜瓢提胶，一人拿铜铲隔一定时间铲动锅中的胶，浓缩12 h左右，加白酒2斤搅匀至胶液发泡"挂旗"时，停火，不停搅动，除去气泡。将方锡盆摆好，用水打平后，用少许麻油擦盆，先按要求将规定高度用竹签做好记号，一人拿着放在盆中，另一人用小瓢舀出收好的胶，倒入盆中，冷却12 h，凝固即得。1斤净皮收得1斤潮胶。

　　③老胶的判断：将瓢取出，翻面，倒出，至铜瓢倒下拉满缝，瓢面胶用手拍不粘手，用瓢舀取倒出不断成坨状，用竹签刺破无汽水（俗称"挂旗"）。

　　④开片干燥：将凝固的胶块取出，置切胶凳上先开8分宽条，切3分厚片，用刀切成块状，传统切胶要求刀口平整，刀口锋利，切时一刀切过，以防出现刀痕。胶片切成后，置于晾胶室内，放在晾胶木板床上，阴晾数天，在此期间3～5天将胶翻面一次，整齐装入木箱内密闭闷之（闷胶），闷3～5天，取出，擦去胶块表面的水，摆放于簸箕内，分层置于干燥室内，使其在阴凉的条件下干燥。注意两面翻动，使两面水分均匀散发，以免成品发生弯曲现象。如此反复操作3～4次，至胶块干燥。

　　（3）规格标准：长1寸、宽8分、厚3分的方块，色黑半透明，光亮如镜，质轻脆，味淡而甘，略有腥气。

11. 灶心土

　　【来源】　本品为烧柴草的土灶内底部中心的焦黄土块。含二氧化硅、氧化钙、氧化镁等。全国大部分有产。药材以块大整齐、色红褐、断面具蜂窝状小孔、质细软者为佳。

　　【炮制】　取原药材，拣去杂质，打成小块，研粉。

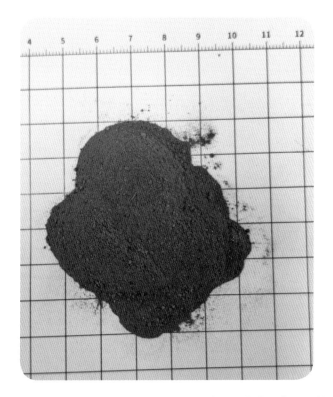

【成品性状】　本品为粉末状，橙黄色或红褐色，具烟熏气，味淡，有吸湿性。

【性味与归经】　辛，微温。归脾、胃经。

【功能与主治】　温中和胃，止呕，止血，止泻。用于脾胃虚寒，呕吐恶心，吐血，衄血，尿血，便血，崩漏，脾虚久泻。

12. 青黛

【来源】　本品为爵床科植物马蓝 *Baphicacanthus cusia*（Nees）Bremek.、蓼科植物蓼蓝 *Polygonum tinctorium* Ait. 或十字花科植物菘蓝 *Isatis indigotica* Fort. 的叶或茎叶经加工制得的干燥粉末或团块。主产于福建、江苏、安徽、湖北等地，过去武汉习用建青黛，系马蓝制蓝靛时的副产品。以体轻、粉细，能浮于水面，燃烧时生紫红色火焰者为佳。

【制法】　将新鲜马蓝茎叶投入池（池直径 1.5～2 m，高 1.2 m）中加 40 倍清水浸泡，上面覆盖竹片编织的竹篱，上压石块，使茎叶全部泡入水中，浸泡 2～6 天（夏季 2 天，秋季 3～4 天，冬季 5～6 天），至马蓝茎叶从池中捞起时叶自然脱落，将茎秆残渣捞起，加入石灰水搅拌（10 kg 马蓝茎叶加石灰 2.4～3.2 kg，先将石灰放桶中，用浸马蓝的水淘洗，除去砂石），用木制耙状工具用力上下搅动，使池液沿圆周方向快速旋转并且在池面中央形成较大的漩涡，直到液面出现大量紫红色泡沫时为止，当浸液由乌绿色转为深紫红色时，液面产生大量泡沫，捞起液面泡沫，于烈日下晒干，研粉。

【成品性状】　本品为极细的粉末，灰蓝色或深蓝色，质轻，易飞扬，可粘手粘纸。具草腥气，味微酸。

【性味与归经】　咸，寒。归肝经。

【功能与主治】 清热解毒，凉血，定惊。用于温毒发斑，血热吐衄，胸痛咯血，口疮，痄腮，喉痹，小儿惊痫。

第十四章 藻 菌 类

1. 茯苓

【来源】本品为多孔菌科真菌茯苓 *Poria cocos*（Schw.）Wolf 的干燥菌核。主产于安徽、湖北、河南、云南。商品分以下几种。个苓：未切开的整体茯苓。排苓：扁圆形或扁长圆形，体重而坚实，内细白，粘牙力强。拣苓：球形，质坚肉白。穿装：个大体泡，或有破块及小个者，肉色白或夹有沙黄色。平片：切成薄片的白茯苓，药材细硬光洁，镜面平整，用木桶装 20 层，每层用纸分隔，色纯白且无毛边的为精平片，色次且有毛边的为普通的平片。塞苓：也称顶方，为切成正方形的小块，色白光洁，9 粒 3 钱者为顶顶方，色赤白为赤色塞子。膏片：方形块状，以色白方整为松方面，次者为统膏片。茯神：片中有松根或带有木纹的茯苓，抱木而生，多切成正方形片状，其色白方整，神木在中心者称顶顶神。茯神木：茯神中的松根。白碎苓：白茯苓加工时留下的碎块或碎屑。茯苓皮：又名苓皮，为茯苓菌核的黑色外皮。连皮苓：切成方块形的带有外皮的茯苓，周围切下的为中切，旁边切下的为上切，平片余下的边为片丝，切膏片余下的边为膏条。产于云南的白茯苓，品质最优。

【商品规格】 按加工方法和部位分为个苓、白苓片（平片）、白苓块、赤苓块、茯神块、骰方、白碎苓、赤碎苓、茯神木等规格，多为统货。

个苓：①一等：干货。呈不规则圆球形或块状，表面黑褐色或棕褐色，体坚实，皮细，断面白色，味淡，大小圆扁不分，无杂质、霉变。②二等：干货。呈不规则圆球形或块状，表面黑褐色或棕色，体轻泡，皮粗，质松，断面白色至黄赤色，味淡，间有皮沙、水锈、破伤。无杂质、霉变。

白苓片：①一等：干货。为茯苓去净外皮，切成薄片者。白色或灰白色，质细，毛边（不修边），厚度每 1 cm 7 片，片面长、宽不得小于 3 cm。无杂质、霉变。②二等：干货。为茯苓去净外皮，切成薄片者。白色或灰白色，质细，毛边（不修边），厚度每 1 cm 5 片，片面长、宽不得小于 3 cm。无杂质、霉变。

白苓块：统货，干货。为茯苓去净外皮，切成扁平方块者。白色或灰白色，厚度在 0.4～0.6 cm，长度为 4～5 cm。边缘苓块，可不成方形。间有 1.5 cm 以上的碎块。无杂质、霉变。

赤苓块：统货，干货。为茯苓去净外皮，切成扁平方块者，赤黄色，厚度在 0.4～0.6 cm，长度为 4～5 cm。边缘苓块，可不成方形。间有 1.5 cm 以上的碎块。无杂质、霉变。

茯神块：统货，干货。为茯苓去净外皮，切成扁平方块者。色泽不分，每块含有松木心，厚度在 0.4～0.6 cm，长、宽为 4～5 cm。木心直径不超过 1.5 cm。边缘苓块，可不成方形。间有 1.5 cm 以上的碎块。无杂质、霉变。

骰方：统货，干货。为茯苓去净外皮，切成立方块者。白色，质坚实，长、宽、厚在 1 cm 以内，均匀整齐，间有不规则的碎块，但不超过 10%。无粉末、杂质、霉变。

白碎苓：统货，干货。加工茯苓时的白色或灰白色的大小碎块或碎屑，均属此等。无粉末、杂质、虫蛀、霉变。

赤碎苓：统货，干货。加工茯苓时的赤黄色大小碎块或碎屑，均属此等。无粉末、杂质、虫蛀、霉变。

茯神木：统货，干货。为茯苓中间生长的松木，多为弯曲不直的松根，似朽木，色泽不分，毛松体轻，每根周围必须带有三分之二的茯苓肉。木杆直径最大不超过 2.5 cm。无杂质、霉变。

【炮制】 茯苓：取原药材，大小分档，用水浸泡 1～2 天，洗净，捞出，闷透后，切厚片或块或丁，同时切取茯苓皮，晒干，分别入药。

朱茯苓：取茯苓块，以清水喷淋，稍闷润，加朱砂细粉撒布均匀，反复翻动，使其外表粘满朱砂粉末，然后晾干。

每茯苓块 10 kg，用朱砂粉 0.375 kg。

朱茯神：取茯神块，以清水喷淋，稍闷润，加朱砂细粉撒布均匀，反复翻动，使其外表粘满朱砂粉末，然后晾干。

每茯神块 10 kg，用朱砂粉 0.375 kg。

茯苓皮：取原药材，除去杂质，洗净，捞起，沥干水分，切片或直接晒干，筛去碎屑。

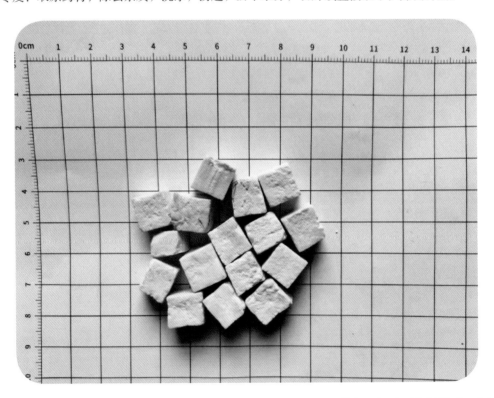

【成品性状】 茯苓为不规则薄片或方块，表面白色、淡红色或淡棕色，细腻而有粉滑感。方块体重，质坚实，厚片质松脆，易折断破碎，气味无，嚼之粘牙。

朱茯苓形如茯苓片，表面朱红色。

朱茯神为方块，表面朱红色，细腻而有粉滑感。方块体重，质坚实，中间有松木，气味无，嚼之粘牙。

茯苓皮为不规则带皮薄片，外表面棕褐色或黑褐色，内面白色或淡棕色，质地松软，略具弹性。

【性味与归经】 甘、淡，平。归心、肺、脾、肾经。

【功能与主治】　利水渗湿，健脾宁心。用于水肿尿少，痰饮眩悸，脾虚食少，便溏泄泻，心神不安，惊悸失眠。朱茯苓用于心神不安，惊悸失眠。茯苓皮利水消肿，用于水肿。

2. 猪苓

【来源】　本品为多孔菌科真菌猪苓 *Polyporus umbellatus*（Pers.）Fries 的干燥菌核。主产于吉林、甘肃、陕西、河南、山西、浙江、云南、四川和贵州等地。产量以云南所产者最大，质量以浙江所产者为佳。药材以个大、丰满、色黑而光滑、断面色白、无黑心或空心者为佳。

【炮制】　取原药材，除去杂质，洗净，放缸中加清水浸泡 3～4 h，捞起，置筐中润透，用锥子挖出长在内面的石头，洗净，捞起，沥干水分，用铁压板压扁，切厚片，晒干。

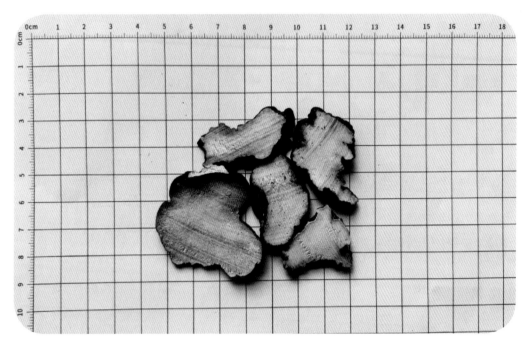

【成品性状】　为不规则的厚片，表面黑色或棕黑色，有皱纹，切面黄白色，略呈颗粒状，体轻，质韧，气微，味淡。

【性味与归经】　甘、淡，平。归肾、膀胱经。

【功能与主治】　利水渗湿。用于小便不利，水肿，泄泻，淋浊，带下。

3. 雷丸

【来源】　本品为白蘑科真菌雷丸 *Omphalia lapidescens* Schroet. 的干燥菌核。主产于甘肃、陕西、湖北、河南等地。药材以个大、饱满、质坚、外表黑褐色、断面白色者为佳。

【炮制】　取原药材，除去杂质，洗净，浸泡 4～6 h，捞起，沥干水分，放缸中闷透，取出，切极薄片，晒干。

【成品性状】　为不规则的薄片，表面黑褐色或灰褐色，有略隆起的网状细纹。切面白色或浅灰黄色，似粉状或颗粒状，常有黄棕色大理石纹理。质坚实，不易破裂，无臭，叶微苦，嚼之有颗粒感，微带黏性，久嚼无渣。

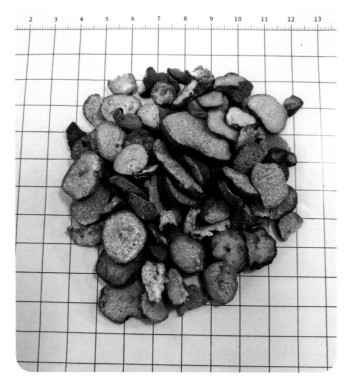

【性味与归经】　微苦，寒。归胃、大肠经。

【功能与主治】　杀虫消积。用于绦虫、钩虫、蛔虫病，虫积腹痛，小儿疳积。

4. 马勃

【来源】　本品为灰包科真菌脱皮马勃 *Lasiosphaera fenzlii* Reich.、大马勃 *Calvatia gigantea*（Batsch ex Pers.）Lloyd 或紫色马勃 *Calvatia lilacina*（Mont.et Berk.）Lloyd 的干燥子实体。商品分以下几种。北马勃：又名脱皮马勃，主产于安徽、江苏、广西、甘肃等地，品质较佳，全国销售。药材以个大、饱满、松泡、有弹性者为佳。大马勃：又名无柄马勃，主产于甘肃、内蒙古、青海、河北等地，个大质优，全国销售。药材以个大、饱满、有弹性者为佳。南马勃：又名紫色马勃、有柄马勃，主产于广东、江苏、安徽、湖北、广西等地。多自产自销。药材以个大、完整、色紫者为佳。

【炮制】　取原药材，除去杂质，剪成寸许小块。或除去杂质，放盆中，喷淋清水，拌匀，润 2 h，取出，切成小块，晾干。

【成品性状】　呈不规则小块，包被灰棕色至黄褐色，纸质，常破碎呈块片状，或已全部脱落。孢体灰褐色或浅褐色，紧密，有弹性，用手撕之，内有灰褐色棉絮状的丝状物。触之则孢子呈尘土样飞扬，手捻之有细腻感。臭似尘土，无味。

【性味与归经】　辛，平。归肺经。

【功能与主治】　清肺利咽，止血。用于风热郁肺咽痛、咳嗽、音哑；外用于鼻衄，创伤出血。

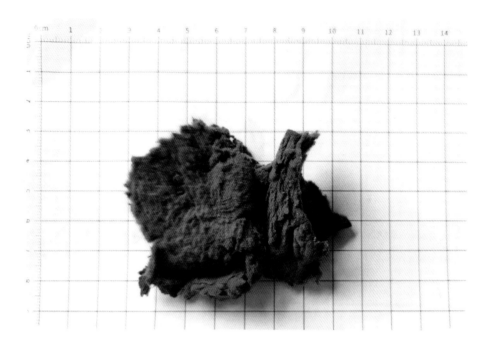

5. 昆布

【来源】　本品为海带科植物海带 *Laminaria japonica* Aresch. 或翅藻科植物昆布 *Ecklonia kurome* Okam. 的干燥叶状体。主产于辽宁、山东、浙江、福建沿海等地。药材以整齐、片大、质厚、色青绿、无杂质者为佳。

【炮制】　取原药材，除去杂质，洗净污泥及盐屑，再用清水浸漂 2～4 天，每天换水 2 次，捞出晒于竹竿上，至七八成干时，收下理齐，切 3 cm 丝段片，晒干。若薄片昆布不漂，放在水中揉洗 3～4 次，洗净泥沙，晒八成干，切段，晒干。

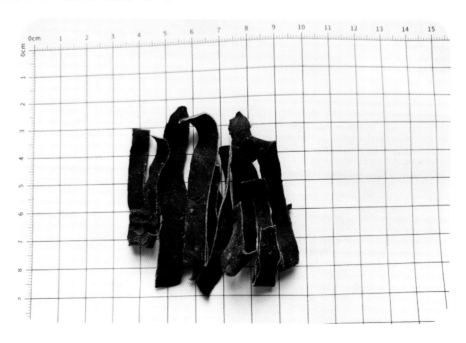

【成品性状】 呈宽丝状，表面黑褐色，较薄。质柔滑，气腥，味较咸。本品体厚，用水浸泡即膨胀，表面黏滑，附着透明黏液质。手捻不分层者为海带，分层者为昆布。

【性味与归经】 咸，寒。归肝、胃、肾经。

【功能与主治】 软坚散结，消痰，利水。用于瘿瘤，瘰疬，睾丸肿痛，痰饮水肿。

6. 海金沙

【来源】 本品为海金沙科植物海金沙 *Lygodium japonicum*（Thunb.）Sw. 的干燥成熟孢子。我国大部分地区有生产，主产于陕西、河南、湖北、湖南、江苏、浙江、四川、云南、贵州、广东等地。药材以身干、黄棕色，质轻，光滑，能浮于水，无泥沙等杂质，引燃时有火焰声响者为佳。

【炮制】 取原药材，用罗筛筛去杂质。

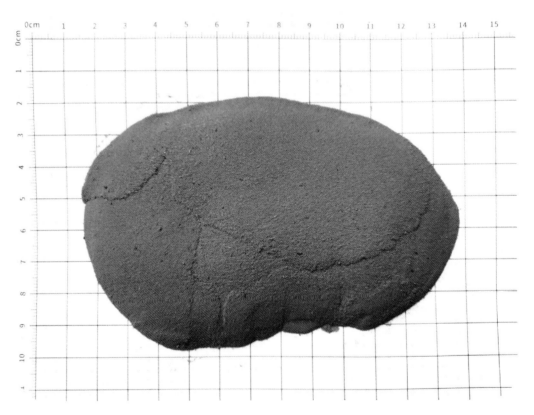

【成品性状】 为细小均匀的颗粒，多则聚成粉末状。棕黄色或淡棕黄色。质轻，用手捻之有光滑感，置手掌中，可由指缝间滑落。气微，味淡。

鉴别方法有以下两种：①火验法。取少量粉末，撒于燃烧的纸上，立即发出很高的火焰，并有爆花飞溅及响声，但无灰渣残留，有残渣者，提示有泥土等掺杂。②水验法。取海金沙少许，撒于水上，浮于水面不下沉者为真品，下沉者，提示有泥土掺杂。

【性味与归经】 甘、咸，寒。归膀胱、小肠经。

【功能与主治】 清利湿热，通淋止痛。用于热淋，石淋，血淋，膏淋，尿道涩痛。

7. 海藻

【来源】　本品为马尾藻科植物海蒿子 *Sargassum pallidum*（Turn.）C.Ag. 或羊栖菜 *Sargassum fusiforme*（Harv.）Setch. 的干燥藻体。商品分以下几种。大叶海藻：植物海蒿子的干燥藻体。主产于山东、辽宁。小叶海藻：植物羊栖菜的干燥藻体。主产于福建、浙江、广东等地。均以干燥、色黑褐、盐霜少、枝嫩、无泥沙等杂质者为佳。

【炮制】　取原药材，除去杂质，洗净污泥及盐屑，再用清水浸漂 2～4 天，每天换水 2 次，捞出晒于竹竿上，至七八成干时，切段，晒干。

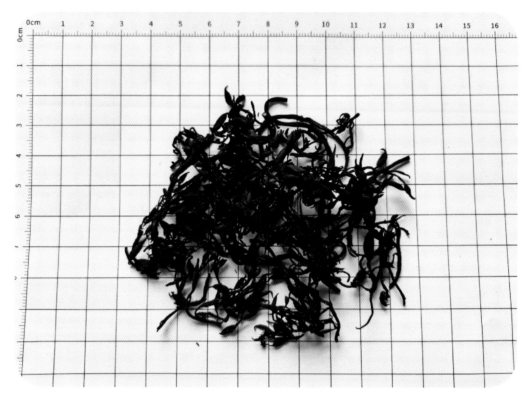

【成品性状】　为不规则小段，卷曲状。表面棕黑色或黑棕色，质脆，易破碎。用水浸软后膨胀，黏滑柔韧。气腥，味咸。

【性味与归经】　苦、咸，寒。归肝、胃、肾经。

【功能与主治】　软坚散结，消痰，利水。用于瘿瘤，瘰疬，睾丸肿痛，痰饮水肿。

参 考 文 献

[1] 国家药典委员会 . 中华人民共和国药典（2010 年版）[M]. 北京：中国医药科技出版社，2010.

[2] 湖北省药品监督管理局 . 湖北省中药饮片炮制规范（2018 年版）[M]. 北京：中国医药科技出版社，2019.

[3] 南京中医药大学 . 中药大辞典 [M].2 版 . 上海：上海科学技术出版社，2006.

附　　录

精制饮片

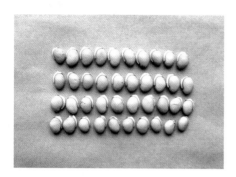

白扁豆

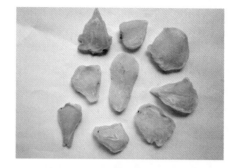

白附片

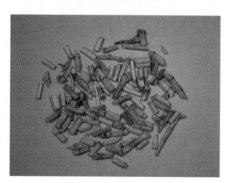

白茅根

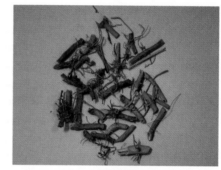

白前草

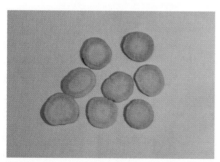

白芍薄片 1

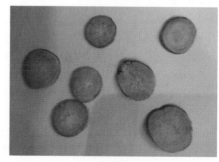

白芍薄片 2

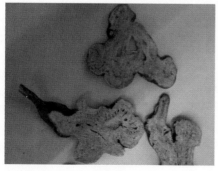

白术

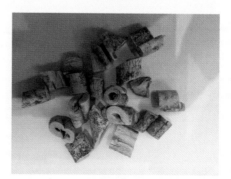

白鲜皮

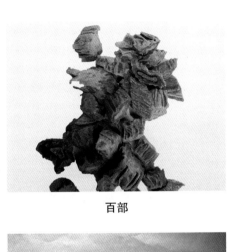

百部

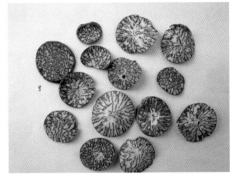

槟榔

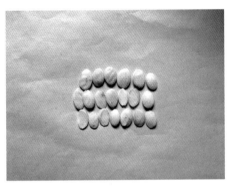

燀桃仁

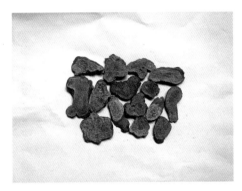

炒白术

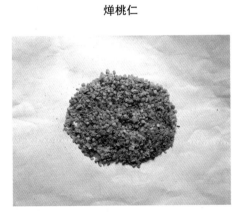
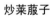

炒莱菔子

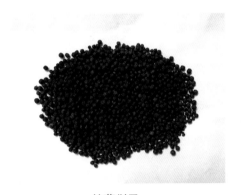

炒蔓荆子

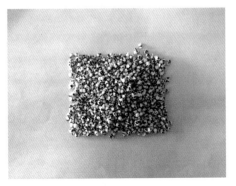

炒王不留行

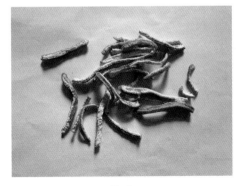

陈皮

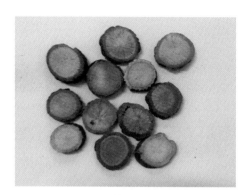

赤芍

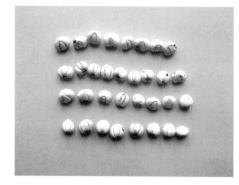

川贝母

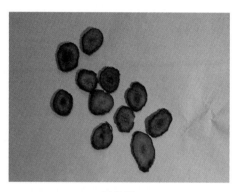

川牛膝

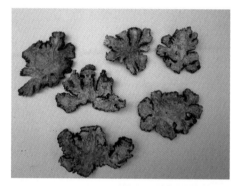

川芎

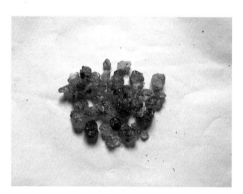

醋乳香

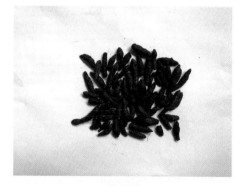

醋香附

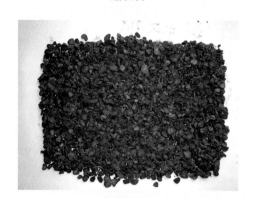

醋延胡索

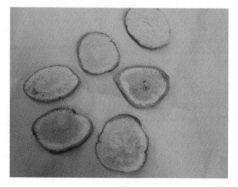

浙贝母厚片

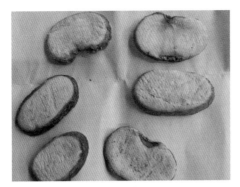

浙贝母元宝片

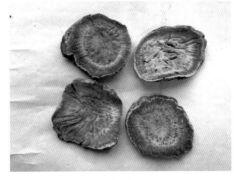

大黄

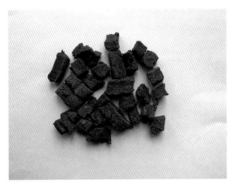

胆南星

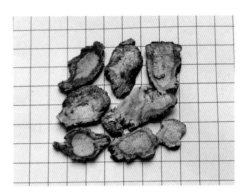

当归横薄片

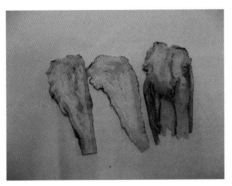

当归直片

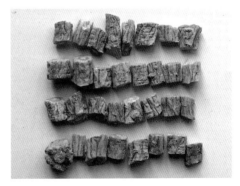

党参段

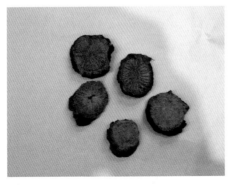

地榆

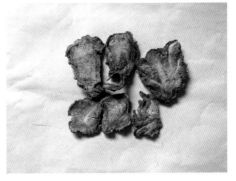

独活

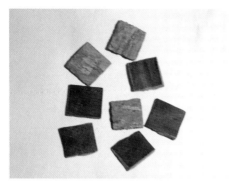

杜仲块 1

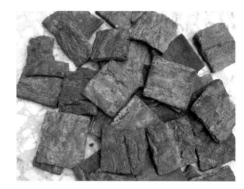

杜仲块 2

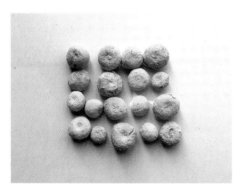

法半夏个

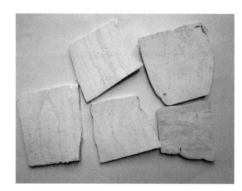

粉葛

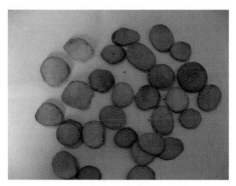

麸炒山药

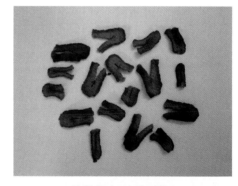

麸炒枳壳 1(剪口片)

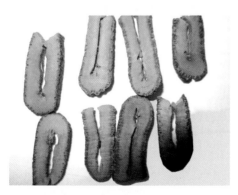

麸炒枳壳 2（剪口片）

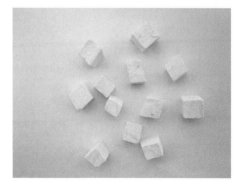

茯苓丁

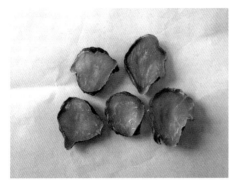

附片

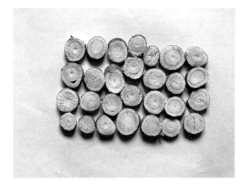

甘草

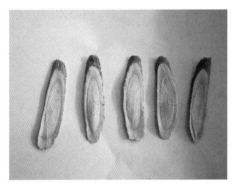

甘草斜片

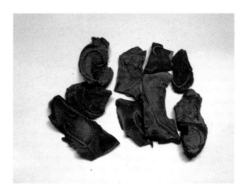

狗脊

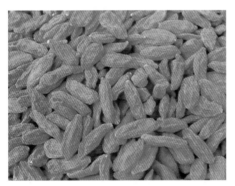

枸杞子（宁夏）

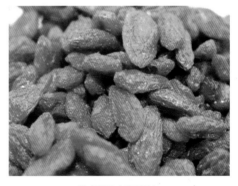

枸杞子（新疆）

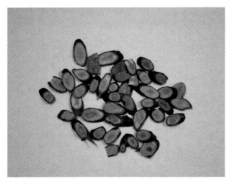

桂枝薄片

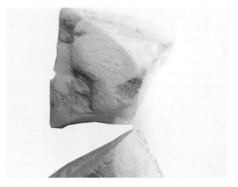

海螵蛸

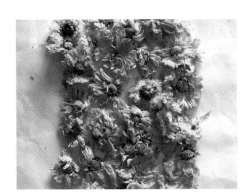

杭菊花

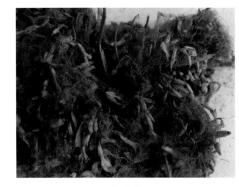

合欢花

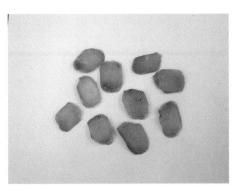

红参指甲片

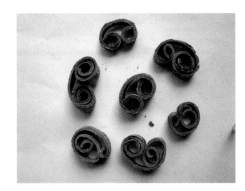

厚朴

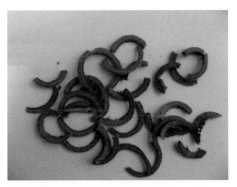

厚朴丝

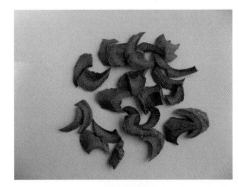

厚朴指甲片

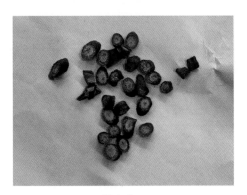

槲寄生 1

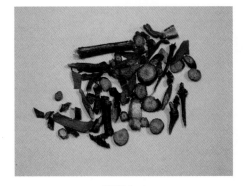

槲寄生 2

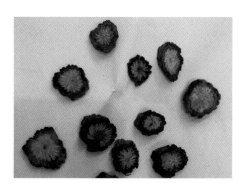

紫丹参横薄片

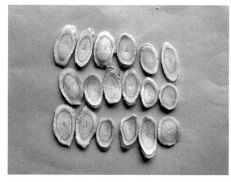

黄芪横片

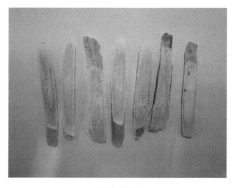

黄芪斜片

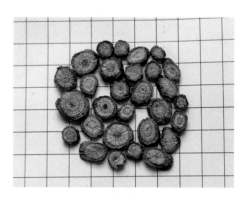

黄芩

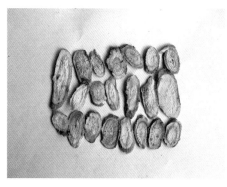

黄芩家种片

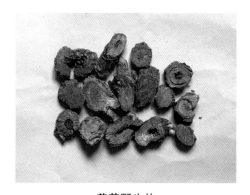

黄芩野生片

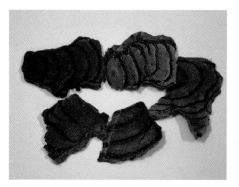

鸡血藤

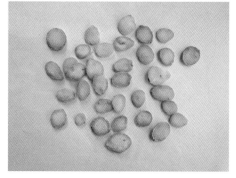

姜半夏

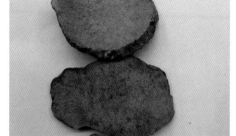

通草

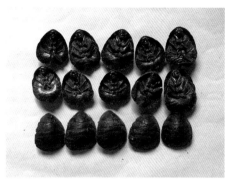

土鳖虫

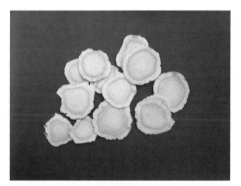

土茯苓

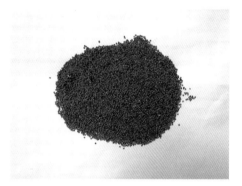

菟丝子

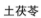

西洋参

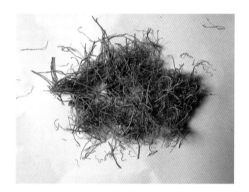

细辛

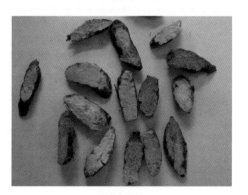

香附斜片

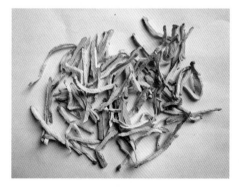

香橼

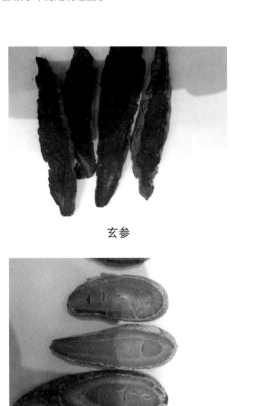

玄参

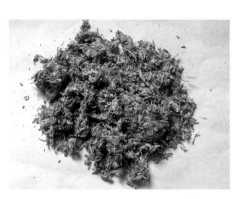

茵陈

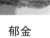
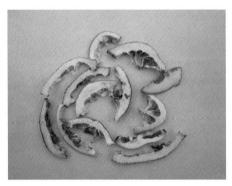

郁金

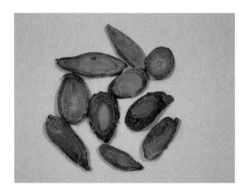

郁金薄片

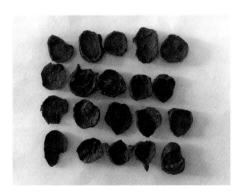

枳壳

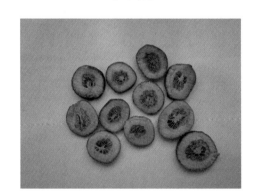

枳实

制川乌

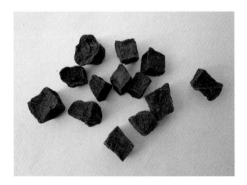

制首乌丁

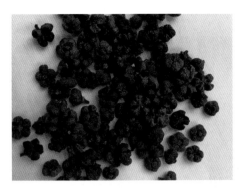

制吴茱萸

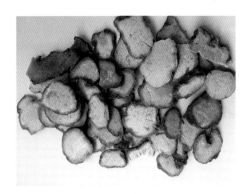

重楼片 1

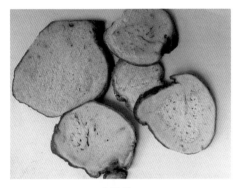

重楼片 2

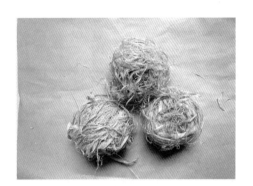

竹茹

炮制操作教学

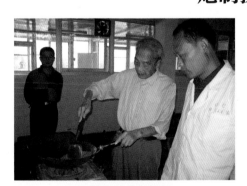

炒莱菔子带教操作

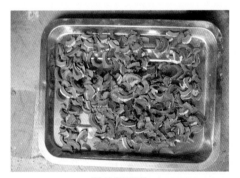

厚朴指甲片

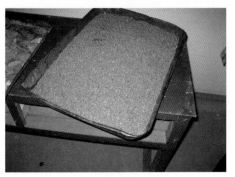

莱菔子

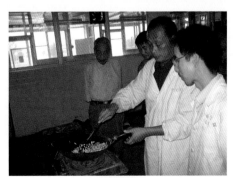

蜜黄芪

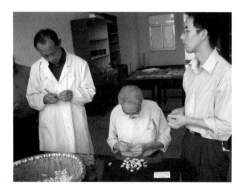

劈麦冬

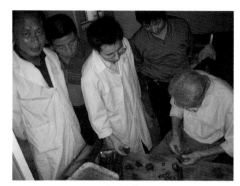

切川芎

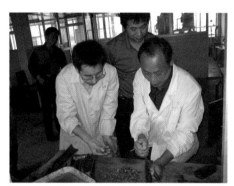

切厚朴

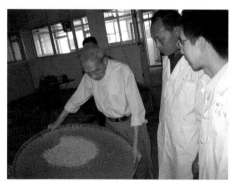

去皮莱菔子

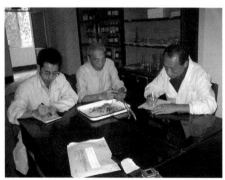

授课

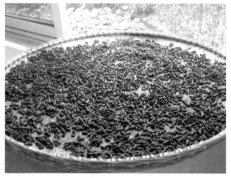

四制香附

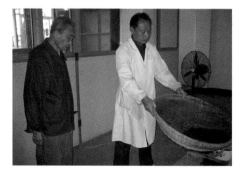

指导做丸剂

药材鉴别

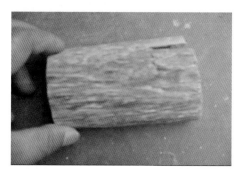

沉香 1

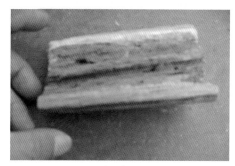

沉香 2

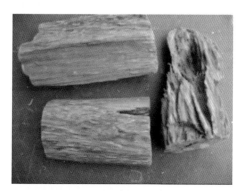

沉香 3

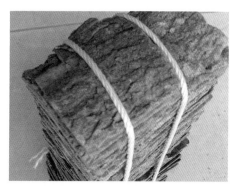

杜仲

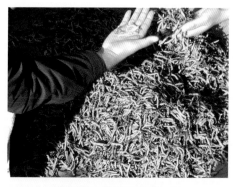

贵重药材鉴别（虫草 1）

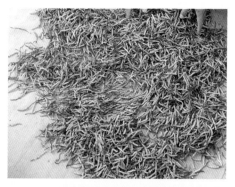

贵重药材鉴别（虫草 2）

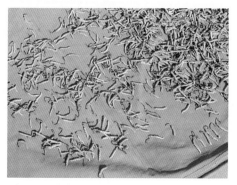

贵重药材鉴别（虫草 3）

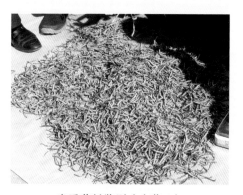

贵重药材鉴别（虫草 4）

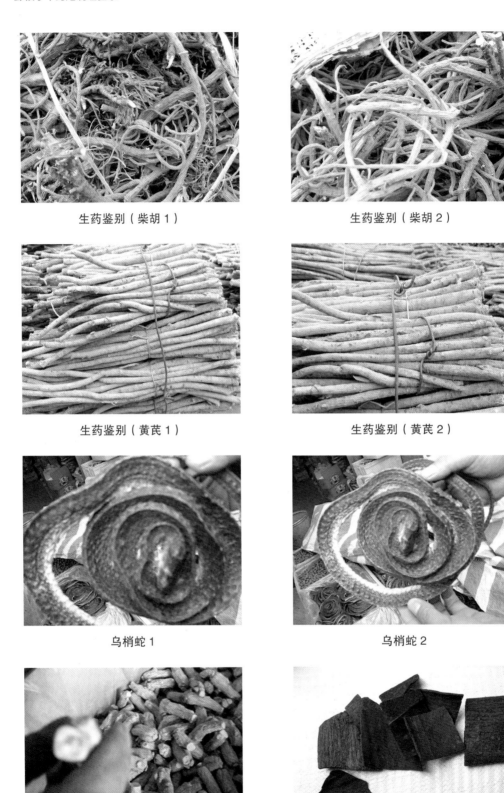

生药鉴别（柴胡 1）　　　　　　　　生药鉴别（柴胡 2）

生药鉴别（黄芪 1）　　　　　　　　生药鉴别（黄芪 2）

乌梢蛇 1　　　　　　　　　　　　　乌梢蛇 2

西洋参　　　　　　　　　　　　　　盐杜仲

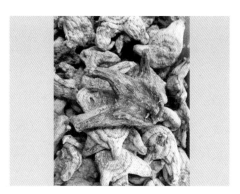

药材鉴别（白及）

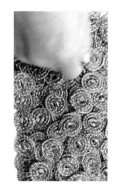

药材鉴别（金钱白花蛇1）

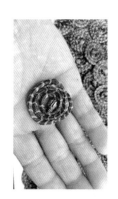

药材鉴别（金钱白花蛇2）

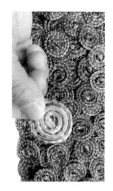

药材鉴别（金钱白花蛇3）

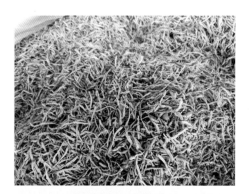

药材鉴别（金银花）

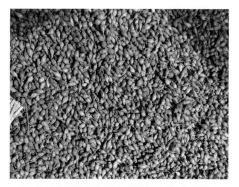

药材鉴别（金樱子）

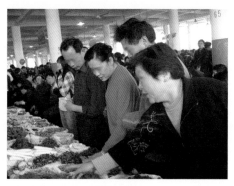

药材鉴别1

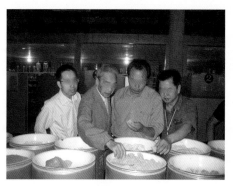

药材鉴别2

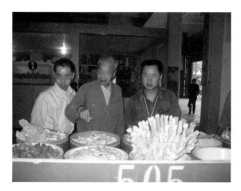

药材鉴别 3

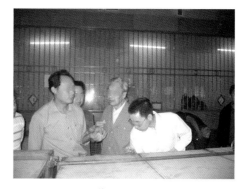

药材鉴别 4

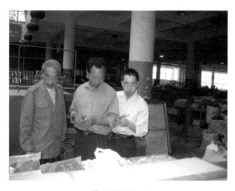

药材鉴别 5

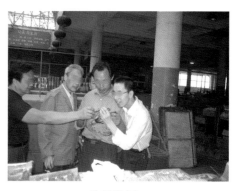

药材鉴别 6

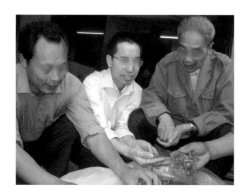

药材鉴别 7

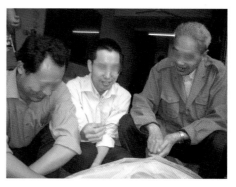

药材鉴别 8

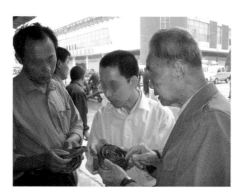

药材鉴别 9

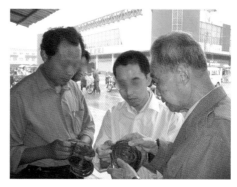

药材鉴别 10

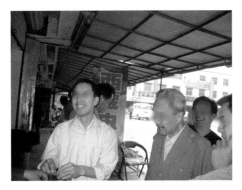

药材鉴别 11

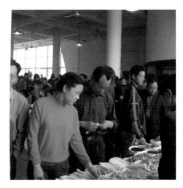

药材鉴别 12

饮片鉴别

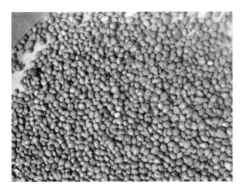

炒莱菔子

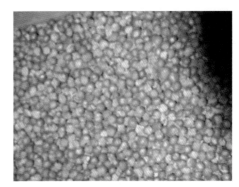

炒蔓荆子 1

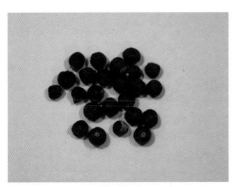

炒蔓荆子 2

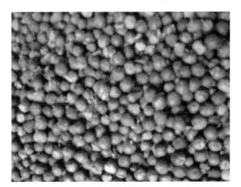

炒蔓荆子 3

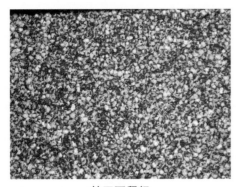

炒王不留行

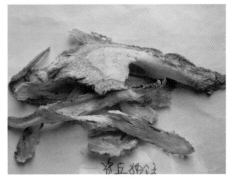

当归（伪品 1）

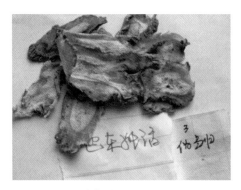

当归（伪品 2）

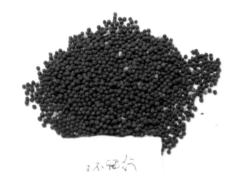

王不留行

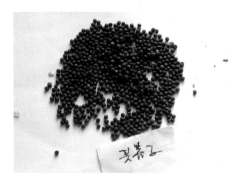

芸苔子

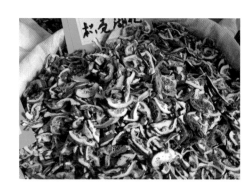

枳壳（湖北）

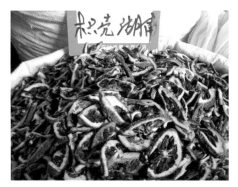

枳壳（湖南）

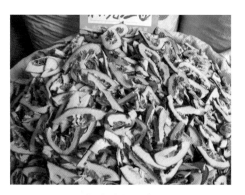

枳壳（江西）

原植物教学

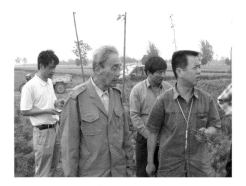

学习原植物

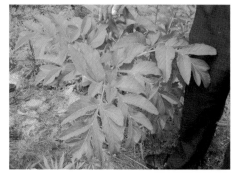

原植物（白芷）

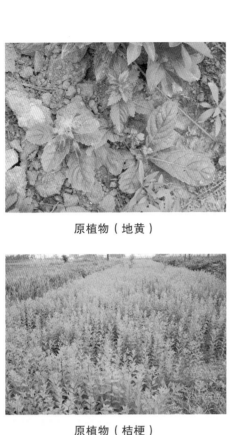

原植物（地黄）

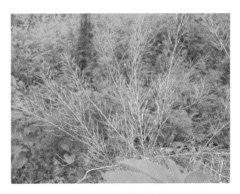

原植物（独行草）

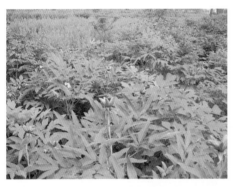

原植物（桔梗）

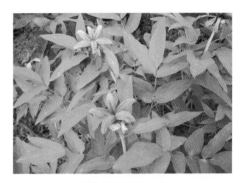

原植物（牡丹1）

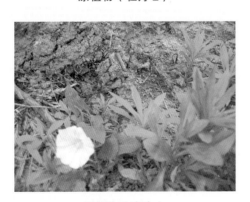

原植物（牡丹2）

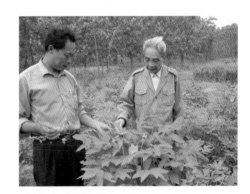

原植物（牡丹3）

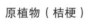

原植物（牵牛）

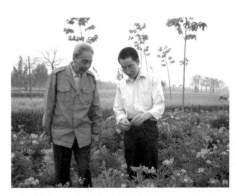

原植物（芍药）

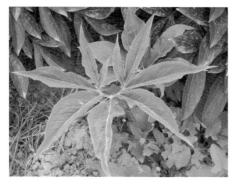

原植物（天南星）

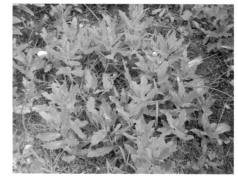

原植物（小蓟）

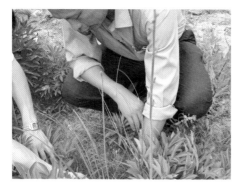

原植物（知母1）

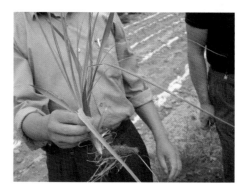

原植物（知母2）

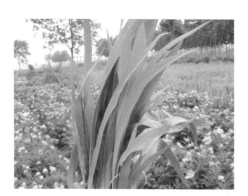

原植物（知母3）

刘有余工具

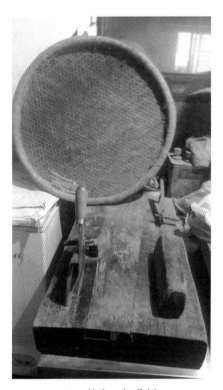

簸盘、切药板

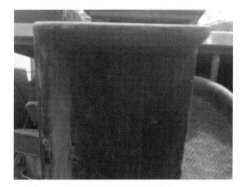

接药斗 1

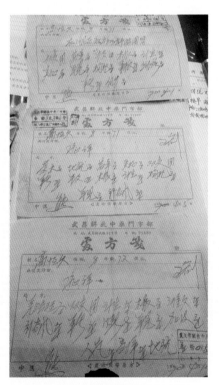

处方仿单 1

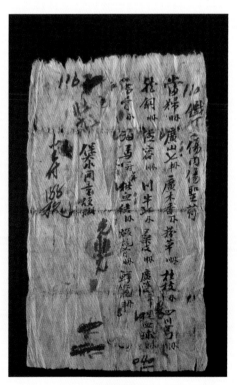

处方仿单 2

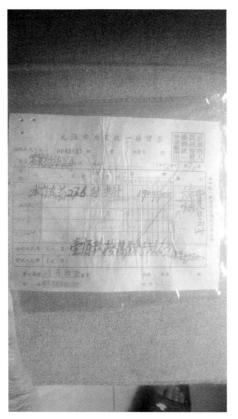

刘有余收费清单 1

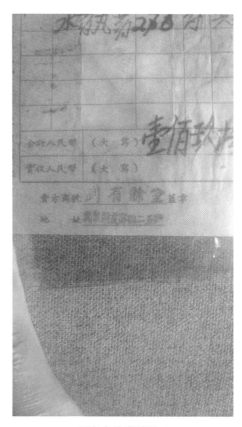

刘有余收费清单 2

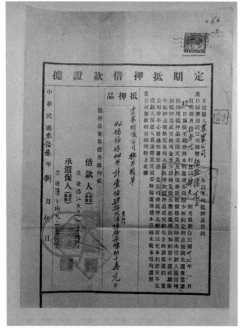

刘有余堂公章

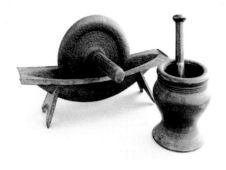

炮制工具

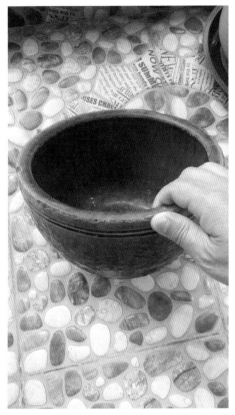

刘有余做蜜丸土钵子 1

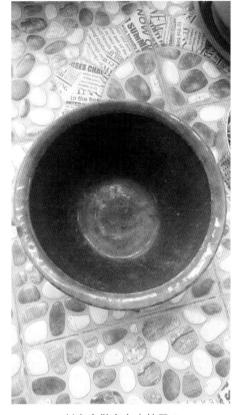

刘有余做蜜丸土钵子 2

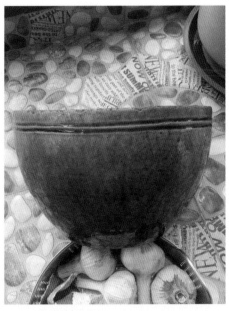

刘有余做蜜丸土钵子 3

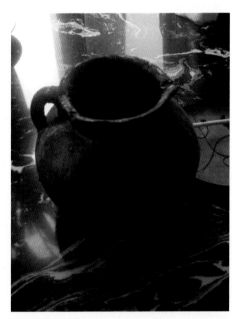

刘有余制药工具

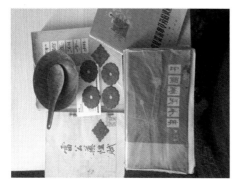

刘有余工具

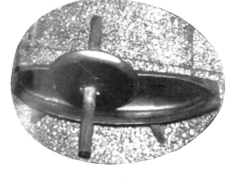

研槽

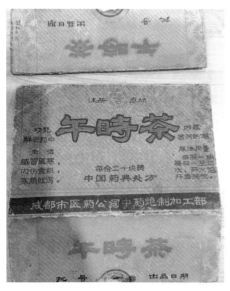

午时茶

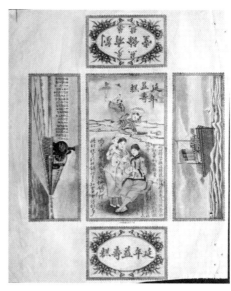

延年益寿高仿单

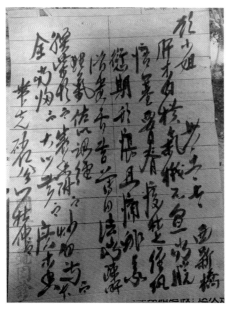

诊单

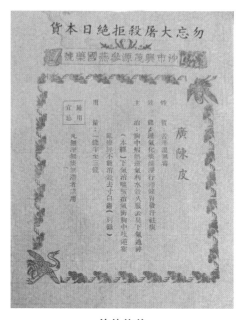

饮片仿单

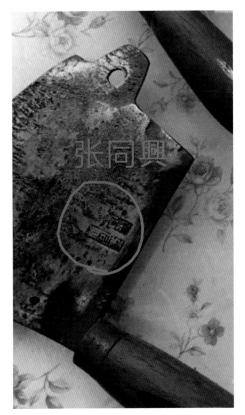

张同興切药刀 1

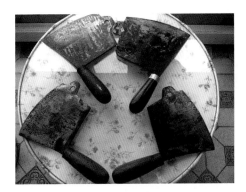

张同興切药刀 2

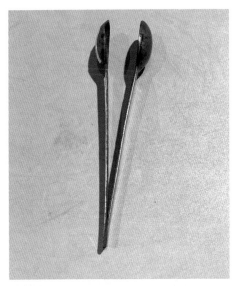

制药工具 1

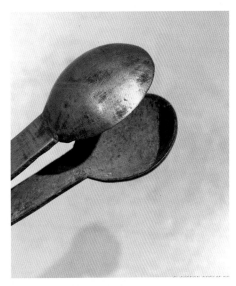

制药工具 2